Zu diesem Buch

Ein Grundgedanke regiert die Aufsätze dieses Buches, die das Thema in vielfach verschlungenen Variationen und Paraphrasen einfangen wollen: Welt wird in Literatur nur transparent, wenn sie vom Kunstwerk aufgezehrt wird; wenn der Schriftsteller von ihr versehrt wird.

Die Berührung mit der Welt, die die hier porträtierten Schriftsteller erfahren hatten, produzierte Entsetzen, Panik, Furcht, Flucht. Die radikale Schönheit des Werks dieser Autoren entspringt der Radikalität des: Nein.

Das Kunstwerk ist Verstellung in des Wortes doppelter Bedeutung: Maske und Wegelagerei. Flucht ist es allemal, Flucht vom Aufbruch bis zum Ende, zwischen Eros und Tod.

Fritz J. Raddatz, 1931 in Berlin geboren, lebt als freier Schriftsteller in Hamburg.

Neben dem vorliegenden Essayband veröffentlichte er im Rowohlt Verlag die Erzählung «Kuhauge» (1984), den Roman «Der Wolkentrinker» (1987) sowie «Pyrenäenreise im Herbst. Auf den Spuren Kurt Tucholskys» (1985), «Tucholsky – Ein Pseudonym. Essay» (1989), «Lügner von Beruf. Auf den Spuren William Faulkners» (1987) und «Die Wirklichkeit der tropischen Mythen. Auf den Spuren von Gabriel García Márquez in Kolumbien» (1988). Als rororo sachbuch erschienen «Karl Marx. Der Mensch und seine Lehre» (8324), «Mohr an General. Marx und Engels in ihren Briefen» (8325), «Heine. Ein deutsches Märchen» (8353), «Zur Deutschen Literatur der Zeit» in 3 Bänden (8450) [einzeln: Band 1: «Traditionen und Tendenzen» (8447), Band 2: «Die Nachgeborenen» (8448), Band 3: «Eine dritte deutsche Literatur» (8449)] sowie «Geist und Macht. Essays I» (8551). Als «Essays 3» erscheint im Herbst 1990 «Revolte und Melancholie. Texte zur Literaturtheorie».

Fritz J. Raddatz

Eros und Tod

Essays 2

Literarische Portraits

rororo

Rowohlt

Veröffentlicht im Rowohlt Taschenbuch Verlag GmbH,
Reinbek bei Hamburg, Mai 1990

Umschlaggestaltung Christian Diener
Gesetzt aus der Sabon (Linotron 202)
Jung Satz Centrum, Lahnau
Druck und Bindung Clausen & Bosse, Leck
Printed in Germany
2880-ISBN 3 499 18550 4

Editorische Vorbemerkung zur Taschenbuchausgabe der Essays

Essays aus drei Jahrzehnten. Sie sammeln des Autors Versuche – wie das deutsche Wort wohl angemessen heißt –, drei Themen einzukreisen, die sein Leben prägten: Literatur, Theorie und Politik; etwas hochgemut könnte man es auch nennen, Dichtung, Ästhetik und Moral: «Geist und Macht»; «Eros und Tod»; «Revolte und Melancholie». Beim Zusammenfügen der drei Bände stellte sich – nicht zuletzt zur eigenen Verblüffung – ein Kontinuum heraus, eine sich gegenseitig tragende und durchdringende Dialektik; wenn man so will, auch ein Widerspruch. Betrifft ein Essay über Louis Aragon nur Dichtung und nicht auch Politik? Ist ein Aufsatz über Theodor W. Adorno nur Ästhetik oder auch Moral? Führt ein Porträt Erich Arendts oder ein Nachruf auf Heinrich Böll nur Politik vor oder eben Reflexion über alle diese drei Kategorien zusammen: Dichtung, Ästhetik und Moral?

Insofern gibt eine solche Zusammenstellung der Essays eines Autors nicht nur Auskunft über die vorgestellten Schriftsteller, Philosophen und Politiker, ihre Arbeit, ihr Hoffen und ihr Debakel manchmal, sondern auch über ihn selber und seine Schwierigkeiten beim Schreiben. So kurz wie anfechtbar gesagt: Porträts sind immer auch Selbstporträts.

Dieses – erweiterte? – Konzept des Essays sei hier einbekannt. Ob es sich um Vorbildgestalten wie Ernst Bloch und Jean-Paul Sartre handelt; um problematische wie Louis-Ferdinand Céline und Ezra Pound; oder um große Schriftsteller wie Bertolt Brecht und Walter Benjamin, mit deren Lebensweg und Werk der Autor zeitlebens haderte; gar um Nachrufe wie den auf Giangiacomo Feltrinelli oder Uwe Johnson – hier liegt keine objektive

Geschichts- oder Literaturgeschichtsschreibung vor, hier hat sich jemand zumeist als Zeitzeuge, gelegentlich als Freund, selten als Widersacher ausgesetzt. Alle Essays folgen dem Gesetz, Anstoß kann einer nicht geben, der nicht Anstoß erregt.

Hamburg, im Dezember 1988 — Fritz J. Raddatz

Zur vorliegenden Taschenbuchausgabe:
Die ab Seite 206 abgedruckten «Neueren Essays» waren in der gebundenen Ausgabe «Eros und Tod» (Albrecht Knaus Verlag, Hamburg 1980) nicht enthalten. Sie entstanden, mit der Ausnahme des Karl-Kraus-Aufsatzes (Edition Suhrkamp, Frankfurt am Main 1972) in den Jahren 1986 bis 1989 – als Rundfunkessays, Zeitungsaufsätze oder Zeitschriftenbeiträge. Um den einheitlichen Charakter des Bandes zu wahren und gedacht als Arbeitshilfe für den Leser wurden auch für diese «Neueren Essays» Auswahlbibliographien nach der auf Seite 390 dargelegten Systematik zusammengestellt. In diese neuen Auswahlbibliographien sind Primär- und Sekundärpublikationen mit Erscheinungsdaten einschließlich 1989 aufgenommen.

Inhalt

Neuere Essays

Anhang

Vorbemerkung

Spitz-gleißende Hoffart; gähnender Abgrund: sind das die Extreme, zwischen denen Literatur lebt? Hochmut; und – gäbe die deutsche Sprache das Wort nur her, das ich brauche – Tiefmut: sind das die Pole, in deren Magnetfeld Literatur entsteht? Stürmender Wahn; und verweigerte Sucht: sind das die Gefährdungen, die Literatur bannt? Der Schriftsteller also als Balancierender und Stürzender zugleich, als Gaukler, der über seine Zähren lacht, und als Spiegelfechter, Narziß und Monoman, der Wollust und Leid hegt, um sie umzumünzen in Kunst? Literatur als humane Alchemie?

Die Aufsätze dieses Bandes – frühere veränderte Arbeiten, Unveröffentlichtes, für diese Publikation Entworfenes – fügten sich anfangs ohne Willen des Autors zueinander. Es war wie ein Gespräch mit eigenen Texten, und es war eine sehr sonderbar wachsende Beziehung zu dem ein Jahr zuvor veröffentlichten Essaybuch «Revolte und Melancholie»: dort bis in den Titel hinein Versuch, Literaturtheorie zu verstehen – hier ein Umgang mit Autoren, deren Werk mich viele Jahre beschäftigte, die ich je unabhängig voneinander zu verstehen suchte und deren Œuvre bei fortschreitender Suche nach seiner inneren Wahrheit mehr und mehr miteinander in Beziehung trat.

Den Kern des vorhergehenden Essaybandes begriff Oskar Negt, der sich durch ihn zu einer längeren Arbeit angeregt fühlte: «Eine materialistische Ästhetik, die sich auf das Katastrophische des Todes nicht einläßt, verfehlt ihr Erkenntnisobjekt und damit gleichzeitig den spezifischen Gegenstand der Kunst. Sie vermittelt Lehren über das Allgemeine, ohne die Bestimmtheit des *Formgesetzes*.»

Dieser Grundgedanke regiert das vorliegende Buch, dessen Aufsätze das Thema in vielfach verschlungenen Variationen und Paraphrasen einfangen wollen: Welt wird in Literatur nur transparent, wenn sie vom Kunstwerk aufgezehrt wird; wenn der Schriftsteller von ihr versehrt wird. Das Soziale der Kunst liegt nicht im Benennen von Gesellschaft und deren jeweiliger Struktur, gar in der direkten Ableitung. Was daraus entsteht, ist allenfalls der schmucke Spiegel. Kunst ist erst, ist der Spiegel zerbrochen.

Der tschechoslowakische Theoretiker Karel Kosik hat dieses «Abgehobene» der Imagination, diese «Fälschung» des Kunstwerkes einmal in Frageform zu definieren gesucht: «Was für eine Wirklichkeit offenbart sich dem Menschen in der Kunst? Eine Wirklichkeit, die der Mensch schon kennt und nur aus einer *anderen* Art sich aneignen, d.h. sinnesmäßig darstellen will? Wenn Shakespeares Dramen ‹nichts anderes als› künstlerische Darstellungen des Klassenkampfes in der Epoche der ersten Akkumulation sind, wenn der Renaissancepalast ‹nichts anderes als› der Ausdruck einer der kapitalistischen Bourgeoisie entwachsenden Klassenmacht ist, dann stellt sich die Frage, warum diese sozialen Erscheinungen, die an und für sich und unabhängig von der Kunst existieren, *noch einmal* in der Kunst dargestellt werden müssen, und zwar in einer Gestalt, die eine Verkleidung ihres wirklichen Charakters ist und in gewissem Sinn ihr wahres Wesen sowohl verdeckt als auch aufdeckt.»

Das Kunstwerk als Verstellung in des Wortes doppelter Bedeutung: Maske und Wegelagerei; Flucht ist es allemal. Flucht vom Aufbruch bis zum Ende, zwischen Eros und Tod. Die Denunziation des eigenen Entstehens, Verachtung und Hohn über die eigene Geburt finden wir bei Baudelaire und Mallarmé und Flaubert – was Sartre fasziniert, der die eigene Zeugung in «Les Mots» als flüchtigsten Akt schildert und der wie kein anderer sich auf das Werk Genets eingelassen hat, dessen Kunst in der Verwerfung der eigenen Existenz ihren höchsten Ausdruck fand. Genets Einfluß auf Gombrowicz ist deutlich, dessen Hauptwerk «Ferdydurke» erschien im selben Jahr wie Sartres wichtigster Roman, der schon im Titel fixiert, was gemeint ist: «La Nausée»

(1938). Gombrowicz' Verwerfung des «echten Individuums» zugunsten artifizieller Existenz liest sich fast wortgleich mit vielen Texten und Briefstellen Flauberts, aber auch Baudelaires und Mallarmés; also der Säulenheiligen des Sartreschen Literaturkosmos.

Die Verbindungslinien – bei der Arbeit an den Aufsätzen selbst dem Autor erst auf verblüffende Weise immer deutlicher werdend – sind frappant: ob von Aragon zu Céline (er schrieb das Vorwort zur sowjetischen Ausgabe von «Voyage au bout de la Nuit»); ob von Allen Ginsberg zu Ezra Pound (er führte das letzte Gespräch mit ihm, in dem er die Abhängigkeit seines Schreibens von den «Cantos» erläuterte; und sein Hauptgedicht in «Kaddish», «Ignu», verdankt sich erklärtermaßen Céline); ob von Pound zu Céline (André Gides Verteidigung von Célines abstrusem Antisemitismus – «Picasso ist Jude!» – liest sich wie das Plädoyer eines Pound-Verteidigers). Hier werden keine literarischen Individualitäten eingeebnet, gar – unzulässig – Verwandtschaften konstruiert. Wenn James Baldwins erster Roman «Go Tell It on the Mountain» bis in die Choreographie hinein Ähnlichkeiten zu Hubert Fichtes «Waisenhaus» aufweist, dann darf getrost vorausgesetzt werden, daß der eine Autor den anderen (und sein Werk) gar nicht kannte. New York und Hamburg sind fern genug – der Neger aus Amerika und der Halbjude aus Deutschland (und der Verbrecher aus Paris) haben *dennoch* gemeinsame Welterfahrung.

Die Berührung mit der Welt, die die Schriftsteller hatten, denen hier «nachgedacht» wurde, produzierte: Entsetzen. Panik. Furcht. Flucht.

Ob der Haß auf die eigene Geburt (Vorform eines Mißtrauens gegen die Kraft des Eros) oder das Spiel zum Tode hin (als Todessehnsucht, als Suizid-Phantasien, als Duell-Imaginationen) – die radikale Schönheit des Werks dieser Autoren entspringt der Radikalität des: Nein.

Diese Literatur, nicht eine modischer Verweigerung, ist aber eine des Prinzips Verzweiflung. Literatur ohne Heimat. Mit diesem Wort, Heimat, endet ja Ernst Blochs Buch, das den optimistisch entgegengesetzten Titel trägt. Doch selbst im unmittelbaren Sinne – wo ist die Heimat des meist in Europa lebenden Negers Baldwin; des nach Lateinamerika emigrierten Polen Gombrowicz; des in Italien eingekäfigten Amerikaners Pound; des österreichischen Juden Joseph Roth, der sich in Paris zu Tode trank? Jener letzte Satz des Bloch-Buches spricht von der Heimat als etwas, «das allen in die Kindheit scheint und worin noch niemand war». Blochs Konsequenz war ein Kunststreben; die Konsequenz dieser Literatur, die hier zu interpretieren versucht wird, ist ein Fortstreben. (Und wer mit Literatur lange genug gelebt hat, der weiß: nicht nur *dieser*.)

Das Leben von Schriftstellern ist wohl stets am Rande des schwarzen «Vergebens»; ihre Berührung – auch im Eros – ist Schmerz. Das Werk von Schriftstellern ist gewiß stets vis-à-vis de rien; seine Phantasie – auch des Todes – ist Larve. Aus beidem entsteht Kunst. Die Vorbemerkung zum ersten Essayband «Revolte und Melancholie» nannte ihn einen einzigen Diskurs «über die Frage nach dem Doppelcharakter der Kunst: als autonom und als fait social». Dieses Buch ist ein einziger Exkurs über die Frage nach den Doppel-Polen der Kunst: als monadisch und als fait a-social.

Hamburg, März 1980 Fritz J. Raddatz

Schwarz ist die Farbe der Einsamkeit

James Baldwin

Eine der hervorstechenden Eigenschaften der amerikanischen Negerliteratur ist ihr unmittelbarer Bezug zur Wirklichkeit. Denkarten und Moralvorstellungen, Redeweisen und Sprachfiguren geben ein genaues – meist verheerendes – Bild Nordamerikas. Schon das Wort «Bild» scheint unangebracht: Metaphorik, gar Allegorie existiert nicht in der schwarzen Literatur Amerikas. O'Neills düstere Paraphrasen der Orestie oder Hemingways artistische Ausdünnung von Schicksalsmodellen oder Faulkners Saga ohne Gott: nichts Vergleichbares findet sich bei Richard Wright oder Ralph Ellison oder James Baldwin oder LeRoi Jones; als könne die afro-amerikanische Literatur sich das gleichsam nicht leisten, verzichtet sie auf jeden Mittelbarkeitseffekt, sieht ihre unmittelbare Funktion – und ihre Möglichkeit – offenbar in einer Säkular-Form der Predigt: zu sagen, was ist. Das Ergebnis ist eine zwischen allen Genres sich bewegende Literatur, zu der man mehr hinzuzählen muß als die «klassischen» Ausdrucksmöglichkeiten.

Der Blues und der Report, das Interview wie die Rede, die Autobiographie wie die Gefängnisaufzeichnungen, das improvisierte action-theatre oder das Flugblatt – das alles will mit verstanden sein beim Versuch, die Literatur einer Nation zu untersuchen, die keine mehr ist; denn der amerikanische Neger hat zwar eigenen Gestus und Vokal, aber keine eigene Sprache mehr. Er ist kaum Individuum, immer Repräsentant: die Harlemer Mutter, die ihr Kind sauberhält und adrett anzieht, tut das nicht nur, weil es besser für das Kind und hübscher ist, sondern auch, weil es sonst heißt: Neger sind dreckig. Der Ent-Individuationsprozeß beginnt mit dem, was sonst schon bei jedem Kind in der Sandkiste mit der Frage «Wie heißt Du?» zum ersten Kennen und Erkennen dient: mit dem Namen. Neger haben keine eigenen Namen, Baldwin oder Davis oder Holiday oder Armstrong – diese Namen (oft genug bezeichnend in sich selber) gaben ihnen die Käufer des namenlosen Sklaven; und wenn er ein reicher frankophiler Plantagenbesitzer war, der einen Nigger von königlicher Statur erwarb – dann heißt ein Schriftsteller eben heute: LeRoi Jones. Der Dramatiker machte diese schlechte, weil aufgezwungene Repräsentanz in einem Interview deutlich, als er sagte: als Valéry einen Krebs an der Leine durch Paris spazieren führte, sagten die Leute «ein Verrückter». Täte ich es, würden sie sagen «ein verrückter Neger». Dieser Verlust an Identität hat aber eben kein Äquivalent in *echter* Repräsentanz: staatlich ist sie inexistent, es sitzt kein Neger im Senat, im Abgeordnetenhaus oder in der Regierung, es gibt nicht einmal einen farbigen Astronauten. Selbst auf der untersten Ebene des Wortes Repräsentanz, also auf der von Party, Haus und Hotel, entleert sich der Begriff in diesem Kontext: James Baldwin mußte, als er in Manhattan ein Haus kaufte, das durch einen weißen Freund arrangieren. Und der vielfache Millionär und bejubelte Showbusiness-Star Sammy Davis jr. erklärte einer Interviewerin: «Ja, mein Starruhm hat es möglich gemacht, daß ich in Restaurants, Bars oder Hotels beleidigt werde, in denen auch nur beleidigt zu werden der durchschnittliche Neger keinerlei Chance hätte... 1999 wird es mir vielleicht sogar gelingen, in einem jener Appartement-Häuser eine Wohnung zu bekommen, in dem man jetzt Partys mir zu Ehren gibt.»

Negerliteratur ist – und zwar durchaus im Sinne des von Hochhuth, Peter Weiss und Kipphardt besetzten Begriffes – Dokumentarliteratur; es bedarf nur jener winzigen Drehung der Schraube, wie Peter Weiss es meisterhaft im Auschwitz-Stück vorführte, jenes anfangs kaum definierbaren Überhöhens, um das Raster der Realität aus der Sprachlosigkeit zu führen. Die Tatsachen selber liest keiner. Ein Musterbeispiel ist der 700 Seiten umfassende «U. S. Riot Commission Report», der auf Veranlassung Präsident Johnsons und unter Kontrolle einer Regierungskommission 1968 zustande kam, der verschiedene Senatoren, Gouverneure und der damalige Bürgermeister von New York City, John Lindsay, angehörten. Diese unabhängige Kommission kam nicht nur zu überraschenden Ergebnissen, was akut-politische Fragestellungen betraf – so, daß die Unruhen im Jahre 1967 in Newark, Rochester und Detroit, in deren Verlauf ganze Stadtteile in Flammen aufgingen und Spezialtruppen mit Panzerwagen eingesetzt wurden, keineswegs Resultat einer schwarzen Verschwörung gewesen waren. Ein Computer zum Beispiel rechnete sämtliche Details über Stokeley Carmichaels Kommen und Gehen aus – mit dem Resultat, daß nun feststand, alle Aktionen der Neger waren immer nur Reaktionen auf Überfälle oder zumindest bewaffnete Maßnahmen der Polizei, keine vorgeplanten und von Carmichael geführten «Schlachten». Tote gingen auf Konto der Polizei. Die Kommission trug auch Zahlen und Daten aus den letzten fünfzig Jahren zusammen, um darzustellen, wieso sich soviel Explosionsstoff in den riesigen schwarzen Gettos angesammelt hat. Einige davon, als Sachbezug zu literarischen Überlegungen, seien hier referiert:

«In der Zeit der Depression wurden die öffentlichen Hilfsmaßnahmen auf der Grundlage der Diskriminierung geleistet, besonders im Süden. Eine Zeitlang gab es in Dallas oder Houston überhaupt keine Hilfe für Negerfamilien. Einige religiöse oder gar caritative Organisationen schlossen Neger von ihren öffentlichen Küchen aus... Im Zweiten Weltkrieg bekämpften die Vereinigten Staaten Rassismus in Europa mit rassisch getrennten Truppen. Selbst in der Heimat konnten Negersoldaten gelegentlich keine Lebensmittel bekommen, obwohl deutsche Kriegsgefangene versorgt wurden. Das Rote Kreuz – im Einverständnis mit der Regierung – trennte die Blutkonserven in Weiße- und Neger-Blutbänke, obwohl die Einrichtung der Blutbank überhaupt auf die Initiative eines farbigen Arztes, Charles Drew, zurückging. ... Es ist nicht zu leugnen, daß Neger von dem Kampf um die Aufhebung der Rassengesetze in der Öffentlichkeit auf diese oder jene Weise profitiert haben. Tatsache allerdings ist, daß diese Massen der farbigen Bevölkerung keinerlei wahrnehmbare Vorteile irgendeiner Art erhielten. Das betrifft Bildungs- und Wohnungsprobleme wie Beschäftigungszahlen und wirtschaftliche Sicherheit. Zwar haben auch die Neger Fortschritte gemacht, aber die Massen der farbigen Bevölkerung sind faktisch unberührt geblieben von solchen Fortschritten ... Immer wieder werden gezielte Versuche gemacht, Negerfamilien davon abzuhalten, Wohnungen in weißen Wohngegenden zu kaufen oder zu mieten. Die Mittel schwanken zwischen Einschüchterung und nackter Gewalt, ob nun Mülleimer vor dem Haus entleert werden, anonyme Telefondrohungen organisiert werden oder Kreuze, gelegentlich auch Explosivkörper, vor dem Haus in Brand gesetzt werden. Meistens allerdings weigern sich Makler ganz einfach, Negerkunden überhaupt zu bedienen ... 1966 betrug das durchschnittliche Einkommen von Negerfamilien nur 58 Prozent des Einkommens weißer Durchschnittsfamilien. 1947 war das Durchschnittseinkommen von Negerfamilien 2174 Dollar geringer als das der Weißen; im Jahr 1966 hatte sich diese Kluft auf 3036 Dollar erweitert.»

Trotzdem liest sich dieses Telefonbuch der Schande auch ein bißchen wie ein philantropischer Safaribericht. Im eigenen Zahlen-Mystizismus ertrunken, sind die Autoren – Angehörige der weißen Oberklasse, Absolventen der Eliteschule des Landes – oft nicht in der Lage, Kausalitäten zu erkennen. Man weiß, daß Statistiken nicht genügen. Wenn es heißt, daß 1966 29,7 Millionen Menschen in den USA – i. e. 15,3 Prozent der Gesamtbevölkerung – Einkommen *unterhalb* der Armutsgrenze hatten, und daß davon 20,3 Millionen Weiße und 9,3 Millionen Farbige waren, so ergibt das, *scheinbar,* 68,3 Prozent Weiße und 31,7 Prozent Farbige. Diese Prozentzahlen sind nicht falsch, nur unrichtig; denn sie müssen natürlich in Beziehung gesetzt werden zum Prozent-Anteil der farbigen und weißen Bevölkerung in den USA *überhaupt*. Und dann liest sich die Zahl der *unterhalb* der Armutsgrenze Lebenden so: 11,9 Prozent Weiße, 40,6 Prozent Farbige. Und der Satz von der «Tendenz Farbiger, große Familien zu haben» – aus dem dann verschiedene soziale, beziehungsweise a-soziale Verhaltensweisen abgeleitet werden – zeigt offenbares Nicht-Begreifen psychologischer Data bei Vorhandensein aller statistischen; denn natürlich ist Job nicht gleich Job, schon gar nicht in einem Land, in dem der Mensch – in absurder Verdrehung eines Marx-Wortes – nicht nur ist, was er ißt, sondern *für* den er gehalten wird, *als* das man ihn hält. Mindestens so schlimm wie die Arbeitslosigkeit ist also auch die niedere Art der Arbeit, die Negern zur Verfügung steht. Zahllose farbige Familienoberhäupter, in einer Tretmühle der Inferioritätskomplexe, verlieren den Respekt vor sich und damit vor ihrer Familie, in der die mitarbeitende Frau oft mehr verdient.

«Frauen dieser Männer sind gezwungen zu arbeiten und verdienen oft mehr. Wenn Männer aber arbeitslos zu Hause bleiben, fühlen sie sich mehr und mehr unterlegen, und Spannungen tauchen auf zwischen ihnen und ihren Frauen und Kindern. Es ist nicht überraschend, daß unter diesem Druck viele solcher Männer zu entfliehen suchen, ihr Haus verlassen und von Stadt zu Stadt ziehen, auch als sogenannte Straßeneckensteher sich herumtreiben.»

Es ist also nicht die Eigentümlichkeit armer oder nicht-weißer Familien, zahlreiche Kinder zu haben – vielmehr liegt dem ein soziologisch genau fixierbarer Kausalnexus zugrunde.

Eindringlich und auf simple Art tragisch, damit weit eher verständlich, wird dieser Zusammenhang etwa in Billie Holidays Lebensbericht, der mit den berühmt gewordenen Sätzen beginnt:

«Mam und Dad waren noch Kinder, als sie heirateten. Er war achtzehn, sie war sechzehn, und ich war drei. ... Mein Vater tat das, was alle Jungens damals machten: er trug Zeitungen aus, machte Besorgungen und ging zur Schule. Eines Tages kam er an meinem Kinderwagen vorbei, nahm mich hoch und spielte mit mir. Seine Mutter sah das und kam wütend angerannt. Sie nahm ihn sich vor und sagte: ‹Clarence, hör auf, mit dem Baby zu spielen. Die Leute werden denken, du bist der Vater.›

‹Aber Mutter, ich bin doch der Vater›, sagte er dann immer. Wenn er seiner Mutter so antwortete, regte sie sich jedesmal furchtbar auf. Er war erst fünfzehn und trug noch kurze Hosen. Er wollte Musiker werden und Trompetenstunden nehmen. Es sollte noch fast drei Jahre dauern, bis er lange Hosen für die Hochzeit bekam.»

Aus der Hölle dieses Lebens, das sich zwischen den Extremen

von Prostitution, Starruhm, Gefängnis und Rauschgift bewegte, entstanden jene zögernd-gebrechlichen Lieder, deren Preziosität ihrer Interpretin den Namen «Schwarze Lady» einbrachte. Es ist das Leben in jenem Getto, das man nicht verlassen kann, auch nicht im Cadillac. Die Jahre später erschienene Autobiographie eines jungen Negers mißt diese Landschaft von Verbrechen und Gewalt unbarmherzig aus, von der Flucht aus der Not in die Sucht:

«Ich ging nicht sehr oft zur Schule. Die anderen Jungs in der Schule zogen sich alle sehr gut an, und ich hatte überhaupt kein Geld. Die einzige Möglichkeit, wie ich zu Geld kommen konnte, war, nicht zur Schule zu gehen. ...

Ich konnte mir die Sachen aber nur selber kaufen, wenn ich in der Schule Marihuana verkaufte. ...

Nach einer Weile hatte ich es einfach satt und suchte die Schule nur noch auf, wenn ich Geld machen wollte. ...

Ich war gerade erst fünfzehn und konnte keine Arbeit finden. Ich konnte nichts. ...

Butch, Danny und Kid hatte es erwischt. Sie waren süchtig – schon seit langem, Kid war gerade aus der Armee entlassen worden. Danny war gar nicht erst genommen worden. Butch hatte versucht, in die Armee einzutreten, aber sie hatten die Injektionsnarben entdeckt und ihn gefeuert. ...

Ich hatte das beste Marihuana in der ganzen Stadt, und das sprach sich herum. Nach einer Weile machte ich eine Menge Geld; gewöhnlich hatte ich immer ungefähr zweihundert Dollar bei mir. Ich fing an, mir Hundert-Dollar-Anzüge, Fünfunddreißig-Dollar-Schuhe und Fünf-Dollar-Krawatten zu kaufen und mich sehr gut anzuziehen. ...

Nach ein paar Monaten gab ich meinen Job auf und verkaufte nur noch Marihuana. Ich beschloß, ein Gauner zu werden. ...

Ich fing an, Kokain in größeren Mengen zu kaufen. Meistens einen Löffel voll für vierzig Dollar. Nach einer Weile dachte ich nicht mehr darüber nach, ob man süchtig davon wird oder nicht. Einen Monat lang nahm ich es regelmäßig und stellte fest, daß ich nicht süchtig wurde. ...

Die meisten Jungs in meinem Alter, die Sechzehn-, Siebzehn-,

Achtzehnjährigen, begannen jetzt erst, selbständig zu werden. Als erstes fingen sie gewöhnlich an, Drogen zu nehmen, um so zu sein wie die anderen, von der Straße akzeptiert zu werden und Bescheid zu wissen.

Dixie hatte mit dreizehn angefangen, auf den Strich zu gehen. Sie war groß für ihr Alter, und die anständigen Leute zeigten auf sie und sagten: ‹Ist das nicht eine Schande!› Aber das war es nicht. Das Schändliche daran war, daß sie es tun oder hungern mußte. Als sie gescheiter wurde und auf die Straße ging und anfing, sich zu verkaufen, konnte sie essen und mußte nicht mehr hungern. ... Als Dixie dreizehn wurde, war niemand da, der ihr gesagt hätte, sie solle nicht auf den Strich gehen. Da ihre Mutter sich an so viele Männer verkaufte, dachte sie, weshalb soll ich es nicht genau so machen, besonders wo Geld dabei herauskommt und Essen. ...

Die meisten Mädchen gingen auf den Strich. Wenn ein Junge süchtig war und ein Mädchen kannte, das etwas für ihn übrig hatte, dann gab er ihr Rauschgift und versuchte, sie auch süchtig zu machen. Dann konnte er das Mädchen auf die Straße schikken, wo es so viel Geld verdiente, daß sie sich beide genug Heroin kaufen konnten.»

Bücher wie dieses von Claude Brown mit dem bezeichnenden Titel «Manchild in the Promised Land» verdeutlichen das eigenartige Ineinanderübergehen von Wirklichkeitsbericht und Literatur, sie sind ohne literarischen Anspruch geschrieben – und geben doch mehr als das Raster etwa für das Werk des wohl bedeutendsten amerikanischen Negerschriftstellers: für die Arbeiten James Baldwins.

Istanbul, Dezember 1961 – diese merkwürdige Chiffre steht wie ein trotziges Ausrufezeichen unter James Baldwins großem Roman «Another Country». Und diese Ortsangabe ist wohl als mehr zu verstehen denn als Landschaftsersatz in diesem baumlosen Roman einer Großstadt; ohne Frage will das für amerikanische Verhältnisse exotische Signum als besonders herrisch reduzierter Protest verstanden sein: in dem Amerika unserer Tage kann ein Negerschriftsteller keinen Roman schreiben. Selbst die Türkei bietet dagegen freundlich Exil. Nachdem er den Roman beendet hatte, lebte Baldwin, nach jahrelangem Aufenthalt in Paris und auf Reisen in Europa, wieder in Amerika – für sehr kurze Zeit.

Heute wohnt er wechselweise in Südfrankreich und New York. Und wie er die einzelnen Etappen eines verwickelten Erkenntnisprozesses, «was es heißt, ein Amerikaner zu sein», in brillanten Essays belegt hat, so gibt auch einer seiner aufsehenerregendsten Aufsätze über die Erfahrung Auskunft, wieder «daheim» zu sein: am 17. November 1962 erschien im «New Yorker» sein «Letter From a Region of My Mind», der, so kann man wohl sagen, Amerika aufhorchen machte. Die Buchausgabe unter dem Titel «The Fire Next Time» stand weit über ein Jahr auf allen Bestsellerlisten und verschaffte, gemeinsam mit dem ungewöhnlichen Erfolg des Romans, Baldwin plötzlich ein Millionenpublikum. Er galt lange Zeit weit mehr als die politischen Negerführer, als die Stimme der Schwarzen Amerikas, und es ist kein Zufall, daß er und nicht ein Funktionär der «Black Muslims» etwa von Robert Kennedy zu einer Beratung gebeten wurde, die dem Rassenproblem in Amerika galt.

Für den damaligen US-Justizminister, Bruder des Präsidenten, arrangierte Baldwin eine Gesprächsrunde, an der unter anderem Harry Belafonte, Lena Horne und die inzwischen verstorbene Dramatikerin Loraine Hansberry teilnahmen. Es wurde ein Debakel. Für Baldwin und seine Freunde war Kennedy ein weißer Liberaler, der ihre Verzweiflung und Verbitterung nicht verstand und dessen Gleichberechtigungskonzept sie als Mildtätigkeit denunzierten. Baldwin sagte: «Gleich – aber mit wem? Wieso soll ich die ‹Chance› haben, gleich Bobby Kennedy zu werden – wer sagt, daß ich das will?» Für Kennedy wiederum war es die enttäuschende Begegnung mit einer Gruppe nahezu hysterischer reicher Negerkünstler: «Sie hatten überhaupt keine Ahnung von den Tatsachen, sie wußten nicht, was wir getan haben oder tun wollten. Man konnte mit ihnen nicht sprechen wie man mit Martin Luther King sprechen konnte. Sie *wollten* auch nicht auf diese Weise mit mir sprechen. Es war nur Emotion, Hysterie. Sie standen auf und hielten Reden. Sie jammerten. Einige gingen aus dem Zimmer.» Auf die Frage, ob diese

Unterredung für ihn und seinen Bruder irgendeine Bedeutung gehabt hätte, sagte Robert Kennedy: «Nein, sie hatte keinerlei Bedeutung.»

In Radio- und Fernsehinterviews, auf Massenversammlungen und Studentenmeetings war aber plötzlich dieser schüchterne, kettenrauchende, schmächtige, feminin wirkende Mann zu hören, der einem seiner Gesprächspartner, François Bondy, gleichzeitig versicherte:

«Ich fühle mich durch meine jetzige Publizität schrecklich bedroht; denn sie steht ja diametral allen Bemühungen entgegen, die sich schweigsam und über einen langen Zeitraum hinweg vollziehen und die definitionsgemäß äußerst delikat und gefährlich sind, eben weil man alle vorhandenen Definitionen über Bord werfen muß.»

Niemand wohl, Baldwin selber am allerwenigsten, wird, als er 1953 mit 28 Jahren seinen ersten Roman – «Go Tell It on the Mountain» – veröffentlichte, geglaubt haben, daß sich hier eine Stimme vorstellte, die einmal Schmerz, Wut, Haß und Verzweiflung artikulieren sollte.

Dieser Roman – nach einigen Schülerdramen Baldwins erste literarische Hervorbringung – steht noch in der Tradition der amerikanischen Negerliteratur. Der Titel entstammt einem religiösen Blues (während zehn Jahre später sein Warnruf, der nach dem Mord von Dallas besonders gräßlich klingt, einem Lied der Negersklaven entnommen wurde:

> «God gave Noah the rainbow sign,
> no more water, the fire next time!»).

Baldwin beschreibt in seinem späteren Essay «Alas, poor Richard» in dem Band «Nobody Knows My Name» sehr eingehend die Verfassung, in der er an diesem Roman zu schreiben begann und in der er zu dem damals verehrten Idol Richard Wright kam:

«Ich erinnere mich sehr gut unserer ersten Begegnung. Es war in Brooklyn; es war Winter, ich war natürlich pleite, abgerissen, hungrig und verschüchtert. Er tauchte aus der Tiefe einer, wie ich mich erinnere, ungewöhnlich langgestreckten Wohnung auf. Heute sind mir sein Gesicht, seine Stimme, seine Art und seine Gestalt auf traurige Weise sehr vertraut. Aber damals erschreckten sie mich sehr. Man ist immer erschreckt, wenn man berühmten Männern begegnet. Eine solche Begegnung hat notwendig etwas Enttäuschendes; denn der berühmte Mann kann unmöglich dem Bilde entsprechen, das wir uns von ihm gemacht haben. Er hatte eine bestimmte Art, zu meiner Begrüßung ‹Hey, boy!› zu sagen, wobei auf seinem Gesicht ein Ausdruck freudiger Überraschung erschien. Es wirkte freundlich und ein wenig verschmitzt verschwörerisch, so als wären wir zwei Negerjungen, die sich gegen die Welt verschworen hatten und denen es gerade gelungen war, ein paar Wagenladungen Wassermelonen verschwinden zu lassen.

Wir saßen im Wohnzimmer, und Richard stellte eine Flasche Bourbon auf den Tisch. Ellen Wright blieb mit dem Baby irgendwo im Hintergrund und zeigte sich nur einmal kurz gegen Ende des Abends. Ich trank damals noch nicht, verstand mich gar nicht darauf und hatte schreckliche Angst, daß der Alkohol für meinen leeren Magen verheerende Folgen haben könnte. Richard sprach mit mir über das Thema des Romans, an dem ich gerade arbeitete, oder, besser gesagt, er fragte mich darüber aus. Ich hatte eine solche Angst, vom Stuhl zu fallen, und war so bemüht, ihn für mich zu interessieren, daß ich ihm viel mehr von dem Roman erzählte, als ich überhaupt mußte. Ich phantasierte wild ins Blaue hinein, über all die Themen, die mir im Kopf herumspukten, dabei immer krampfhaft bemüht, mich nicht vom Bourbon unterkriegen zu lassen. Ich bin sicher, Richard hat all das bemerkt; denn er schien sich über mich zu amüsieren. Aber ich glaube, daß er mich mochte. Ich weiß jedenfalls, daß ich ihn mochte, damals, später und immer. Ich weiß aber auch, daß er mir das später nicht glauben wollte.

Er erklärte sich an jenem Abend bereit, die sechzig oder siebzig Seiten meines Romans, die schon fertig waren, zu lesen, sobald ich sie ihm schicken könnte. Ich verlor natürlich keine Minute, gab die Seiten zur Post, und Richard äußerte sich dazu sehr freundlich und wohlwollend. Mit seiner Unterstützung erhielt ich dann das Eugene-F.-Saxton-Stipendium. Er war damals sehr stolz auf mich, ich blies mich auf vor Freude darüber und nahm mir fest vor, daß er noch stolzer auf mich werden sollte.»

Gleichzeitig aber ist schon dieses Buch Baldwins erster Schritt weg von dem, was bislang gemeinhin «Negerliteratur» hieß, ist auch der erste Schritt weg von Richard Wright. Gewiß ist – wie die meisten Erstlingsromane – «Go Tell It on the Mountain» ein stark autobiographischer Roman; die Szene ist Harlem, und das ethische Gewebe bedient sich der einfachsten Grundkonstruktion: der Familie.

Aber das Buch geht weit über die Ballade vom «Native Son» eines Richard Wright oder vom Simple eines Langston Hughes hinaus; dieser Roman ist ein Entwicklungsroman, ein psychologischer Roman im genauen Verständnis dessen, was das Wort innerhalb seiner europäischen, nicht amerikanischen Tradition besagt. Das ist ein ganz besonderer, fast verquerer Reiz dieses einzigen ganz amerikanischen, ganz im Negermilieu verharrenden Romans James Baldwins: er steht am ehesten in der europäischen Schule des «roman intérieur». Verschiedene Gründe dafür wollen verstanden sein, einen formulierte Harrison Smith in der «Chicago Sunday Times»: «Dieses Bild vom Leben der Farbigen in Amerika ist vor allem deshalb so beeindruckend und real, weil Mr. Baldwin fähig ist, einen Prosa-Stil zu schaffen, der zugleich poetisch und wahrhaftig ist.» In der Tat, Baldwin gelang, was für einen Anfänger nahezu sensationell ist: er entwickelte seine Gestalten nicht nur aus Situationen und epischen Schemata, sondern aus der Sprache selbst. Wir wissen, daß im Jazz Motive erst aus den Tonfolgen entwickelt werden – ähnliches versuchte Baldwin hier, was dem Buch bereits heute den Rang eines Klassikers verleiht. Seinem neun Jahre später in der «New York Times» geäußerten Prinzip kam er hier am nächsten: «Ich kann, wenn ich aufrichtig bin, keinen Schriftsteller als Vorbild betrachten; ich glaube, daß ich tatsächlich fast hilflos Jazz-Musikern nacheifere und versuche zu schreiben, wie sie spielen.»

So kehrt das Motiv jenes grauenhaften Gedichts «Strange

Fruit», das Billie Holiday zu einem ihrer großen Lieder machte, in Baldwins Büchern immer wieder:

«SELTSAME FRUCHT

Bäume im Süden tragen seltsame Frucht.
Blut auf den Blättern und Blut an der Wurzel.
Schwarze Körper schaukeln im Wind des Südens.
Seltsame Frucht hängt von den Pappeln herab.

Idyllische Scene des ritterlichen Südens,
Die hervorquellenden Augen, der verzerrte Mund.
Duft der Magnolie, süß und frisch.
Dann jäh der Geruch von brennendem Fleisch.

Diese Frucht ist da für die Krähen – sie pflücken sie;
Für den Regen – er sammelt sie ein;
Für die Winde – sie saugen sie aus;
Für die Sonne – sie bringt sie zum Verfaulen;
Für die Bäume – sie werfen sie ab.

Seltsam und bitter ist diese Ernte.»

Noch ein anderes Moment unterscheidet «Go Tell It on the Mountain» von früheren Harlem-Romanen: es gibt kein Mitleid in diesem Buch. Nicht, als ob Johnny, Roy oder der harte, selbstgerechte und untreue Priester-Vater Gabriel auch Weiße sein könnten; es sind ja bestimmte Geschicke, geformt durch bestimmte Gewaltakte, Schrecklichkeiten und enttäuschte Hoffnungen, schwarze Hoffnungen.

«Er sagte, daß man Weißen niemals trauen dürfe, daß sie nur lügen und daß keiner von ihnen je einem Nigger wohlgewollt habe. Er, John, sei nun einmal ein Nigger und er würde, wenn er erst ein wenig älter wäre, schon begreifen lernen, wie böse die Weißen sind. John hatte davon gelesen, was die Weißen den Negern angetan hatten; wie, dort unten im Süden, wo seine Eltern herstammten, die Weißen die Neger um ihre Löhne betrogen, sie teerten und federten, sie erschossen – und ihnen noch Schlimmeres antaten, was seinem Vater nicht über die Lippen wollte.

Diese Welt war nicht für ihn. Wenn er sich weigerte, das einzusehen und sich den Schädel dabei einrammen wollte, es herauszufinden, konnte er das tun, bis die Sonne am Himmel erkaltet war – nie würden die Weißen ihn einlassen.»

Aber:

«Neger sind genauso aller erdenklichen Verbrechen fähig, aller Vorurteile und aller Gewalt und aller Schrecklichkeiten, die von einem menschlichen Wesen je getan worden sind. Zu all dem sind schwarzhäutige Menschen ebensogut fähig, wenn auch manche Weiße in Amerika die Illusion hegen und nicht aufgeben wollen, daß es nicht so sei.»

Diese spätere These Baldwins findet sich hier schon in seinem ersten Roman; so ist vollkommen deutlich, daß der Negerjunge Johnny sehr fremd und sehr einsam auf allen Schmerz reagieren wird, den Schwarz und Weiß ihm angetan: er wird homosexuell werden. «The Times Literary Supplement» faßte den Roman einleuchtend zusammen: Die zentrale Krise ist religiös in der Darstellung, aber dem Wesen nach sexuell.

Wie in Bachs Kunst der Fuge kann man hier – überblickt man Baldwins bisheriges Werk – als «einfache Fuge» spätere Verwirrungen und Gefahren, Dissonanzen und Harmonien zum ersten Mal angeschlagen spüren; Doppel- und Tripelfugen werden folgen.

Noch während der Arbeit an diesem Roman, in Paris, kam der Bruch mit Richard Wright. Die «Partisan Review» brachte einen Aufsatz von Baldwin, «Everybody's Protest Novel», der mit der sentimentalischen Protestliteratur, von «Uncle Toms's Cabin» bis zu Wrights «Native Son», den einsichtslosen Aufschrei, die bloße undifferenzierte Darstellung eines moralischen Soll und Haben verwarf; wenn Baldwin von «wir» und «uns» sprach, meinte er nicht «wir Neger», sondern «wir Menschen», was Wright als Verrat erschien. Baldwin repräsentierte in der Tat nichts und niemanden als sich selber – ein «Selbst», das er auf nahezu empörende Weise öffentlich miteinbezog:

«Wir haben, so scheint mir, in unserer überaus technisierten und ineinander verzahnten Zivilisation versucht, den Menschen zu einer zeitsparenden Maschine herabzuwürdigen. Er ist schließlich nicht nur Mitglied einer Gesellschaft oder einer Gruppe oder ein beklagenswertes Rätsel, das erst von der Wissenschaft erklärt werden muß. Der Mensch ist – wie altmodisch das auch klingen mag – mehr als das; etwas entschieden Undefinierbares, Unberechenbares. Übersehen, leugnen wir das Komplexe seiner Natur, weichen wir ihr aus – die nichts anderes ist als unsere eigene beunruhigend komplexe Natur –, so schwächen wir uns selbst und gehen zugrunde. Nur innerhalb dieses Geflechts aus Dunkelheit können wir uns selber finden und damit die Kraft, die uns von uns selber befreit. Diese Kraft, zu enthüllen, ist die eigentliche Aufgabe des Romanciers.»

Baldwin hat immer und immer wieder versucht, dieser selbstgestellten Aufgabe des Schriftstellers gerecht zu werden. Man kann ihn einen Thesenschriftsteller nennen, dessen Essays wie die Millimeterpapiergrundlage für seine Romane wirken, logische Aufrisse für ein Werk der Phantasie. Eines seiner Hauptthemen, wenn nicht *das* Thema Baldwins überhaupt, ist die Verflechtung von Vereinzelung, Selbstentfremdung und Selbsthaß. Die Suche nach der Identität, nach seinem Standort in einer politisch und moralisch unbeständig gewordenen Welt, hat diesen amerikanischen Neger Jahre seines europäischen Aufenthaltes beschäftigt. Der heute zum Schlagwort gewordenen «négritude» – also die als automatisch funktionierend vorausgesetzte Einheit und Verständnismöglichkeit aller Neger der Welt – begegnete Baldwin von Beginn an mit Mißtrauen und Abwehr. Erst die Flucht aus Amerika lehrte ihn, sich als Amerikaner zu fühlen – trotz Qual und Erniedrigung. In dem Roman «Giovanni's Room» gibt er dieser «Zugehörigkeit» zu seinen Landsleuten ironisch-distanziert Ausdruck:

«Als ich an einem blendend hellen Mittsommernachmittag das Büro des ‹American Express› betrat, mußte ich zugeben, daß diese unternehmungslustige, so beunruhigend fröhliche Horde sogar mir als Einheit erschien. Zu Hause hätte ich meine Landsleute ohne jede Mühe an sprachlichen Besonderheiten und am

Akzent unterscheiden können: Hier mußte ich schon sehr genau hinhören, um den Eindruck zu verscheuchen, daß sie samt und sonders in Nebraska beheimatet seien. Zu Hause hätte ich die Kleidung sehen können, die sie trugen: Hier sah ich nur Taschen, Kameras, Gürtel und Hüte, die zweifellos alle aus demselben Warenhaus stammten. Zu Hause hätte ich ein gewisses Gefühl für die individuelle Fraulichkeit der Frau gehabt, der ich gegenüberstand: Hier schien es auch für die Erfahrensten nur eine eiskalte oder ausgedörrte Travestie des Geschlechtslebens zu geben; selbst Großmüttern traute man einfach nicht zu, daß sie je fleischlichen Verkehr gehabt hatten. Die Männer zeichneten sich allein dadurch aus, daß sie unfähig schienen, zu altern; sie rochen nach Seife, was offenbar ihr Schutz gegen die Gefahren und Nöte intimerer Gerüche war. In den Augen des Sechzigjährigen, der für sich und seine lächelnde Frau eine Passage nach Rom buchte, war unversehrt, unberührt, unverändert der Junge von einst zu erkennen. Seine Frau hätte seine Mutter sein können, die ihn zwang, noch mehr Hafergrütze zu essen, und Rom hätte der Film sein können, den sie ihm zur Belohnung versprochen hatte. Und doch kam es mir vor, als sei das, was ich sah, nur ein Teil der Wahrheit und vielleicht noch nicht einmal ihr wichtigster Teil; unter diesen Gesichtern, Kleidern, Akzenten, unter dieser unbekümmerten Art verbargen sich Kraft und Schmerz, beide uneingestanden, unerkannt: die Kraft der Erfinder, der Schmerz der Einsamen.»

Er machte, zur eigenen Bestürzung, die Erfahrung, daß er noch selbst mit dem fanatischsten Südstaatler mehr Gemeinsamkeiten, nationale Gemeinsamkeiten hatte als mit einem Ghanaesen. Gewiß, die Geschichte des Negers Baldwin beginnt in Afrika; und Baldwin kennt den Satz von Joyce, der die Geschichte als einen Alptraum definierte – aber er weiß auch, daß niemand aus diesem Alptraum erwachen kann, daß der Mensch der Geschichte ausgeliefert ist. Das konfuse Mosaik aus Geschichte und Gegenwart, aus Tradition und Fortschritt offenbarte sich Baldwin in Frankreich.

Baldwin hatte begriffen, daß Tradition und Geschichte mit dem Begriff *Zeit* zu tun haben, daß Jahrhunderte vergingen, bis

Paris Paris wurde. Er wendet sich voller Ironie gegen eine typisch amerikanische Eigenschaft, nämlich die Unfähigkeit, an die Realität der Zeit zu glauben. Erst diese Entdeckung versetzt ihn in die Lage, das eigene Land, Amerika, zu entdecken, die Selbstentfremdung des Amerikaners zu beenden. Und merkwürdig, erst dieses Ja zu Amerika, zu seinem Amerikanertum, gab Baldwin die Chance und das Recht zu seinem vehementen Nein zum heutigen Amerika. Er hatte Frankreich erfahren, hatte sich mit Frankreichs Denken und Dialektik auseinandergesetzt; seine Begegnung mit Sartre hatte ihn gelehrt, daß der «Andere» und seine Hölle immer Spiegelbild des eigenen Ichs sind. Das war eine intellektuelle Erfahrung, die seinem Werk in Zukunft neue Schärfe verlieh – hieß es doch, daß eingebettet in die pathologische Vereinzelung des Amerikaners ein tödlicher Selbsthaß lag. Dieser Selbsthaß heißt Rassenhaß.

Baldwins Verdikt ist frei von jeglicher Sentimentalität, ist mitleidslos und folgt allen Verästelungen der menschlichen Existenz. Selbsthaß und Rassenhaß sind für Baldwin so weitgehend identische Begriffe, daß der Selbsthaß des Schwarzen ein negativ gewendeter Rassenhaß ist: er haßt sich selber, er haßt seine schwarze Haut, seinen Gang, seinen Tonfall.

«Ich möchte andeuten, daß einer der Preise, womit ein amerikanischer Neger für das bezahlt – oder bezahlen kann –, was man seine ‹Aufnahme in die menschliche Gesellschaft› nennt, ein tiefer, beinahe unausrottbarer Selbsthaß ist. Das zerstört sein Leben nach allen Seiten, er findet nie wieder Frieden, er hat für alle Zeiten den Weg zu sich selber versperrt.»

Diese zerstörerische Schizophrenie des Negers beschreibt und gestaltet Baldwin immer wieder. Sie vergiftet Glück und Gelöstheit, Liebe und Sexualität der schwarzen Amerikaner. Das unter anderem warf er 1961 Richard Wright in einem Aufsatz vor, daß diese stete Vergiftung in seinen Büchern ausgespart oder durch Klischees verpappt wurde:

«In den meisten Romanen, die bis heute von Negern geschrieben wurden, klafft dort, wo von Sexualität die Rede sein sollte, eine große Lücke; und gewöhnlich wird diese Lücke mit Gewalttätigkeit ausgefüllt.»

Das Groteskbild, das aus uralten Schuldkomplexen der Weiße sich selber von Schwarzen malt, bleibt natürlich nicht ohne Rückwirkung auf den Neger:

«Wenn man überall herumgeht und den Frauen erzählt, sie sollten sich vor mir in acht nehmen, weil ich sexuell soviel leistungsfähiger sei, dabei selber sich mit allen schwarzen Mädchen, die man nur auftreiben kann, abgibt, sei es in Wirklichkeit oder auch nur in der Phantasie, und darüber die eigene Frau vernachlässigt – dann darf man sich nicht wundern, daß passiert, was im Süden schon passiert ist: daß eine hysterische weiße Frau in ihrer Einsamkeit und Vernachlässigtheit plötzlich schreit, sie sei von einem Neger vergewaltigt worden. Sie projiziert ihre eigene Unerfülltheit auf mich, den Neger, weil der weiße Mann ihr versichert hat, ich sei besser im Bett als er. Wie seltsam, sich das anzutun, um so mehr, als es noch nicht einmal wahr ist. Es entspricht einer merkwürdigen infantilen Vorstellung vom Sexus. Wenn man nicht zu lieben versteht, spielt die Größe des männlichen Gliedes keine Rolle – und wenn man jemanden richtig liebt, erst recht nicht. Der weiße Amerikaner hat sich da auf einen ganz blödsinnigen puerilen Wettstreit eingelassen: ‹Woll'n wir wetten, daß meiner größer ist als deiner?›, und der Neger hat den Schaden davon.»

Baldwin hat in seinem Roman «Another Country» eine erschütternde Gestalt geschaffen, die an der Re-Injektion des weißen Wahngedankens zugrunde geht.

Der heruntergekommene, arbeitslose Negermusiker Rufus findet endlich einen Menschen, der ihn liebt: die Weiße Leona. Doch es ist eine unselige, glücklose Liebe, die sich selber auffrißt, die zerfressen wird von Haß und Selbsthaß, von der Verzweiflung des Negers über sein Negersein und vom Zweifel, ob je ihn jemand lieben kann, ob er jemanden lieben kann. Die Unfähigkeit zur Liebe als Vexierbild der Horrorgestalt des stets liebesbereiten und sexüberlegenen Negers ist Baldwins *eine* Möglichkeit der Antwort. Rufus wird zum «Verbrecher aus verlorener Identität»:

«Manchmal, wenn sie wieder sagte, es sei doch nichts Schlimmes daran, ein Farbiger zu sein, antwortete er: ‹Sicher – bei manchen weißen Damen ist eben nicht nur das Gewissen reichlich weit.›

Als er dies zum ersten Mal sagte, zuckte sie nur zusammen und sagte nichts. Beim zweiten Mal schlug sie ihn. Und er schlug sie. Sie stritten die ganze Zeit. Sie kämpften gegeneinander mit den Händen und mit den Stimmen und mit den Leibern, und der eine Sturm war wie der andere. Oftmals – und nun saß Rufus ganz still, preßte Finsternis gegen seine Augen, lauschte der Musik – oftmals hatte er ganz plötzlich, ohne eigentlich zu wissen, was er tun wollte, die entsetzte, wimmernde Leona aufs Bett geworfen, auf den Fußboden, hatte sie gegen einen Tisch oder eine Wand gepreßt; sie schlug auf ihn ein, schwächlich, stöhnend, unsagbar verächtlich; er grub die Finger in ihr langes, bleiches Haar, er krallte sich darin fest, und er gebrauchte sie auf jede Weise, die ihm das Gefühl gab, sie aufs tiefste zu erniedrigen. Es war nicht Liebe, was er empfand während dieser Liebesakte: ausgehöhlt und leer, zitternd und schaudernd, völlig unbefriedigt, floh er von der vergewaltigten Frau in die Bars.»

Erst gegen Ende des Romans gibt Rufus' weißer Freund Vivaldo einen Nachtrag zu dem Geschehen jener Nacht, das die Distanz der Nähe interpretiert, an der Baldwins Menschen kranken und sterben. Keine Liebe mehr konnte diesen tödlich wunden Paranoiker mehr erreichen – aber es gibt auch keine Liebe, die helfen kann.

Für Baldwins Menschen bietet sich, selbst in ihren glücklichsten Stunden, keine Gemeinsamkeit, ihre Umarmungen werden zu Umklammerungen, zum Clinch, der nicht Nähe bringt, sondern Verstrickung, flüchtiges Unterlaufen der Schläge des Lebens. Baldwins Liebende driften auseinander, noch während sie sich lieben. Es gibt in keinem seiner Romane einen glücklichen Menschen, eine glückliche Liebe. Eine Zivilisation der Voraussetzungslosigkeiten hat in seinem Weltbild die einzige Voraussetzung menschlichen Lebens überhaupt zersetzt.

Diese Verdammung zur Einsamkeit ist nicht achselzuckend hingenommen, sondern wird eher mit dem Pathos einer fast prälogischen Gnadenlosigkeit demonstriert. Es will scheinen, als seien die Jahre seiner Existenz als jugendlicher Laienprediger doch nicht spurlos geblieben: der Sündenfall und die Zerspaltung des Menschen in ein stets sich scheuendes, nie Erfüllung findendes Wesen, das zur Einsamkeit verurteilt ist sein Leben lang, sind Leitmotive seiner säkularisierten Predigten, seiner Bücher also. Offenbar ist für Baldwin der Mensch aus der Gnade gefallen und geht durch um so mehr Erniedrigung und Demütigung, je mehr er die irdische Gnade eines vom anderen mitgetragenen Lebens erstrebt; der Weg zum Du scheint verlegt – letzthin nicht durch soziale oder rassische Vergitterungen, sondern nach dem Gesetz, nach dem er angetreten:

Liebe ist zur besonders peinigenden Form der Bestrafung geworden, ist Demutlosigkeit und Sünde. So übermächtig, wie der gestrenge, rächende Vater sowohl in Baldwins autobiografischen Essays wie auch in «Go Tell It on the Mountain» zur biblischen Gestalt aufwächst, so verloren erscheint bei Baldwin der vaterlose Mensch im finsteren Weltlabyrinth. Die traurig raunende Einsamkeit der religiösen Blues durchdringt Baldwins elegante Artikulation wieder und wieder:

«Sometimes I feel like a motherless child
Nobody knows the trouble I've seen
A man born dark of a dark woman sees dark days –»

Keine Frage, daß solche Töne durch Skizzen, Pamphlete und Romane James Baldwins schwingen, der sich ja selber einmal als nur einen kleinen Jungen bezeichnete, der jemanden gehören wollte.

Sinnlichkeit ist in Baldwins Sprache ein Synonym für vieles, das zusammenhängt: Lebenskraft wie Lebensgenuß, die Anstrengung zu lieben wie das Brotbrechen, Liebe wie Religion. Die enge Verquickung von Religion, Angst, Liebe und Furcht vor der Liebe beschäftigt Baldwin in vielen seiner Arbeiten. Und Mißtrauen gegen das Versöhnliche, gegen alle mögliche Harmonie zerfasert jene Sehnsucht, die Baldwin sich verbietet – und doch hegt.

Sein besonders aufschreckendes Verdikt ist, daß der Mensch sich seiner Vereinzelung dann so scharf bewußt wird, wenn er ihr zu entgegnen trachtet – im Sexus. Es ist bar jeden Zufalls, wenn Sünde, Einsamkeit und Kirche das Vokabular bilden, mit dem er das erste Onanie-Erlebnis Johnnys in «Go Tell It on the Mountain» wiedergibt:

«Und die Schwärze von Johns Sünde war der Schwärze der Kirche an den Samstagabenden gleich, war wie das Schweigen der Kirche, während er dort allein war.»

So ist es nicht verwunderlich, eher konsequent, wenn dieser Grundhaltung – die nicht postuliert, nicht als These akklamiert wird, sondern als Frage und Verzweiflung Baldwins Werk durchzieht –, wenn dieser Grundansicht also die Homosexualität als besonders verführerische Möglichkeit sich darstellt; verführerisch hier gewiß im Doppelsinn des Koketten wie des Verdammten. Baldwins Beschäftigung mit der Homosexualität ist vielleicht eine Form der rationalen und moralischen Konsequenz: ist es doch die Spielart der Liebe, die zur dünnsten, eisigsten Einsamkeit verurteilt. Hier noch die Kraft oder den Wunsch zur restlosen Partnerschaft zu haben, verlangt schon einen Virtuosen der Illusion. Baldwin ist klug genug, das sehr genau zu erkennen, und spricht auch in seinem brillanten Angriff auf André Gides letztes Buch «Et nunc manet in te» – in seinem Gide-Essay «The Male Prison» – offen davon:

«Das Schrecklichste am Phänomen der heutigen Homosexualität, das Entsetzlichste, das zusammengekrümmt wie ein Wurm in der Tiefe von Gides Not und am Grunde seines Werkes liegt und schuld ist, daß er sich so sehr an Madeleine klammert, beruht darauf, daß der zu seinem eigenen Unglück anomal Veranlagte sich nur unter ungeheurer Anspannung all seiner Kräfte davor bewahren kann, in einer Unterwelt zu versinken, wo er weder Männern noch Frauen begegnet, wo es unmöglich ist, einen Partner oder Freund zu finden, wo die Möglichkeit echter menschlicher Verbundenheit überhaupt nicht mehr besteht. Wenn diese Möglichkeit nicht mehr gegeben ist, gibt es auch keine Möglichkeit mehr, sich geistig zu entfalten.»

Ein Jahr vor diesem Essay war Baldwins in Paris geschriebener Roman «Giovanni's Room» erschienen, der die Liebe eines weißen Amerikaners zu einem italienischen Barkeeper schildert;

man kann nicht sagen: zum Thema hat, denn das Thema ist viel weiter gespannt. Das Buch ist nicht nur die zierliche Miniatur einer Männerliebe; das ist es *auch* – vordringlich und essentiell aber ist es eine andere Variante des großen Themas Einsamkeit. Eine besonders eindringliche Variante. Die Gewalt der Leidenschaft, die hier zwei Menschen nur stets und unerbittlich auseinandertreibt, ihnen eigentlich keine Chance gibt von Beginn an, keinen Augenblick der Illusion, es könnte eine Gemeinsamkeit geben, ist besonders destruktiv. Dies hier sind, wenn man so will, weiße Neger: zwei Menschen, deren Liebesfähigkeit und Liebesmöglichkeit zersetzt ist, deren Vorbelastung nicht zuläßt, was Baldwin typischerweise «eigenartige Unschuld und Vertrautheit» nennt. Es sind keineswegs Karikaturen aus der Unterwelt und den Transvestitenkellern Genets, sondern «normal Liebende», zufällig zwei Männer:

« ‹Aber ich bin ein Mann›, rief ich. ‹Ein Mann! Was kann denn zwischen uns sein?›

‹Du weißt sehr gut, was zwischen uns sein kann›, sagte Giovanni langsam. ‹Aus diesem Grunde verläßt Du mich ja.› »

Dieser letzte Satz der Passage aus «Giovanni's Room» zeigt eine ganz andere, quasi ideologische Gefahr für Baldwin. «Du weißt sehr gut, was zwischen uns sein kann, aus diesem Grunde verläßt Du mich ja»: das verleiht der homosexuellen Liebe eine Lockung, ein Versprechen beinahe, das jede andere Form der Liebe nicht einmal aussprechen, geschweige denn halten kann: Öffnet sich hier doch ein Spalt breit die Tür zum verlorenen Paradiese, nach dem sich jene sehnen, die seit Sartres Studie über Genet «Passéisten» genannt werden? Ist in dieser Form der Liebe, wenn schon nicht Gemeinsamkeit und Entrinnen aus der Leere, dann noch wenigstens beständige Freundschaft zu finden? Es scheint, zumal wenn man sich an die homosexuellen Beziehungen und Bindungen in seinen anderen Büchern erinnert, als säße Baldwin diesem Irrtum auf, als hinge er, der unsere Welt verändern, also fortbewegen will, diesem Passéismus an. Bezeichnend, daß ja Vivaldo in «Another Country» sich vorwirft, Rufus an jenem letzten Abend nicht geliebt zu haben – als habe diese Liebe eine magische, erlösende Kraft. Etwas von dieser beunruhigend kunstvoll getriebenen Gloriole verklärt auch die jähe Liebesnacht zwischen Vivaldo und dem aus Europa zurückgekehrten Schauspieler Eric.

In diesem gesamten Kontext muß Baldwins Idolisierung der Homosexualität gesehen werden, jene komplizierte Form von steter Einsamkeit und spiegelhafter Selbstbegegnung. Baldwins Credo, daß Liebe nur gefunden werden kann in der Liebe zweier Männer, heißt ja auch, Stör- und Entfremdungselemente möglichst herauszufiltern aus einer menschlichen Beziehung. Das ganze Spiel wirtschaftlicher und damit emotionaler Abhängigkeiten, die Belastung einer schier unerträglichen Tradition, die meist zu Versagen und Unvermögen führt wie bei Leona und Rufus, bleiben ausgespart. Unerträgliche Tradition, das heißt, auf einen kurzen Nenner gebracht: die schwarze Frau kann den schwarzen Mann nicht achten, weil er sich ständig sozial dem Weißen unterlegen zeigt; der schwarze Mann «begnügt» sich mit der schwarzen Frau, weil die weiße unerreichbar ist; für die weiße Frau ist der schwarze Mann, verstellt durch Klischees, sexuelle Eskapade; für den weißen Mann ist die schwarze Frau bestenfalls dasselbe. Die weiße Ehe ist die bläßliche Summe der Emotionslosigkeit, des Kompromisses in der Konsumwelt – im Glücksfall noch Hölle im Sinne von Albees «Who's afraid of Virginia Woolf?».

Baldwins Idee von der Männerfreundschaft ist nicht nur das Ausrufen einer bevorzugten erotischen Spielart, sondern gesellschaftliche Konsequenz – der Versuch, verlorenes Vaterbild und verweigerte Identifikation mit der Gesellschaft einzuholen. Es ist der Rückzug aus der Norm, nicht, um sie umzustoßen, sondern um in einer umgestoßenen Norm zu überleben. Wenn in Baldwins Büchern die einzig echten Beziehungen die zwischen Männern sind, dann ist nicht eigentlich Homosexualität gemeint. Dann ist Liebe gemeint. Der inzwischen weltberühmte James Baldwin, Ehrengast vor Schülern seiner ehemaligen Schule, endete seine Ansprache mit den Worten: «You are beautiful, and I love you.» Damit sollte nur nachgeholt werden, was dem Negerjungen Jimmy niemals jemand gesagt hatte und wovon er wußte, daß Kinder darauf warten, *daß* es ihnen gesagt werde –

und damit sollte auch eine Gesellschaft antizipiert worden, die es wert ist, ihr das zu sagen.

Wir entdecken ein romantisches Weltgefühl bei dem Schriftsteller der jüngeren amerikanischen Generation, der sich erbittert und erbarmungslos gegen den großen alten romantischen Zauberer Amerikas wandte: gegen William Faulkner. 1956 schon, dann noch einmal vehement in einem Leitartikel in der «New York Times», 1962, attackierte Baldwin Mythos und Indolenz Faulkners, der in der Tat zwar eine insuläre Existenz im Süden führte – aber auf einer Landzunge zwischen Blut und Whisky.

«Ich habe noch keine einzige Äußerung Faulkners zur Aufhebung der Rassentrennung gelesen, die nicht erwähnt, daß seine Familie seit Generationen in derselben Gegend des Staates Mississippi gelebt hat, daß sein Urgroßvater Sklaven besessen und daß seine Vorfahren im Bürgerkrieg kämpften und fielen. Das so beschworene Bild von Verfall, Ritterlichkeit und Tod ist derart eindringlich, daß es unserer ganzen Vorstellungskraft bedarf, um uns zu erinnern, daß die Sklavenhalter im Süden nicht die einzigen waren, die in jenem Krieg umkamen. Auch Neger und Nordstaatler wurden zusammengeschossen.

Und die Rassentrennung, die Faulkner sanktioniert, reicht gar nicht einmal so weit zurück; sie ist in Wirklichkeit kaum so alt wie unser Jahrhundert. Das ‹Rassenproblem›, das Faulkner nicht durch ‹bloße Gesetzeskraft oder durch wirtschaftliche Repressalien› gelöst sehen will, wurde durch eben diese Mittel erst heraufbeschworen. Schließlich ist die Tradition des Südens, von der Faulkner so unablässig spricht, gar keine Tradition: Wenn Faulkner sie beschwört, beschwört er lediglich eine Legende, die eine Anklage enthält.»

Faulkners mythenträchtiger Traditionalismus hat immer wieder, in Verlautbarungen wie in Nebentönen seines Werks einen Neger abgebildet, der auf unangenehme Weise hervorgehoben wurde: «Diese anderen waren keine Compsons. Sie waren schwarz: Sie dauerten», heißt es in der Einleitung zu «The Sound an the Fury». So wenig solche Spannungen amerikanischer Schriftsteller untereinander in Europa bekannt sind, so wenig konnte man die Absage Faulkners, zu Kennedys großem Nobelpreisträger-Diner zu kommen, recht beurteilen. Das kühl-arrogante «Ich kann nicht einsehen, warum ich, um Abend zu essen, ein paar hundert Meilen reisen soll», klang uns seinerzeit amüsant, das vielleicht heilsame Refug eines großen alten Mannes gegenüber einem allzu strahlenden, machtstolzen jungen Herrscherpaar. Es klingt heute anders: wie das einsichtslose und ungezogene Nein eines verhärteten alten Mannes, der wohl wußte, daß er nicht zum Abendessen, vielmehr um Hilfe gebeten wurde. Hilfe durch seinen bloßen Namen für eine Politik, für die John F. Kennedy nicht nur damals schon seine weitere politische Laufbahn aufs Spiel setzte, sondern die ihm mehr wert war als die Unbequemlichkeit einer Reise – sein Leben. Es hat eine verstörende Würde, wenn man heute in Baldwins großem Aufsatz «The Fire Next Time» diese Sätze liest:

«Mir scheint, wir sollten uns endlich entschließen, unseren Tod zu *verdienen,* indem wir uns leidenschaftlich dem Rätsel des Lebens stellen. Wir sind dem Leben verantwortlich: Es ist das kleine Leuchtfeuer in der furchterregenden Dunkelheit, aus der wir kommen und in die wir zurückkehren werden. Wir müssen diese Reise mit so viel Anstand wie möglich unternehmen, um derer willen, die nach uns kommen. Aber weiße Amerikaner glauben nicht an den Tod, und deshalb schreckt sie die Dunkelheit meiner Haut so sehr. Deshalb kann auch die Gegenwart des Negers in diesem Land dessen Vernichtung herbeiführen.»

Diese Warnung, ja Drohung ist das Neue an Baldwins Interpretation der Rassenfrage; bei ihm, als erstem, war Schwarz zu einer schönen Farbe geworden. Nicht, weil sie geliebt wird, sondern weil sie gefürchtet wird. Für ihn steht der Neger nicht, nach hundert Jahren Freiheit ohne Gleichberechtigung, als Bittender vor den Weißen, sondern als Fordernder; der schwarze Amerikaner will nicht mehr seinem Schatten entrinnen – er ist stolz auf seinen Schatten, und er will, daß er aufhört, eine Bedrohung zu sein. Baldwin erzählt einmal in dem Bericht «Stranger in the Village» diese Parabel, die seine Erfahrungen zusammenfaßt:

«Als ich durch die stillen Straßen einer kleinen Stadt spazierte, hörte ich plötzlich von einem sonnigen Rasenplatz das fröhliche

Lachen eines Kindes: ein Weißer schwang sein kleines Töchterchen durch die Luft; es dauerte nur ein paar Sekunden, aber es war ein unvergeßlicher Moment der Schönheit, das winzige Stückchen einer anderen Welt. Dann blickte ich mich um und sah einen Schatten. Der Schatten war ein Nigger – ich.»

Zu fragen ist: Wurde James Baldwin ein weißer Neger? Hat er sich, durch eine erstmals existentiell statt nur soziologisch aufgefaßte «Neger»-Literatur soweit entfernt von der schwarzen Gemeinschaft wie etwa Henry James – mit dem ihn viele literarische Gemeinsamkeiten verbinden – seinerzeit vom US-Bürger? Anfang der sechziger Jahre gab es offenbar in Baldwins Entwicklung ein solches Moment der Besinnung. Baldwins Bemühen, seinen inzwischen prominenten Namen für den Rassenkampf in Amerika einzusetzen, seine Zusammenkünfte mit Malcolm X, Muhammed Ali und Martin Luther King scheinen auch aus dem Gefühl entstanden zu sein, daß er – der Qualen und Leid seiner Rasse am eindringlichsten geschildert hatte – sich entfremdete, daß er den Boden der Gemeinsamkeit und des Einverständnisses zu verlieren begann. Ein erschreckender Beweis für seine These «Was immer ein Neger tut, überleben oder untergehen – er muß es bezahlen mit dem Verlust seiner Identität». Er hat dieses Moment der plötzlichen Entfernung von «seinen Leuten» einmal in einem Gespräch fixiert: «Ich kam zurück nach New York, und es war ein Alptraum. Ich war gerade lange genug weggewesen, um aus dem Gewohnten gefallen zu sein – alles war anders, meine alten Freunde, meine alten Verbindungen. Ich kehrte zurück in etwas ganz Verqueres. ... In meiner alten Kneipe San Remo in der MacDougal Street hingen meine alten Kameraden herum, aber sie taten, als hätten sie mich nicht gesehen. Ich war, na ja, eine Art Weltreisender und Gott behüte, ein Schriftsteller. Und ich hatte es geschafft.»

Baldwin erkannte, daß das Engagement des politischen Führers und Redners nicht eigentlich seins war, daß es ihn gleichsam verdarb. Im Gespräch mit dem englischen Romancier Colin McInnes erläuterte er das:

«Es ist zwar eine große Versuchung, Sprecher der Farbigen zu sein, aber es liegt darin auch die Gefahr, sich selber zu ernst zu nehmen, sich gleichsam selber zu zitieren. Die noch gravierendere Gefahr zeigt sich, wenn man vor der Schreibmaschine sitzt, vor jenem weißen Blatt Papier – und ein Publikum einem über die Schulter sieht, unsichtbar natürlich, aber doch hörbar sprechend: ‹Hilft es auch der Bewegung?› Ich glaube, daß es zu einer bestimmten Zeit eine große Versuchung für mich war, um die Wahrheit zu sagen. Aber erstens ist es nicht einfach, die Rednertribüne zu betreten, und zweitens zeigt es sich, daß dort nicht wirklich mein Platz ist. Der Horror dieser öffentlichen Reden liegt darin, daß man beginnt, sich selber zuzuhören und ganz allmählich, weil man ja immer anderen Menschen sagt, was sie zu denken haben, beginnt man zu vergessen, was man selber denkt.»

In seinem Roman «Tell Me How Long the Train's Been Gone» versucht Baldwin, genau diesen Vorgang noch einmal aufzugreifen: der Ältere, der versteht, wenn jetzt nach Waffen gerufen wird, und der den Jüngeren trotzdem davon abhalten will. Das Ende dieses Buches liest sich wie eine Deklaration, eine Antwort, die aber gleichzeitig voller Ratlosigkeit ist:

«‹Waffen›, sagte Christopher. ‹Wir brauchen Schußwaffen.› ... ‹*Ich* weiß natürlich, daß du mich liebst und kein Blut an meinen Händen sehen möchtest – aber wenn du nicht willst, daß ich immer wieder unter die Hufe der Pferde gerate, dann mußt du mir doch wohl zugeben, daß wir Waffen brauchen. Oder?›

‹Ja›, antwortete ich, ‹das sehe ich ein.› Er parkte den Wagen. Ich schaute über das Wasser. Auf meinem Herzen lag eine Zentnerlast, einen Augenblick lang fürchtete ich, wieder einen Anfall zu bekommen. Ich betrachtete Christophers schwarzes, stolzes Profil. ‹Aber wir sind in der Minderheit, weißt du das?›

Er lachte und stellte den Motor ab. ‹Na und? Das waren die ersten Christen auch.› »

Genau hier, bei der Ratlosigkeit wie bei dem Versuch, eine neue emotionale Dimension zu finden, erhitzen sich die Gegner Baldwins, zum Beispiel Eldridge Cleaver: «Die seelische Distanz zwischen Liebe und Haß könnte der mechanische Unterschied zwischen einem Lächeln und einem Hohnlächeln sein, oder der Weg eines Nervenimpulses aus der Tiefe des Gehirns bis in die

Zehenspitzen. Doch dieser Impuls, wenn er aufrichtig ist, könnte auf seinem Weg durch nordamerikanische Nerven den Übergang umstritten finden, ja er könnte für seinen kargen Energievorrat den Sprung von der Faser des Hasses zu der der Liebe als zu belastend ansehen: Der lange Weg zurück würde niemals vollzogen werden und in Aufklärung, Kompromiß und schließlich Lüge enden.»

Dabei ist bemerkenswert, daß wiederum das Moment der Homosexualität eine besondere Rolle spielt (wie in zahlreichen Manifestationen etwa der Black Panthers, auch in LeRoi Jones' Essays). Auch hier ist nicht eigentlich gemeint der Vorgang, daß zwei Männer miteinander Geschlechtsverkehr haben; zu verstehen ist hier ein politisch-historischer Prozeß im Denken farbiger Politiker: einmal erinnern alle die Knabenprostitution, ob in Kuba oder Nordafrika, die ja ein Phänomen von Klassensystemen und Ausbeutungsstrukturen abscheulicher Art ist. Zum anderen aber spielt eine neue Männlichkeitsideologie eine Rolle, eine Variante fast zur «Black is beautiful»-Idee. Von Emanzipation kann bei den militanten Farbigen noch keine Rede sein, außer der, die eigene jahrhundertelang verleugnete und verleumdete Männlichkeit jetzt betonen zu können. Eine Cassius-Clay-Haltung, die zum Beispiel den Führer der Black Panther, Huey Newton, sagen ließ: «Die schwarze Frau liebt einen starken Mann.» Newton begriff offenbar nicht, daß er damit eben das von Weißen produzierte Klischee reproduziert und sich quasi selber zum Deckhengst degradiert. Ihm und allen, die so denken, muß Baldwins These der neuen Sensibilität fremd und – im Prozeß einer weiteren Reproduktion bürgerlich-weißer Vorurteile – verweichlicht dekadent erscheinen.

Es gibt zahlreiche «Dokumente», die das Leben der Schwarzen ganz unverhüllt, ohne literarischen Umweg wie eine Kamera fixieren. Ein solches Buch ist der Erinnerungsband des heute millionenschweren Show-Stars Sammy Davis jr., der auf grausamste Weise die Zeit schildert, wie er noch nicht berühmt, nur ein manchmal tanzender und steppender schwarzer Soldat war:

«Der Dicke hatte einen kleinen Malerpinsel, den er in die Farbe tunkte. Sie stießen mich vor einen Spiegel. Er malte ‹Ich bin ein Nigger› quer über meine Brust. Dann schrieb er etwas anderes auf meinen Rücken. Danach nahm er einen großen Pinsel und bestrich mir Arme und Hände mit der weißen Farbe. Ich sah, wie der Pinsel hin- und herfuhr, über meine Haut und über die Haare und meine Arme, bis alles vollgekleistert und weiß verschmiert war.

‹Und jetzt›, sagte er, ‹lassen wir die Farbe mal ein bißchen trocknen, damit unser Experiment auch ordentlich gelingt. Und weil wir da ja warten müssen, kannst du uns ein bißchen mit deiner Tanzerei unterhalten.› Sie ließen meine Arme los. Meine Knie knackten zusammen wie ein Kartenhaus. Die Tür der Latrine war vollständig blockiert. Zwei von ihnen versperrten sie und die anderen fünf umringten mich. ‹Na los, Sambo, tanz ein bißchen.› Ich stand da, vollkommen benommen. Mein Mund war knochentrocken, meine Kehle wie zugeschnürt. Ich versuchte, etwas zu sagen, aber kein Wort kam heraus.

Der Dicke sagte: ‹Scheint, er versteht kein Englisch.› Sie griffen mich wieder, und er nahm noch einmal den Pinsel, und er schrieb etwas auf meine Stirn. Sehr langsam, sorgfältig und vor Vergnügen grinsend. Als er fertig war, stießen sie mich wieder vor den Spiegel: in fettem Weiß stand ‹Arschloch› auf meiner Stirn und tropfte langsam in meine Augenbrauen.

‹Hör zu›, sagte er, ‹du mußt verstehen, wenn ich dir sage, wir wollen dich tanzen sehen, dann mußt du mir auch glauben, daß ich das meine. Wir wollen dir ja nicht zu nahe treten. Wir wissen, daß man einem Hund nichts mit der Peitsche beibringt, deswegen sind wir ganz menschlich und reden psychologisch mit dir. Aber wir haben uns schon in solche Unkosten gestürzt, um dich zu erziehen, dann solltest du das auch honorieren und uns ein bißchen unterhalten während der Zeit, die wir dir hier opfern. Und, nun los, Sambo, sei ein nettes kleines Arschloch und tanz für uns.›

Sie ließen mich wieder los. Ich konnte keinen Muskel bewegen. Wieder ein Schlag in den Magen. ‹Tanz, Sambo.› Als ich wieder Luft bekam, versuchte ich, meine Füße zu bewegen und herumzutappen, ungläubig und halb im Dämmer. ‹Schon besser, mein Lieber, nun los und ein bißchen schneller.› Ich tanzte schneller, stolperte über meine eigenen Füße. ‹Schneller, Sambo, schneller.› Ich bewegte mich, so schnell ich konnte.

Als ich an dem Dicken vorbeitanzte, schlug er mir wieder in den Magen. ‹Hast du nicht gehört, daß ich schneller sagte, Sambo.› Sie schlugen mich zum Tanzen, bis ich meine Füße nicht mehr vom Boden bekam. ‹O. K., lassen wir das ... du bist eben doch nicht wirklich gut.›

‹Schade›, sagte er zu den anderen, ‹ich dachte, wir kriegten hier eine dolle Show zu sehen.› Alle nickten und waren enttäuscht. ‹Na ja, wir können ja wohl nicht wütend darüber sein, daß du im Grunde nicht tanzen kannst. Aber nun zurück zu unserer Lektion.›

Ich konnte fühlen, wie die Farbe auf meiner Haut trocknete. ‹Weißt du, wir haben eigentlich das Gefühl, du hättest den Tick, dasselbe zu sein wie wir, bloß weil du eine Uniform wie wir anhast und bloß, weil du in diesen dämlichen Shows tanzt und du reingehst und neben Weißen sitzen darfst, und weil du dir einbildest, du könntest dich wie ein Weißer benehmen, und Blumen oder Schokolade an weiße Frauen verschenkst. Deswegen müssen wir dir erklären, wie du eben nicht weiß bist und wie du eben niemals weiß sein wirst, egal, wieviel Mühe du dir auch gibst. Egal, was du tust oder denkst, deswegen kannst du das doch nicht ändern, und was du bist, ist schwarz, und das ist alles. Und je eher du dir klarmachst, daß du nicht mit weißen Frauen herumzumachen hast, desto besser für dich. Guck dir mal deinen Arm an, sieht weiß aus, nicht wahr? Ja, denkste, paß auf.›

Er goß Terpentin auf einen Fetzen und rieb meinen Arm an einer bestimmten Stelle. Und als meine Haut durchschien, grinste er und sagte: ‹Na siehst du, genau so schwarz und widerlich wie immer.› Dann rieb er mit dem Terpentin an seinem Arm: ‹Siehst du den Unterschied? Egal, wie stark ich auch reibe, das bleibt weiß. Siehst du, was ich gesagt habe, weiß ist weiß und schwarz ist schwarz. O. K., du widerliches kleines Negerschwein, diesmal lassen wir dich noch so davonkommen. Ich meine, wir hätten ja auch ekelhafter zu dir sein können und dich zum Beispiel ganz und gar anstreichen. Aber wir dachten uns, du bist ja nicht dumm und wirst schon rasch begreifen.› »

Die Rückkehr zur Protestliteratur läßt keinen Raum für anderes als Kampfansage, spart jeden Innenraum aus. Der afro-amerikanische Neo-Marxismus durchläuft eine «die-Literatur-ist-tot»-Periode.

Eine neue Literaturform entwickelte sich: An die Stelle der psychologisch-poetischen Reflexion in Roman oder Gedicht ist die rhetorisch-didaktische Rede getreten, das Pamphlet oder das politische Theater. Bezeichnenderweise fiel es Baldwin besonders schwer, sich dieses Medium anzueignen. Die Schwierigkeit nämlich, sichtbar agierenden Personen – nicht mehr von der Phantasie des Lesers ausfüllbaren Figuren – Hintergrund und Geschichte zu geben, in ihnen über das, was sie offenbar tun und sagen, das deutlich zu machen, was sie dazu brachte, es zu tun und zu sagen, hat er nie ganz überwunden. In einem «Playboy»-Artikel hat Baldwin das beschrieben:

«Meine eigene Literatur prasselte auch plötzlich auf mich herunter – eine unerträgliche Erfahrung. Ich mußte mir auch klarmachen, daß vieles schweigend oder durch ein Wort, eine Geste, verdeutlicht werden konnte, mehr als durch zwei oder drei geschriebene Seiten. Hinter dem elektrischen Licht, unter dem Sie jetzt vielleicht gerade lesen, ist die Leidenschaft des Menschen verborgen, der einst das Feuer stahl, um uns das Licht zu bringen. Was Menschen wirklich tun und wirklich meinen und wirklich fühlen, können sie meist unmöglich beschreiben, aber das genau sind die Sachen, die wichtig für sie sind. Diese Dinge verstehen sie, und dort ist der Ort, wo Wirklichkeit verborgen liegt, und in einem Roman versucht man, diese Art Wirklichkeit darzustellen.»

Das aber ist nicht das Konzept von Drama und Theater der jungen Negerautoren; ihre Wirklichkeit ist unmittelbar, nicht mittelbar, es ist das Heute und Hier, das direkt und ohne historische oder gar psychologisch-artistische Vermittlungen auf die Bühne soll. Diese «Wirklichkeit der Dinge» formulierte der nach den Unruhen in Cleveland 1968 zum Tode verurteilte Fred Evans: «Ich glaube, es gibt keinen Zweifel, daß die Menschen meiner Hautfarbe jedes Recht der Welt und jeden Grund auf der Welt haben, dem zu widerstehen und danach zu greifen, was man ihnen bisher verwehrte zu werden. Menschen, nicht Symbole ... Ich bereue nichts, und das heißt, daß ich keinen Zorn gegen irgend jemanden hege, gegen Weiße oder andere. Es ist einfach die Wirklichkeit der Dinge.»

Und einer der jungen Studenten, der jene spektakuläre Aufführung von Baldwins «Blues for Mister Charlie» an der Howard University sah – der Direktor protestierte, weil die mühsame Erziehung zu kultivierter Sprache durch dieses Stück torpediert würde –, hieß LeRoi Jones. Er hat inzwischen, mit einigen bedeutenden Stücken und in mehreren Aufsätzen, ein anderes Theater zu entwickeln versucht, eine neue Form, die sich zwischen Dokumentar- und Protestbühne bewegt. Diese Form verdankt sich nicht nur ideologischen Konzepten; Theater ist ja – weit mehr als etwa das Buch – auch von technischen und Produktions-Zwängen abhängig, von einer ganz spezifischen Distributionsform. Das Buch eines Negers ist schließlich, als Ware im drugstore, nichts anderes als das Buch eines Weißen. Es muß nicht von Schwarzen verkauft oder gekauft werden. Das Theater aber wird jeden Abend reproduziert von schwarzen Schauspielern, Regisseuren, Bühnenarbeitern.

In den vierzig Jahren zwischen 1925 und 1965 gab es am Broadway nur vier schwarze Regisseure und 19 Stücke von Negerautoren. Für einen Negerschauspieler war es fast unmöglich, seinen Beruf auch nur zu erlernen, geschweige denn auszuüben (auch Hollywood, wo es nur den einen Renommierneger Sidney Poitier gab, der in immer seichtere Rollen gedrängt wurde, hatte Platz allenfalls für standardisierte Ammen-, Prostituierten- oder Dienerrollen; den Othello pflegte ein Weißer in schwarzer Schminke zu spielen). Das Negertheater wurde im Gegensatz zum «weißen» Theater, das von New Yorker Bühnen und New Yorker Kritik abhängig war, eine nationale Instanz, wuchs über die lokale Bedeutung hinaus; das wiederum änderte fast automatisch die artistische Ambition – es wurde ja nicht mehr für ein an künstlerische Raffinessen gewöhntes, gar geschmäcklerisch verwöhntes Publikum gespielt, man versuchte vielmehr, sich mit einem spontanen, oft illiteraten Publikum in den Dialog zu begeben. Der farbige Theaterfachmann Ed Bullins beschreibt das:

«Theater in Amerika wird für eine Spezialität gehalten, die man zwischen der 4. und 67. Straße, zwischen dem Ost- und Westufer in New York City findet. Amerikanisches Theater ist das, was man im ganzen Land imitiert, aber was innerhalb dieser Grenzen geschieht ... Die große Mehrheit der schwarzen Theater existiert außerhalb New Yorks, außerhalb dieses Kommunikationszentrums, das den Standard bestimmt, was Theater ist ... Es gibt mehr als 40 schwarze Theater im ganzen Land, und keine zehn Prozent existieren davon in New York City, das gemeinhin als die Theatermetropole gilt. Es ist also etwas anderes, etwas, das abweicht vom geläufigen Konzept des Theaters in Amerika. Ich arbeite in einem Theater-Workshop im New Lafayette Theater, und eine der Aufgaben, der wir uns zu unterziehen versuchen, ist, unsere Vorbilder zu ändern. Unsere weißen westlichen Vorbilder zu ändern.» Weil aber Theater das unmittelbarere Kommunikationssystem ist, verglichen etwa mit gedruckter Literatur, und anders als Film und Fernsehen – die ja den Konsumenten allein lassen mit seinen Reaktionen, zum einsamen Konsumenten machen –, deshalb reagiert die Kunstform Bühnenstück empfindlicher auf das Echo, das sie erzeugt. Dieses Publikum will sich sehen, sich begegnen – und zu dieser Begegnung will etwa LeRoi Jones ihm verhelfen. Es ist eine raffiniertere Form der Massenversammlung, fast im Sinne von Piscators Berliner Experimenten der Arbeiter-Laienbühnen. In seinem pamphletartigen Aufsatz «The Revolutionary Theatre» versucht LeRoi Jones, das zu definieren:

«Das Revolutionäre Theater muß der Träume habhaft werden und ihnen Realität verleihen. Aber allen jenen Stoff bieten, die Stoff brauchen, und es muß eine kühne Propaganda für die Schönheit des menschlichen Geistes sein. Es ist ein politisches Theater, eine Waffe zur Abschlachtung dieser schwachsinnigen, fettwanstigen weißen Brüder, die irgendwo zu glauben scheinen, daß sie auf die ganze Welt ihren Speichel träufeln können. Das sollte ein Theater des Weltgeistes sein. Wo gezeigt werden kann, daß der Geist die zuverlässigste Macht auf der Welt ist. Kraft. Geist. Gefühl. Es wird eine Alltagssprache sein, aber gestrafft vom Rückgrat des Dichters. Und selbst die Sprache muß zeigen, was die Tatsachen in diesem Bewußtseinsepos sind, das sich hier ereignet. Wir werden über die Welt reden, und die Präzision, mit der wir die Welt in die Schranken fordern können, wird unsere Kunst sein. Kunst ist Methode. ... Das Revolutionäre Theater muß wie eine Brandbombe funktionieren. So daß, wenn der letzte Vorhang aufgeht, Gehirne über Sitze und Fußboden spritzen und blutende Nonnen SOS-Telegramme an goldzahnige Belgier schicken müssen.

Unser Theater wird Opfer vorführen, damit ihre Brüder unter den Zuschauern besser verstehen können, daß sie die Brüder von Opfern sind und daß sie selbst als Blutsbrüder Opfer sind.

Das ist das Theater des Angriffs. Das Stück, das für uns den Himmel spalten wird, heißt ‹Die Vernichtung von Amerika›. Die Helden werden Crazy Horse, Denmark Vesey, Patrice Lumumba sein und nicht Geschichte, Erinnerung, kein trauriges sentimentales Tasten nach Wärme in unserer Verzweiflung; das werden neue Männer, neue Helden sein und zu ihren Feinden werden die meisten jener gehören, die dies lesen.»

Dies ist die nächste Entwicklungsstufe der amerikanischen Negerliteratur: die züngelnde Rede, das Pamphlet. Die Elemente von Predigt und Song und analytischem Essay europäischer Tradition (etwa Camus oder Fanon) sind eingegangen in diese neue Form. Und das – ohne politische Äußerungen unzulässig zu literarisieren – will mitgedacht werden, wenn man Reden und Artikel zum Beispiel der Black Panther liest, die Bücher von Malcolm X oder Stokeley Carmichael oder Eldridge Cleaver (oder die Lieder von Carmichaels afrikanischer Frau Miriam Makeba hört). Versteht man diesen Vorgang nicht, dann versteht man die ganze Black-Panther-Bewegung nicht – und der Vorwand dieses Mißverständnisses dient auch der amerikanischen Polizei und dem FBI beziehungsweise CIA zu Verhaftungen und Morden. 40 ihrer Führer und mehr als 100 Mitglieder wurden verhaftet. Bei Haussuchungen und Polizeikontrollen in Los Angeles und Chicago machte die Polizei sofort von der Schußwaffe Gebrauch – in zwei Jahren wurden 28 Black-Panther-Führer erschossen. Der (weiße) amerikanische Publizist Ronald Steel zog in einem spektakulären Aufsatz in der «New York Review of Books» das bittere

Fazit: «Denunziert und attackiert von der Presse, die so gut wie überhaupt nichts von ihrem Programm versteht, werden sie im allgemeinen als eine anarchistische Bande von gewehrtragenden und Weiße hassenden Biestern angesehen. Das gibt der Polizei und den Bundesbehörden die Freiheit, ihre verfassungsmäßigen Rechte in einer Weise zu beschneiden, wie man es sich gegenüber Weißen nicht trauen würde. Provokation, ungerechtfertigte Verhaftungen, übertriebene Verurteilungen, illegale Haft, barbarische Behandlung, exzessive Geldstrafen und sogar offizieller Mord – das ist die alltägliche Behandlung, die den Panthers zuteil wird. Man hat sie zur Gefahr für die weiße Gesellschaft deklariert, und daraufhin leben sie jenseits des normalen gesetzlichen Schutzes.» Nach dieser Kampagne jedenfalls waren sämtliche Führer der Partei tot, eingesperrt oder im Exil. Mehrere Negerorganisationen wollten das eigene Land, die USA, vor den Vereinten Nationen des Völkermords anklagen. Einer der Exilierten, der stellvertretende Informationsminister der Partei, Elbert Howard, sagte in einem Interview:

«Wir erkennen, daß unser Kampf in Amerika kein Rassenkampf, sondern ein Klassenkampf ist. Wir sind keine Rassisten, wir sind vielmehr die Opfer von Rassisten. Amerika ist mit Rassismus infiziert. Und es ist unsere Absicht, diesen Rassismus zu zerstören – nicht durch das Mittel eines schwarzen Rassismus, sondern durch Solidarität mit den breiten Massen der Arbeiterklasse, ganz gleich von welcher Hautfarbe. Eben deshalb erwuchs der Wunsch nach einer Partei, die innerhalb der schwarzen Gemeinschaft arbeitet und die den Schwarzen bei der Selbstverteidigung hilft – nach der Black Panther Party.»

Dieser Furor macht auch die vehemente Attacke verständlich, der sich James Baldwin von seiten Eldridge Cleavers ausgesetzt sah. In seinem «Folsom-Gefängnis, 25. Juni 1965» datierten Buch «Soul on Ice», das der damalige Informationsminister der Black-Panther-Bewegung ausschließlich *in* der Haft schrieb – und dem deswegen der Untertitel «Briefe aus dem Gefängnis» vorangestellt ist –, widmet er ein ganzes Kapitel den «Notizen über einen Landessohn»; bereits das eine Anspielung auf Baldwins «Notes of a Native Son».

Es ist ein sonderbarer Anti-Essay, der – Norman Mailers «The White Negro» paraphrasierend – von einem profunden Literatur-Mißverständnis ausgeht: Cleaver identifiziert Baldwins fiktive Figuren mit Baldwin selber; er behandelt Romangestalten – also Denk- und Phantasievariationen – wie reale Personen. Den Selbsthaß des Negers, den Baldwin *beschreibt,* als Gefahr, vor der er warnt, nimmt Cleaver als Beschwörung eigener Haltung des Autors: «In seinen autobiographischen Notizen ‹Notes of a Native Son› bekennt Baldwin offen, daß er in Harlem, während er in seine Version der Männlichkeit hineinwuchs, entdeckte, daß er das Erbe des weißen Mannes annehmen und sich zu eigen machen würde, da das afrikanische Erbe vernichtet wurde und ihm nicht mehr zugänglich war. Diese im Mittelpunkt der seelischen Verfassung aller amerikanischen Neger liegende schreckliche Realität offenbarte Baldwin, daß er weiße Menschen haßte und fürchtete.»

Der Vorwurf, literarisch eingekleidet, ist ein politischer. Baldwins *Analyse* – nicht Forderung –, daß der schwarze Mann ein Unterlegenheitsgefühl dem Weißen gegenüber entwickelt, steht diametral der flächig-propagandistischen Forderung «Black is beautiful» entgegen. Cleavers Ruf ist Hoffnung und Postulat, Baldwins Kunst ist Trauer. Für Cleaver ist diese Literatur nur Kunstvariante für «die selbstgeißelnde Politik Martin Luther Kings ... Der Abgrund zwischen einem vermessenen, stiefelleckenden Onkel Tom und einem intellektuellen Gigolo ist nur mit Spiegelfechterei und Stil zugedeckt.» Der Dimension des Tragischen versperrt sich dieser pamphletistische Ansatz, Baldwins großangelegter Versuch, Gewalt mit Liebe und Sex mit Haß zu verbinden, tut Eldridge Cleaver als billigen Trick ab, als Vögel-, Arschfick- und Leckpanoptikum.

Da ist dann doch, ohne Biographiekritik zu treiben, daran zu erinnern, wie leicht – gar leichtfertig – Eldridge Cleaver alsbald die eigenen Positionen räumte, zum Onkel-Sam-gläubigen Hosendesigner wurde, der allem revolutionären Pathos abschwor und aus dem algerischen Exil wieder in die USA zurückkehrte – während Baldwin sich, seiner Weltsicht, seinem Menschenbild treu blieb.

Der 1979 erschienene Roman «Just Above My Head» wirkt wie eine Zusammenfassung aller Motive von Baldwins bisherigem Werk, aller Leiden von Baldwins bisherigem Leben; sogar ein Ton von Müdigkeit und Abschied klingt auf in dem Buch, das eingestimmt ist auf die Gospel-Zeile «Work: for the night is coming».

Das Buch, in für Baldwin typischer Manier Menschen und Geschlechter durcheinanderwirbelnd, liest sich wie eine 600-Seiten-Predigt; ein Gestus des Flehens um Erbarmen für Erbärmlichkeit ist unüberhörbar – und des nahezu trotzigen Bestehens auf seiner These: nicht Politik ist es oder wird es sein, die die Probleme der Menschen lösen kann. Selbst die gräßliche Inzest-Story zwischen dem trinkenden Witwer Daddy Joel und seiner minderjährigen Tochter kommt ohne Verurteilung aus – es ist eben jener Haß in der Sexualität, der wie ein letztes fades Rinnsal aus Liebe, Vergeblichkeit und Not sickert. Baldwins Menschen bewegen sich in einem magischen Bannkreis – ob die Freunde Arthur und Crunch, oder, nach Crunchs Untergang – «The first love disappears, but never goes» –, Arthur und Jimmy, oder Crunch und die gedemütigt-vergewaltigte Tochter Joels, Martha; es ist jener Zirkel aus Sehnsucht und Vergeblichkeit, der das Universum Baldwins umklammert und aus dem auszubrechen so selten gelingt:

«Wir hatten mächtig gefickt, heiß, hungrig, aber wir hatten uns nicht geliebt, etwas war geschwunden. Sie kam, ich kam – sie war durch mich gekommen, ich war durch sie gekommen –, aber es war, als würden wir im selben Moment, noch ineinander verhakt und aneinander klammernd nach einander langen, einander rufen über eine unbeschreibliche Distanz hinweg, jeder den anderen entschwinden sehen in einer Sphäre noch sanfter und trügerischer als Nebel, unbarmherziger denn der Schein der Sonne auf glänzendem Stahl.»

Baldwins Stil, die langen Sätze, die in immer neuen Wellen von Paraphrasen und Variationen die Menschen wie Sperrgut anschwemmen und zurückholen, aufbäumen und untergehen lassen, die Gischtkronen von «anguish», «hatred» oder «terror», die dazwischen aufblitzen: es ist der Stil der Blues und der Gospelsongs. Schon in «Another Country» war die eigentliche Hauptfigur Rufus, ein Musiker; hier, in einer Art Selbstporträt, zeichnet er den farbigen Gospelsänger Arthur, so berühmt wie zärtlichkeitshungrig wie kaputt, und ziemlich zu Beginn des Buches wird die Leitmotivkette angeschlagen, jene einander bedingende wie verschlingende Dialektik aus Liebe-Haß-Sexualität-Kunst; das eine nicht ohne das andere existent – setzt man für das Wort «singen» nur das Wort «schreiben» ein, dann sieht man Baldwins Bekenntnis: «Wenn du singst», sagte er plötzlich, «kannst du nicht außerhalb eines Liedes singen. Du mußt das Lied *sein*, das du singst, du mußt ein Bekenntnis ablegen.» Und dann erzählt Arthur sein erstes homosexuelles Erlebnis als Jüngling, dessen sehnsüchtige Widerwärtigkeit, und dann beschließt er diesen Bericht: «And I had just started singing.»

Das heißt, aus Baldwins Begriffswelt übersetzt: auch Verletzung schafft Nähe, auch Angst gebiert Vertrauen, auch Entfernung birgt die Chance, sich selber zu finden, gar zu einem Werk. Deswegen, sagt Baldwin, sind Neger Gospelsänger wie niemand sonst auf der Welt; denn wenn ein Neger einen Gospel-Vers zitiert, dann zitiert er eigentlich nicht – dann erzählt er, was ihm heute geschah, was dir morgen geschieht.

Bei Baldwin ist es allemal Leid. Bis in die Komposition des Romans «Just Above My Head» ist das deutlich – Hall Montana erzählt ja die Geschichte seines *toten* Bruders Arthur, des berühmten Gospelsängers, gestorben am Herzinfarkt im Kellerpissoir eines Londoner Pubs, nach 14 Jahren einer intakten Beziehung zu Jimmy. So ist der Roman ein Ruf aus der Not, «Arthur Baldwin spricht», könnte man mit nur geringer Übertreibung sagen. Darryl Pinckney sieht in einer Analyse, die die «New York Review of Books» nach Erscheinen des Romans publizierte, hier einen Abfall gegenüber dem kämpferischen Element der früheren Bücher, eine Hinwendung vom großen Sentiment zur Sentimentalität. Es gibt auch eine andere Möglichkeit der Interpretation: von der Furcht zur Angst. Dieser letzte große Roman James Baldwins ist ein sehr einsames Buch, die Hoffnung ist zerspellt, die Gebärde des Flehens hängt leer in der Luft, Leben ist Schicksal geworden; und der Gospel-Vers, der das letzte Kapitel eröffnet, zeichnet den Weg von der Vergeblichkeit zur Endgültigkeit: «I know, my robe's going to fit me well, I tried it on at the gates of hell.»

Die Söhne der Engel

Jean Genet

Genets Thema ist das Heilige. Um Gott, Religion und Erlösung kreist sein Werk, nicht um Verbrechen, Verrat und Homosexualität, wie oft, nach flüchtiger Lektüre des einen oder anderen seiner Bücher, behauptet wird. Sein gesamtes Werk ist ein Gegenentwurf, ein gigantischer schwarzer Mythos, in dem das Element des Eschatologischen nie verborgen bleibt. *Religio* – also Bindung – heißt bei Genet Aufhebung aller Bindung, die Anverwandlung des üblicherweise Negativen macht daraus das Schöne; der vom lateinischen Christentum als Kernwort übernommene Begriff *religiosus* – hergeleitet aus dem Verbum *religere,* dem sorgsamen Beachten eines mit übernatürlicher Kraft erfüllten Gegenstandes – kennzeichnete ja ursprünglich den Ort oder Tag als heilig. Anverwandlung, das heißt: auf sich nehmen, akzeptieren, was da ist an Macht und Gewalt und Unbotmäßigkeit auf der Welt. Das Motiv «Warum hast du gestohlen? Weil die anderen mich für einen Dieb hielten» kehrt häufig wieder bei Genet. Der Außenseiter der Gesellschaft zieht aus dieser Position nicht nur Stolz und Existenzberechtigung – er baut aus Vorwurf (oder Verworfenheit) neue Welt, ein neues, logisches und moralisches System, das er in aller Konsequenz «der Welt» entgegenhält. Die These, in Genets Büchern seien Elemente des Faschismus zu finden, ist mehr als fragwürdig. Der Schock, die SS oder Gestapo verherrlicht zu sehen, ist ein Schock aus Mißverständnis; es geht bei Genet nicht um SS oder Gestapo oder französische Kollaborateure als solche, sondern um Chiffren, austauschbar (es könnten auch weiße Söldner in Afrika sein oder lynchende Südstaatler oder folternde Green Berets in Vietnam), schwarze Linien eines anderen Koordinatensystems.

Die Gewalt dieses Gegenentwurfs wird eben dadurch deutlich: eine ver-wendete Moral, eine eigene – nicht teuflische, das bliebe zu nahe am vorgegebenen Modell – Theologie gleichsam neuer Formeln, die aus Gewalttätigkeit Zärtlichkeit, aus der Prostitution Reinheit gewinnt und aus Mord Heiligkeit; eine Theologie des Verbrechens. Nie zuvor ist diese Welt überzeugender verworfen worden: indem sie einfach bejaht wird, nicht angeklagt, sondern angenommen. Genet braucht keine Motorräder und Kostüme mehr, um diese «Söhne der Engel» zu Teufeln zu machen, es gibt sie: «Die französische Gestapo schloß diese beiden faszinierenden Elemente in sich ein: den Verrat und den Diebstahl. Fügte man noch die Homosexualität hinzu, so wäre sie funkensprühend, unangreifbar. Sie besaß die drei Tugenden, die ich als theologische einsetzte – Tugenden, die es vermögen, zusammen einen ebenso harten Körper wie den von Lucien zu bilden. Was läßt sich gegen die Gestapo sagen? Sie war außer der Welt, sie verriet (verraten heißt, die Gesetze der Liebe brechen), sie gab sich der Plünderung hin. Und endlich schloß sie sich durch die Päderastie von der Welt aus. Sie richtete sich also in einer Einsamkeit ein, die nicht aufzusprengen war.»

Der Akt des Verbrechens – benachbart immer dem Liebesakt, wie Eros und Tod einander benachbart sind – ist ein Akt der Befreiung, mehr noch: der Transsubstantiation. So, wie für Genet das Wunder des in Brot und Wein verwandelten Leibes des Herrn darin besteht, daß es sich schließlich – chemisch untersucht – doch nur um Brot und Wein handelt, also nur eine metaphorische, keine wirkliche Verwandlung eingetreten ist, so liegt für ihn umgekehrt das Wunderbare seiner Verbrecher, Huren und Strichjungen darin, daß sie verwandelt sind. Das Profane ist das Wunder – und das Wunder bleibt profan. *Se dehumaniser,* sich entmenschlichen, heißt sich befreien, heißt sich dem Göttlichen anverwandeln. *Affranchi* – befreit – ist Divine, nachdem sie des Nachbarn Kind dazu brachte, vom Balkon zu fallen, «um alles Gute in sich zu töten. Nun war sie übermenschlich – das Gute in ihr war tot».

Übermenschlich ist gleich unmenschlich, eine neue Qualität. So heißt der Leutnant auf Querelles Schiff, der als der skrupelloseste von allen geschildert wird, Seblon – ein Anagramm; richtig gelesen, ist es das Wort Vornehmheit. Mignon in «Notre-Dame-des-Fleurs» gefiel es, sich zu verkaufen, denn das entmenschlichte ihn. «Mich entmenschlichen ist mein tiefstes Verlangen.»

Die Geschichten der Morde sind Schöpfungsgeschichte, denn Schöpfung ist Vernichtung, so, wie der unfruchtbare, nahezu sinnlose Liebesakt der Homosexuellen Befruchtung und Verwandlung bedeutet. Querelle, nach jener inzwischen berühmten, ganz und gar nicht obszönen Szene mit dem Wirt in Féria, ist ein anderer, neuer Mensch; er hat sich zum ersten Mal von einem Mann besitzen lassen:

«‹Du bist doch vorsichtig, wie? Ich glaub', das tut nicht gerade gut.› ‹Oh, das wird schon gehen, das erste Mal ist es ja nicht...› ... ‹Mein lieber Freund, wenn ich dir sage, daß es zum erstenmal ist. Du sollst mich nicht auf die Schippe nehmen.› ... ‹Los, stell dich zurecht.›

Einen solchen Befehl hatte Querelle noch nie bekommen. Er kam nicht von einer anerkannten, außerhalb seiner selbst, in der Gesellschaft bestehenden Autorität, sondern von einer gebieterischen Macht, die in ihm selbst entsprang. Seine eigene Stärke und Vitalität befahlen Querelle, sich zu beugen. ... Der Geruch des auf dem Bett liegenden Opiums verursachte ihm Übelkeit. Und schon begann das Glied sein Werk. Der Armenier, den er in Beirut erwürgt hatte, fiel ihm plötzlich ein. Er erinnerte sich seines sanften Wesens, seiner Zärtlichkeit, der Zärtlichkeit einer Blindschleiche oder eines Vogels. Querelle fragte sich, ob er versuchen sollte, dem Scharfrichter durch Zärtlichkeit zu gefallen. Obwohl er nicht sentimental oder geschmacklos war, hätte er sich doch große Mühe gegeben, ebenso zärtlich wie jener ermordete Schwule zu sein. ... Er hatte ein unbestimmtes Gefühl der Dankbarkeit für Norbert, den Beschützer, der ihn mit seinem Leib deckte. Sanfte Zärtlichkeit für seinen Henker erfüllte ihn. Er wandte ein wenig den Kopf und hoffte, trotz seines Widerwillens, daß Norbert ihn auf den Mund küsse, aber es gelang ihm nicht, das Gesicht des Chefs zu sehen. Norbert hatte keine zärtlichen Gefühle für Querelle, er kam nicht einmal auf den Gedanken, daß ein Mann einen anderen küssen könnte. Schweigend, mit halbgeöffnetem Mund, vollzog Norbert so etwas wie eine wichtige, feierliche Aufgabe. Mit der Leidenschaft eines Tierweibchens, das den Kadaver seines Jungen festhält, hielt er Querelle an sich gedrückt. Diese Haltung zeigt uns, was die Liebe ist: das Bewußtsein der Trennung einer Einheit, das Bewußtsein des Geteiltseins, und das Wissen, daß unser Ich uns betrachtet.»

Diese Szene – für Genet, den passiven Homosexuellen, der aus Selbsthaß Präzision und Schönheit münzt, fraglos eine Schlüsselszene – wird entwickelt auf einem Raster Genetscher Haupt-Worte: 1. Autorität gibt es nur *in* einem Menschen, nicht außerhalb, die Gesellschaft hat keine. Die Wahl, der Sprung, die Entscheidung – ganz im klassischen Sinne des Sartreschen Existentialismus – liegt im *einzelnen*. Was der Mensch empfängt oder erhält, muß er gewollt haben. 2. Der Begriff Zärtlichkeit wird denunziert; er fällt nur im Zusammenhang mit Blindschleiche, Vogel, Scharfrichter oder Henker; wahre Zärtlichkeit im Genetschen Kosmos kristallisiert sich an Begriffen der Härte: Glas, Stahl, Waffe, Metall, Messer, Muskeln, Penis. Zärtlichkeit also ist Tun, Aggressivität. Folgerichtig «existiert» bei Genet kaum der Ermordete, interessant ist der Mörder, der Täter, der im Koitus Aktive. Théo oder Vic im Querelle-Roman sind Hilfsfiguren. Der Akt ist entscheidend – er ist die Chance zur Befreiung. (Querelle erlebt zwar im passiven Koitus die ‹neue Natur›, aber das wird ihm quasi nur erlaubt, weil er Mann bleibt. Querelle ist kein Homosexueller.) Diese Befreiung vollzieht sich, bezeichnenderweise, innerhalb eines Trinitätsmythos: der Mörder, der Mord, das Urteil. Das Urteil ist dabei nicht etwa das Gesetz, sondern meist die «Übernahme» des Ermordeten: Querelle wird Vic, so wie er bislang in einer rücklaufenden Dialektik immer überwältigt wurde von der Persönlichkeit seines jeweiligen Opfers. So wird auch Notre-Dame-des-Fleurs, nach dem Mord, heilig; er hat ein Leben genommen, es ist jetzt in ihm, er hat es aufgenommen; Notre-Dame-des-Fleurs hat sich entmenschlicht, kann erlöst, kann Gott werden.

Mord ist ein Akt momentaner Aufgabe der Persönlichkeit – und der Inbesitznahme, auch Ent-Wertung des Opfers: die

Zofen wollen morden, *um Madame zu werden;* und erst, als es ihnen mißlingt, als die vorweggenommene, rollenhaft eingeübte Existenz der Madame ihnen verwehrt bleibt, als das Mordritual auf sie zurückschlägt, als Solange ihrer Schwester Claire den vergifteten Tee reicht, heißt es: »Jetzt sind wir *Mademoiselle* Solange.»

Hier finden wir den dritten Haupt-Satz Genets: Da Liebe das Bewußtsein von Trennung vermittelt, da in der Liebe unser Ich uns betrachtet, die Vereinigung also der Augenblick klar wahrgenommener Einsamkeit ist, ist Identität nur zu finden im Tod, im Mord, im Auslöschen eines anderen. Während Querelle sich koitieren läßt, denkt er an Tod und Mord (übrigens den einer Tunte, dessen Existenz er sich jetzt, da er den Penis des anderen in sich spürt, ausborgt). Im «Journal du voleur» beschreibt Genet genau, wie wenig Lust die Lust für ihn hat, wie wenig Anverwandlung der reine erotische Akt mit sich bringt: «Dieses Verfolgen der Verräter und des Verrats war nichts als eine der Formen der Erotik. Es ist selten – es ist mir fast unbekannt –, daß ein Junge mir die Schwindel verursachende Freude verschafft, die allein die Verschlingungen eines Lebens mir geben können, mit dem ich mich verschmelze. Die Liebkosung eines Leibes, der unter meinen Laken ausgestreckt liegt, oder der aufrecht steht an irgendeiner Straße, auch nachts in einem Wald, oder an einem Strand, eine solche Liebkosung verschafft mir nur die eine Hälfte der Lust: ich wage es nicht, mich als Liebender zu sehen, denn ich habe zu viele Situationen gekannt, in denen meine Person – begnadet in dieser ihrer Bedeutung – die verzauberte Triebfeder des Augenblicks wurde. Ich werde diese Situation niemals wiederfinden. Und so wird mir klar, daß ich nur die mit erotischen Absichten geladenen Verhältnisse gesucht habe. Das ist es, was unter anderem mein Leben gelenkt hat. Ich weiß, es gibt Abenteuer, deren Helden und deren Einzelheiten erotisch sind. Sie waren es, die ich leben wollte.»

Das Moment von Wahn und Verzückung, von Ent-Äußerung und damit Neuentstehung erwächst erst aus der Verbindung von Eros und Tod: der Wunsch, den Toten zu verschlingen. «Pompes Funèbres», das düsterste Buch Genets, ist ganz dem Gedanken des Todes geweiht: «Seit ich dieses Buch schreibe, das ganz dem Kult eines Todes geweiht ist, mit dem ich in engster Vertraulichkeit lebe, habe ich eine Art von Überschwenglichkeit kennengelernt, die mich unter dem Schleier des Alibis von Jeans Ruhm in ein immer intensiveres, immer verzweifelteres Leben, in immer größere Kühnheiten stürzt. Und ich fühle in mir nicht nur die Kraft, wieder tollkühne Einbrüche zu vollbringen, sondern auch den edelsten menschlichen Einrichtungen furchtlos Trotz zu bieten, um sie zu zerstören. Ich bin trunken von Leben, von Gewalt, von Verzweiflung.»

Die Dreiheit Leben, Gewalt, Verzweiflung – Stufen einer Entwicklung fast – gibt Kraft zu zerstören; und zerstören heißt neue Identität gewinnen. Wie der Liebesakt Zerstörung ist, so ist der Tod, auch der Mord, ein Liebesakt. «Ich neigte mich über die Stirn, die schon leicht grünlich war, ich küßte sie, und noch immer über sie gebeugt, flüsterte ich: ‹Ja, im Kühlraum wird es dir besser gehen. Komm, hab' noch ein wenig Geduld. Bis später, mein Kleiner.› ... Niemand, nichts hindert mich daran, heute abend das Fest stattfinden zu lassen, die erlesene und intime Feier, bei der ich allein rings um den Leichnam zu Tisch sitzen werde. Das Hinterzimmer eines Ladens könnte mir genügen. Spiegel, Gold und Stuck wären überflüssig. Die auf einem zufälligen Altar dargebrachten Opfer nimmt Gott am liebsten entgegen. Ohne Rücksicht wickele ich den auf einem Tisch aus Fichtenholz liegenden Körper aus der weißen, manchmal blutigen Wäsche. Zunächst ein Tuch, dann ein langes, weißes Leinenhemd. Körper und Wäsche waren gefroren. Sie kamen aus dem Kühlraum. Die Brust war an drei Stellen durchlöchert. Ich erkannte ihn nicht wieder. Ich zog die Ärmel von den steifen Armen. Am Fußende des Hemdes löste ich die Nadeln, die es zu einem Sack zusammenhielten. Jeans nackte Füße, die Beine, die Schenkel, sein Bauch kamen zum Vorschein, sie waren vereist. Welch ein Brot bietet mir dieses Fest! In meiner Erinnerung nimmt sein Schwanz, der sich stets ruhig entlud, die Proportion und manchmal die Erscheinung eines Apfelbaums an, der im April in seinen Blüten steht.»

Und wie im Tod oder Mord das Göttliche verborgen ist, so

kann es im Rausch des Durchbohrtwerdens, Gepfähltwerdens aus dem Verborgenen herbeigezwungen werden. Divine, «die Göttliche», nimmt es auf sich, und als Notre-Dame zum Tode verurteilt wird, heißt es, «das war die Vergöttlichung», so wie die kleinen Strichjungen auf den Boulevards, als die betrunkene Divine von Polizisten aufgegriffen wird, das «Veni creator» anstimmen.

Sich hinzugeben und gleichzeitig das zu lieben, was man verabscheut: darin «liegt ein wenig ihre Heiligkeit begründet», sagt Genet über Divine. Worte und Begriffe sind bei ihm spiegelverkehrt, sind doppeldeutig und gleichzeitig entharmonisiert. «Oben» und «unten» sind in Genets Welt auf sonderbare Weise eins: voler heißt stehlen und fliegen; der Penis heißt la verge; se faire baiser heißt sich ficken lassen, aber in jenem faire steckt Kreatürliches und Kreatives, die Möglichkeit zur Schöpfung, zu Werden und Vergehen: «Sie begegnete in ihrer Erinnerung den schmalen aber kräftigen Lenden wieder, den stählernen Lenden, die sie durchbohrt hatten. Sie paarte sie, ohne sich dabei um ihren Geschmack zu kümmern. Sie nahm es auf sich, einziges Ziel all dieser Brunst zu sein, und sie spannte ihren Geist an, um sie von allen Seiten gleichzeitig herbeieilen und in derselben Wollust untertauchen zu sehen. Ihr Leib zitterte von Kopf bis zu den Füßen. Sie fühlte, wie fremde Personen durch sie hindurchglitten. Ihr Leib schrie: ‹Gott, das ist Gott!›»

Die Metapher des Spiegels, des Sichbegegnens im Gegenüber, ist von evidenter Wichtigkeit in Genets Werk. Sartre machte bereits auf den Satz «J'ai decidé d'être ce que le crime a fait de moi» aufmerksam, auf die Spiegel-Dialektik der Worte decidé und être, die darauf hinausläuft, daß Sein für Genet darin besteht, sich in eine vorgegebene (böse) Existenz hineinzuwerfen, um sich selber zu begegnen, um zur Koinzidenz mit sich zu kommen. Sartre ging noch einen Schritt weiter und schlüsselte die in Spiegel-Abhängigkeit sich einerseits gegenüberstehenden, andererseits bedingenden Begriffspaare auf, die den artifiziellen wie den wirklichen Kosmos Genets bestimmen:

1 ° Catégories de l'Être.	2 ° Catégories du Faire.
Objet.	Sujet, Conscience.
Soi-même comme Autre.	Soi comme soi-même.
Essentiel qui se révèle inessentiel.	Inessentiel qui se révèle essentiel.
Fatalité.	Liberté, volonté.
Tragédie.	Comédie.
Mort, évanouissement.	Vie, volonté de vivre.
Héros.	Sainte.
Criminel.	Traître.
Aimé.	Amant.
Principle mâle.	Principle femelle.

Spiegel-Begriff, das heißt, Dinge und Welt spiegelnd begreifen. Das beginnt mit Genets Selbstverständnis. Er spielt, er verklärt sich die Welt, er ent-äußert sich, um ein eigenes Außen zu haben, das er – sich selber reflektierend – zur Begegnung zwingen kann. Er spielt einen, der falschen Schmuck, falsche Härte, falsche Liebe spielt. Er schlägt Schönheit aus dem Bösen, indem er den Spiegel gleichsam beschwört, ihn zwingt zu spiegeln, was er, Genet, will.

Sartre macht in seiner Studie auf dasselbe Phänomen aufmerksam, wenn er konstatiert, daß Genet die ‹ehrlichen› Onanisten verabscheut, die aus Mangel oder sogar Protest onanieren; Genet verklärt die Masturbation zum hohen erotischen Prinzip, zur sexuellen Erfüllung, überlegen jeder Begegnung. Er benutze «Bilder» – also Spiegelungen? –, die, wie er zugibt, schließlich nicht nur «entlassen» werden, sondern von selbst verschwinden. Ein Satz definiert den Vorgang genau: «Ich finde mich nicht durch sie [die herbeiphantasierten Knaben], die ohnehin nur durch mich existieren.» Hier ist das Spiegelprinzip zum existentiellen Prinzip gemacht, genauer gesagt: zum Problem des Produktiven. Gide hat den Prozeß des Sprechens, Vor-sich-hin-Sprechens beim Onanieren durch seine Boris-Figur erläutert:

«Das Wort wird da zum Objekt. Die Wiederholung, laut oder leise, objektiviert das Wort, wie ein vorgestelltes Bild nicht objektiviert werden kann. Das Bild ‹ist nicht da›, ich kann es nicht wirklich sehen oder hören. Aber das Wort, habe ich es gesprochen, ist von mir geschaffen, ist da – ich kann es hören. Es ist ein Objekt geworden.» Die Verkehrtheit dieses Vorgangs, seine «Täuschung», entspricht der Verkehrtheit eben des Spiegels. Die «Entäußerung» des Menschen, der sich im Spiegel sieht, ist nicht wirklich vollzogen. Für Genet aber ist sie Wirklichkeit, die Kraft zur Selbstbegegnung, auch Selbstzerstörung haben kann.

Die Szene aus «Pompes Funèbres», in der Erik sein Spiegelbild erschießt, ist dafür ein klassisches Beispiel: «Am ersten Abend betrachtete Erik – trunken vom Wein, trunken davon, sich selbst gegenüberzustehen – sein Bild im Vestibül. Die sieben Birnen des Kronleuchters und die vier Wandarme leuchteten. Schwarz unter seinen Haaren und in seiner Uniform des Panzerschützen stand Erik aufrecht, allein und steif da, er selbst inmitten einer Flammenlohe im Zentrum der Nacht. Er fuhr zurück. Sein Bild im Spiegel entfernte sich von ihm. Er streckte den Arm aus, um es an sich zu ziehen, aber seine Hand traf ins Nichts. Obwohl er betrunken war, spürte er sehr wohl, daß er nur vorwärts zu gehen brauchte, um das Spiegelbild ihm entgegengehen zu lassen, aber er spürte auch, daß es nichts als ein Bild war, das seinen Wünschen zu gehorchen hatte. ... Im selben Augenblick verlangte es ihn, ein männliches Wesen von gleicher Kraft und gleicher Schönheit zu unterwerfen. Er versteifte sich auf seinen Wunsch und wich noch einen Schritt zurück. Das Bild wich ebenfalls. Ein rauher, unartikulierter Wutschrei bildete sich in seiner Kehle und wurde von den Fluren und leeren Sälen zurückgeworfen. Der Wilde im Spiegel machte eine so heftige Bewegung mit dem Kopf, daß die Mütze herunterfiel und die blonden Locken sich über sein Gesicht ergossen, dessen Unterkiefer sich entspannte. Erik zitterte. Während die Trunkenheit ihn forttrug und seinen Verstand durcheinanderbrachte, war er nahe daran, den Verstand vor seiner eigenen Schönheit zu verlieren. Mechanisch, das heißt auf einem sehr viel klügeren und verläßlicheren Weg, als wenn er ihn genau überlegt hätte, pflanzte er sich auf, spannte das eine Bein an – was den Stoff der schwarzen Hose zum Spannen brachte –, hob mit der linken Hand die Strähne über der linken Schläfe hoch und stützte die Rechte auf die Revolvertasche aus gelbem Leder. Mit starren Augen führte das Bild die von Erik begonnene Geste fort. Seine linke Hand öffnete die Tasche, zog den Revolver, zielte auf Erik und gab Feuer. Zugleich mit dem Knall erscholl ein gellendes Gelächter. Es waren die fünf nach Hause kommenden Kameraden. Eine Salve dröhnte durch das Schloß. Alle fünf schossen auf ihre Bilder. Jeden Abend begann dieselbe Orgie, doch während die anderen auf ihr Herz zielten, schoß Erik auf sein Geschlecht, und manchmal auch auf das der anderen.»

Selbsthaß und Selbstliebe – dieses Moment des Identitätstauschs, der keiner ist – finden sich immer wieder bei Genet. Des Matrosen Leben im Ballett «Adam Miroir», der, wie der Titel schon sagt, keine Vergangenheit hat, beginnt erst, als er zu tanzen beginnt, also, wenn er durch die Spiegelwände multipliziert (und von ihnen im Lebens- wie im Aktionsraum begrenzt) wird. Der amerikanische Romanist Richard Coe hat in einer Studie darauf hingewiesen, wie sehr Genets wiederkehrende Spiegelmetapher Sartres Existentialphilosophie entspricht, innerhalb deren Universum der Spiegel ja eine Art Perpetuum mobile ist: das Spiegelbild ist abhängig vom Willen des Menschen, ist sein Geschöpf und enthält gleichzeitig die göttliche Trinität des Sartreschen *l'en-soi* (die eigene Identität), *le pour-soi* (das Bewußtsein) und des *le pour-autrui* (das Erscheinungsbild für die anderen). Bekanntlich spielt der Spiegel in vielfältiger Weise auch in Sartes Werk eine Rolle, ob in «L'enfance d'un chef», in «La Nausée» oder (durch sein Nichtvorhandensein) in der Hölle der «Huit Clos», in der Estelle sich vor einem inexistenten Spiegel nach Inés' Direktiven schminken muß, wo also ein vergeblicher Versuch der Ent-äußerung stattfindet und ein fremdes Bewußtsein das Ich nicht wiedergibt, sondern beherrscht.

Die Regulierung der Handlungsabläufe, der Kontakt beziehungsweise Nicht-Kontakt von Menschen untereinander ist bei Genet wesentlich bestimmt von diesem Spiegel-Motiv, diesem scheinbaren Eintauchen in fremde Identität. Dabei haben seine Figuren oft etwas Erstarrtes, Puppenhaftes, Zeitloses. Diese statuenhafte Starre – nicht flach, wie ein Spiegel, sondern dreidimensional –, aus der manche seiner Gestalten zu pirouettenhafttanzendem Leben erwachen, sind eine andere Variante des Spiegels. Sie kommunizieren nicht. Kein Wunder, daß einer von Genets eindringlichsten Texten den hochmütigen, in Einsamkeit und Freudlosigkeit lebenden Skulpturen Giacomettis gilt: »Die Kunst Giacomettis ist folglich keine soziale Kunst, er stellt kein soziales Band zwischen den Dingen her – den Menschen und seinen Ausscheidungen –, es ist eher eine Kunst gehobener Clochards, die bis zu einem solchen Grad rein sind, daß sie das Wissen um die Einsamkeit jedes Wesens und jedes Dinges vereint. ‹Ich bin allein›, scheint das Ding zu sagen, also in einer Notwendigkeit befangen, gegen die ihr nichts ausrichten könnt. Wenn ich nur bin, was ich bin, bin ich unzerstörbar. Da ich ohne Vorbehalt bin, was ich bin, weiß meine Einsamkeit um eure Einsamkeit.»

Im «Journal du voleur» wird eine andere Form des Spiegels, der Schatten nämlich, benutzt, um fremdes Leben – das des Polizisten, neben dem er ging, so daß sein Schatten auf ihn fiel – gleichsam über sich zu ziehen. Und so wie die beiden Zofen natürlich nur Spiegelbild der Madame sind, so sind alle drei Ganoven in «Haute Surveillance» mehr oder weniger Spiegelbilder voneinander. Und so wie Erik «sich» im Spiegel weder greifen noch töten kann, sowenig kann Lefranc werden, was der herrliche Verbrecher Grünauge ist:

«*Grünauge:* Wenn ich von ‹meinen› Verbrechen spreche, so weiß ich, was ich damit sage. Ich sage meine Verbrechen. Und daß mir keiner daran rührt, sonst werde ich unangenehm...

Grünauge: Und du hast geglaubt, du bist fähig, ganz allein, ohne die Hilfe des Himmels ebenso groß zu werden wie ich? Du dachtest vielleicht sogar, du könntest mich übertreffen? Weißt du nicht, daß man mich nicht übertreffen kann? Ich *wollte* ja überhaupt nichts, verstehst du mich, ich wollte nichts von dem, was mir zugestoßen ist. Alles ist mir geschenkt worden. Vom lieben Gott oder vom Teufel. Ich habe es nicht gewollt. Und jetzt, jetzt haben wir hier eine Leiche auf dem Hals.

Lefranc (zuerst niedergeschlagen, kommt langsam wieder zu sich): Ich habe verstanden. Ich habe verstanden, daß ich nie zu euch gehören werde, Grünauge. Aber merkt euch, ich bin stärker als ihr alle. Ich brauche nicht zu tanzen, um mich von meinen Verbrechen zu befreien, ich habe es gewollt.»

Lefranc, obwohl er mordet, kann Glanz und Auserwähltheit Grünauges nicht «übernehmen», er hat die für Genet unverzeihliche Sünde begangen, Böses um des Bösen willen zu tun, statt um böse zu *sein:* – «Wirklich, ich bin ganz allein.» Lefranc konnte ebensowenig erlöst werden wie jeder andere, der innerhalb eines Consensus handelt, der sich durch die Handlung, den Akt, nicht *außerhalb* stellt. Damit würde nichts zerstört, also nichts befreit. Morden, wo alle morden, stehlen, wo alle stehlen, ist kein «Akt» mehr, schafft eben jenes neue, schwarz gespiegelte Koordinatensystem nicht. Genet gab im Nazideutschland das Stehlen auf: «‹Es ist ein Volk von Dieben› – das war es, was ich in meinem Inneren empfand. ‹Wenn ich hier stehle, tue ich nichts Außerordentliches, nichts, was mir helfen könnte, mehr aus mir selbst zu machen: ich gehorche der natürlichen Ordnung. Ich zerstöre sie nicht. Ich begehe nichts Böses, verursache keine Störung. Der Skandal ist unmöglich. Ich stehle im leeren Raum.›»

Nun ist Spiegelbild aber ein Wort für Ebenbild, und es heißt, der Mensch sei Gottes Ebenbild. Daher der Wunsch Genets, Menschliches zu entmenschlichen und damit zu transzendieren, jenes Ebenbild in schwärenbedeckten Huren oder bösartigen Strichjungen oder Mördern oder Einbrechern zu sehen, nicht, um klagend den Himmel anzurufen, sondern um aus «oben» «unten» und aus «unten» «oben» zu machen. Jene winzige Szenen, in der Divine sich ihrer Kindheit erinnert und einer Prozession gedenkt, zeigt das in einem deutlichen Bild: «Es ist ein Dorf, dessen Tage nicht minder seltsam sind als die Nächte, wenn die Umzüge, an Fronleichnams- oder Fürbittagen das in der Mittagssonne verkrumpelte Land durchziehen, die Prozessionen, bestehend aus kleinen Mädchen mit Porzellanköpfen, in weißen Kleidern und mit Stoffblumen gekrönt; Meßknaben, die im Wind die grünspanüberzogenen Weihrauchkessel schwenken, Frauen, ganz steif in ihrem schwarzen oder grünen Mohair, und Männer mit schwarzen Handschuhen, die einen orientalisch anmutenden, mit aufgesteckten Straußenfedern geschmückten Baldachin tragen, unter dem der Priester mit der Monstranz trottet. Unter der Sonne, zwischen dem Roggen, den Fichten, den Luzernen und in die Teiche stürzend, *die Füße gen Himmel.*»

Eigenartigerweise wird diese Genetsche Antipodenwelt, die ja mit der Akkuratesse eines französischen Parks angelegt ist, oft mit Henry Millers wild-orgiastischen Büchern verglichen, obwohl beide Schriftsteller nichts gemeinsam haben. Genets Bücher sind nach bestimmten, analysierbaren architektonischen Prinzipien gebaut, nicht zu vergleichen mit Millers eher chaotischen Werken. Die theologischen Überlegungen und literarischen Antworten – etwa auf Sartre, auch auf Proust – unterlaufen ja Genet nicht; es sind bewußt gesetzte Kontrapunkte. Zahlreiche Szenen finden sich zitiert, etwa Daniels Katzenmord aus Sartres «L'Âge de Raison» in dem von Riton in «Pompes Funèbres». Auch Sartres Überlegung in «L'Être et le Néant», daß *tristesse,* wird sie als solche erkannt, nie vollständig, absolut sein kann, wird von Genet in «Pompes Funèbres» aufgenommen.

Mindestens so deutlich sind die Reaktionen auf Proust, dessen «Recherche du Temps perdu» (die ja ursprünglich «Sodom und Gomorra» heißen sollte), wie wir wissen, Genet genau kennt. Genets Mettray, seine verlorene Jugend in der Anstalt von Fontevrault, zitiert Prousts Combray, gelegentlich wie eine bewußte Collage: die Nußbaum-Allee in Mettray etwa erinnert jeden Leser an den berühmten Hagedorn-Weg in «Du côté de chez Swann». Aber auch empfindlichere Einflüsse, zum Beispiel die der Prosa-Konstruktion, werden deutlich.

Die a-chronologische, Erinnerungen und Erfahrungen ineinanderschiebende Erzählweise von «Miracle de la Rose» entspricht dem Proustschen Konstruktionsschema. Für Genet ist, wie er im «Journal du voleur» einmal sagt, Schreiben keine literarische Zerstreuung, sondern der fortschreitende Versuch zu ordnen, was sein *vergangenes Leben* ihm bietet an Möglichkeiten, durch Strenge des Aufbaus der Kapitel und Sätze vergangenes Elend umzumünzen. Nicht nur die berühmte Montjouvain-Szene aus dem ersten Band des Proustschen Romanwerks (die ihrerseits Sade zitiert) gibt in ihrer Verschmelzung lesbischer Liebe mit dem Prädisponiertsein zum Bösen ein Genetsches Thema an (wobei natürlich immer zu berücksichtigen ist, daß Homosexualität in der «Recherche» verschlüsselt und indirekt ist), auch das System der Proustschen Verzauberung hat Genet korrelativ aufgegriffen und zur Entzauberung vorangetrieben. Die jungen Mädchen am Meer, die für Marcel zu Traumgestalten, zu Nereiden werden, oder Odette, die in Swann die Erinnerung an Zephoras Antlitz auf dem Botticelli-Fresko in der Sixtinischen Kapelle wachruft: diese Motive tauchen, in Figur gewordenen Ent-täuschungen gleichsam, bei Genet in Mignon auf, der den als heilig verstorbenen Divine besucht, oder in Erik, der dem Scharfrichter begegnet. Enttäuschung, im bürgerlichen Verständnis bezeichnenderweise eine Negativ-Formel, den Wunsch ausdrückend, in der Täuschung zu leben, ist ein wichtiger, positiver Vorgang bei Genet.

François Mauriac, der viele Einwände gegen Genet formuliert hat, betont dessen Nähe zu Proust aus dem Gegensatz zu ihm: «Proust hat die Welt und nicht eine Welt geschildert. Er, der Erforscher Sodoms, hat mit ‹Du côté de chez Swann› die vollendete Studie einer ‹Liaison› im allgemeinsten wie im banalsten Sinne des Wortes gegeben. Die Homosexualität hat ihm über die Einsamkeit des Liebenden, die einseitige Leidenschaft, die Eifersucht höchst menschliche Ansichten vermittelt. Er hat sein Werk mit ebenso vielen Menschen sämtlicher Gesellschaftsschichten bevölkert, wie man bei Saint-Simon finden kann. Jean Genet hingegen bewegt sich, wie der Held von ‹Haute Surveillance› im Kreis im Kerker eines Lasters, dessen literarische Nachbildung ihn der Befreiung nicht näher bringt, denn nur hinter dem Drahtverhau dieser engen verfemten Welt nimmt er etwas wahr.»

Diese Möglichkeit zu Ansichten und Einsichten, die Mauriac der Homosexualität Prousts zuschreibt und die dessen Werk eine kühle, höhnisch-zivilisierte Distanz, gelegentlich sogar Kälte gab, findet sich bei Genet, wiederum in einer Spiegel-Volte, als Selbsthaß. Das Thema Homosexualität ist bei Genet quasi nicht Objekt, sondern Subjekt – gleißnerischer Wahn, Versteck am Rande der Kriminalität und tödliches, alle Wahrheit zerfressendes Gift der Anonymität; die nie eingelösten, deshalb nie aufgelösten Bindungen kehren sich schließlich nicht nur gegen seine Gestalten, sondern gegen ihn selber. Der Mann, der Genet heißt (Genet heißt auf deutsch: Ginster) und, wie er Sartre anvertraute, Blumen haßt, hat in einem Aufsatz in der Zeitschrift «Les Temps Modernes» diesen gegen sich selbst gerichteten Haß beschrieben: «Die Homosexualität ist kein Schicksal, mit dem ich mich ausgesöhnt hätte. Die ganze Tradition der Päderastie schafft für den Homosexuellen eine moralische Konvention, die sich nur auf die Homosexualität bezieht und auf nichts anderes, sei sie erworben oder angeboren, und taucht immer wieder als Thema der Schuldhaftigkeit auf. Die Homosexualität isoliert mich, schneidet mich unmittelbar von der bürgerlichen Welt ab und auch von jedem anderen Homosexuellen. Wir hassen uns gegenseitig, wir hassen uns selbst und hassen jeden von uns. Wir könnten nicht miteinander leben. Die Sprache, aus der üblicherweise die Verbindung und Kommunikation zwischen Menschen geboren wird, wird von den Päderasten verändert, parodiert, aufgelöst. Sie treffen sich, wenn die Uniform der gesellschaftlichen Rücksichten abgelegt ist, kreischend und gefiederhaft gekleidet in ihrem Haß. Die Wirklichkeit löst sich auf und läßt eine tragische Unsicherheit erscheinen.»

Wir kennen dieses Phänomen, auf andere Weise, aus dem Werk James Baldwins, der den Verlust der Identität des amerikanischen Negers ebenfalls mit diesem Selbsthaß interpretiert. Wie der Neger, der innerlich das Urteil der weißen Welt, ihn als inferior zu sehen, unbewußt so weitgehend akzeptiert hat, daß «Nigger» bei ihm zum Schimpfwort wurde (und Negerkinder, vor einer Auswahl von Fotos nach ihrem Vorbild befragt, stets das nächsthellere wählen), so hat der Angehörige einer anderen Minorität, der Homosexuelle, bei Genet sich das Urteil der «normalen Welt» zu eigen gemacht: er haßt und verabscheut, was er tut und ist, wie er sich bewegt und liebt: «... während es in meinem Inneren mein Gewissen kränkt, daß ich diejenigen beleidigte und verwundete, die der erbärmliche Ausdruck meines liebsten Schatzes waren: der Päderastie.»

Dieser Auto-Kannibalismus, dieser aus Furcht vor der Mißachtung gewachsene Wunsch, vernichtet zu werden (der zu einer selbstzerstörerischen, weil gleichzeitig verabscheuten und ersehnten «Hingabe» im Sexuellen führt), existiert auch in Genets Stück «Les Negres» als Ritual der Identitätssuche durch falsche Anverwandlung. Archibald sagt: «Sie dürfen nicht vergessen; wir müssen ihre Mißbilligung verdienen; wir müssen sie dazu bringen, daß sie ein Urteil sprechen, das uns verdammt.» Gerade seine Stücke – und bezeichnenderweise schrieb Genet in den letzten Jahren nur noch Stücke – zeigen die hier skizzierten Elemente verstärkt.

Das Thema Haß wird nur einmal ausführlich bei Genet abgehandelt – in einem der ganz seltenen Interviews, das er gab, als er 1970 zur Unterstützung der Black-Panther-Bewegung illegal in die USA reiste: «Wenn ich ehrlich bin, muß ich sagen, daß das, was mich zuerst berührt hat, nicht ihr Kampf um die Umgestaltung der Welt ist. Sicher, das wird einmal kommen, und ich bin an dieser Frage nicht uninteressiert. Aber was mich mit ihnen auf Anhieb verband, war der Haß, den sie der weißen Welt entgegenbringen, ihr Ziel, eine Gesellschaft zu zerstören, zu zerbrechen. Ein Ziel, das auch meines war, als ich sehr jung war; aber ich konnte die Welt nicht ganz allein ändern. Ich konnte sie nur pervertieren, ein wenig korrumpieren. ... ‹Sind auch sie selbst voller Haß?› ‹Gegen die repressive Form der weißen Gesellschaft, ja.› »

Es lohnt sich, einen Augenblick darüber nachzudenken, daß der Begriff «Balkon» in Genets Stücken eine so wichtige Rolle spielt – ob im «Negres»-Stück, das im Grunde von einem Balkon her agiert; ob in jener Szene, die Divine entmenschlicht (also vergöttlicht), weil sie das Kind des Nachbarn vom Balkon fallen läßt; ob im gleichnamigen Stück, das ja eigentlich im Bordell spielt, im «Haus der Illusionen», und in dem nur die Schlußszene, die Verkündigungscharakter hat, den Balkon benutzt: die Urbedeutung des altfranzösischen Wortes balcon steckt im Wort Altan oder Söller, also im lateinischen *solarium*, das wiederum die Begriffe Sonnenuhr und Altan umfaßt. Nun weiß man, daß die Sonnenuhr ursprünglich keineswegs praktische, sondern ausschließlich kultische Bedeutung hatte – und die im selben Wortstamm verborgene *solea* ist jener Raum im Kirchenschiff, der unmittelbar vor der Apsis (also der Kathedra des Bischofs und dem Altar) liegt und für die Ehrensitze bestimmt ist. Ganz ohne Zweifel ist der Balkon für Genet eine gespiegelte Metapher, jener Ort, der Altar und Predigtkanzel und Ehrensitz in einem ist, weil er alles das nicht ist.

Die religiöse Chiffre der Dreieinheit («Les Bonnes», «Haute Surveillance», genau betrachtet auch «Le Balcon»: nämlich Irma, Carmen und der Polizeipräsident) wird in Genets Stücken zu einem Ritual aufgefächert, bei dem die Selbstzerstörung der Beherrschten das Ende ist – Folge der fest etablierten Ordnung. Wobei man allerdings nicht den Fehler begehen darf anzunehmen, Genet sei ein Barrikadenstürmer der bürgerlichen Welt: er feierte Ende Mai 1968 im *Nouvel Observateur* zwar Cohn-Bendit und dessen Programm eines *désordre,* war hingerissen von einem «abgemagerten Paris ohne Autos», er sagte aber nach einer Veranstaltung in der Sorbonne am 29. Mai 1968 auch: «Ich will keinesfalls Komplice werden beim Etablieren einer neuen Ordnung.» Ordnung also, in jedem Fall, evoziert bei Genet das Wort Komplice. So muß auch das Spiel der kleinen Leute zur Verwirklichung ihrer Träume immer im Desaster enden: ob in der Selbstzerstörung der Zofen, dem nur eingebildeten Sieg der Neger über die Weißen (deren anfangs widerstrebende Hauptfigur den weißesten Namen, Neige, hat), in Lefrancs Alleinbleiben, der auch durch Mord und Anverwandlung nicht zu Kommunikation und Identifikation kommen konnte, oder im Triumph des Hauses der Illusionen in «Le Balcon».

Die Inkohärenz zweier Ordnungen, genauer gesagt: zweier Welten – nämlich der des imaginären Spiels *innerhalb* des Spiels (also die beiden Zofen; die Freudenhaus-Besucher) und der zwar imaginären, aber als Hereinnahme der realen Welt angelegten *Spiel*teile (also Madame, Irma) – hat reale Bedeutung. Um diese Bedeutung evident zu machen, braucht Genet die Bühne und sein besonderes, imaginäres und präzise gestisches Theater, in dessen Raum die Moral ersetzt werden soll durch die Ästhetik der Bühne. Für Genet – von dem Sartre sagt: «Rimbaud wollte das Leben ändern und Marx die Gesellschaft: Genet will überhaupt nichts ändern» – ist das Theater die neue, andere Möglichkeit, kultische Zeremonien der Welt entgegenzuspiegeln, «es ist ein Fest, das beim Sinken des Tages gefeiert wird, das ernsteste, das letzte, etwas, das unserem Begräbnis sehr nahe kommt». Mehrere Male hat Genet betont, daß es Sartres Buch war, das ihn «leer und nackt» gelassen habe, daß er nach dieser Lektüre, als eine neue Art Selbstprüfung und Selbstfindung, sich dem Theater zugewandt habe.

Lucien Goldmann hat, entsprechend seiner Theorie eines genetischen Strukturalismus, mit der er die soziale Differenzierung der Vermittlungskategorien untersucht, eine eingehende strukturale Analyse von «Les Negres» unternommen und sich dabei bewußt von der herkömmlichen Literatursoziologie abgegrenzt. Am Eingang seiner Untersuchung steckt er das Feld ab und zeigt die fünf Voraussetzungen: «a) Die Beziehung zwischen gesellschaftlichem Leben und literarischem Schaffen betrifft nicht den Inhalt der beiden, sondern nur die kategoriale Struktur, die sowohl das wirkliche Bewußtsein einer bestimmten sozialen Gruppe als auch die vom Schriftsteller geschaffene, imaginäre Welt bestimmt. b) Die individuelle Erfahrung ist viel zu kurz und zu beschränkt, als daß sie eine solche Struktur, die nur als Resultat einer langen und intensiv erlebten Problematik und des ebenso langen und intensiven Versuchs ihrer sinnvollen Lösung entstehen kann, produzieren könnte. Kategoriale, sinnvolle Strukturen entstehen daher nur als Ergebnis zahlreicher verwandter Erfahrungen. Sie sind nicht individuelle, sondern soziale Phänomene. c) Die oben erwähnte Verbindung zwischen Leben und Werk besteht im besten Fall in einer Homologie, d. h. in einer genauen Entsprechung beider Strukturen, oft auch nur in der Existenz verstehbarer Beziehungen zwischen ihnen. Es können daher ganz verschiedene Inhalte strukturell homolog oder sinnvoll aufeinander bezogen sein. Eine eingebildete, auf den ersten Blick aller empirischen Wirklichkeit fremde Welt, eine Märchenwelt zum Beispiel, kann in ihrer Struktur dem wirklichen Leben genau entsprechen oder mit ihm sinnvoll verbunden sein. Es besteht also kein Gegensatz mehr zwischen dem, was die Soziologen eine strenge soziale Seinsgebundenheit des Schaffens nannten, und der äußersten dichterischen Freiheit und Phantasie; die Spitzenwerke der Literatur können nicht nur ebenso gut, sondern sogar viel besser von der soziologischen Betrachtung erfaßt werden. d) Die soeben erwähnten kategorialen Strukturen sind gerade dasjenige am Werk, was seine Einheit, seinen spezifisch künstlerischen und im besonderen Fall literarischen Wert ausmacht. e) Der psychologische Prozeß der Übertragung von im konkreten wirklichen Leben entstandenen Bewußtseinsstrukturen auf eine eingebildete, vom Künstler geschaffene Welt ist, bis auf einige Ausnahmen, weder bewußt noch – im Freudschen Sinn einer Verdrängung – unbewußt, sondern nicht bewußt, und zwar in derselben Art, wie wir uns der Muskel- und Nervenstrukturen, die den besonderen Charakter unserer Bewegungen bestimmen, nicht bewußt sind, ohne sie jemals verdrängt zu haben. Er ist also in den meisten Fällen weder einer tiefenpsychologischen noch einer immanent literarischen, sondern nur einer soziologischen Erforschung zugänglich.»

Vor allem die Differenzierung zwischen «unbewußt» und «nicht-bewußt» erscheint wichtig. Gerade über sein sozial relevantestes Stück, «Les Paravents», schrieb Genet an Roger Blin, den Regisseur der Pariser Uraufführung, und seine Forderungen erinnern durchaus an Antonin Artauds Frage nach dem «konkreten Biß», die jede theatralische Erschütterung zurückläßt: «Aber wenn wir auch die Ordnung der Welt durch diese Aufführung nicht stören werden, so sollte sie doch wenigstens in ein paar tausend Parisern ein poetisches Feuer entzünden, das durch seinen Widerschein die Welt der Toten – *oder richtiger: die Welt des Todes* – erleuchtet – tausend und abertausend Tote – und die Welt der nach uns Lebenden (aber das ist weniger wichtig). Ich sage Ihnen das, weil das Fest, das so begrenzt in der Zeit und im Raum ist – und sichtbar nur für einige Zuschauer bestimmt –, ein solches Gewicht haben muß, daß es auch ein Fest für die Toten wird. Niemand soll von dem Fest ausgeschlossen werden – es muß so schön sein, daß auch die Toten es erahnen...» Und: «Dies ist ein

Fest, dessen Teile nicht zusammenpassen, es ist die Feier von nichts.»

Die Gebärde des Festes, der sakralen Feier – der Messe also – kennzeichnet auch Genets Lyrik. Sein erstes Gedicht, «Le Condamné a mort», ist eine Huldigung an seinen Freund Maurice Pilorge; als die Zeitung *L'Œuvre* die Hinrichtung des schönen jungen Mannes beklagte – «dieses Kind wäre eines anderes Geschickes würdig gewesen» –, empörte sich Genet: er wies diese Erniedrigung zurück; denn das Verbrechen hatte ihn erhoben, so, wie in doppelter Steigerung nun er ihn erhob – durch Formgebung. Er schuf ihn gleichsam noch einmal. Form geben, das bedeutet neue Kreation, nicht Vernichten der Trivialität, sondern ihr Weihe zu verleihen. Auch Genets Ordnung in der Lyrik ist Gegenordnung, ist Konkurrenz-Akt zum Schöpfungsprozeß. Seine Gedichte stehen deutlich in einer liturgischen Tradition. Das erste Wort des langen Gedichtes «Le Pecheur de Suquet» verschmilzt religiöses mit kriminellem Vokabular: «mitwissen». Und der Hauptsatz der Endverse ist wiederum eine Synthese des Genetschen Kosmos – Tod und Fleischwerdung und Liebesmahl in einem, Kreuzigung, Auferstehung und Abendmahl:

«Stirb von meinen Händen.
Stirb unter meinen Augen ...
Ein schwarzes Blut läuft schon
aus seinem Mund, und aus seinem offenen Mund
tritt noch sein weißes Phantom.»

Kein Zufall, daß dieses Gerinnen von Jugend und Welt zum Artefakt einen Autor ebenso faszinierte wie abstieß, dessen Grundthema Jugend hieß: Witold Gombrowicz. In seinem «Tagebuch» geht er auf diesen Prozeß bei Genet ein, auf die Seligpreisung durch Formalisieren; Jugend, für Gombrowicz, war das ersehnte Niedere, das Nicht-Adlige und nicht zu Veredelnde: «Für ihn war sie Verbrechen – Grausamkeit – Sünde – Heiligtum – Tortur ... Dieser Mönch, ein Sünder, Heiliger, Verbrecher und Henker, ging mit dem Messer an sie heran, um sie schrecklich zu machen und sie ins Extreme zu stoßen! Wie charakteristisch ist doch, daß in Paris, der Hauptstadt der Welt, der allerverwegenste Versuch der Vergöttlichung der Jugend damit endete, sie in die Hölle zu stoßen – in die Sünde – in die Moralität also – in die Kultur. Nicht einen Augenblick hat Genet zugelassen, daß sie ihm ganze Jahrhunderte französischer Moralität lockere – im Gegenteil, er führte sie zu höchster Anspannung und Erstarrung, indem er aus einer geschmeidigen Haselgerte einen mörderischen Stahl machte. Und solch einer Jugend, von reifem Alter zurechtgemacht, paßte Sartre seine noch reiferen Analysen an ... Oh, Paris! Wirst du, Sartre, Genet, ich, wir alle – werden wir nie mehr fähig sein, auf dem Wege halt zu machen, der immer steiniger wird und zur Meisterschaft führt?»

Es bleibt zu fragen, ob diese «unbewußten Muskelbewegungen» einerseits zu einem Kunstbau führten und ob andererseits dieser Kunstbau tatsächlich soziale Relevanz besitzt. Der Gang unserer Überlegungen anhand einiger Arbeiten Genets scheint zu zeigen, daß hier persönliche Erfahrungen, Verhaltensweisen und Weltansichten auf höchst kunstvolle, und zwar bewußt kunstvolle Weise zu einem Artefakt führten, das gleichzeitig nur in sehr mittelbarer Weise gesellschaftliche Modelle meint, gar Veränderungen andeutet. Goldmanns Strukturanalyse der ersten 25 Repliken des «Negres»-Dramas erhellt einen bis in die Silbenzahl balancierten Dialogbau, der nicht nur Gang und Gestus des Stückes promoviert, sondern auch in kompliziertester Logik die Oben-unten-, sprich: Schwarz-weiß-Dialektik des Dramas auffächert. Genets Kunst beweist sich vielleicht darin, daß er nicht fixierbar ist. Goldmanns Hypothese, den drei Stükken «Les Bonnes», «Les Negres», «Le Balcon» liege die Bewußtseinsstruktur der französischen Linken mit ihrer Anerkennung der Klassengegensätze bei gleichzeitiger Aussichtslosigkeit einer Revolution, weil eine generelle Faszination durch die Erfolge des organisierten Kapitalismus zur allenfalls radikalen moralischen Verurteilung dieser sozialen Wirklichkeit geführt habe, zugrunde, scheint falsche, undifferenzierte Konturen aufzuhellen wie eine Blitzlichtaufnahme.

Wenn Genet in einem Brief an seinen Verleger Jean-Jacques Pauvert schrieb, ein Theater der Schatten sei das einzige, was ihn interessiere, so ist damit gesagt, daß er seine Gestalten als aus dem Licht gefallen sieht. Bezeichnenderweise wollte Genet seinen Lebensbericht über die Kindheit in der Anstalt von Mettray, «Miracle de la Rose», eigentlich «Die Kinder der Engel» nennen, und er zitiert in diesem Zusammenhang das (apokryphe) Buch Henoch: «Und im Buche Henoch: Die Engel wählten sich jeder eine Frau, und sie näherten sich ihnen. Und diese Frauen empfingen. Und sie gebaren Riesen, deren Gestalt ... Sie verschlangen alles, was die Menschen erzeugten. Die Engel lehrten die Kinder die Magie, die Kunst, Schwerter und Messer, Schilde, Rüstungen und Spiegel zu verfertigen, die Herstellung von Schmuckstücken und Armbändern, die Anwendung der Farbe, die Kunst, sich Augenbrauen zu malen, kostbare Steine zu verwenden und alle möglichen Arten von Farbstoffen zu gebrauchen, auf daß die Welt verdorben werde, die Gottlosigkeit sich verbreite und die Unzucht sich vermehre.» Diese Söhne der Engel, wie sie bei anderen Chronisten heißen, oder «Riesen, hoch an Wuchs und kundig des Krieges», waren ganz Fleisch geworden, lebten nur dem Leib, gaben sich hemmungslos der Befriedigung ihrer Triebe hin und ließen die Gott suchende Seele darben und verkümmern. Es war jenes gottlose Geschlecht voller Bosheit und Selbstsucht, dem Gott eine Gnadenfrist gegeben hatte, 120 Jahre. Dann kam die Sintflut.

Schreiben ist die Ausformung von Schweigen

Jean-Paul Sartre

Engagement und eisige Distanz, Hochmut und leidenschaftliche politische Teilnahme, der Wunsch nach Wirkung und die Sehnsucht nach Einsamkeit: ein Zusammenprall der scheinbar krassesten Widersprüche prägen den Literaturbegriff des letternsüchtigsten Schriftstellers des 20. Jahrhunderts, oder ist es ein Zusammenfall?

«Wir richten uns umsonst zugrunde; der Mensch ist eine nutzlose Eigenschaft», heißt es als bittere Summe seines Denkens am Ende von «L'Être et le Néant»; aber von der Résistance bis zum Mai 1968, von Algerien über den emphatischen Zuruf zu Frantz Fanons kommunistischem Manifest der antikolonialen Revolution bis zum belächelten Greis, der auf den Boulevards die einst von George Sand begründete Gauchisten-Postille «La Cause du Peuple» verteilt, oder zum gehämten Besucher voller Protest gegen Andreas Baaders Haftbedingungen: Der Name von Jean-Paul Sartre steht seit Jahrzehnten für den leidenschaftlichen Kampf des Intellektuellen gegen Herrschaft, Macht und Gewalt. Und dennoch ist da immer ein Stück Unberührbarkeit, eine fast trotzige Zone von ungelöstem Geheimnis und an Verachtung grenzender Menschenscheu. In einem seiner ausführlichsten Interviews konnte Michel Contat, Mitherausgeber der Pleiade-Ausgabe von Sartres Schriften, ihn zu so expliziten wie widersprüchlichen Selbstaussagen verlocken. «Ich mag Leute meines Alters nicht», sagt der damals Siebzigjährige, schon fast völlig Erblindete, «sie sind alt, sie fallen einem auf die Nerven.» Und während er sich eben noch als Anarchisten bezeichnet, als jemand, der das falsche Etikett «Existentialist» dem noch falscheren «Marxist» vorzöge, sagt er zugleich mit der prometheischen Geste seiner Jugend: «Ich schätze Menschen, die alles wollen. Auch ich habe alles gewollt.»

Sartre hat Millionen Menschen bewegt – und Millionen verdient; John Huston zahlte ihm allein 25 Millionen Francs für das (jahrelang verschollene, erst kürzlich wieder aufgefundene) 1000-Seiten-Drehbuch für einen Freud-Film, die Gesamtauflage seiner Bücher allein in Deutschland beträgt fast 4 Millionen, die Kellner der Montparnasse-Cafés lieben ihn wegen seiner übertrieben großen Trinkgelder und Simone de Beauvoir wurde einmal auf gemeinsamer Reise von der Hoteldirektion diskret wegen der enormen Bündel großer Scheine ermahnt, die ihr Begleiter stets aus der Tasche zog. Aber Sartre besitzt nichts – kein Haus, kein Château, kein Auto, keine Lebensversicherung. Sartre sagt heute mit André Gide: «Ich habe mein Werk getan, ich habe gelebt...», gesteht ganz frei: «Es hat mehrere Frauen in meinem Leben gegeben; Simone de Beauvoir war zwar in gewisser Weise die einzige, aber es waren doch mehrere» – und fügt sogleich hinzu: «Das einzige, das ich wirklich gern tue, ist an meinem Schreibtisch sitzen und schreiben.»

Und der so oft an ihn gestellten Frage, gar Forderung linker Freunde, wieso er nicht lieber dies und das, einen populären Roman, ein Pamphlet, Band 2 der «Mots» geschrieben habe als sein hochkompliziertes fragmentarisches Alterswerk «L'Idiot de la famille», hat er immer eine kühle, aber bestimmte Abfuhr erteilt; dieses Buch habe er schreiben *müssen* und sich keinem Druck nach Verzicht auf sein «Spiel» von irgendwem beugen können: «Ich hätte auf gar nichts verzichtet... ich habe nicht im Traum daran gedacht.» Zwar hat er ein anderes Gespräch vor kurzem mit dem Bekenntnis beendet: «Man muß versuchen zu lernen, daß man sein Sein, sein Leben nur suchen kann, indem man für die anderen tätig ist. Darin liegt die Wahrheit. Es gibt keine andere.» – Aber die andere Hälfte der Wahrheit dieses Schriftstellers und Philosophen, von dem Claude Roy sagte, «Sartre weiß nicht, daß er Sartre ist», wird formuliert am Schluß seiner Autobiographie, benennend das, was er seinen «Wahnsinn» heißt: «Schreiben

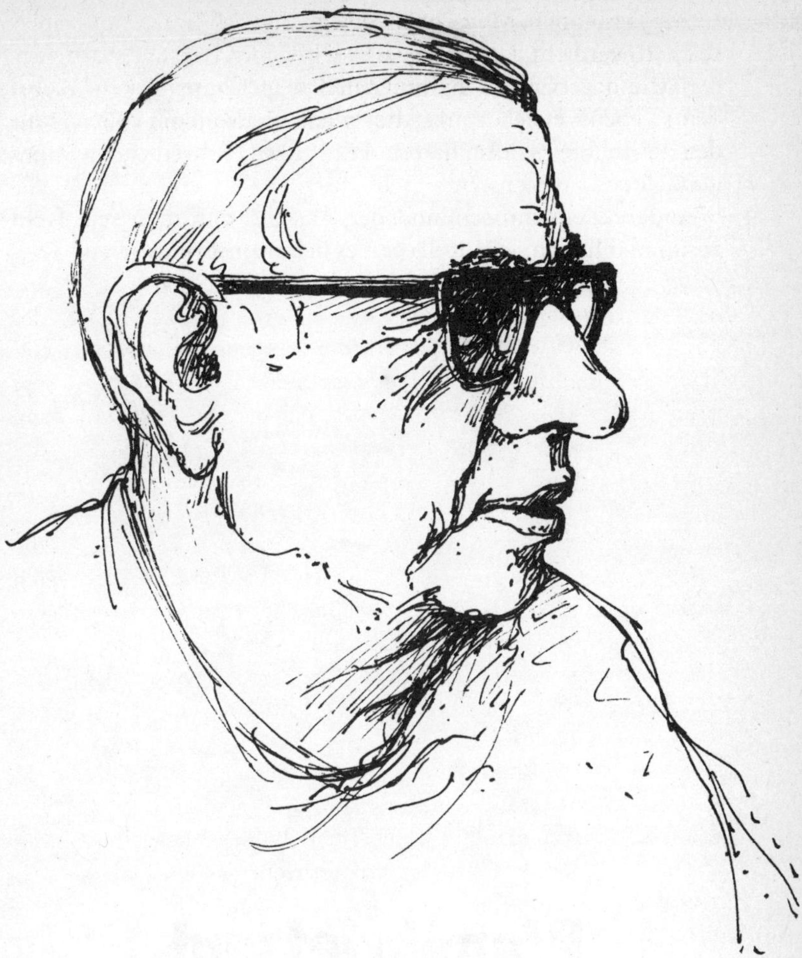

Jean-Paul Sartre …

... hat Millionen Menschen bewegt und Millionen an seinen Büchern verdient. Und doch ist er sein Leben lang ein bescheidener Mann geblieben. Er hinterließ kein Château, kein Auto, keine Lebensversicherung. Aber er gab gern und mit vollen Händen denen, die es nötig hatten. Für ihn war Schreiben wichtiger als Geld.

Andere Zeitgenossen sind der Ansicht, daß man sein Geld zusammenhalten soll, und legen es lieber zinsbringend an.

ist meine Gewohnheit, und außerdem ist es mein Beruf. Lange hielt ich meine Feder für ein Schwert: nunmehr kenne ich unsere Ohnmacht. Trotzdem schreibe ich Bücher und werde ich Bücher schreiben; das ist nötig; das ist trotz allem nützlich. Die Kultur vermag nichts und niemanden zu erretten, sie rechtfertigt auch nicht. Aber sie ist ein Erzeugnis des Menschen, worin er sich projiziert und wiedererkennt; allein dieser kritische Spiegel gibt ihm sein eigenes Bild.»

Sartres Hunger nach anderer Leben, geronnen in Literatur, stillte sich immer nur an den Außenseitern, an den Autoren des Schweigens und des Nichts – Mallarmé und Baudelaire, Genet und Flaubert. Die innere Verbindung aller seiner Literaturstudien ist unübersehbar, ob der Baudelaire-Essay nun Genet gewidmet ist, der Untertitel «Elbehnon ou la dernière spirale» des dritten Bandes seiner Flaubert-Studie Mallarmés Prosafragment «Igitur ou la folie d'Elbehnon» zitiert oder sich im Riesenœuvre des Flaubert fast wörtliche Entsprechungen zur Genet-Arbeit finden, oder Sartre in einem Gespräch für die Zeitschrift «magazine littéraire» im November 1976 auf die Frage nach seiner Beziehung zu Flaubert und Mallarmé antwortet: «Und ebenso auch Genet. Weil ich glaube, was geschrieben ist, ist – wie es ein Autor sagte – *aus dem Schweigen übersetzt.* So habe ich vor allem Autoren gesucht, bei denen man hinter dem, was sie schreiben, ein Schweigen errät. Genau das ist Schreiben: es ist die Ausformung eines Schweigens – eines Schweigens, das sehr voll ist.»

In Baudelaire sieht Sartre den vollkommen entzingelten Menschen, den Menschen ohne Mittelbarkeit, den perfekten Voyeur, der nicht nur wie Buffon beim Schreiben Manschetten, der vielmehr auch beim Lieben Handschuhe trug; nahe war er nur sich, fern den Dingen: «Er beobachtet sich, wie er sich beim Sehen beobachtet. Er betrachtet das *Bewußtsein,* das er vom Baum oder vom Hause hat, und nur durch dieses Bewußtsein hindurch erscheinen ihm die Dinge und sind blasser, kleiner und weniger ergreifend – so als sähe er sie durch ein Lorgnon.» Die Feier eines narzistischen Selbst ist das Feuer, aus dem Baudelaire die Funken des Schöpferischen schlägt – sie würden lau und stumpf, träfen sie auf einen anderen: «Ficken, das heißt danach streben, in einen anderen einzudringen; der Künstler geht niemals aus sich heraus.»

Sartre sieht in diesem bewußt brutalen Geständnis die Lust des obszönen Schauders eines, der Nacktheit berührungslos betrachtet, der sich nicht eingibt, sondern einsame Freuden als prunkvolle und aristokratische Sünden genießt. «Ein Einsamer sogar im Koitus, ein Onanist.» Wir werden dieser inneren Verfaßtheit – bis hin zu einer nie eingestandenen, nie ausgeübten Homosexualität – bei Flaubert wiederbegegnen; und werden sie in Sartres Analysen immer wieder finden als Nährboden für: Kunst. Das Organische ist das Verwerfliche für Baudelaire – Eichen, Wiesen oder Insekten sind «Vegetabilien», Pflanzen sind «geheiligtes Gemüse», und einem Freund, der sich in der Küche am Wasserhahn ein Glas füllen wollte, soll Baudelaire gesagt haben: «Möchtest du nicht lieber *richtiges* Wasser?» und aus dem Speisezimmer eine Karaffe geholt haben.

Es ist die Entfernung von jeglicher Normalität – der «Ekel», den Sartre seinem ihm noch heute wichtigsten Buch zum Titel gab –, aus der Kunst entsteht. Natur als Überschwemmung, als glibbriger Schlamm und Besudelung, Landschaft als Chaos und feucht-fruchtbare Pracht; dagegen setzt Baudelaire (wie Georges Blin es formulierte) ein metallisches, das heißt kalt glänzendes und steriles Universum. Im Erotischen ist das die Vorliebe für die Nervosität der Erregung des Begehrens vor der Befriedigung; die Frau als Latrine – oder als Kultgegenstand, «es wäre mir unmöglich, Sie zu besudeln», schreibt Baudelaire 1852 an Marie Daubrun. Den «onanistischen Geiz» nennt Sartre das: «Es wäre ihm grauenhaft, Lust zu bereiten: wenn aber die Statue marmorn bleibt, ist der Geschlechtsakt sozusagen *neutralisiert*. Baudelaire hat nur mit sich selbst verkehrt, er ist ebenso einsam geblieben wie ein Kind, das masturbiert. Die Wollust, die er verspürt hat, hat kein äußeres Ereignis ausgelöst, er hat nichts *gegeben*, er hat einen Eisblock gevögelt.»

Im Gesellschaftlichen ist es das Konzept eines passeistischen Elitebewußtseins, ist es der Entwurf des dandyistischen Nolime-tangere um die Mitte eines Jahrhunderts, das im «Enrichissez-vous» eines banalen Bürger(könig)tums sich im Tanz ums Goldene Kalb entäußert wie veräußert. Daß Sartre *diese* Kunst, so entstanden und so verstanden, liebt – das ist nur ein scheinbarer Widerspruch. Das eben ist ja ihr gesellschaftlicher Bezug, daß sie in verzwirnter Dialektik das böse Grinsen der Wirklichkeit aufscheinen, das Endzeit-Ticken der fehllaufenden Weltuhr hörbar macht. Daß die Person Sartre sich gegen Ruhm und Preis (gar Nobelpreis) zeitlebens wehrte, hängt damit zusammen – Akklamation für Kunst und Künstler *muß* Mißverständnis sein; «Mein Gott, man muß sich getäuscht haben, das ist doch nicht möglich, sie klatschen!», zitiert er voller zustimmenden Behagens Becketts überlieferte Entgeisterung nach der Premiere von «En attendant Godot». Es ist ein Literaturbegriff sehr nahe dem von Walter Benjamin oder Adorno; Sartres Satz aus seinem Mauriac-Aufsatz «Ein Roman enthält nicht die Dinge, sondern ihre Zeichen» könnte von beiden formuliert sein; und birgt die Abwehr gegen banausische Wirklichkeitserwartung im Kunstwerk, wie man sie aus der Franz-Marc-Anekdote kennt, der die Bemerkung einer Vernissage-Dame «Pferde sind aber nicht blau» fortfegte: «Dies sind auch keine Pferde, dies ist ein Bild.»

Dieser Verschiebung geht Sartre nach, wo immer er die Verwirrgänge von Kunst sich entlangtastete. «Die Literatur einer Epoche ist die durch ihre Literatur verdaute Epoche», sagt er; und im selben Gespräch (1960 mit Madeleine Chapsal): «Die wahre Arbeit des engagierten Schriftstellers ist aufzeigen, nachweisen, entlarven, in einem kleinen kritischen Säurebad Mythen und Fetische zerstören.»

Das ist eines – und ist doch zweierlei. Sartre hat einmal die sehr heikle Gleichung gefunden, daß sein Roman «La Nausée» gegenüber einem sterbenden Kind kein Gewicht habe – und hat dennoch, gleichsam im selben Atemzug, für sich das Recht requiriert, dieses Buch «dennoch» zu schreiben – wie das ganz «nutzlose» über Flaubert; «weil er ein Gegensatz zu dem ist, was ich bin».

Ein Gegensatz? Oder eine komplementäre Ergänzung? Bezeichnenderweise führt Sartre seine «Gegensatz»-Feststellung über in eine Charakterisierung der eigenen Arbeit: «Man hat das

Bedürfnis, sich an dem zu reiben, was einen selbst in Frage stellt. ‹Ich habe oft gegen mich selber gedacht›, habe ich in ‹Les Mots› geschrieben. Auch dieser Satz ist nicht verstanden worden. Man hat darin ein Eingeständnis von Masochismus gesehen. Doch gerade so muß man denken: sich gegen das erheben, was man an ‹Aufgepfropftem› in sich hat.»

Das Vokabular von Revolte und Authentizität, Unbehagen und Infragestellen und Befreiung trifft man allenthalben – und von Entfernung. Baudelaires Haltung der Besonderheit, sein stolzer Trotz, mit dem er die «Trennung» auf sich genommen hat, «aus Furcht, daß sie ihm sonst auferlegt werde», ist ja identisch der Emphase der A-Moralität Genets; dessen Werk verdankt sich – so Sartres Analyse – einer gigantomanischen Steigerung des «Bösen», zu dem man ihn verurteilen wollte. Ein Verurteilter? Nein: ein Verdammter; das ist Genets schwarz glänzender Hohn. Die Künstler, die Jean-Paul Sartre ernst nimmt, gewinnen ihre Intensität – damit: ihre Kunst – aus ihrem Nicht-identischsein mit der Umwelt.

Es ist schlechterdings frappant, mit welchem Reichtum an Genauigkeit, erzählerischer Verve und analytischer Behutsamkeit Sartre diesen Kunstbegriff auf den fast 3000 Seiten seines Flaubert-Buches zelebriert. Sein Wunsch, «daß man meine Studie über Flaubert wie einen Roman lesen» möge, ist eine groteske Untertreibung – was Sartre hier gelang, ist ein Jahrhundertbuch, ein Geniestreich von erratischer Einmaligkeit. Eine philosophische Ästhetik – als Roman, als Biographie, als Autobiographie zugleich: Das hat es noch nicht gegeben.

Sartre führt in den Urgrund des Entstehens von Kunst; es ist ein Abgrund: Was keinem Alchimisten je glückte, das ist der schreckliche Wechselprozeß, dem das Kunstwerk entspringt – Wahrheit aus Unwahrheit. Denn Kunst, das führt Sartre in nicht endenden Variationen und Interpretationen vor, entspringt dem Gaukelspiel der Lüge.

Flauberts Entfernung von der Wirklichkeit ist total. Lachen und Weinen, Zeugen und Sterben: es ist alles Spiel vor dem Spiegel. Schon mit fünf Jahren läuft er zum Spiegel, wenn er weint. Sein lebelang wird er von *einer* Angst gepeinigt bleiben – gibt es

Menschen, die tatsächlich lieben und leiden? Er beneidet und haßt bereits den Schulkameraden Emile Hamard wegen dessen Gram um einen gestorbenen Bruder. Ein Kretin kann leiden? Sartre zeigt, wie das Entsetzen darüber Flauberts Wortwahl bestimmt – er spricht von «entsetzlichen Szenen» – scènes horribles –, aber nicht von «schrecklichen Szenen» – scènes terribles –; im Wort «horrible» steckt aber ein Gran Widerwillen, gar Tadel, die im für einen Trauerfall sich eigentlich anbietenden Wort «terrible» nicht enthalten wären. Tatsächlich «wird Flauberts Unglück meist auf kleiner Flamme erlebt: er nennt es ‹ennui›, und manchmal muß er es durch Gesten herbeirufen».

Flauberts Rache – ein Wertverdrehungssystem wie das Genets, der Gut und Böse als Kategorien umkehrt – ist die Imitation; von nun an wird er spielen, welche Rolle immer: die des Unglücklichen, des Trauernden, des Liebenden, des Sohnes, des Mannes, der Frau. Er wird unglücklicher sein als die Unglücklichen, trauriger als die Trauernden – das Spiel ist der Wirklichkeit überlegen. Sie wird eingefangen in das Spiegelkabinett des Artisten, hat zu tanzen, zu kreisen oder still zu stehen nach seinem Gebot. Und die Menschen sind Figuren, Pirouetten drehend, nach dem Peitschenschlag einer kalt entzündeten Phantasie – ob die kindliche Schwester, die zum Gegenstand gedrechselt wird (und deren «Verrat» – sprich: Heirat – er als Vasallenabfall ahndet); ob der Vater, der durch den Winkelzug von Ruhm und Selbstmorddrohung ermordet werden soll; ob Gustave Flaubert selber: «Sein ganzes Leben ist Flauberts Lachen eine Rolle.»

Die Essenz von Sartres Analyse geht viel weiter – sein ganzes Leben ist Flauberts Leben eine Rolle. Flaubert liebt nicht – er *will* lieben. «Ach! wie würde ich geliebt haben, wenn ich geliebt hätte», schreibt er, und: «Ich habe einen Liebesbrief geschrieben, nur um zu schreiben, und nicht, weil ich liebe. Ich möchte es mir jedoch wohl selbst weismachen: Ich liebe, glaube ich, wenn ich schreibe.» Für Flaubert ist nicht das Wirkliche begehrenswert, sondern die Vorstellung davon, das Mögliche. Das bedeutet ein vollständiges Détachement, eine totale Einsamkeit – jene *passéité,* die Sartre in immer neuen Angängen aus Leben und Werk herauslöst.

Leben und Werk: unentwirrbar ineinander verronnen. «...ich liebe, glaube ich, wenn ich schreibe», hieß es; es heißt aber auch «Ich schreibe, um mich zu lesen» und «Ich lechze danach, mich mir selbst zu erzählen». Auftaucht der Narziß, was im erotischen Bereich heißt: der Onanist. Sartre weist nachdrücklich darauf hin, daß die spiegeltrunkene Einsamkeit mit Flauberts Schreiben unmittelbar zusammenhängt. »Bis zur Veröffentlichung von ‹Madame Bovary› erscheint ihm schreiben als eine einsame Sünde» – ihm, Gustave Flaubert, der die Arbeit des Künstlers und die Masturbation oft genug als Einheit sah: «Masturbieren wir die alte Kunst bis in das letzte ihrer Gelenke», «Endlich ist die Erektion da, mein Herr, nachdem ich mich gepeitscht und masturbiert habe». Eine Sexualität ohne Beziehung, ohne Partner, versunken in sich selbst und abhängig vom Angebot der eigenen Phantasie. Bei Flaubert führt das in einen Rollentausch – was er eigentlich wollte, war: Frau sein. Ein längeres Zitat soll die bis in minime Details ausgefeilte Kunst von Sartres brillanter Analyse vorführen:

«Der Agierende begehrt und nimmt: das ist das Männchen; die Wollust dagegen entsteht für Gustave aus verzückter Hingabe, aus der willentlichen und glücklichen Passivität; die Frau empfindet Wollust, weil sie genommen wird. Auch sie begehrt natürlich, aber auf ihre Weise: ihr Fleisch entzündet sich *unter* den Manipulationen des anderen, das weibliche Verlangen ist passives Warten. Der Text spricht von selbst: Gustave will deshalb eine Frau sein, weil seine teilweise feminine Sexualität einen Geschlechtswechsel verlangt, der ihm eine volle Entfaltung seiner Möglichkeiten erlaubte. Hören wir selbst, was uns der junge Held von ‹Novembre› anvertraut: ‹...ich wünschte ein noch größeres Schmachten; ich hätte unter Rosen erstickt werden wollen, die der Wind schüttelt, die Uferböschung, die der Fluß benetzt, die Erde, die der Sonnenstrahl befruchtet.› Der gute junge Mann spricht im Namen seiner eignen Männlichkeit: sein männlicher Körper träumt von einem solchen Schmachten. Aber was wünscht er andres, als Gegenstand einer Aggression, eine

Beute zu sein, unter brutalen Zärtlichkeiten zu vergehen (man möge ihn *schütteln* wie einen Pflaumenbaum), benetzt, befruchtet zu werden, also zu wollen, daß man in ihn eindringt? Und in den Wortpaaren, die er nacheinander mit dem Wind, dem Fluß, dem Sonnenstrahl bildet, sind alle Substantive, die ihn bezeichnen, weiblich und alle, die seine Partner bezeichnen, männlich *(le vent, le fleuve, le soleil; la fleur, la rive, la terre)*. Diese männlichen Substantive sind allerdings kosmische Elemente (Luft, Wasser, Feuer). Er ist die Erde (entweder als Feld oder als Uferböschung oder als Produkt der befruchteten Erde), das vierte Element; zu Recht hat man in dieser Passage einen Ausdruck des Flaubertschen Pantheismus gesehen. Man muß jedoch hervorheben, daß es die sexuelle Version der pantheistischen Ekstase ist: Flaubert weiß sehr wohl, daß in den Bauernreligionen die Erde eine Frau und die Frau eine Erde ist. Die drei Texte ergänzen einander: die konstituierte Passivität wird sich ihrer selbst in der erotischen Erregung bewußt; sie *begehrt* passiv, unter den Manipulationen eines anderen Fleisch zu werden.»

Es ist ein Begehren des Unmöglichen – nicht Begierde, sondern Passion des Absoluten, Fiktion. Deshalb ist auch weniger erheblich, daß lange unbekannte Briefe Flauberts beweisen, daß er homoerotische Beziehungen, gar flüchtige homosexuelle Kontakte (etwa in den Badehäusern während seiner Ägyptenreise) hatte. Aufregend, weil mit der Genesis seines Werkes ursächlich verbunden, ist seine erotische Wunschwelt, die ihm immer nur imaginäre Gefühle erlaubt. Liebe als Idee. Begehren als Vorstellung – im Doppelsinne des Wortes, die theatralische mitgemeint. «Er wird lieber mit Louises Pantoffeln masturbieren und sich dabei den schönen Körper der Muse vorstellen als wirklich mit ihr schlafen.» Sartre sieht in Flauberts Beziehung zu Louise Colet sozusagen die Einlösung eines Ideals; nämlich einen Spiegel, der auf Abruf Mensch ist, es aber nicht länger sein darf, als zur Selbstfindung nötig. Kostümprobe. Flaubert onaniert gleichsam auch beim Koitieren: «Von Croisset aus beschreibt er ihr im voraus ihr nächstes Treffen und verspricht, diese Fassungslosigkeit wieder zu erregen: ‹Ich will, daß Du über mich erstaunt bist und Dir in der Seele eingestehst, daß Du von solchen Verzückungen nicht einmal geträumt hattest.› Dieses Versprechen beweist zur Genüge, wenn überhaupt noch nötig, daß Gustaves Verlangen unaufrichtig ist. Er wendet sich nicht an Louises Körper oder zumindest nicht allein: Gustave will, wenn er in seine Geliebte eindringt, sich mit dem Bild vereinigen, das er bei ihr hervorgerufen hat, und sich zugleich mit der erregten Fassungslosigkeit identifizieren. Seine Erektion ist selbst eine *Geste*. So wird also der Geschlechtsakt in Paris oder in Nantes zwar durchaus vollzogen und oft wiederholt; aber alles daran ist falsch – nämlich seitens Flauberts. Da er gezwungen ist zu ‹nehmen›, um von ihr zu erhalten, was er wirklich verlangt, ist er nur durch sein eigenes Bild erregt, das zu realisieren er Louise zwingen will: *in ihr* macht er sich zum Lehnsherrn der Lust, zum Stier. Aber *in der dritten Person,* während seine Selbstheit versucht, in der erlebten Intimität seiner Geliebten, die ‹ganz von Sinnen› ist, aufzugehen.»

Wir sind bei Baudelaire und seinem Berührungsekel, wir sind bei Genet und seiner passivistischen Einsamkeit und wir sind bei Prousts Korkzelle, dessen Lebenslüge als Literaturwahrheit; denn es ist ja diese Kontaktsperre, die es Flaubert ermöglicht, Kunstfiguren zu schaffen. «Ein normaler, regelmäßiger, gepflegter und solider Koitus würde mich zu sehr aus mir herausgehen lassen, mich verwirren. Ich würde... in den gesunden Menschenverstand zurückkehren, und das hat mir immer geschadet» – dieser Satz ist weniger Beichte als Credo. Ist sein Kunstgesetz. Ist Fluch und Verlockung. Ist Grenzüberschreitung.

Überschreitung wohin? Zuerst einmal fast aus der Normalität. Wie Genet sagt «Ich bin *der Dieb*», so sagt Flaubert «Ich bin *der Künstler*» – jenseits aller Bindung und Bettung. Lustgewinn ist nur durch äußerste Distanzierung möglich; Sartre analysiert Flauberts Bericht in «Voyage en Orient» über eine vorbeiziehende Karawane, die mit den Worten «... und ich empfinde eine unerhörte Lust» endet: «Warum empfindet dieser Apathiker, der ohne jede Erregung ganz Ägypten gesehen hat, eine so starke Lust beim Vorbeiziehen einer Karawane? Weil sie ihm die Realität gerade so *darbietet,* wie er sie sich wünscht, und die wahre Beziehung, die er zum Sein erträumt. Diese Begegnung geschieht in Form einer bloßen Koexistenz. Keinerlei Kontakt wird angedeutet oder ist möglich mit jenen Menschen, die keine der Sorgen Flauberts teilen und nicht seine Sprache sprechen. In dieser Karawane zeigt sich ihm die Menschheit als eine Spezies, deren *Zwecke* er nicht teilt, deren wahre Ziele ihm fremd bleiben.»

Das ist eine innere Haltung des Schweigens – jenes Schweigens, dessen Ausformung, wie Sartre sagt, das Schreiben ist. Wir haben es nicht nur mit einer Lebensstruktur, sondern mit ästhetischem Prinzip zu tun – das Flaubert etwa in seinem Brief an Louise Colet vom Januar 1852 sehr präzise formuliert: «Was mir schön erscheint, was ich machen möchte, ist ein Buch über nichts, ein Buch ohne äußeren Anknüpfungspunkt, das sich durch die innere Kraft seines Stils von selbst hielte, wie die Erde sich ohne Stütze in der Luft hält, ein Buch, das fast kein Sujet hätte oder wo zumindest das Sujet fast unsichtbar wäre, wenn das möglich ist.» Sartre erinnert an Oscar Wildes Wort von der Natur, die die Kunst imitiere; Flaubert würde sagen: die Natur *muß* die Kunst imitieren, um Natur werden zu können. Nur Schönheit ist total, das Gewachsene ist unfertig, die Wirklichkeit ist unzulänglich, hat keinen Sinn. Der ergibt sich erst aus dem *Gemachten*. Der Künstler ist damit *creator ex nihilo* – fern, und nur dem eigenen Gesetz untertan. Es ist nicht Bindungslosigkeit, es ist Loslösung. Sartre hat das sonderbare Wort «Manustirpation» erfunden, eine Neubildung für Mastirpation, das sich aus Masturbation und Extirpation (Ausrottung) zusammensetzte. Dieses eine Kunstwort umfaßt den Flaubertschen Kosmos – und fügt ein anderes Element ein: Tod.

Die Larven, Facetten und Spiegelwände von Flauberts Lügenwelt sind immer auch Spiel. Selbst unter dem brennenden Wunsch, die Geschlechterrolle zu tauschen, liegt ein Spielerisches: es geht ja nicht, und er weiß es. Flauberts sogartige Todessehnsucht entbehrt jeglichen Spiels – Tod ist Gewißheit. Die Wut über die Zufälligkeit seines Entstehens steht am Anfang: «...du bist doch zwangsläufig geboren, weil dein Vater eines Tages von einer Orgie heimgekehrt sein wird, erhitzt durch den Wein und die ausschweifenden Reden, und deine Mutter davon profitiert, alle Listen einer Frau ins Spiel gebracht haben wird, getrieben wird durch ihre fleischlichen und tierischen Instinkte...» (Eine Enttäuschung, zu der sich übrigens in «Les Mots» die Entsprechung findet, wo Sartre über seinen Vater schreibt: «Im Jahre 1904 machte er in Cherbourg als Marineoffizier, den bereits das Fieber aus Hinterindien aushöhlte, die Bekanntschaft der Anne-Marie Schweitzer, packte sich das große und vereinsamte Mädchen, heiratete es, machte ihm im Galopp ein Kind, mich, und versuchte dann, sich in den Tod zu flüchten.»)

Das Rauschmittel Kunst versagt aber vor dem Phänomen des Todes. Flaubert gelingt eine neuerliche, diesmal existentielle Umwertung; er verordnet sich den eigenen Tod. Die Vorform von Tod ist Krankheit: Gustave Flauberts Neurose ist beides – Flucht und Selbstverurteilung. Die Verabschiedung aus der Welt derer, auf die man bauen kann, ist eine perfekte Inszenierung, eine grandiose Verlagerung. Flaubert vollzieht in einem unerhörten schöpferischen Akt das zukünftige Nicht-Sein. Alle Briefe nach seinem Zusammenbruch in Pont l'Evec verordnen nahezu die Krankheit, lesen sich wie Prophetien des Todes. Damit hat er sich jene Sonderstellung erobert, die es ihm erlaubt, die verhaßte Welt der Normalität zu fliehen. Und seine Diagnose ist zugleich nützlich, diese zu verurteilen: «Wenn ich ein solideres Gehirn gehabt hätte, wäre ich nicht davon krank geworden, Jura zu studieren und mich zu ekeln.» Er weiß also, *woran* er krank wurde, und *wozu*. Wenn er später zu der bitteren Summe findet «Ja, ich bin ein verhinderter großer Mann», dann sagt dieser Satz ja auch, wie sehr genau er die eigene Bedeutung erkannte – wer die eigene Größe nicht eingelöst sieht, hatte immerhin die Möglichkeit zu ihr in sich; denn der Frosch, der sich aufblähen will wie der Ochse, sagt Sartre, ist kein verhinderter Ochse, sondern ein verrückter Frosch.

Flaubert aber ist nicht verrückt, sondern ohne Mittelmaß: «So ist Flauberts Krankheit eine in den Körper übergegangene Idee, auch die müßige Anstrengung des Körpers, sich in Idee zu verwandeln, sein krampfhafter Versuch, eine unrealisierbare Situation zu realisieren (das heißt die Überschreitung als Beziehung zum Nicht-sein) und die Welt durch eine *erlittene* Vernichtung zu totalisieren. Es ist jetzt also klar, daß Gustave sein Leiden nicht für zufällig oder nicht-signifikant gegenüber der Gesamtheit seines Lebens hält: es erscheint ihm vielmehr als sein Leben selbst, wie es sich ihm als Prädestination erweist.» Der Tod als letztes Ende einer Spirale aus Wunsch, Traum, Imagination und Kunst findet sich schon früh als Denkbild bei Flaubert; es ist nicht dandyhafte Morbidität, sondern Programm, wenn er die Internatszeit schildert: «... man war vor allem Künstler; wenn die Strafarbeiten erledigt waren, begann die Literatur; und man verdarb sich die Augen, indem man im Schlafsaal Romane las; man trug einen Dolch in seiner Tasche wie Antony; *man trieb es noch weiter:* aus Ekel vor der Existenz jagte sich *Bar.* eine Kugel durch den Kopf, hängte sich *And.* an seiner Krawatte auf...»

Sartre sieht hier eine ganz klare Konzeption: Lesen heißt, ein wenig sterben; eine Figur spielen, heißt viel sterben – Flaubert treibt die Stufenfolge weiter: Lektüre als Aufforderung zum Tod. Die Konsequenz der Kunst ist das Nichts. Wird der Tod herbeigedacht, gar herbeigeführt durch die Weigerung zu leben, dann ist das kein Verfall – kein organischer Prozeß –, sondern wieder etwas *Gemachtes.* Der Tod als Kunstprodukt. So elitär Flauberts Ästhetik, so aristokratisch ist seine Ethik. Sartre findet die knappe Formulierung dieses Vorgangs, Tod durch Denken sich zu suggerieren: von der Neurose zur Nekrose. Die vollkommen hermetische Identität von Flauberts Lebensentwurf mit seinem Kunstbegriff macht Sartre an einem Literaturvergleich deutlich:

«Denken wir an ‹Die Verwandlung› von Franz Kafka. Gregor Samsa kriecht, in ein Ungeziefer verwandelt, auf der Decke entlang: dieses abscheuliche Wesen hat, obwohl es niemals die vollständige Natur des Käfers erreicht, nichts mehr gemein mit dem Bürokraten, dessen letzte Verkörperung es ist, außer ein getrübtes, jeden Tag weniger lesbares Bewußtsein. Was bleibt, ist Schande und Unglück. Ich habe dieses Beispiel nicht zufällig gewählt: Kafka liebte Flaubert und zitierte ihn oft; beide Schriftsteller haben unter einem grausamen Vater gelitten. In der Erzählung Kafkas sind Gewissensbisse und Ressentiments untrennbar. Und was beschreibt er letztlich? *Die Krise.* Die

Krise, die er fürchtet und deren Opfer er doch nie sein wird – da er durch die Tuberkulose, an der er schließlich stirbt, gegen sie immun ist –, und auch genau die Krise, die sich Flaubert bereitet. Wir können Gustaves Absicht erraten, wenn wir noch einmal ‹Die Verwandlung› lesen: dieses entsetzliche Vieh, das vor Schande stirbt und seine Familie in Schmach stürzt, ein bestrafter Schuldiger, ein unschuldiges Opfer der Seinen und auf jeden Fall abstoßend, ist ein ausgezeichnetes Symbol des entsetzlichen Unbekannten, der er *durch die Krise* zu werden droht. Etwas wird ihm zustoßen, etwas Grauenhaftes – Tod, Alter, was sagt schon der Name, mit dem man es umschreibt: entscheidend ist, daß er *anders* sein wird. Anders und verkommen. Der schlammige Fluß seines Lebens treibt ihn auf jenen unvermeidlichen Sturz hin: ein Wesen erwartet ihn, das er werden muß, das nicht er sein und doch ‹ich› sagen wird.»

Verwandlung und Tod, Krankheit und Seelennot und Schöpfertum: das sind nun aber Benennungen für ein anderes. Der Dichter als Schöpfer aller Dinge hat Gott abgesetzt. Das Einsetzen der Kunst als eines Absoluten ist gleichzeitig die Ablösung der Religion.

Am deutlichsten ist Sartre auf diesen Bürgersieg in seiner Mallarmé-Studie eingegangen, Fragment-Rest eines Werkes von vielen hundert Seiten, das 1952 beim Sprengstoffüberfall auf seine Wohnung in der Rue Bonaparte vernichtet wurde; erst 1979 wurden Manuskriptteile – vermutlich erarbeitet 1948 – gefunden und in Paris veröffentlicht. Der Essay nennt sich, einen Sartreschen Begriff umwendend, «L'engagement de Mallarmé» und ruft den Aufbruch der Jahrhundertmitte ins Gedächtnis: «Tuer nos Dieux!»

Es war kein Kampf. Kein militanter Atheismus – es war eine Mischung aus Stolz und Größenwahn, bürgerlicher Emanzipation und Menschenverachtung. Gott war tot – aber «ein schöner Vers war ein Ereignis des Absoluten ... das war der schöpferische Akt». Ob Flauberts «Je déteste mes semblables» oder Lecomte de Lisles «La honte de penser et l'horreur d'être un homme»: Begriffe des religiösen Raums wurden jetzt, auf dem Hintergrund dieses Lebens-Degouts, für den Artefakt reserviert.

So, wie die Technik zur Himmelsstürmerei wurde und wie die großen Passagen von Paris säkularisierte Dome, so reservierte man Allmacht und Würde nun für die Kunst. «Begnadet» war der Dichter – und «unsterblich» ein Akademiemitglied. Mallarmé, ähnlich Baudelaire und Flaubert, kultivierte diese Form des Entrücktseins von den Dingen der Welt (noch Lautréamont empört sich ja: «Nach allem, was ich höre, soll ich Sohn eines Mannes und einer Frau sein...»). Diese Voyage au bout de l'ennui führt zu zweierlei: künstlerischer Perfektion und politischer Reaktion. Verwerfung und Verworfenheit bedingen einander. Sartre sagt: «Gewiß hatte es das schon gegeben, daß Verworfene schrieben, aber noch nie, vor diesem Jahrhundertende, hatte man geschrieben, *um verworfen zu sein*... Die Poeten wurden zu den Trägern einer preziösen Konterrevolution.» Jahrhundertende – fin de siècle – wurde ein Begriff in sich...

Einer zuchtvollen Hingabe an die Form entsprach die zuchtlose Verachtung des Natürlichen; Mallarmé verachtete Frauen, deren «natürliche Vulgarität», und Flaubert war voll empörter Indigniertheit, wie ein befreundeter Schriftsteller zwei Jahre mit Liebschaften «derart vergeuden konnte, daß er seine Kunst vergaß». Das hat den Gestus des Blasierten, der zu dem berühmten Dictum führte: «Leben? Das lassen wir unsere Dienstboten für uns erledigen»; und es hat die Haltung des Religionsersatzes: Mysterium, Heiligkeit, Glanz, Herrlichkeit, Ekstase sind Vokabeln, die sich zuhauf finden bei Mallarmé, der sich eine «geweihte Spinne» nennt und von seinem «klösterlichen Dasein» spricht und für den die Kunst eine Messe ist:

«Unsere Kommunion oder Teilhabe des einen mit allen und aller mit einem, als solche entzogen dem grausamen Mahl, welches das Sakrament meint – in der Konsekration der Hostie aber, als Prototyp aller Zeremonien, bestätigt sich, ungeachtet des Unterschiedes, die Messe mit der Tradition einer Kunst. Der Amateur, der man geworden ist, in etwas das eigentlich ist, verstünde nicht mehr, als flüchtiger Besucher in der Tragödie zu assistieren, schlösse sie auch in sich eine allegorische Rückkehr zu ihm; und genau besehen, erfordert alles eine Tat – zumindest die Glaubhaftigkeit dieser Tat im Namen von Resultaten. ‹Wirkliche Anwesenheit›: oder daß der Gott da sei, zerstreut, im Ganzen, entfernt gemimt durch den sich selbst auslöschenden Priester, von uns gewußt, die wir zittern in all der schwebenden Glorie, die er übernimmt, dann zurückstrahlt, Präsenz, geprägt in der Echtheit der Worte und des Lichts, triumphierend vor Heimat, und Ehre, und Frieden.»

Die Dichter inthronisieren, was ihre Großväter gestürzt hatten: die Aristokratie – des Geistes. Sie destillieren die Bürgertugend der Ratio zur puren Intellektualität. Und sie landen in der Reaktion. Flaubert wünscht 1871 alle Communarden auf die Galeeren, besucht hocherfreut Bälle des Prinzen Napoleon und läßt sich dekorieren; Baudelaire wird Kandidat der Akademie; Mallarmé Antisemit. Dolf Oehler hat seinem Aufsatz «Zum gesellschaftlichen Standort der Neurose-Kunst» zu Recht Adornos Bemerkung über Becketts «Endspiel» an den Anfang gesetzt, daß seit Baudelaire der Degout eine künstlerische Produktionskraft sei – und er hätte hinzufügen sollen: seit Flaubert...

«Die Faszination, die diese beiden Autoren von jeher auf Sartre ausübten, war anfangs vermutlich selbst mit Ekel vermischt, die Empathie des frühen Sartre eher unfreiwillig, und gerade deswegen mußte er sich wehren: eine Rechnung begleichen zu wollen, das besagte soviel wie sich selbst dem anderen gegenüber als ein anderer behaupten oder konstituieren zu wollen. Man kann sicher sein, hätte Sartre seinen ursprünglichen Impuls gegen Flaubert nicht vertagt und ihn sich schon zur Zeit von ‹L'Être et le Néant› vorgenommen, es wäre etwas Ähnliches herausgekommen wie der ‹Baudelaire›: ein teils scharfsichtiges, teils blindwütiges Auseinandernehmen des präsumptiven Subjekts Gustave Flaubert im Namen der Freiheit, von der dieser Mann versäumt hätte Gebrauch zu machen, und das eben weil der Existentialist der vierziger Jahre die Stimmung von vor hundert Jahren, die typische Flaubertstimmung, in sich wiederfand. Wir verdanken also dieses letzte Meisterwerk, ‹L'Idiot de la famille›, dem Aufschub eines Affekts.»

Diesem Affekt ist auch Sartres präzise Definition des magischen Dreiecks zu verdanken, Eros – Tod – Politik, in dessen Spannungsfeld diese Literatur entsteht: Es ist ein erotisch-politisches Scheitern. Der Wunsch dieser Autoren, «weg» zu sein, ist sowohl das Begehr, an der gesellschaftlichen Wirklichkeit nicht Anteil zu nehmen, als auch die Vorstellung, als Urheber vom Werk verzehrt zu werden; «das reine Werk impliziert das Verschwinden des Dichters», heißt es bei Mallarmé, der an anderer Stelle vom «vibrierenden Fastverschwinden» spricht. Das ist die Endsehnsucht der Neurose, die Sartre den «Königsweg zum Meisterwerk» nennt und deren Flaubertschen Zentralsatz – «Das Übel, an dem ich leide, ist gräßlich: zu leben» – er schon in die jetzt aufgefundenen frühen Mallarmé-Studien aufnimmt. Ähnlich Flaubert wollte ja auch Mallarmé Voyeur sein, Frau unter Frauen – und wollte jede wirkliche Erfahrung wegfiltern: «L'absolu c'est le Moi pur.» Sartre erläutert das: «L'impératif catégorique du poète c'est le devoir qu'il s'impose de se créer un Moi pur par L'œuvre poétique.»

In seiner früheren Mallarmé-Studie – in Band IX der «Situations» und 1966 als Vorwort einer Mallarmé-Ausgabe erschienen – ist Sartre dieser sonderbaren Dialektik aus Tod (Selbstmord) und schöpferischem Akt noch präziser nachgegangen. Er nennt Mallarmés Schöpfertum, vom ersten Gedicht an, eine Ausgeburt des Hasses auf die eigene Geburt, eine «récréation» um sich zu vergewissern, daß man existiert; unter diesem Zwang liegt tiefe Verzweiflung, liegt die Gewißheit, «der Mensch ist ein unmöglicher Traum». Daher der theologische Impuls – Gott ist tot, der Poet rückt an seine Stelle, *seine* Schöpfung gilt jetzt, und sie entsteht aus dem Nichts; ist geformte pure Materie. Der Mensch ist so zufällig wie der Zufall selber, daher er Wolf unter Wölfen ist – vom Beginn seiner «absichtslosen Herstellung» bis zum Ende. Die einzige Freiheit ist die, dieses Ende selbst herbeizuführen. Das Gesetz des möglichen Selbstmords wird zur notwendigen Gesetzmäßigkeit des wahren Kunstwerks; seine Kraft und Schönheit ist die Kraft und Herrlichkeit der Zerstörung. Ihre Feier ist die Feier der Kunst. Form als Möglichkeit, die Auflösung zu kristallisieren.

Daß man sich nicht umbringt, ist bereits hochmütiges Spiel. Man möchte verlautbaren lassen wie in Gides «Les Faux-Monnayeurs»: «Seit Mittwoch abend hat Monsieur de la Pérouse es eingestellt, zu leben» – aber man möchte den Tod, den Tod von eigner Hand auch, dennoch als ständiges Element des Lebens beibehalten; denn das ist die viel unheimlichere Konsequenz einer Existenz, die als permanente nihilistische Aktion entworfen wird: den eigenen Tod aufschieben, das heißt, sich selber jeden Tag neu erschaffen. Statt Selbstmord Selbstschöpfung. Es ist das perfekteste Kunstwerk.

Traum und Vernunft

Louis Aragon

Lenin wohnte in der Spiegelgasse Nr. 12. In derselben Zürcher Straße, Nr. 1, war das Cabaret Voltaire, Heimstätte des Dadaismus. Die später gegebene Definition Tristan Tzaras «Dada war die Gestaltung meines Degouts», faßt in einem Satz zusammen, was Dada wollte: Protest. Es gehört zu den sonderbaren Zufällen der Geschichte, daß Revolte und Revolution so benachbart wohnten; doch die Berührung blieb zufällig – Lenin und seine Frau Krupskaja trafen sich allenfalls zu gelegentlichem Schachspiel mit den Dadaisten im Café Terrasse. Ein Conférencier, der sich auszog, ein Gedicht Aragons mit dem Titel «Suicide», das das Alphabet wiedergab, oder das Poem «Douleur en cage Dada à la nage» von Tristan Tzara, das aus einem aufgeklebten Busfahrschein bestand, waren die Sensationen des Cabaret Voltaire. Die revolutionären Ereignisse der Epoche, Karl Liebknechts Rede gegen die Kriegskredite im Reichstag oder, im März 1917, das Ende des Zarismus in Rußland, blieben dort ohne Echo; Konferenzen und Ausstellungen abstrakter Kunst erschütterten diese kleine Welt, nicht der Matrosenaufstand von Kiel am 3. November 1918 oder Wilhelm II. Flucht nach Holland.

Hugo Ball, Hans Arp, Richard Huelsenbeck hatten 1916 das Zeichen zum Aufbruch gegeben – der Streit, wer der eigentliche «Erfinder» des Dada war, dauert bis heute an –, aber es war ein Aufbruch ins Nirgendwo; Tzara proklamierte den Bruch der Kunst mit der Logik, das 3. Heft der Revue «Dada» erschien im März 1919 – nach der deutschen Revolution, von der man nicht Kenntnis nahm –, und Aragon, Breton, Eluard, Soupault verkündeten im Stakkato: «Es ist noch eine große Arbeit der Destruktion, des Negativen zu vollenden … Mehr Maler, mehr

Literaten, mehr Musiker, mehr Bildhauer, mehr Religion, mehr Republikaner, mehr Royalisten, mehr Imperialisten, mehr Anarchisten, mehr Sozialisten, mehr Bolschewiken, mehr Politiker, mehr Proletarier, mehr Demokraten, mehr Armee, mehr Polizei, mehr Vaterländer – genug von all diesem Unsinn. Mehr nichts, mehr nichts, nichts, nichts, nichts, nichts. Auf diese Weise hoffen wir, daß das Neue, das wieder dasselbe sein wird wie das, was wir ablehnen, weniger chaotisch, weniger grotesk wird.»

Nun, chaotisch und grotesk waren diese Manifestationen selbst, politisch vor allem, aber auch künstlerisch. Es war Aragon, der bald vom Dada sagte: «Das erste D meines Lebens hieß doute – Zweifel.»

Für den 22jährigen Louis Aragon bedeutete die kurze Periode des Dada das notwendige, radikale Zerbrechen der Konventionen, den Ausbruch aus dem eigenen Koordinatensystem. Alles sollte neu geschaffen, Sprach- und Denkformen sollten von der Tradition befreit werden. Die Sprache war nicht mehr Mittel zu einem Zweck, sondern ein eigenes Wesen; das Wort war vor dem Gedanken, es schuf sich seine unmittelbaren Beziehungen selber. Francis Ponge formulierte diese Revolution der Sprache; er empfahl jedem, die innere Falltür zu öffnen, eine «Reise in die Dichte der Wörter». Doch hier ist schon die Wende spürbar: die konsequente Aufhebung der Zusammenhänge erschafft wieder Zusammenhänge. Literatur zerstören heißt, neue Literatur hervorbringen. Der Begriff Revolutionär setzt den Begriff Konstrukteur voraus, wie Sartre einmal schrieb. Aragon und seine Freunde in Paris – Breton, Eluard, Soupault und Tzara – bildeten eine neue, fast programmatische Literaturgruppe: die Surrealisten. Er selber sagte später von diesem Abenteuer zwischen Traum und Wirklichkeit: «Der Surrealismus ist für die, die ihn ernst nehmen, der fast verzweifelte Versuch gewesen, die Negation des Dada zu überwinden und, quasi über ihn hinweg, eine neue Realität zu bauen.»

Aragon versucht, im Surrealismus zu neuen Wirklichkeiten zu gelangen; der Begriff, den Apollinaire erstmals im Vorwort zu seinem Stück «Les Mamelles de Tirésias» prägt, ist Chance und zugleich Gebot: jenseits des Bildes soll ein Abbild geschaffen werden, aus der großen Nacht der Worte entsteht das Neue im realen Ablauf des Denkens und der Sprache. Aragon, dessen 1924 in der Zeitschrift *Commèrc* erschienener Text «Une Vague des Rèves» die Charta des Surrealismus genannt werden darf, beginnt als erster über System und Funktion der «écriture automatique» nachzudenken. Er sieht im Surrealen die Synthese aus dem Realen und seinem eigentlichen Gegensatz, dem Irrealen. Dieses Denkschema erinnert an Hegel; gerade aus dieser Zeit, 1924, ist ein Brief Aragons an Jacques Doucet erhalten, in dem er von Ferien an der See berichtet und davon, daß er Schelling und Hegel liest.

Für den Dichter Aragon wird der Surrealismus eine höchst bedeutsame Durchgangsstation; er sieht, daß Schreiben eine Form des Denkens, mehr noch, eine Form des Lebens ist: ich schreibe, also bin ich. Das Wort zur Sonde; neue, andere Schichten der menschlichen Existenz sollen ergründet werden, der Traum wird zum Vehikel der Erkenntnis. In jener «scandalösesten Zeitschrift der Welt», die Pierre Naville und Benjamin Péret unter dem Titel «La Révolution Surréaliste» herausgaben (übrigens in einer erzkatholischen Druckerei in Alençon in der Normandie herstellen ließen), nahm Pierre Reverdys Aufsatz über den Traum einen zentralen Platz ein: «Meines Erachtens ist der Traum nicht das gerade Gegenteil des Denkens. Was ich von ihm weiß, läßt mich glauben, daß er überhaupt nur eine ungebundenere, aufgelöstere Erscheinungsform des Denkens ist. Träumen und Denken sind zwei unterschiedliche Aspekte eines und desselben Vermögens: Rückseite und Vorderseite. Der Traum ist jene Erscheinungsform, deren Netzwerk verwickelter, aber lokkerer gewoben – das Denken, jene andere, in der das Gewebe geordneter, aber dichter ist.»

Aragon ist sich bereits bewußt, daß das Wunderbare – wie der Humor – vor allem Waffe ist gegen eine hassenswerte Realität. In seinem das Prinzip der Montage und der Collage verteidigenden Essay «La Peinture au défi», einem Katalog-Text für eine Ausstellung von Collagen, in der erstmals Werke von Arp, Braque, Dali, Duchamp, Max Ernst, Mirò, Picabia und Picasso gezeigt wurden, schreibt er: «Die Beziehung, die aus der Verneinung des Realen durch das Wunderbare entsteht, ist wesentlich moralisch zu werten, und das Wunderbare ist immer die Vergegenständlichung eines moralischen Symbols, das gegen die Moral der Welt gesetzt ist...»

Eines der Schlüsselwörter des Surrealismus lautet «Bedeutung», und Aragons Entwicklung im Surrealismus ist eng verbunden mit der Verarbeitung dieses Begriffs, den die Surrealisten von Husserl übernahmen. Immer wird Aragon «unterwegs» sein, wird er versuchen, die Bedeutung des Individuums in der Gesellschaft zu fassen, zu erfassen. Seine politische und philosophische Entwicklung ist ein streng gegliederter künstlerischer Reifeprozeß, den er erfährt und zugleich wahrnimmt, das heißt: im Wort fixiert. Die Periode des subjektiven Idealismus, des Dada, war eine notwendige Befreiung; die Zeit des objektiven Idealismus, des Surrealismus nämlich, stand bereits unter dem Leitwort «signification». Aragon wollte sich «in Beziehung setzen» zu neuer, tragender Realität, was ihm freilich erst viel später, in der dritten Phase seiner Entwicklung, gelingen sollte: in der Phase des dialektischen Materialismus. Rimbauds Wort «changer la vie» bekam mehr und mehr Gewicht für Aragon. Der Aufbruch ins Unbekannte, Überreale, hatte ihn in die Nachbarschaft der deutschen Romantiker geführt, hatte ihn Reverdy und Coleridge entdecken lassen – vor allem aber die Labyrinthe Lautréamonts und Rimbauds; doch das Absurde des Surrealismus hatte nichts zu tun mit dem Absurden des Albert Camus: es ist nicht ein Prinzip der Endgültigkeit, ohne Aussicht und Hoffnung, sondern es ist eine Meditation, ein Prinzip des Transitorischen; es zeigt zwar die Bedeutungslosigkeit überkommener moralischer und ästhetischer Kategorien, enthält jedoch auch die Chance, neue Kategorien zu formen.

Der Surrealismus ist nicht ein Schlußstrich, sondern ein Versuch einer neuen Grammatik gewesen. Seine präzise Definition gab 1924 Breton – Mediziner wie Aragon, beide lernten sich im Pariser Militärhospital Valde-Grâce kennen –, und unter dieser Proklamation stand als erster Name der von Louis Aragon: «Surrealismus: reiner psychischer Automatismus, durch den man entweder wörtlich oder geschrieben oder auf irgendeine andere Weise das reale Funktionieren des Denkens auszudrükken versucht. Diktiert vom Denken, ohne jede Kontrolle der Vernunft und ohne jeden moralischen oder ästhetischen Vorbehalt. Der Surrealismus glaubt an eine Über-Realität, beginnend bei bestimmten Assoziationsformen, die bisher vernachlässigt wurden bis zur Allmacht des Traumes oder dem interesselosen Spiel der Gedanken. Er will endgültig alle anderen psychischen Mechanismen zerstören und sich an ihre Stelle setzen, um die grundsätzlichen Probleme des Lebens zu lösen.»

Aragon war inzwischen freilich schon zum Häretiker geworden. Als 1925 in der Rue de Grenelle Nr. 15 eine «Auberge pour les idées inclassables» eröffnet wurde, war er nicht mehr dabei. Hatte er herausgefunden, daß Traum eine andere Form des Erinnerns ist? Der vom Surrealismus betonte Primat der Idee über das Wort konnte weitergeführt werden: Ist der Gedanke vor seiner Formulierung da, wird etwas Existentes, Gedachtes nur durch das Wort artikuliert? Die konsequente Verlängerung einer der Hauptthesen des Surrealismus konnte zu ihrer Aufhebung führen: das Wort wäre, so verstanden, nicht mehr Schöpfer einer neuen Realität, sondern nur Vermittler, Interpret. Aragon entfernte sich mehr und mehr von Theorie und Praxis der automatischen Schreibweise. Der Titel seiner 1924, vor einem zweijährigen Schweigen veröffentlichten Gedichtsammlung scheint das anzudeuten: «Le Mouvement perpétuel».

Doch zuvor sind zwei seiner wichtigsten Romane erschienen, der in den Jahren zwischen 1918 und 1920 entstandene parodistische Bildungsroman «Anicet ou le panorama», in dem die Freunde Breton und Valéry, Max Jacob und Picasso, Cocteau und Chaplin auftauchen; von denen Aragon sagt «der Autor wollte nicht Picasso oder Chaplin auf die Bühne bringen, sondern sich ihrer wie eines Gemeinplatzes bedienen... Meine Gestalten waren für mich keine Symbole, sondern die Kasperlefiguren meiner Ideen». Man nannte ihn den «authentischen Roman der Gruppe», sein Motto stammte von Tristan Tzara, «Systemlosigkeit ist auch ein System, aber das sympathischste», und Aragon interpretierte das Buch in seinem ein halbes Menschenalter später, 1964, geschriebenen Vorwort:

«Anicet ou le panorama, Roman – das letzte Wort dieses Titels wurde in einigen Ausgaben ohne meine Einwilligung amputiert – erschien im Verlag der N. R. F. im letzten Quartal des Jahres 1920 (mit der Jahreszahl 1921) auf Empfehlung André Gides. Es gibt dazu einen ‹Schlüssel›, den ich für das Exemplar eines Bibliophilen (und auf dessen Wunsch) Ende September 1930 verfaßte. Ich lese ihn nicht ohne Erstaunen wieder durch: es handelt sich um ein richtiges Gespinst von Lügen, die sich teils aus der Verwechslung von Erinnerungen erklären, teils aber beabsichtigt sind. Ich habe hier Gelegenheit, mich offen darüber auszusprechen; denn wenn dieser Text auch geheim geblieben ist, so wird man sich seiner doch eines Tages in der Literaturgeschichte bedienen. Besser ist es, die Wahrheit wieder herzustellen. Die paar Sous, die mir für den Schlüssel, den falschen Schlüssel, bezahlt wurden, brauchte ich wahrscheinlich für jene Reise, die ich damals mit Elsa unternehmen wollte und die bekanntlich eine Wende in meinem Leben bedeutete...

So stimmt es nicht, daß der Roman im November 1918 in Ludwigsfeste oder Fort-Louis, im Elsaß, begonnen und im Februar oder März 1920 in Paris beendet wurde, oder daß der Anfang ohne Ahnung, daß es ein Roman werden würde, niedergeschrieben wurde, nur, um mir die Langeweile zu vertreiben, in die mich die Überschwemmungen des Rheins versetzten. In Wirklichkeit finde ich in den Briefen eines damaligen Freundes unter dem Datum von Allerheiligen 1918 (also gerade nach meinem zehntägigen Urlaub) eine sehr deutliche Anspielung auf das vierte Anicet-Kapitel. Diese vier Kapitel waren also damals bereits abgeschlossen, da ich sie ja im Urlaub hergezeigt hatte. Warum also die Lüge?

Im Herbst 1930 respektierte ich noch die Vorurteile meines Milieus, und es wäre mir unangenehm gewesen, hätte ich sagen müssen, daß ich, wie es den Tatsachen entsprach, mit der Niederschrift von Anicet im September 1918 auf dem Chemin des Dames oder zumindest vor dem Chemin des Dames begonnen hatte – alles, was mit ehemaligem Frontkämpfertum zusammenhing, war bei uns ungern gesehen –, und die Versicherung: ohne Ahnung, daß es ein Roman würde, ist von der gleichen Art; einen Roman schreiben zu wollen, erschien uns nicht weniger geschmacklos als die Croix de guerre, deren ich mich schämen mußte.»

Diesem Buch folgte 1924 «Le Libertinage» – eine Prosa wie die Titel von Miró-Bildern: präzise und wuchernd, voller haarfeiner Detailbesessenheit und voller ausschweifender Phantastik dabei, ein kalligraphisches Meisterwerk, weit mehr als ein obsoletes Frühwerk – Quelle und Nährboden des Raffinessenspiels seiner großen Prosa bis heute. In jenem «Anicet»-Vorwort hatte Aragon ja schon geschrieben, daß mit genauem Blick man sehen müßte, wie in allem, was er je geschrieben, «diese Wiederaufnahmen dem Anschein zum Trotz zu einem ganz bewußten System gehören, das sich mit dem realistischen Bewußtsein in meinen Büchern entwickelt». Aragon spricht von den «Vermählungen» seiner Bücher; und damit sind keineswegs lediglich variierte Themen und Metaphern gemeint – etwa die Passagen, die in «Anicet» auftauchen wie im «Paysan de Paris» oder in den «Beaux Quartiers» und die bekanntlich Benjamins Passagenarbeiten beeinflußten –; es geht um das verändernde Beibehalten von Motiven. Um Fugen, gleichsam. Jener hier erstveröffentlichte Text etwa, den er noch mit dem Pseudonym Pierre Cèpe signierte und dessen Lektüre Apollinaire veranlaßte, den Verfasser um eine Rezension seines «Les Mamelles de Tirésias» zu bitten (das wurde Aragons erster publizierter Text), diese Überlegung über die «Ästhetik des Geschmacklosen» ist dem Buch ebenso vermählt, wie eben «Anicet» und sein pseudo-objektiver Innenwelt-Dialog hier nun beantwortet werden:

«Ich wollte hier den Mechanismus des Romanschaffens demonstrieren, ausgehend von einer der Wirklichkeit entnommenen Gegebenheit: es ging darum, eine innere Debatte aufzuspalten und sie auf verschiedene Gestalten zu verteilen (zum ersten Male schrieb ich eine Erzählung in der ersten Person, gleichsam in Opposition zu den konventionellen Erzählungen in ‹Anicet›, wobei diesmal der Vortragende keinen Gesprächspartner hatte).»

Es ist, um in Aragons Literaturwelt zu bleiben, der «Jacques le Fataliste» nach «Le Neveu de Monsieur Rameau». Ist also der Versuch, Erfahrungen der *Außenwelt* vorzuführen, Ableitungen herzustellen, Abläufe. Wir haben es mit Aragons erstem deutlichen Versuch zu tun, die Wirklichkeit als eigene kreative Kraft zu begreifen. Nicht mehr nur «selbstbestimmt», wie eines seiner berühmten Gedichte aus der Zeit sich nannte, in dem es heißt:

«Leben o lammfrommes Automobil
und der fröhlich-gefährliche Lauf vorneweg
Das Scheinwerferfeuer verbrennt mich»

Die Erzählstruktur des Buches weist diese Anstrengung deutlich aus: keine beliebigen Individuen, sondern begreifbares Ich; keine langen Berichte von Pseudo-Erlebnissen (wie im «Anicet»), sondern kleinste Erzähleinheiten, Deutungen von Geschehnissen wie die Texte zu Stummfilmsequenzen:

«Nach Sibirien verbannt

Zwei Tage später kam ein Brief: Madame de Noissent, Peter-der-Große-Straße 3, St. Petersburg: ‹Gnädige Frau, ich bin nach Sibirien verbannt. Serge Yorpanoff.› ‹Der Arme!› sagte Marie.

Zwei Tage später brach man nach Sibirien auf. ‹Das ist Moskau›, sagte Marie. ‹Das ist Irkutsk›, sagte Monsieur de Noissent, ‹wir müssen aussteigen.› ‹Ah›, sagte Victor. Man stieg aus.

Man nahm die Postkutsche nach Strietensky. Man fuhr ab und war auf dem Wege nach Strietensky.»

Das dünnt zwar gelegentlich zum Lakoniegerinnsel aus – bleibt aber immer gerichtet auf Realität, Umwelt, Außenwelt. Es ist gleichzeitig immer jene apollinairesche Abwehr literarischer Banalität, die man in Anatole France' Satz «um fünf Uhr verließ die Marquise das Haus» so verabscheute. Die Anstrengung der Wörter, alten Sinn und gewohntes Gesicht zu verlieren, das Herstellen von Sätzen wie «Die Fuchsien haben mir wieder einmal Vorschläge gemacht» oder «Ich würde gern farbige Frauen essen» ist so gut Abbruch wie Aufbruch. Aragons «Antwortsätze» à la «Der Klempner ist gekommen, um den Ausguß in der Küche zu reparieren» reichten vielleicht nicht aus. Aber ein längerer Prosateil: Das zentrale Kapitel ist wohl nicht, wie oft mißverstanden, «Die Französin»; denn Aragons Libertinage oder Ausschweifung ist eben nicht «die». Das zentrale Kapitel ist vielmehr die André Breton, dem damaligen Freund und prospektiven Mitautor gewidmete Passage «Madame steigt in ihren Turm hinauf». Diese Matisse ist fraglos Gegenentwurf zu jenem phantasmagorischen Geschöpf Mirabelle aus «Anicet»: nicht Weib, nicht große Hure, gar Kokotte – die neue Schönheit sollte «ergriffen» werden. Nur, daß die Jagd der Panorama-Figuren des ersten Buches nach einem unfaßbaren Wesen hier eingelöst wird durch das Porträt eines lebendigen Wesens:

«Es wird eine Frau namens Matisse erfunden. Sicherlich bildet sich diese Gestalt in mir parallel zu der Mirabelles; Matisse ist nicht eigentlich die erste Verkörperung der *modernen Schönheit,* aber sie ist gleichsam ein anderer Probedruck dieser Schönheit, den ich, als Kapitel VI von ‹Anicet› schon begonnen war, nach einer Reflexion über das abstrakte Bild, das ich dort von dieser Schönheit gegeben hatte, abzog. Insofern bereitete Matisse die spätere Entwicklung vor und kündigt sie bereits an.»

Die spätere Entwicklung – das ist bei Aragon nie verleugnerisches Mißkennen von Früherem; nicht Abkehr vom einst geliebten Himmel der Jarry, Rimbaud, Lautréamont; sogar die Widmung für den späteren Erzfeind Pierre Drieu La Rochelle wurde in der Neuauflage beibehalten. Aber das Buch kennzeichnet eine Zäsur im Werk Aragons: vor dem neuen Beginn liegt der Selbstmordversuch in Venedig, die Vernichtung des großen Romans «La Défense de l'infini» in Madrid, und «endlich kamen die Zeiten von Dir», die Begegnung mit Elsa Triolet. Dieser Roman des Surrealisten Aragon zeigt bereits sein zielloses, aber kraftvolles Unbehagen, zeigt die Konsequenz, die zur «Monde réel» führen mußte. Und zum Mißtrauen ihr gegenüber. Daß ein Jahrzehnte später, 1967 erschienener Roman nicht Recherche sein will, nicht vom Erinnern spricht, sondern vom *Vergessen* – «Blanche ou l'oubli» –, ist so wenig Zufall wie dessen epischer Duktus: eine narrative Reflexion über eben jenen Autor, an dessen Großporträt Antipode Sartre zur selben Zeit arbeitet, Flaubert, und dessen berühmtestem Buch Aragon huldigt; der ersten «lügnerischen» Zeile zumal, die ihm jene konkrete Phantasie zu sein scheint, die er immer meinte: «Am 15. September 1840, gegen 6 Uhr früh ...». Diese große reflektorische Paraphrase von Flauberts «Education Sentimentale» ist nicht nur große Prosa, sondern auch großes Credo:

«Zu allen Zeiten haben Menschen meiner Art mit der Perspektive einer Utopie gelebt. In der Moderne braucht man die I-Tüpfelchen nicht mehr zu setzen. Aber früher ging es um Gott, das Paradies oder einfach die Güte. Diesen ganzen Raum zu durchmessen, der vom letzten Krieg bis zum Spanienkrieg reicht, ohne ein Wort von dem zu verlieren, was dort drüben passierte – ich meine in der UdSSR –, das könnte für eine Form des Vergessens gehalten werden.»

Ein weiter Bogen spannt sich von Aragons frühester Dichtung und ihrer Gebärde der ungestümen Zergliederung von Wirklichkeit zum Spätwerk, dessen noch immer schier unfaßliche Spannkraft vom Gestus der Warnung, gar Weigerung geprägt ist; beides verdankt sich einander. In einem von Aragons letzten Gedichten heißt es:

> «Als ich noch jung, erzählte man vom Sieg der Engel,
> dieser nahen Wende.
> Darauf, nur darauf war bis jetzt im Alter
> ganz mein Glaube eingestellt.
> Für junge Leute ist die Zeit nur eine Locke,
> die vor ihre Augen fällt,
> doch was den Greisen bleibt, zu kurz und schwer
> ist es, als daß der Wind es für sie ändern könnte.»

Doch wir sind vorangeeilt, haben uns von jener «Vermählung» seiner Bücher verführen lassen. Noch halten wir im Jahre 1925, bei seiner Gedichtsammlung «Le Mouvement perpétuel».

Die folgenden Jahre hat Aragon selber als die entscheidenden seines Lebens bezeichnet. Es ist keine Metamorphose, die er durchmacht, sondern eine Entwicklung nach dem Gesetz, nach dem er angetreten ist. Aragon lernt die Schriften von Karl Marx kennen. Als im April 1925 der marokkanische Krieg ausbricht und Abd el Krim im Rif-Massiv den Widerstand organisiert, erscheint zum ersten Male ein Manifest der Surrealisten zu einem politisch aktuellen Anlaß – formuliert von Henri Barbusse und Louis Aragon. Die Gruppe der Surrealisten verstand sich nicht länger als Literatenvereinigung; in einer «Erklärung» vom 27. Januar 1925 hatte sie ein militant außerliterarisches Selbstverständnis artikuliert:

«1. Mit der Literatur haben wir nichts zu schaffen. Wir sind aber sehr wohl imstande, uns notfalls ihrer genauso zu bedienen, wie die anderen das tun.

2. Der Surrealismus ist kein neuartiges oder leichter zu handhabendes Ausdrucksmittel und auch keineswegs eine Metaphysik der Dichtkunst. Er ist ein Mittel zur totalen Befreiung des Geistes und alles dessen, was Geistigem ähnelt.

3. Wir sind fest entschlossen, eine Revolution herbeizuführen.

4. Wir haben das Wort Surrealismus nur so eng mit dem Wort Revolution zusammengebracht, um deutlicher zeigen zu können, wie wenig diese Revolution eigennützige Zwecke verfolgt, wie weltabgewandt, irdischen Gütern gegenüber gleichgültig, ja eigentlich verzweifelt und hoffnungslos sie ist.

5. Wir geben nicht vor, auch nur das geringste an den falschen Anschauungen der Menschen ändern zu wollen. Wir gedenken aber, ihnen zu zeigen, wie leicht diese zu erschüttern wären und auf was für schwankem Grund, auf welch einsturzgefährdeten Hohlräumen sie ihre Kartenhäuser errichtet haben.

6. In aller Form warnen wir die menschliche Gesellschaft. Sie soll sich hüten, vom Weg abzukommen, und die Fehlleistungen ihres Geistes soll sie erkennen, denn unserer Kritik wird keine ihrer Schwächen verborgen bleiben. ...

7. Wir sind Spezialisten der Revolte. Es gibt kein Mittel der Aktion, das wir nicht notfalls anzuwenden wüßten. ...

Der Surrealismus ist keine dichterische Form. Er ist ein Aufschrei des zu sich selbst kommenden Geistes und fest entschlossen, mit Verbissenheit zu zermalmen, was sich ihm in den Weg stellt. Und das notfalls nicht mit geistigen Waffen, sondern mit handfesten Hämmern.»

Diesem Programm folgend, hatte die Gruppe – argwöhnend, Aragon habe sich zu sehr zum Literarischen verführen lassen – die Vollendung des dreibändigen Romans, für den schon Vertrag gemacht war, unterbunden. Die kollektive Intoleranz gab sich den deutschen Namen «Bund». Drei Jahre wurde kein Gedicht von Aragon gedruckt. Ein Romanentwurf aus dieser Zeit mit dem bezeichnenden Titel «La Défense de l'infini» wurde 1928 vernichtet. Gleichzeitig entstand sein André Masson gewidmetes Buch «Le Paysan de Paris», Impressionen, aufgezeichnet zwischen schwatzenden Gästen des «Certâ», «Grillon» und der Opernpassage. Das Buch, zuerst in Philippe Soupaults Zeitschrift «Revue Européene» abgedruckt, ist in vielerlei Hinsicht bemerkenswert – für den Autor fixierter Moment der Veränderung, für die Geschichte der Literatur Sammelbecken und Energiekern von Einflüssen. Aragon, mit diesem Buch am Extrempunkt eines literarischen wie ideologischen Idealismus angekommen, sagte zu Roger Garaudy: «Dieses Buch hat für mich eine höchst präzise Bedeutung in seinem letzten Teil. ‹Der Traum des Bauern› wird, mit den Mitteln des Idealismus bis hinein in die Schreibweise, als Schachfeld des Idealismus gezeigt – ich komme nicht darüber hinaus. Aber das Ende des Buches ist die Verdammung des Idealismus.»

Womit also haben wir es zu tun? Ein Jahr nach Dos Passos' «Manhattan Transfer», drei Jahre vor Döblins «Alexanderplatz» (im Jahre 1926 erschien Döblins Essayband «Das Ich über der Natur») und sechs Jahre nach jenem Gründungskongreß der KPF in Tours, an dem Clara Zetkin teilnahm und der in Aragons späterem Roman «Les Cloches de Bâle» eine Rolle spielen sollte, 1926 also erschien dieser Hymnus auf eine neue Natur, wurde das Feld des Bauern vom Lande in die Stadt verwiesen, konnte die Stadt – mehr noch: eine Passage – als «strategischer Punkt» im Sinne von Bretons Boulevard Bonne-Nouvelle fixiert werden. Die berühmte «Passage de l'Opéra», heute vom alles verschlingenden Boulevard Haussmann vernichtet, ist Spiel- und Kraftfeld für Aragons neuen Mythos. Die aquariumhaft unwirkliche Straße ist für Aragon signifikant – nicht Passage, nicht Durchgang, sondern ein Ort zum Verweilen –, Friseurläden und Cafés, kleine Nutten, «Massagesalons» und Buchgeschäfte. Statt Vagheit und Traum Bilder aus präzisem Detail; das Gegenteil der «écriture automatique» – Aragon bricht auf der Höhe seiner surrealistischen Imagination deren Gesetze. Hier werden bewußt, fast naturalistisch, verifizierbare Fixpunkte gesetzt – und aus ihnen schließlich «Zustandsbilder» (nicht fließende Impressionen) gefiltert. Mit anderen Worten: nicht der flüchtige Eindruck der Passanten wird bildhaft gemacht (Walter Benjamin hat zwei Jahre später der «Passage» seine «Einbahnstraße» entgegengesetzt), sondern ein sozialer Befund verdeutlicht. Aragons Buch ist der Versuch zu neuer Mythologie: deutlich und bedeutend und Deutung sind im Sinne des surrealistischen Zentralbegriffs Signifikanz hier parallele Schlüsselwörter. Wir erinnern uns jener Müllstrom-«Passage des Bérésinas», in die die Familie Destouches zog, deren Chronist Céline sie dann in «Mort à credit» festhielt; ein neuer Mythos entstand da nicht.

Aragons «Paysan de Paris» ist ein Exempel für die Kraft der Sinnlichkeit. Nach fettgedruckten Plakatanschlägen und Zeitungsnotizen – erinnernd an seine berühmten Gedicht-Collagen – und nach einem Gespräch, in dem der Mensch sich mit seinen Eigenschaften unterhält – Wille, Sensibilität, Intelligenz –, folgt eine «Rede an die Phantasie»; sie klingt wie eine Vorwegnahme des großen Mai-Slogans «L'Imagination au pouvoir»: «Heute bringe ich euch ein Rauschgift, das von den Grenzen des Bewußtseins, dem Rande des Abgrunds kommt. Was habt ihr in den Drogen bisher anderes gesucht als ein Gefühl von Macht, schöne Selbstherrlichkeit und die freie Entfaltung eurer Fähigkeiten im Leeren? Das Mittel, das euch zu bieten ich die Ehre habe, verhilft euch zu alledem, verschafft euch auch ungeahnte, immense Vorteile, es übertrifft eure Wünsche, erweckt sie und läßt euch neue verrückte Wünsche haben; aber seid euch darüber im klaren: die diesen Zaubertrank des Absoluten in Umlauf bringen, sind Gegner der Ordnung. Sie verabreichen ihn heimlich unter den Augen der Ordnungshüter in Form von Büchern und Gedichten. Unter dem Vorwand, es handle sich lediglich um Literatur, können sie euch dieses verderbliche Ferment, dessen

Gebrauch publik zu machen höchste Zeit ist, zu einem Spottpreis abgeben. Dies hier ist der Geist in Flaschen, die Poesie in Barren. Kauft, Leute, kauft die Verdammnis eurer Seele, richtet euch zugrunde, hier habt ihr das Material, das den Geist zum Scheitern bringt. Ich verkünde der Welt die hehre Botschaft: soeben ist uns ein neues Laster entstanden, ein Taumel mehr ist dem Menschen gegeben: der *Surrealismus,* Sohn des Wahnsinns und der Finsternis. Hereinspaziert, hier werden augenblicklich neue Reiche erschlossen. ... Dieses Laster, genannt *Surrealismus,* besteht in dem unmäßigen und leidenschaftlichen Gebrauch des Rauschgiftes *Bild* oder vielmehr in der unkontrollierten Beschwörung des Bildes um seiner selbst willen und daß es im Darstellungsbereich unvorhersehbare Umwälzungen und Metamorphosen bewirkt: denn jedes Bild zwingt euch immer wieder von neuem, das ganze Universum zu revidieren. Und jeder Mensch ist aufgefordert, ein Bild zu finden, das das ganze Universum abschafft.»

Dieses hymnische Experiment, neue Realität, Schönheit und Chance in dem zu sehen, was Bataille meinte, als er eine Zeitschrift «Acéphalé» nannte, war zugleich Aragons erster umfassender Versuch, zu einer neuen, progressiven Mythologie zu kommen: «Ich hatte nicht begriffen, daß der Mythos die Bahn des Bewußtseins, sein Förderband ist.» Der letzte große Part seines Buches, der «Traum des Bauern», ist eine Attacke gegen die Logik als «Wissenschaft vom Sein» und eine Neubestimmung der Metaphysik. Aragon sieht in dieser neuen Metaphysik die Möglichkeit, Konkretes zu erkennen – «die konkrete Welt», von der er sagt, sie sei den Passanten verschlossen. Eines Tages aber wird dieser Begriff ins Allgemeine transponiert sein – der große Romanzyklus heißt «Le Monde réel». Im autobiographischen Poem «Le roman inachevé», 30 Jahre nach dem «Paysan de Paris», wird der Abschied vom Surrealismus festgehalten:

«Hier beginnt die große Nacht der Worte.
Hier trennt sich der Name von dem was er nennt.»

Aragons Leben, weitgespannt, umfassend die Wege und Irrläufe des Dichters und Parteigängers, des Theoretikers und Antiideologen, ist in nuce vorgeformt in diesem Buch, an dessen Eingang es heißt: «Ich will mir Irrtümer meiner Finger und meiner Augen nicht länger untersagen.» Kein Zufall, daß er diesen Gedanken im Vorwort für die 1961 bei Gallimard gedruckte Neuauflage aufnimmt und seine Leser nahezu beschwört, zu begreifen, daß das Gesicht des Irrtums und das der Wahrheit kaum unterschieden seien, daß, wenn zwischen der Imagination der Vernunft und der der Sinne zu unterscheiden ist, nur der handelt, wer letztere wählt. 1929 erschien sein erstes Buch nach dieser Pause: «La Grande Gaité». Aragon war 1927 in die Kommunistische Partei eingetreten. Aber Handeln und Wahl blieben zwiespältig. Die große Fröhlichkeit war die ironische Variante einer spöttischen Traurigkeit; Paris blieb «die Wüste Gobi», und sein Kontakt zu Menschen blieb der des Horazschen «odi profanum»:

> «Ich mag die Leute nicht, ich sage euch
> Ich mag die Leute nicht, weil sie
> So furchtbar borniert und dumm sind
> Weil sie zu Zeiten, die ihnen ihre Eltern vorschreiben
> Zu Mittag und Abend essen
> Weil sie ins Theater gehen in die Schule.»

Der Sommer 1928 brachte den Tiefpunkt mit jenem Selbstmordversuch in Venedig – «noch geringe Zeit, und es war so weit, daß das Sterben kam». Dieses Datum fiel jedoch fast mit einem zweiten zusammen, das zum Wendepunkt für ihn werden sollte, der Abend des 6. November 1928: «Es war in einem jener kleinen Cafés am Montparnasse, wo ich wie viele andere einen Herbstabend verbrachte, und das Licht flimmerte und Frauen promenierten und ein kleiner weißer Hund spielte mit einem kleinen schwarzen Hund auf der Bank. Plötzlich rief mich jemand beim Namen: ‹Der Dichter Wladimir Majakowskij bittet Sie, sich zu ihm zu setzen . . .›. Am nächsten Tag, etwas später, das Café war schon fast leer, traf ich Elsa Triolet wieder. Seit damals haben wir uns nicht wieder getrennt.»

Die Begegnung in der Coupole mit Majakowskijs Schwägerin Elsa Triolet, Schriftstellerin und Goncourt-Preisträgerin, veränderte Aragons Leben von Grund auf. (Ob der aus demselben Jahr datierte, in nur wenigen Exemplaren anonym erschienene pornographische Roman «Le Con d'Irène» tatsächlich von Aragon stammt, ist bis heute umstritten; er wurde damals offensichtlich vom selben Drucker hergestellt wie Georges Batailles «L'Histoire de l'œil» und Max Ernsts «La Femme 100 Têtes»). Die Spannung zwischen Tradition und Aufbruch fand in seiner Liebe zu Elsa ihre Lösung – Elsa blieb stets Individuum, war aber auch stets mehr als nur eine Frau, nämlich Synonym für Treue, Bereitschaft und Kampf. So, wie im Gedicht Elsa zu Ma France wird – «je te salue, ma France» –, so wie diese Augen einer konkreten Frau, seiner Frau, gleichzeitig Sinnbilder sind für die Augen dieser Welt, für die Tränen Frankreichs, so vermag Aragon nun das Allgemeine nur im Besonderen zu finden. In einem kleinen Essay «Elsa», den er in den 1959 publizierten Band gesammelter Aufsätze «J'abats mon jeu» aufnahm, heißt es: «Wenn es auch hier und da vorkommt, daß in meinen Romanen eine positive Figur auftaucht, darf man dennoch keine davon als ‹positiven Helden› ansehen; mein ‹positiver Held› ist immer das Volk, nicht ein Mann oder eine Frau. Zum ersten Mal, mit ‹Elsa› habe ich ein Buch mit einem wahrhaft positiven Helden geschrieben.»

Der Magie des Wortes war Aragon seit den Tagen des Surrealismus sich stets bewußt, und er versuchte, dem einzelnen Wort mehr an Bedeutung abzugewinnen, als es «eigentlich» besitzt. Die Wirklichkeit ist ihm jetzt Experiment genug. Die möglichst präzise Beschreibung des Materiellen wird zur Poesie. Dabei gibt es kein spezifisch poetisches Material – alles, eine Eisenbahn, eine Kuh, ein Gummiball, kann dazu dienen. Oft sind seine Verszeilen modernen Bildunterschriften ähnlich, etwa denen Mirós: «Person, einen Stein nach dem Vogel werfend».

Für Aragon ist das durchaus nicht einmalige, äußerlich fast banale Sujet plötzlich einmalig: die Geliebte, der Krieg, die Oper oder der Apfel – es sind quasi von ihm neugeschaffene, unbedingte Gegenstände, Bildchiffren. Wir sahen, daß er schon im

Dada den Traum als Erinnerung begriff; jetzt, in den Jahren zwischen 1930 und 1940, in denen seine großen Gedichte entstanden, faßte Aragon den schöpferischen Prozeß so auf: in der menschlichen Erinnerung muß Resonanz geweckt werden, das allgemein Bekannte muß allgemein bewußt gemacht werden. Erst aus dieser Korrespondenz entsteht Poesie. Dort trifft sich das Gemeinsame, also Allgemeine mit dem Singulären.

So erreichte er das nahezu Unglaubliche: das individuelle Liebesgedicht, beinahe im Ton des Chanson de geste, wurde zum politischen Gedicht. Als 1942 «Les Yeux d'Elsa» erschien, erkannte Aragon die Möglichkeit des Mißverstehens und trug dem in einem ausführlichen Vorwort Rechnung. «Les Yeux d'Elsa» war nicht nur Huldigung an seine Frau, es war das Gedicht der Résistance.

Immer dann, wenn Aragon ein subjektives Grunderlebnis einerseits zur allgemeinen Erfahrung machen konnte, andererseits aber es zum Appell an sich selbst werden ließ, entstand bedeutende Literatur. Er hat später diesen «Appell an sich selbst» in seinem Meisterstück «La Semaine Sainte» formuliert und gerechtfertigt. Zum Gewissen der Nation wurde er bereits, als 1941 in dem Band «Le Crève-coeur» sein Gedicht «Les Lilas et les Roses» erschien. In Deutschland kann man schwerlich davon sprechen, ein Gedicht erobere die Liebe der Nation. In Frankreich, das sich nicht das Land der Dichter und Denker nennt, sind Nation und Literatur kaum Gegensätze. Als Hitlers Armeen über die Champs-Elysées marschierten, gab die Literatur dem Schweigen Stimme, und der Kommunist Louis Aragon war diese Stimme der Résistance. Es war derselbe General de Gaulle, der Jahre später die ihm nahegelegte Verhaftung des «Algerienprotestanten» Sartre mit den Worten ablehnte: «Mais non, Sartre – c'est aussi La France», der 1943 über Radio Algier Verse Aragons aus dem Gedicht «Plus belle que les armes» vorlas; und zum 20. Jahrestag der Befreiung wurde im Hof des Invalidendoms Aragons Gedicht «Les Lilas et les Roses» rezitiert. Dieses Gedicht ist ein exemplarischer Fall. Die Einfachheit der Zeilen ist vollkommen, die Chronik des Geschehens ist von bezwingender Melancholie. Nicht von ungefähr läßt das

Gedicht an Brecht denken – trotz einer anderen Kühle, einer anders behandelten Leidenschaft. In dem wiegenden Rhythmus des Kreuzreims ist der Klang des ganzen Gedichts von erhabenem, unheroischem Pathos, zeigt nicht reflektierende Resignation, sondern den Zustand der Nation: Trauer.

«O Mond der Blütenfülle Mond der Metamorphosen
Mai wolkenlos und Juni von scharfem Dolch durchwühlt
Nie werd ich dies vergessen den Flieder und die Rosen
und jene die der Frühling in seinem Schurz behielt

Nie werd ich dies vergessen die tragische Verblendung
den lauten Jubelzug das Volk die Sonne groß
die Panzer Belgiens Gaben und liebende Verschwendung
der Straße grellen Flimmer in summendem Getos
den Taumel des Triumphes voran ob Schlacht und Stürmen
das Blut das im Karmin der Küsse schon erglänzt
und jene Todgeweihten aufrecht in ihren Türmen
die ein berauschtes Volk mit Flieder rings umkränzt

Nie wird ich je vergessen die Gärten Frankreichs Fluren
wie strahlende Missale vergangner Alter glühn
der Abende Beklemmnis des Schweigens Rätselspuren
die Rosen längs des Weges den wir vorüberziehn
von Blüten ein Dementi den hetzenden Verirrten
den fliehenden Soldaten von Furcht dahingerafft
und grinsende Kanonen die tollen Räder schwirrten
so klägliche Touristen auf arger Wanderschaft

Doch weiß ich nicht warum der Bilder wilder Reigen
Mich immer neu zurückführt zum gleichen Aufenthalt
zu Saint-Marthe Ein General In schwarzen Zweigen
ein Haus der Normandie dahinter weit ein Wald
und alles schweigt Der Feind ruht sich im Dunkel aus
Den Abend sagten sie daß sich Paris ergab
O Flieder unvergessen und Rosen Strauß an Strauß
und meine beiden Lieben die ich verloren hab

Sträuße des ersten Tages   Flieder in Flandern Flieder
mit milden Schatten schminkt   der Tod die Wangen zu
und Sträuße ihr des Rückzugs   Rosen und Rosen wieder
wie ferne Feuerbrände   die Rosen von Anjou.»

Jahre später, im ersten Band seines Romans «Les Communistes», bekannte Aragon: «Mir scheint, ohne diese Verse geschrieben zu haben, ohne diesen meinen ständigen Glauben, ohne meine Weigerung unter Polizeiterror meinen Sinn für Menschenwürde zu verlieren, hätte ich nicht überlebt – nein, ich hätte nicht überlebt.» Bereits 1934 hatte er begonnen, diese «wirkliche Welt» in einem gigantischen Fresko zu bannen. «Le Monde réel» heißt der Romanzyklus, und sein Titel, den der Autor ihm erst nach Erscheinen des zweiten Bandes, «Les Beaux Quartiers», gab, ist ein Programm. «Ich mußte einen Haupttitel für den Zyklus finden, wenn ich an die endlosen Debatten dachte, die mein bisher so wolkiges Werk verursacht hatte. Als ich ‹Les Cloches de Bâle› beendet hatte, widmete ich diesen Roman und alles, was ich je schreiben werde, Elsa Triolet, der ich zu danken habe, was ich heute bin, und der ich zu danken habe, daß ich auf dem Grunde meiner Wolken jene ‹wirkliche Welt› finden durfte, die die Qual zu leben und zu sterben lohnt.»

Der erste Band, «Les Cloches de Bâle», entlehnt seinen Titel dem berühmten Sozialisten-Kongreß in Basel, und es nimmt nicht wunder, daß in seinem Mittelpunkt «die neue Frau», Clara Zetkin, steht. Dieser Roman ist der Auftakt zu dem großen, in der Tradition des «roman fleuve» auf dreißig Bände geplanten Zyklus vom Untergang des Bürgertums. Vollendet wurde dieses Balzacsche Unternehmen nicht: es blieb bei den vier Bänden «Les Cloches de Bâle», «Les Beaux Quartiers», «Les Voyageurs de l'impériale» und «Aurélien».

«Les Cloches de Bâle» sind kein Entwicklungsroman im Sinne des «Grünen Heinrich» und des «Zauberberg». Es gibt keinen Helden innerhalb einer auf Veränderung dieses Helden angelegten Umwelt. Allenfalls die Wandlung und Entwicklung des Autors Louis Aragon wird deutlich, der sich, 47jährig, daranmacht, aus der Perspektive des Jahres 1934 die Welt des aufbrechenden Sozialismus vor dem Ersten Weltkrieg darzustellen. Man vergegenwärtige sich: 1934. Hitler war seit einem Jahr an der Macht, in Paris waren die Straßen voll deutscher Emigranten, und die «Bibliothek der verbrannten Bücher» wurde eröffnet. Im selben Jahr, vom 17. August bis 1. September, tagte in Moskau jener berühmte Schriftstellerkongreß, auf dem Bucharin das «Irrationale» in der Poesie forderte und den «neuen Erotismus» nicht etwa verdammte, sondern in den sozialistischen Realismus mit einbezog. Es war auch auf diesem Kongreß, daß der «Genosse» André Malraux, später de Gaulles Kulturminister, eine sensationelle Rede hielt:

«Ist das Bild der Sowjetunion, wie es die sowjetische Literatur zeigt, richtig? Nur, was die äußeren Tatsachen betrifft. Nicht in Sachen der Ethik und Psychologie. Weil ihr das Vertrauen, das ihr allen entgegenbringt, nicht immer den Schriftstellern entgegenbringt. Warum nicht? Wegen einer, wie mir scheint, mißverstandenen Auffassung von der Kultur. Ja, es ist richtig, daß die Sowjetunion dargestellt werden muß – aber, Genossen, achtet darauf, daß eine mächtige Zivilisation darzustellen nicht notwendigerweise heißt, eine mächtige Literatur zu schaffen. Und daß es nicht ausreicht, eine ganze Epoche zu fotografieren, wenn eine große Literatur entstehen soll. Wenn Schriftsteller ‹Ingenieure der Seele› sind, dann vergeßt nicht, daß die wichtigste Aufgabe des Ingenieurs das Erfinden ist. Kunst ist nicht Unterordnung, sondern Eroberung. Eroberung wovon? Der Gefühle und der Medien, sie auszudrücken – meist das Unbewußte, oft das Logische. Der Marxismus ist das soziale Gewissen – die Kunst ist das psychologische Gewissen.»

So will auch Aragons Bekenntnis zum sozialistischen Realismus verstanden sein, der damals nicht als doktrinäre Methode, sondern als neues Bezugssystem künstlerischer Arbeit galt – damals, das heißt als Meyerhold in Moskau Theater machte, Majakowskij noch lebte und Chagall in der Sowjetunion Bezirkskommissar für Bildende Kunst war. Aragon verfaßte ein Pamphlet «Pour un réalisme socialiste» und nahm darin endgültig Abschied vom Surrealismus: «Ich verkünde hier meine Rückkehr zur Realität.»

Diese neue Beziehung zum Wirklichen bringt dem Schriftsteller Aragon vielfältige Möglichkeiten. Die Musikalität seiner Gedichte läßt diese mühelos zu Chansons werden. Léo Ferré, einer der großen Chansonniers Frankreichs, erzählt, wie er durch die Musikalität von Aragons Liebesgedichten dazu verführt wurde, aus ihnen Chansons zu machen – die Musik ergab sich aus einem geheimen, quasi unter den Worten ruhenden Rhythmus.

Zur gleichen Zeit arbeitet Aragon weiter am Zyklus der «Monde réel». «Les Voyageurs de l'impériale» sind ein strenges, absichtsvolles, böses Buch, die ins Enorme vergrößerte Geschichte «von Morgen bis Mitternacht». Es ist die absurde Fabel vom Ausbruch eines Kleinbürgers aus seiner Welt, boshaft seziert. Pierre Mercadier, Rentner und Oberlehrer, lebt das geruhsame und wohldotierte Leben eines Beamten, inklusive der heimlichen Sehnsucht nach dem Höheren, nach politischer Besinnung und Vernunft – nicht unintelligent, nicht unbegabt, nicht gefühllos, aber auch nicht intelligent, begabt oder gar hoher Gefühle fähig. Ein Prototyp, hassenswert und staatserhaltend. Einmal, ein einziges Mal nur, wurden seine trägen Nerven irritiert. Während eines Landurlaubs erfährt er, der längst in der Ehe Gestrandete, Liebe. Doch sie zerbricht rasch, aus einem Abenteuer wird keine Bindung. Der Kleinbürger ist aus dem Geleise geworfen, er flieht Schule, Familie, Aktiensicherheit. Während der temperiert trauernde Anhang sich murrend einrichten muß, reist der Losgelassene, nicht Erlöste, durch die Welt.

Mit der Unbarmherzigkeit des engagierten Gesellschaftskritikers legt Aragon diese «décadence» dar: es ist ja der Enkel der Hagenströms – nicht etwa der Buddenbrooks –, der hier verkommt. Pierre Mercadier verführt Minderjährige oder begnügt sich mit fahlhäutigen Huren, landet schließlich wieder in Paris. Mümmelnd und sich in seinem Leben nicht mehr zurechtfindend, sitzt er im Park Monceau, beobachtet seine fremden Enkel, die in einer drittklassigen Pension, voller Knoblauchgeruch und Klaviergeklimper, aufwachsen. Trautes Heim Bordell: dort, kaum noch genäschig, lebt er nun. Die feister werdende und damit dem wahren Glück geneigtere Puffmutter, deren noch lendenkräftiger Galan nur noch auf ihre Lizenz scharf ist, möchte Madame Mercadier werden. So pflegt sie schließlich dieses verfallene, vom Schlag getroffene und sabbernde Gespenst in einen übelriechenden Tod. Das letzte Wort des wohlhabenden Weltflüchters, hirnloses Gestammel einer Obsession, ist: Politik.

Aragon deutet die Fühllosigkeit des Sentimentalen: «Es war losgegangen mit dem Geschrei von Paulette, einem jämmerlichen und grotesken Geschrei. Mit armen furchterfüllten Schreien. Sie kamen von oben, aus dem Badezimmer im Turm. Man kann sich den äußeren Rahmen nicht aussuchen, wenn man einer Tochter mitzuteilen hat, ihre Mutter sei am Morgen gestorben. Paulette war im Begriff, sich die Zähne zu putzen. Sie hatte vor sich das kleine runde Töpfchen mit Victoria-Toothpast und hielt die Zahnbürste in der Hand. In ihrer Aufregung warf sie den Puder um, bückte sich, um die Puderdose wieder aufzuheben. Als sie am Boden kniete, begriff sie erst, daß jetzt nicht an Aufheben der Puderdose zu denken war, sie begriff den Tod ihrer Mutter und fing an zu schreien. Sie schrie, daß man es nicht mit anhören konnte. Pierre war das unangenehm. Er betrachtete die Szene und schaute herab auf Paulettes nackte Schultern. Er hatte ganz unpassende Empfindungen. Schämte sich darüber und hätte beinahe geweint. Völlig verrückt. ‹Meine arme Kleine›, murmelte er, und seine Stimme klang so falsch und verloren, daß er ganz rot wurde. Paulette sagte: ‹Mama›. Das hieß überhaupt nichts. Das betraf niemanden. Das Wort flatterte in der Luft und suchte sich mit einer präzisen Erinnerung, mit dem Bewußtsein eines wirklichen Verlusts zu verbinden.»

Aurélien schließlich, die Titelgestalt des vierten Bandes, ist ein wenig Julien Sorel, ein wenig Bel Ami. Um ihn ist das bunte und sorglose Treiben der großen Pariser Gesellschaft, alle sind «arrivés», ein wenig lasterhaft – Figuren aus Offenbachs Operetten. Alle diese Leute tanzen den Tanz ums Goldene Kalb, wobei dieses Kalb natürlich oft weibliche Züge trägt. So ist dieser Roman ein Gesellschaftsroman par excellence, geistvoll, bissig, voller Intrigen, Klatsch und Affären – hier hat Aragon sich seinem Vorbild Balzac am deutlichsten genähert. Wie es sich für ein derartiges Buch gehört, werden die Fäden ununterbrochen verwirrt, neu geschlungen, aufs neue verwirrt, neu geschlungen, aufs neue verwirrt. Aurélien jedenfalls bekommt seine Bérénice nicht, sie sterben zusammen, wie Paul und Virginie.

Wohl als Kontrapunkt dazu konzipiert wurde der Zyklus «Les Communistes», der die Zeit von Februar 1939 bis Januar 1945 umfaßt. Es entstand ein Gegenbild in ganz anderem Sinne: ein bändereicher Kommentar. Eigenartigerweise wiederholt sich bei Aragon, was wir von vielen bürgerlich-sozialistischen Schriftstellern kennen – die ersehnte Realität entzieht sich ihrem Griff. Es bleibt beim «Prinzip Hoffnung». Roger Garaudy berichtet in seiner ausführlichen Aragon-Studie, wie der Dichter ihm einmal Verse Jeanrons vorlas, die Anfang des 19. Jahrhunderts geschrieben waren und von denen einer hieß «La vie réelle c'est l'espérance» – kein sozialistisches Weltgefühl, wie es in «Les Communistes» strapaziert wird. Dieser Zyklus jedenfalls ist Aragons schwächstes Werk; es wird geredet statt dargestellt. Die glattgebürstete Sachlichkeit der Beziehungen ist erschrekkend:

«Seine Kleine ... Er sagte: ‹Wer hat mir denn meine Kleine so verwandelt?› Mit zarter Hand strich er ihr über das schöne blonde Haar, das in einem breiten Streifen schräg über der Stirn lag. Dann wurde ihm bewußt, daß er sie damit kränkte, er schämte sich auch ein bißchen, weil er wieder einmal in seinen alten Fehler verfiel, nicht genügend Vertrauen in die Arbeit der Frauen zu haben. Maurice hatte ihm deswegen einmal den Kopf gewaschen, er hatte recht gehabt damit. Er entschuldigte sich: ‹Wenn ich verwandelt sage, so meine ich nicht, daß ich es noch nicht bemerkt hätte. Kleine ... Aber weißt du, ich dachte eben an die Gartenanlage in Montreuil zurück ... Wie du damals warst, in unserer ersten Zeit ... Seit damals, weißt du, seit damals bist du gewachsen, ein ganzes Stück bist du gewachsen ... Wer hat mir meine Kleine so verwandelt?› Sie lehnte sich an ihn, ließ den Kopf an seine Schulter sinken, ihr Blick verlor sich. Sie murmelte, und es war wie ein Geständnis: ‹Die Partei› ...»

Diese obligate Mixtur: die reichen Unbesorgten, die sich um die Qualität ihrer Gänseleberpastete bekümmern, und die rührenden, ums Wohl der Menschheit besorgten Kämpfer, besteht nur aus Klischees. «C'est avec les bons sentiments qu'on fait de la mauvaise littérature.» Selbst gegen Lautréamonts Satz, man müsse ein wenig Schakal, ein wenig Geier und ein wenig Panther sein, um Gefühle nicht bloß zu beschreiben, sondern selber von ihnen verbrannt zu werden, wendet sich nun der militante Moralist Aragon. Es ist lange her, seit Lautréamont sein Leitbild war.

Hier, in diesen Bänden, sind Leidenschaften und Verzweiflungen lediglich beschrieben. Und es herrscht hier eine andere «écriture automatique» als die, mit der Aragon einst begann und von der er damals sagte: «Schreiben ist eine Form des Denkens.» Die Wirklichkeit ist anders, und die prächtig geschilderte wirkliche Welt ist hier auch künstlerisch untergegangen.

Aber Aragons Haß gegen die «Beaux Quartiers» wird nie zum Haß gegen die Rue de Grenelle. Kurz nach dem Krieg erschien in der Schweiz ein Pamphlet von ihm, «L'Enseigne de Gersaint». Mit Emphase wollte er die Beleidigung seines Landes gerächt sehen und verlangte die Rückgabe sämtlicher Kunstschätze französischen Ursprungs, die in deutschen Museen sich befanden. Seine Analyse der deutschen Situation war klarsichtig, seine Konsequenz ohne Vernunft. Wieder war Aragon ein wenig Stimme der Nation: «Deswegen schlage ich vor, daß kein französisches Buch, kein französisches Bild, keine französische Skulptur in deutschen Händen belassen werden. Es möge im Friedensvertrag festgelegt werden, daß alle französischen Kunstwerke, welche auch immer, aus öffentlichen Museen oder privaten Galerien Deutschlands nach Frankreich zurückgeschafft werden. Die Kunst Frankreichs muß nach Frankreich zurückkehren. Dieser Krieg ist nicht beendet, solange unsere Gefangenen und Verschleppten in Deutschland bleiben. Die französische Kunst, die ein Teil Frankreichs ist, darf nicht in Deutschland bleiben. Sie hat hier, bei unserer Wiedergeburt, ihren Part zu spielen. Wir brauchen diese geistige Bluttransfusion. Dieses schnelle Blut, dieses heiße, rote Blut, soll nicht in Berlin, München, Dresden pulsen. Ich habe gesagt: Wir werden von diesem Verbrechervolk eine schreckliche, aber tragische Buße fordern;

wir werden diesem deutschen Volk ein schwereres, drückenderes Joch aufzwingen, als es die Geschichte je kannte. Ich verlange alle französischen Kunstschätze für mein Land. Man hat mir vorgeworfen, ob ich die Antifaschisten vergessen hätte, jene, die Dachau verderben sah, weil sie dachten wie ich, wie wir. Nein, ich habe sie nicht vergessen. Ich habe nicht vergessen, daß bewundernswerte Deutsche ihr Leben für die Freiheit gaben. Aber ich kann nur feststellen, daß die Deutschen selbst am Tage, als die Russen Berlin eroberten – nicht das geringste Zeichen der Solidarität mit jenen bewundernswerten Landsleuten gaben ... Und wenn wir verhüten wollen, daß von neuem ein Dachau für jene guten Deutschen entsteht, dann müssen wir höchst energisch die Erinnerung an diese Verirrungen wachhalten. Mir schrieb ein junger Deutscher, ein Antifaschist, der voller Bewunderung für meine Verse war und für meine Haltung: ‹Sie können zwar alle Poussins aus den deutschen Museen nehmen, aber Sie können aus unseren Träumen nicht die Himmel von Poussin bannen.› Glücklicher, und doch unglücklicher junger Mann. Denn auch er kann nichts tun, um aus unseren Träumen wenn nicht die Himmel Poussins, so doch den Himmel von Belsen und Buchenwald zu bannen.» Seltsame Schattierung: dieses (wie auch immer zu verstehende) Pamphlet erschien in den ersten hundert Exemplaren handsigniert, auf Velinpapier: Erbitterung im Luxusdruck.

Der Klimasturz, die Unterkühlung im sozialistischen Denken der Jahre nach 1950 ließen auch Aragons Frost tauen. In vielen Artikeln verstreute er den Zweifel am allumfassenden Dogma, die «Lettres Françaises» veröffentlichten zum Beispiel eine ausführliche Polemik gegen a-historische und zwangsjackenenge Interpretationen Stendhals. Mit der gleichen Leidenschaftlichkeit, mit der er einst Hugo gepriesen hatte, nahm er nun Henri Beyles psychologische Gestaltungskraft in Schutz, stellte das Recht auf Pessimismus wieder her. Jahre hindurch hatte Aragon das starre Schema des sozialistischen Realismus propagiert, hatte einen Essayband über neueste sowjetische Literatur publiziert, hatte seine Frau Majakowskij übersetzt. Nicht über Nacht, nicht sensationell, sondern leise und allmählich kam eine Besinnung. Elsa Triolets apokalyptisches «Cheval Roux» wurde alsbald des Objektivismus geziehen; es folgte ihr Tauwetterroman «Le Monument». Von Aragon erschienen tief pessimistische Gedichte. Auf einmal klingt wieder ein Ton an, den wir aus seinem frühen Gedicht «Suicide» kennen. Und das Buch, an dem er schreibt, heißt «Roman inachevé»; es ist 1956 bei Gallimard erschienen, Auszüge in den «Lettres Françaises» wurden bekannt – ein Buch, in dem er den Weg noch einmal durchschraffierte, den er zurückgelegt hatte und in dem die Zeit seiner frühen Gedichte mit kühlem Abstand betrachtet wird.

Aragons Bindung an den Kommunismus hat nie seine Bindung an Frankreich gestört. Es ist der schriftstellerische Vorteil und moralische Hintergrund Aragons, daß er zuerst und vor allem Franzose ist – eingebettet in eine tragende Tradition des Wortes und des Gedankens. Er steht nie außerhalb seines Landes, seiner Kultur – er schafft selber Tradition. Aragon hat sich niemals von seinem Vaterland distanzieren müssen. Er wurde Herausgeber der kommunistischen Literaturzeitschrift «Les Lettres Françaises», literarischer Direktor des kommunistischen Verlages Editeurs Français Réunis, Mitglied des Politbüros der KPF; aber er blieb vor allem ein französischer Schriftsteller. Was immer er schreibt, Essays, Romane, Gedichte – ihm steht eine reiche, vielfältige Tradition zu Gebote. Als junger Dadaist schon hatte er sich auf Rimbaud und sein «changer la vie» berufen; genauso nimmt er die Fäden der großen Vergangenheit 1953 in seinem publizistischen Pamphlet «Le Neveu de M. Duval» auf, einem streitbaren, heute im Thema unbeträchtlichen Dialog über zeitpolitische Ärgernisse, der im Café de la Régence stattfindet. Wir erinnern uns: Das Café de la Régence, in unmittelbarer Nähe des Palais Royal gelegen, war eine der traditionsreichen Stätten Frankreichs. Man zeigte dort nicht nur den lärmenden Touristen den berühmten Schachtisch des jungen Bonaparte und hörte gleichzeitig die Erzählung des Fremdenführers, wie von hier aus, von den Tuilerien, sich das Volk von Paris aufmachte zum Sturm auf die Bastille, Camille Desmoulins' peitschende Stimme im Ohr; man weiß auch, daß hier einst Denis Diderot saß und erinnert sich der Eingangssätze zu seinem Dialog «Le Neveu de Monsieur Rameau»: «Wenn es gar zu kalt oder regnicht ist, flüchte ich mich in den Café de la Régence.» Dieses Streitgespräch zwischen dem lasterhaft-skrupellosen Parasiten der zum Untergang hinspielenden Rokokowelt und dem besorgt-unterlegenen Moralisten ist eines der Glanzstücke der französischen Literatur. Und mit der Gewitztheit des überlegenen Denkers gab sich Diderot die Rolle des Unterlegenen, der der Forschheit und belustigten Unmoral dieses jungen Mannes nicht gewachsen war. 1890 wurde in Frankreich erst die verbindliche Originalhandschrift aufgefunden, nachdem zuvor allen Ernstes erwogen worden war, Goethes Fassung zurückzuübersetzen.

1953 also, mehr als ein halbes Jahrhundert später, sitzt Louis Aragon im Café de la Régence. Auch ihm ist es ein vertrauter, zur Gewohnheit gewordener Ort. Längst vorüber ist jene Regentschaft Philipps von Orléans, die dem Café den Namen gab; längst vorüber ist auch das Zeitalter der Aufklärung, als man in dem kleinen Lokal das Gedeihen oder auch den angedrohten Verderb der «Encyclopédie» besprach. Für den Schriftsteller Aragon ist das Bändchen gleichwohl typisch; in literarischen Fehden oder politischen Querelen bekennt er sich als Fortsetzer einer tradierten Qualität. Und er ist ein behender Bewahrer dieser Tradition. Es ist nicht nur der Vorteil des Ortes. Gewiß, welche Stätte heute in Deutschland riefe eine ähnliche Kette von Assoziationen im Leser hervor? Vielleicht denkt die durchschnittlich gebildete Hausfrau beim Stichwort «Auerbachs Keller» weniger an die jetzt dort kredenzten HO-Schnitzel als an den «Faust». Aber das besagt nichts, denn nie hat sich in jenem Keller etwas ereignet, das festgehalten zu werden verdiente. Die Patina der großen Geschichte, einer heroischen Epoche, fehlt. Die Epoche fehlt.

Zahllos sind die Stellen im Werk Aragons, die ihre Berechtigung und ihren Anspruch, ihre Wirkung gar, aus diesem Nationalbewußtsein schöpfen; wenn er ganze Kapitel des Romans «Les Communistes» aus Zitaten solcher Aufrufe bestreitet, die er während der Illegalität als «François la Colère» verfaßte, ist ihm Verständnis, vielleicht sogar Einverständnis der meisten

Franzosen sicher, auch der Nichtkommunisten. Wenn in seinem Huldigungsgedicht an Fernand Léger die Zeile steht: «Du bist da wie Ramses am Eingang der Wüste / wie Chartres über den Weizenfeldern», dann ist bereits Chartres ein Versatzstück, steht es doch für den französischen Leser nicht als bloßer Bildvergleich, als Ortsbenennung, sondern auch als Nomenklatur geschichtlicher Besinnung. Eine auf den ersten Blick beiläufige lyrische Metapher gewinnt an spezifischem Gewicht.

Dieses Verständigungssystem wurde nicht absichtslos von dem 62jährigen Dichter benutzt, als er heroische und plebejische Tradition zur großen Synthese zusammenbog: in seinem Roman «La Semaine Sainte». Das Buch wurde eine Sensation von Ausmaßen, die selbst für das literarische, Sensationen gewohnte Paris ungewöhnlich war. Die literarische Kritik war ein einhelliges Lob, von «Aurore» bis zur «Humanité»; die «New York Times» brachte eine zwei Seiten lange Besprechung. Jacques Audiberti schrieb ein Huldigungsgedicht – «Je salue, Aragon, le pouvoir de ce livre» –, das Verlagshaus Gallimard verkaufte 100 000 Exemplare, und die deutsche Ausgabe – der bisher einzige Fall in der Nachkriegsliteraturgeschichte beider Deutschland – erschien gleichzeitig in Ost-Berlin und München, in der von Friedrich Sieburg gelobten Übersetzung Hans Mayers. – Fast könnte man meinen, Aragon habe seinen eigenen Impetus reduziert auf den neutralen Status des Mittelstandsklassikers, auf den sich Académie Française und Politbüro leicht einigen; das «Wunschkind» eines großen Verlagshauses, sozusagen. Das Gegenteil ist der Fall. «La Semaine Sainte» ist Aragons große Paraphrase des Verrats, brillante, genial-nuancenreiche Variationen auf ein Thema, weder Attacke noch Apologie: Verrat – der Gegenbegriff der Treue.

Man muß sich vergegenwärtigen, wann Aragon dieses Buch schrieb: zwischen 1954 und 1956. Stalin war 1953 gestorben. Doktrinen zerbröckelten, Tabus lösten sich auf. 1956 kam in Polen Gomulka an die Macht, im Oktober 1956 war der Budapester Aufstand, initiiert von den Intellektuellen des Petöfi-Clubs, von Aragons jahrzehntelangen Freunden und Weggefährten: Julius Hay, Tibor Déry, Georg Lukács. Wenn also schon auf Seite 23 des Romans, der Name des Haupthelden ist noch nicht gefallen, der folgende Satz steht, so ist das kein Zufall: «Verraten? In allen Dingen herrschte solche Verwirrung: wer am Vortage ein Held war, wurde am nächsten Tag für einen Verräter gehalten. Und waren diejenigen wirklich Verräter, die ins andere Lager übergingen? Im vorigen Jahre folgten sie vielleicht dem Willen des Volkes, diesem Durst nach Frieden, dieser Ermattung.»

Gewiß, Geschichte wiederholt sich nicht, und die allfällige Parallelisierung, die sich bei Interpretationen historischer Romane begibt, war Aragon zu Recht ein Horror. Der erste Satz seiner kurzen Vorbemerkung heißt: «Dies ist kein historischer Roman.» Bei einem Buch, das die Flucht der Bourbonen vor dem von Elba zurückgekehrten Napoleon schildert – eben jene Karwoche, die Napoleons Hundert Tagen vorausging –, erstaunt solche Proklamation. Aragon hat das, mitten im Buch, dessen epischen Strom er, der Erzähler, häufig unterbricht, ausführlicher erläutert: «Ich begann dieses Buch ursprünglich in der Absicht, Vergleiche zwischen unvergleichbaren Epochen zu bekämpfen. Nichts ist so unsinnig wie der Versuch, die Vergangenheit nach den Maßstäben der Gegenwart beurteilen und erklären zu wollen. Nichts ist falscher, nichts ist gefährlicher. Ich weiß nicht, wie man aufnehmen wird, was ich hier schreibe, jedenfalls kann ich, wenngleich widerwillig, den Leser nicht daran hindern, dabei ein Spiel zu spielen, das ich mißbillige. Ich sehe zum Beispiel bereits die Leute vor mir, die, aller Anstrengung ungeachtet, welche ich unternehme, um die Menschen von damals in ihrem Rahmen zu belassen, um summarische Urteile gegenüber dem zu vermeiden, was wir herkömmlicherweise als Verrat Napoleons oder Ludwigs XVIII. zu betrachten gewöhnt sind, daraus Schlußfolgerungen für unsere Zeit ziehen und in meiner Darstellung bloß ein Manöver zugunsten derjenigen erblicken werden, die in Frankreich zur Zeit des Blitzkriegs, am Vorabend des Atomzeitalters, wirklich bloß als Verräter angesehen werden können.»

Niemand, der das Werk Aragons kennt oder auch nur diesen einen Roman gelesen hat, wird hier «ein Manöver zugunsten» von irgend jemandem sehen. Zugunsten wessen auch? Das ist gerade das Heikle, Merkwürdige: der Sehnsucht, die Bourbonen zu idealisieren, wird Aragon niemand verdächtigen. Und Kaiser Napoleon? Aragon kennt schließlich den Namen Waterloo, auch wenn er in einem Fernsehinterview sagte, für ihn sei Waterloo nichts als eine ungenaue Ortsangabe. Der Roman bietet keine Lösung, kein politisch-pragmatisches Ergebnis. Man denkt an das Wort Walter Rathenaus: «Die französische Revolution ist unter der Losung Freiheit, Gleichheit, Brüderlichkeit angetreten, sie wollte das Naturreich Rousseaus verwirklichen – und das Endergebnis war der bürgerliche Nationalstaat. Die russische Revolution wollte das Reich der sozialen Gerechtigkeit Tolstoijs verwirklichen, und das Ergebnis ist die staatlich durchorganisierte Wirtschaft.» Denn beide Bewegungszüge des Romans: die zu fragwürdigem Sieg zurückkehrenden, jetzt fliehenden Adligen und der zu baldigem Scheitern verurteilte, jetzt siegreiche Napoleon, sind in Zweifel gezogen. Aragons Held Théodore Gericault, Musketier des Königs ohne Willen, großer Maler seiner Zeit, ist ein Wanderer zwischen den Welten; er erinnert an den Lörinc aus Tibor Dérys «Unvollendetem Satz»: jede Entscheidung hat ihr Recht, die Moral ist pluralistisch geworden. Wen verrät man eigentlich, wenn man vom König desertiert? Und wen, wenn man sich nicht mit Bonaparte verbündet? Es ist mehr als eine Pointe, daß aus dem Herzogtitel des Marschalls Marmont, Ragusa – der Paris den Alliierten übergab – das Verb raguser, verraten, entstand. Für Aragon gibt es in diesem Buch keine Möglichkeit der Identifikation, nicht einmal die scherzhaft-bissige Flauberts, der auf hartnäckiges Befragen schließlich sagte: «Wer die wirkliche Madame Bovary ist? – Das bin ich!» Mit einem artistischen Kunstgriff hebt Aragon gerade das zentrale Kapitel des ganzen Buches – Géricaults Begegnung mit jenen «anderen», die Sartre die Hölle nannte – aus allen realen Bezügen heraus.

Der eifersüchtige Waldschrat Firmin führt den Musketier des Königs zu einer nächtlich-wäldlichen Verschwörung von Bonapartisten, in der Hoffnung, eine Anzeige werde seine Tücke lohnen und den verhaßten Buhlen Bernard ins Unglück stürzen.

Aber er irrt: «Nichts davon hat sich zugetragen. Vielleicht war alles bloß Théodores Traum, der Traum eines Théodore, der niemals sein Strohlager verließ, als er hörte, wie zwei Männer aus dem Hause traten, der sich im Traum verdoppelte, und zwar im Augenblick, da zum erstenmal – höchst unwahrscheinlicherweise – der picardische Jago in der Dachkammer auftauchte. Er hat das Abenteuer auf dem Kirchhof nicht erlebt, er hat den Schmiedegesellen nicht geschlagen, er hat kein Blut an den Knöcheln, er schläft, das ist alles, er schläft.

Und hat er vielleicht dies alles überhaupt geträumt? Alles, seit der Geschichte von Judith und Holofernes? Aber Judith war nackt, mit ihren Strümpfen und den blauen Strumpfbändern ... sie war kein Schmiedegeselle mit zerschlagener Nase, schweißtriefend, gedemütigt in den Eingeweiden seiner Seele ... nicht wahr? ... aber dabei kommt mir ein Gedanke! Nicht Théodore hat geträumt, dies alles geträumt, nicht Théodore, der ganz einfach schläft, wie ein Gegenstand auf seinem Lager liegt, todmüde, viel zu müde, um zu träumen ... Vielleicht ist es ein anderer, ist es gar nicht Théodores Traum, sondern der Traum eines anderen, wessen? Zum Beispiel ein Traum des kleinen Moncorps. Es ist ein Gymnasiastentraum, so hat er im Internat Hixe träumen gelernt, wo er mit seinem Kameraden Alfred war ... die Jungen haben den Kopf vollgestopft mit Literatur. Dies alles ist der sinnlose Traum eines Moncorps, der die Romane der Madame Radcliffe oder etwas ähnlicher Art gelesen hat. Das Haus ist ruhig, das Zimmer ist leer, Bernard schläft unter einem dicken roten Daunenbett, unten preßt der Schmied seine Sophie mit voller Kraft, sie weilen in einer Welt, die uns stets versagt sein wird ... und unten am Herdfeuer liegt Firmin und ist nicht nach oben gekommen und hält kein Messer – übrigens liegt das Messer drüben im Schrank –, über seinem Weinen ist er eingeschlafen wie alle übrigen und träumt, auch er träumt; daß er stark ist, daß er groß ist, daß er glücklich ist, daß man ihn liebt und daß er eine Nase hat. Es sei denn ... aber natürlich, das ist es, ich bin's. Ich bin es, der träumt.» Schon durch diesen Rückgriff auf ein Mittel des Surrealismus, den Traum, ja, den Doppeltraum, verbietet sich eine Entscheidung im realen Raum, sind

Begegnung und Auseinandersetzung nicht mehr Problem, sondern Thema.

Nun aber ist, in toto, diese Passage des Buches ein collagenhaft einmontiertes Stück Literatur innerhalb der Literatur: das nächtliche Abenteuer ist entnommen dem «Martin Chuzzlewit» des Charles Dickens; das Rot auf den Märzfeldern – wie Aragon sagt – ist eine Täuschung: es ist das Rot der Dickens-Bände. Aragon hat Schicksale erfunden – wenn auch mit historischen Namen gekennzeichnet –, aber er hat keine Helden geschaffen. Nicht Théodore Géricault, sein Protagonist, sondern das Volk ist Held seines Romans. «Morgen ist Ostern» heißt sein letztes Kapitel, und das ist deswegen besonders hoffnungsfroh, weil zwar im protestantischen Verständnis die Karwoche ihren Höhepunkt im Karfreitag, im Tod also, hat – «La Semaine Sainte» aber endet Ostersonntag, am Tage der Auferstehung. Und so ist für Aragon Geschichte ein großes Kontinuum, ist die Tradition nicht etwas Vergangenes, sondern eine stets sich erneuernde Kraft, die morgen – geboren aus Traum und Kampf – Neues hervorbringen wird, da, wie er gegen Sartre sagt, «man nicht stirbt, denn es gibt die anderen».

Dies klingt nicht nur wie ein Credo, sondern auch wie ein selbstgegebenes Versprechen. Nach dem 1963 publizierten Gegenstück zu «Les Yeux d'Elsa», dem Poem «Le Fou d'Elsa», hat Aragon noch einmal ein episches Werk vorgelegt, das auf nahezu barocke Weise bilanziert, was des Schriftstellers Leben und Arbeit vorzuweisen hat: Jagd und Besinnung, Ratio und Sentiment, Disputierlust, Erotik und Nachsinnen über den Tod – ein literarisches Riesenrad, turbulent, gleißnerisch und alle Dimensionen sprengend. Die Synthese seines Werkes lautet: «La Mise à mort» – ein Titel, auf den Aragon so erpicht war, daß er seinem Kollegen Jacques Robichon, der bei Julliard 1951 einen gleichnamigen Roman verlegt hatte, um Erlaubnis bat für die Verwendung – der Titel ist dem Motto entnommen:

> «Alt werden aber, das ist wie Rom,
> wenn statt Geschwätz es nicht ein Scheingefecht,
> nicht Spiel – den Tod verlangt.»

Es ist ein Zitat Boris Pasternaks. Damit ist der Roman nicht nur eine Art von epischem Testament, Zusammenfassung aller Möglichkeiten von Aragons schriftstellerischer Phantasie, sondern auch ein Bekenntnisbuch. Genosse Aragon, noch immer ZK-Mitglied und Herausgeber der inzwischen in der DDR verbotenen (und später auch in Frankreich eingegangenen) «Lettres Françaises,» aber Freund und Kombattant des «Revisionisten» Garaudy, mit ihm schärfster Verurteiler der sowjetischen Invasion in der Tschechoslowakei, verabschiedet in diesem Buch ganz offiziell die Doktrin des sozialistischen Realismus. Es liest sich wie ein letztes Buch: Was bleibt, sind Elegie und Zorn. Der Roman gliedert sich in vier Hauptkapitel: «Der Venezianische Spiegel», «Der Brot'sche Spiegel»; «Foujère oder der Drehspiegel», «Der zerbrochene Spiegel». Das Leitmotiv ist Stevensons Satz: «Ich will über einen Burschen schreiben, der aus zwei Burschen bestand» (Stevenson schrieb «Dr. Jekyll und Mr. Hyde» nach der Lektüre Dostojewskijs). Was vorliegt, ist also eine großangelegte Suche nach der Identität, die Selbstprüfung, das Ausloten jenes Doppelten, Unzuverlässigen, nicht zu Fixierenden im Menschen. Aragon variiert den Gang des Orpheus: jenseits des Spiegels war der Tod.

«La Mise à mort» ist eine Autobiographie, die ihren Helden weder freigibt noch preisgibt, die ihm aber das Spiegelbild nimmt – in vielerlei Brechung und Verkleidung tauchen Aragon und Elsa Triolet auf, begegnen sich selber, werden zitiert und befragt, werden verpuppt in drei phantasmagorischen, collagierten Erzählungen, deren dritte «Ödipus» heißt, und wandern durch ein gigantisches Märchen. André Maurois ging auf dieses Motiv in einem Aufsatz ein: «Aber zugleich handelt es sich hier vor allem um einen Roman vom doppelten oder dreifachen Menschen, als welcher der Romancier sich darstellt. Insgesamt existieren in jedem Autor gleichzeitig miteinander: ein Mann, der in der realen Welt lebt – und der hier eine wirkliche Frau liebt –, ein zweiter, der in einer Welt lebt, die er selbst mit den Bruchstücken der Realität erschaffen hat, und endlich, da der empirische Mensch und der Schöpfer ein und dieselbe Person sind, da der Autor der ‹Comédie humaine› und Monsieur

Honoré de Balzac miteinander identisch sind, bedarf es eines Dritten, eines Vermittlers, der zwischen den beiden anderen eine Brücke schlägt. Daraus erwächst die Idee, von Zeit zu Zeit die Romanpersonen vor einen Spiegel mit drei Flügeln zu stellen, in dem jede Person drei verschiedene Bilder von sich erblickt, alle wahr und falsch zugleich. Die Spiegel sind im modernen Märchen von großer Bedeutung.»

Damit ist das von Aragons Parteifreunden verordnete realistische Modell verlassen; die Erörterung eines Themas ist Teil des Romans, kein modisches Schreiben übers Schreiben, sondern Bewältigung eines wichtigen, bisher nicht beendeten Konflikts. Wie wenig er beendet ist, zeigt zum Beispiel die Ostberliner Ausgabe des Romans, die in Anmerkungen selbst Edgar Allan Poe oder André Gide erklärt, aber den in Ungnade gefallenen Autor von «Pour un Réalisme sans Rivages» ohne Erläuterung läßt – Aragons Erwähnung von Garaudy bleibt «unerwähnt»: «Unter uns gesagt, ist die Geschichte eines Mannes, der sein Spiegelbild verloren hat, mit dem Realismus vereinbar? Anthoine sieht sehr wohl, wie ein solches *Thema* die Meinung heraufbeschwören kann, daß er zumindest seiner Ästhetik untreu ist. Es sei denn, man ändert die Definition des Realismus, drängt dessen Ufer weiter zurück. Wie es jener marxistische Philosoph vorschlägt. Sie wissen schon. Gewiß. Also... Wenn dieses Thema nur ein nebensächliches Thema in einem Buch über die Eifersucht ist, dann wird es sogar möglich sein, in Betracht zu ziehen, daß es sich nicht um ein Thema des Autors handelt, sondern um etwas, was von einer Romanfigur ins Spiel gebracht wird, wie ein psychologischer Zug dieser Person – daß der Verfasser also dafür nicht verantwortlich zeichnet, abgesehen von der Beschreibung.»

Diese beiden Elemente des Biographischen wie Autobiographischen bestimmen auch das folgende Buch, den 1971 erschienenen Matisse-«Roman». Ein Buch wie ein vielfältig verwobener Teppich, nein, ein riesiges Fresko, dessen zusammenschießende Farben, Bilder, Metaphern, abirrende Linien nicht auf einmal zu erfassen sind. Eine einmalige Symbiose aus Wortkunstwerk und Bildnis – eines das andere tragend, verursachend. Es ist beides: Porträt und Autoporträt, Roman und Hommage.

Nach Jahren ferner Bewunderung lernt der 43jährige Louis Aragon «den Maler der Farbe» kennen, über den Picasso später sagte, «nie hat ein Maler die Malerei bis zum Ausbruch eines solchen großen Lachens gekitzelt wie Matisse». Man schreibt das Jahr 1941 – das Jahr der Erniedrigung Frankreichs, das Jahr von Aragons bedeutendem Gedicht «Les Lilas et les Roses». Und mit dessen sonorem Ton von Pathos und Trauer hebt dieses Buch an:

«Wenn das Gewitter über das Haus der Menschen weggezogen ist, wenn sich der Fluß zurückgezogen hat, einen wunderlichen Wirrwarr von Gegenständen mit sich führend, in dem man alte, vergilbte Fotos neben einer Kinderwiege findet, Geräte des täglichen Lebens neben Erinnerungen an den alten Krieg, den anderen, wenn die Straßen endlich die Flut der Massenflucht mit ihren abenteuerlichen Fahrzeugen, ihrem Gleichgewicht aus Matratzen und Angst, ihre tragischen Aufbauten in den verwüsteten Hof, auf die leere Tenne, ins Ungefähr der Schuppen, der Plätze, der Bahnhöfe, der Paläste haben abfließen lassen, setzen sich die Kinder auf die Erde und zählen ihre zerbrochenen Spielsachen. Ich weiß nicht, warum sich mir dies Bild mit der Macht der Verzweiflung aufdrängt. Wir sind diese Kinder, aber die heiligen Trümmer, über die wir beklommen Bilanz ziehen, sind keine Puppen, keine Bleisoldaten.»

Dieser stilistische Gestus trägt das Buch, das Aragon mit fast genüßlicher Ironie «Roman» nennt. Im herkömmlichen Sinne ist es das keineswegs, vielmehr eine kühne Collage aus verschiedensten Elementen: Erinnerungen an Matisse, durch die Jahrzehnte hindurch, an Gespräche, Atelierbesuche, Modellsitzungen; essayistische Interpretationen spezifischer Malprobleme bei Matisse; Katalogvorworte, Zeitungsartikel, der Nachruf gar aus der «Humanité» (ein bewegendes Zeugnis, auch von Aragons Verfallenheit an alles, was Kunst ist); Gedichte, und – besonders reizvolle Variante – zahllose Randbemerkungen, die Matisse selber zu den ihm vorgelegten Manuskriptteilen machte, Widerspruch, Korrektur, Zustimmung. «Dieses Buch ist, wie es ist. Ich kann nichts dazu», sagt Aragon, «verzeihen Sie mir. Ich habe es wahrscheinlich Roman genannt, damit man es mir verzeiht.» Tatsächlich fügt sich das scheinbar Disziplinlose, Zufällige zu einem grandiosen Kraftfeld; das Buch hat einen Sog. Matisse – nicht zufällig heißt ja die Hauptfigur eines frühen Prosatextes von Aragon so – wird zur Figur einer großangelegten Kunstprosa. Entstanden ist nicht die übliche Künstlermonographie mit schönen Abbildungen, sondern ein künstlerisches Ganzes. Das vordergründig Zusammenhanglose – «alles im Leben ist nur Zusammenhanglosigkeit», sagt der Marxist Aragon – ist in Wahrheit epische Konstruktion. Die schließt drei Hauptelemente zusammen: Historie, eine psychologisierte Figur, reflektorische wie stilistische Allüre.

Das Bemerkenswerteste ist vielleicht, mit welcher kühnen – und für Deutsche beneidenswerten – Selbstverständlichkeit Aragon die historische Kategorie der Nation einbezieht. Man kennt das aus allen seinen Arbeiten; und kein Zufall, daß er beim Nachdenken über den Romancharakter dieses Buches unentwegt auf die Schreiberfahrungen mit seinen anderen Büchern zurückgreift, ob das «Anicet» betrifft oder den 1927 im Kamin des Hotels an der Puerta del Sol verbrannten Roman oder «La Semaine Sainte»: «Glaubt man etwa, ich hätte Géricault zum Helden der ‹Semaine Sainte› gemacht, wenn ich Matisse nicht gekannt hätte? Ein hübsches Thema für eine Doktorarbeit: suchen Sie in ‹La Mise à mort› und in ‹Blanche ou l'oubli› das Schattenbild Matisses...» Nun ist aber das Besondere all dieser Romane das Einbeziehen von Geschichte, *französischer* Geschichte. Matisse und sein Œuvre sind für Aragon in erster Linie ein Stück Frankreich, Hauptteil des «französischen Jahrhunderts». Wobei sich durch eben dieses Mitdenken des Phänomens Geschichte ein sehr anderer Begriff von der Beziehung Politik – Malerei herauskristallisiert; weit entfernt vom gängigen Kürzel des Realismus: «In dieser Zeit, wird man später sagen, hatten sie wenigstens Matisse in Frankreich... in der dunkelsten Nacht, wird man sagen, zeichnete er diese klaren Zeichnungen.» Für Aragon hat Matisse durch eben dieses Licht in den dunkelsten Stunden der französischen Geschichte seinem Land das strahlende Gesicht erhalten, Chiffre für Gleichgewicht, Schönheit und Hoffnung. Aragon zögert nicht, diese perpetuelle Vertrauenserklärung ans Leben «die wahre französische Botschaft» zu nennen. Die Malerei ist eine eigene Form von Nationalbewußtsein. Mit wahrnehmbarer Betonung nimmt er deshalb auch einen Text von Alexandre Dumas zum Motto des Kapitels «Matisse in Frankreich», in dem es heißt:

«Und trotz des siebenundzwanzigjährigen peloponnesischen Krieges gibt es während dieser siebenundzwanzig Jahre Krieg noch anderes, Sophokles, Euphorion und Euripides wetteifern miteinander, wer die beste ‹Medea› geschrieben hatte, Euripides errang den Sieg. Man spielte die ‹Bacchantinnen›, ‹Phoenissen›, ‹König Oedipus›, ‹Antigone›, ‹Elektra›, deren Aufführungen mehr kosteten als die Perser-Kriege gekostet hatten. Schließlich ließ Aristophanes ‹Die Wespen›, ‹Die Wolken› und die ‹Acharner› aufführen. Und alle Zweige der Kunst blühten gleich gut.»

Und dieses unerschütterliche Wissen, gemeinsam Teil einer eigenen, großen und ungebrochenen Tradition zu sein, gestattet dem Schriftsteller Aragon, eine Person neu zu schaffen, die ja eigentlich existiert: Henri Matisse, Gestalt und Figur in einem, Dialogpartner auch – das Verführerische des Buches liegt nicht zuletzt darin, daß es ein Gespräch voller Widerspruch ist, ein Disput zwischen Louis Aragon und Henri Matisse, den beiden Künstlern, aber auch eine Debatte des Romanciers mit seinem Helden; immer wieder setzt Aragon sich dieser Kunst-Debatte aus, vergleicht sein «Geschöpf» mit denen von Stendhal, Flaubert, Balzac. Er erreicht damit eine Nähe aus Distanz, die dem üblichen Bericht «Wie er lebte und liebte» fremd bleiben muß; keine Frauengeschichten, kein Klatsch, nichts über Geld und Bankkonten, über Kollegen – Fehden, Neid oder Kumpanei; es ist eine ganz andere Intimität, eine aus Behutsamkeit.

Diese geistige Noblesse ermöglicht eine hochkarätige Interpretation von Künstler und Werk. Schlechterdings meisterhaft, wie Aragon Schaffensprobleme des Malers und Zeichners vorführt, wie er diffizile Vorgänge von Farbgebung, Komposition oder die Beziehung von Realität und Artefakt ausleuchtet.

Der Vergleich etwa der «Anomalien» von Ingres' Frauenporträts mit denen Matisses, die Paraphrase über Matisses berühmte Variationen des Muschelsessels von Vence oder die winzige Erinnerung, daß eine Zeitung, gegen die Sonne gelesen, rot gedruckt scheint – das ist nicht «Kunstkritik», sondern eigenes Stück Kunst. Weil Aragon den Prozeß begreift, der ein Kunstwerk entstehen läßt, kann er auch das Kunstwerk begreiflich machen – warum es so, und nur so ist und sein kann. Aus eben dieser noblen Souveränität heraus kann Aragon sich ebenso über eine banale Realismus-Diskussion hinwegsetzen als auch, ohne verletzend zu sein, gegen Valérys Konzept der Geschicklichkeit polemisieren. Er zitiert Matisses verächtlichen Satz über Valéry, «er glaubt, daß das alles eine Sache der Geschicklichkeit sei», und fügt dem hinzu, «nur versteht dieser Schriftsteller nicht, daß es Menschen gibt, die sich das Unaussprechliche zur Lebensaufgabe gemacht haben, ja, das Unaussprechliche». Ein bedenkenswerter Satz für einen kommunistischen Schriftsteller.

Auch auf diesen «Vorwurf», etwa die gelegentlich auftauchende Behauptung, der Kommunist Aragon habe – unterstützt von Picasso – in zum Teil heftigen Szenen Matisse vom Gestalten der winzigen Rosenkranzkapelle von Vence abhalten wollen, geht er ausführlich ein. Allein dieser bisher unveröffentlichte Essay «Einer ging in die Kapelle...» ist ein aufschlußreiches Leseabenteuer. Es ist Aragons intensivste Auseinandersetzung mit dem Gottesgedanken, der einzige Text von ihm, in dem der uneheliche Sohn auf seinen Vater zu sprechen kommt (und der deutlich zeigt, daß Matisse für ihn ein «Ersatz-Vater» war). Es ist das heftigste Stück Autobiographie. Porträt und Selbstporträt also.

Um so erstaunlicher, daß Aragon sich mit seltsamer Beharrlichkeit einem malerischen Problem bei Matisse entzieht, das er immer wieder angeht, andeutet, das gar Thema sein müßte seiner großen Studie über «die festgelegten Ähnlichkeiten», aber nicht zum Thema wird: die großen Bilder des Henri Matisse verlieren an Geheimnis, erhalten sie Gesichter. Man vergleiche nur die in ganz deutlichem Zusammenhang stehenden beiden Bilder des Jahres 1944 «Junge Frauen in weiß» und «Mädchen mit Gehpelz» oder aus dem Jahr 1951 «Die blaue Gandoura» und

«Katja im gelben Kleid». Selbst das berühmte Bild nach Aragons Verszeile «Die bewohnte Stille der Häuser» oder das große Tafelbild «Leda» zeigen diese unglaubliche Intensität des Undeutlichen, deutbar Gebliebenen. Aragon prägt zwar das eindringliche Paradoxon «die Malerei, das ist der echte Schein» – aber diesen Widerspruch zwischen Matisses Porträtzeichnungen und dem Geheimnisvoll-Offenen seiner bedeutenden Bilder löst er nicht. Es scheint, seltsamer Widerspruch, als seien zwei Künstler zusammengestoßen, deren ästhetische Wahrnehmungskraft gleich und deren Menschenbild grundverschieden war. Die Zeichen des Malers Matisse verraten ein Prinzip des Zögerns, wenig Hoffen. Aragons Werk ist ein einziges Zeichen für Hoffnung. Es ist dieser seltsame Widerspruch, dem das Buch seine gespannte Kraft verdankt.

Es liest sich wie eine übermächtige Paraphrase des Romans «La Mise à mort»; denn der ist Testament und Bekenntnisbuch: Die Melancholie dieses Romans, die in Blindheit und Tod endet, der das erste Mal im Werk Aragons auch die beißende Schmerzvariante der Liebe, die Eifersucht, zum Thema nimmt, die End- und Alterstimmung sind nicht etwa Flucht vor Rechenschaftslegung. Aragon rechnet mit Stalin ab, mit den Stalinisten, mit einem Stalinisten: Louis Aragon. Es klingt nicht spöttisch, wenn er einen von denen, die später verschwinden, den Spruch von Stalin, der immer recht hat, aufsagen läßt, es klingt auch trotzig. Wie nach einem weitgespannten Bogen scheint Aragon wieder dort angelangt zu sein, wo er schon einmal stand. Passagen dieses Romans erinnern an seine Polemik aus dem Jahre 1925 mit Jean Bernier, dem Chefredakteur der linksstehenden «Clarté», die sich an dem Satz Aragons vom «schwachsinnigen Moskau» entzündete und zu deren Abschluß er schrieb: «Nach Ihrem Gutdünken interpretieren Sie eine Stelle aus meiner Schrift als einen Ausfall gegen Ihre Person, obzwar aus ihr nur hervorgeht, wie wenig ich das bolschewistische Regime mitsamt dem ganzen Kommunismus schätze. ... Sie sprechen mir jedes Verständnis fürs Politische ab. Sie mögen damit recht haben. Jedenfalls aber bekämpfe ich unnachgiebig jene schamlose Gesinnung in der Politik, die nur jetzt und hier auf ihre Vorteile aus ist, und werfe denen, die sich schweigend mit diesem Zynismus abfinden, Schwäche und Anspruchslosigkeit vor. Ja! Sie täuschen sich nicht: ich werte revolutionäre Gesinnung weitaus höher als alle praktische Politik. ... Was ist denn schon die russische Revolution? Sie läßt mich kalt, und wenn Sie sich deswegen auf den Kopf stellen! Von höherer Warte aus betrachtet ist sie allenfalls eine undurchsichtige Regierungskrise. Sie sollten wirklich mit denen, die ihr Leben voll dem Geistigen weihen, etwas weniger forsch ins Zeug gehen. Gerade hier, in der ‹Clarté›, möchte ich noch einmal betonen, daß das schändliche revolutionäre Treiben, wie es in den letzten Jahren in Osteuropa vor sich geht, zur Lösung der eigentlichen Probleme des menschlichen Daseins gar nichts beiträgt. Wer so etwas noch ‹revolutionär› nennt, treibt Schindluder mit der Sprache.»

Zwischen Wahrheit und Wirklichkeit

Louis-Ferdinand Céline

Der Pfarrer weigerte sich, ein Gebet am Grabe des Armenarztes von Meudon, Dr. Destouches, zu sprechen, der 1944 in Abwesenheit wegen Hoch- und Landesverrats zum Tode verurteilt worden war; 1952 forderte der Schriftsteller Roger Nimier in den von Maurice Nadeau herausgegebenen «Nouvelles Litteraires» den Nobelpreis für ihn; zur Beerdigung des 67jährigen im Juli 1961 kamen die Schriftsteller Marcel Aymé, Lucien Rebatet (Mitarbeiter der profaschistischen Zeitschrift «Je suis partout» und Autor des von Camus an Gallimard empfohlenen Romans «Les deux Etandards»), Robert Poulet, Roger Nimier, und es kam sein Verleger Claude Gallimard, den er bösartig und verächtlich beschimpft hatte; sein erstes Buch wurde 1936 von Louis Aragon und Elsa Triolet ins Russische übersetzt, sein letztes Buch mußte 1963 aufgrund der gerichtlichen Klage einer deutschen Junkerfamilie vom französischen Verlag zurückgezogen werden und durfte erst nach einem Prozeß und mit bestimmten Korrekturen in Deutschland erscheinen; Helmut Heißenbüttel mutmaßte noch 1959: «Es geht das Gerücht, daß er im letzten Kriege Agent der deutschen Gestapo war»; sein erster Verleger, Robert Denoël, dem er verbot, auch nur eine Zeile seiner Manuskripte zu lesen, wurde seinetwegen umgebracht; der französische Verleger von Günter Grass berief sich mittels einer spektakulären Buchschleife auf ihn, um des jungen deutschen Autors «Blechtrommel» bei Kritik und Publikum durchzusetzen; der Mann, der mit Wörtern die Welt anfiel, der besonders erbarmungslos seine Familie karikierte, nannte sich nach seiner Mutter: Louis-Ferdinand Céline. Sein Grabstein hat die Doppelexistenz zur Inschrift: *«Louis-Ferdinand Céline – le docteur Destouches»*.

Seine Lebensdaten sind der Raster für ein extremes und deswegen typisches Leben unserer Zeit. Trotz der Armut seiner Eltern wird ein Schulaufenthalt in Deutschland und in England ermöglicht; er meldet sich 1914 freiwillig, wird schwer verwundet, wird nach England geschickt, hält im Auftrage der Rockefeller Foundation Aufklärungsvorträge über TB, studiert nach dem Kriegsende Medizin in Rennes, heiratet 1919, promoviert 1924 über Semmelweis, wird Schiffsarzt und bereist England, Afrika, Amerika (wo er als Arzt bei Ford arbeitet), trennt sich von seiner Frau, lebt mit der amerikanischen Tänzerin Elisabeth Graig im noch 1940 von Henry Miller glorifizierten Clichy, wo er 1932 seinen ersten Roman veröffentlicht, der ihr gewidmet ist: «Voyage au bout de la nuit».

Daß sein erstes und bis heute berühmtestes Buch durch einen enthusiastischen Aufsatz des Nationalisten Léon Daudet in der «Action Française» aus der Taufe gehoben wurde, scheint den Weg des Künstlers Céline vorgezeichnet zu haben (Daudet trat 1932 aus der Académie Goncourt aus, als diese ihren Preis nicht an Céline gab). Auf den nächsten Roman «Mort à crédit», 1936 (und die im selben Jahr erschienene Absage an die Sowjetunion «Mea culpa»), folgten jene beiden antisemitischen Pamphlete, die ihm zu Recht nie verziehen wurden: 1937 «Bagatelles pour un massacre», 1938 «L'Ecole des Cadavres»; sie erschienen in einer Zeit, die Lucien Rebatet so charakterisiert: «Ob Kommunisten oder Royalisten – die Pariser, soweit sie überhaupt des Denkens fähig waren, sind in den Jahren vor dem Krieg zu 80 % Antisemiten gewesen.»

Céline, gefeierter Surrealist, Anarchist, Nihilist, war zum gefürchteten und gehaßten Faschisten geworden. Im Zweiten Weltkrieg, während der deutschen Okkupation, will er sich mustergültig verhalten, außer dem Roman «Guignol's Band» – der in der Tradition seiner beiden ersten Bücher steht – nichts veröffentlicht haben. Er verläßt aber Paris acht Tage nach der Landung der Alliierten in der Normandie im Juni 1944 mit seiner zweiten Frau, dem Ballettstar der Opéra Comique, Lucette Almanzor. Seine Feinde sagen, er ging wissentlich und willentlich nach Deutschland; Céline gibt später die Auskunft, er habe auf Anraten des ihm befreundeten Schauspielers Le Vigan nach Dänemark gewollt und sei von den Deutschen nach Baden-Baden, dann nach Sigmaringen gezwungen worden, wo die Vichy-Regierung im Exil saß. Über Kränklin bei Neuruppin in der Mark Brandenburg gelangt er bei Kriegsende nach Dänemark, wo er auf Ersuchen der französischen Regierung – Paris wurde am 24. August 1944 befreit – inhaftiert wird. Erst 1951 kehrt Céline nach Frankreich zurück, ab 1949 lebte er unter Polizeiaufsicht in einem winzigen Bauernhaus in Klaskovgard, einem Besitz seines dänischen Verteidigers. Die Rückkehr und Begnadigung ermöglichte eine Petition des schwedischen Generalkonsuls in Paris, Raoul Nördling, der in Frankreich über großen Einfluß verfügte, weil ihm zu verdanken war, daß die abziehende deutsche Armee 1944 Paris nicht in Schutt und Asche legte. Der «König der Verleger», Gallimard, übernimmt nun das Werk Célines, aber die Publikation der Phantasmagorie «Féerie pour une autre fois» bleibt 1952 noch ohne jedes Echo. Erst im Frühjahr 1957 lenken ein sensationelles Interview mit dem «Express» und die Publikation seiner Abrechnungsschrift «D'un château l'autre» die Aufmerksamkeit wieder auf ihn. 1960 folgt «Nord» – es ist das letzte zu Lebzeiten veröffentlichte Buch Célines.

Anläßlich des Fragments «Cassepipe», das in Deutschland unter dem Titel «Kanonenfutter» 1977 erschien und das einem Gerücht zufolge französische Widerstandskämpfer nach Célines Flucht in seiner Wohnung aufgestöbert und in den Mülleimer geworfen hatten, schrieb Philippe Alméras, der Präsident der Céline-Gesellschaft:

«Nicht nur gibt es immer mehr Neuauflagen Célines in volkstümlichen Ausgaben, sondern auch die Universitäten haben von ihm Besitz ergriffen: Im Jahre 1975 vereinigte ein internationales Colloquium zum erstenmal Céline-Forscher aus Amerika, Europa und Australien. Die Unterlagen über die Vorlesungen, Seminare und Streitgespräche wurden auch im «Australian Journal of French Studies» veröffentlicht. 1976 wurde in Paris ein zweites Céline-Colloquium abgehalten, in dessen Verlauf die ‹Gesellschaft der Céline-Studien› gegründet wurde (‹Société des études céliniennes›; Sitz bei Gallimard, 5, rue Sébastian Battin). Die Gesellschaft hat es sich zur Aufgabe gestellt, Céline-Forschern und interessierten Lesern durch eigene Publikationen Forschungsmaterial und Dokumente bekannt zu machen. In diesen Tagen wird an der Universität von Paris eine ‹Céline-Bibliothek› eröffnet. In ihr sind die Sammlungen von Jean Pierre Dauphin vereinigt, einem der eigensinnigsten Céline-Forscher.

Die Diskussion über den Schriftsteller Louis-Ferdinand Céline ist in Frankreich in vollem Gange, selbst Fernsehen und kleinere Lokalzeitungen beteiligen sich daran. Das «Magazin littéraire» hat Céline im September 1976 ein Sonderheft gewidmet. In den Vereinigten Staaten, wo Céline schon immer ein größeres Publikum als in Deutschland hatte, wird Patrick McCarthys Céline-Biographie selbst in Massenblättern wie «Time» und «Newsweek» diskutiert. Bei Minard in Paris ist ein drittes «Cahier Céline» erschienen, gewidmet den beiden Teilen von ‹Féerie pour une autre fois›. Ein drittes «Cahier Céline», auch bei Gallimard, konzentriert sich auf die medizinische Dissertation, die der Doktor Destouches, der zukünftige Louis-Ferdinand Céline, dem ‹Erfinder› des Kindbettfiebers Semmelweis gewidmet hat mit bisher unveröffentlichten medizinischen Materialien. Bei Minard erscheint eine umfangreiche Biographie Célines für die Zeit 1914 bis 1944, zusammengestellt von Dauphin.»

Wie sieht das Werk aus, das dieses Leben verantwortet? Denn Célines Leben versteht sich nicht als Curriculum vitae; zu befragen ist nicht die Biographie, sondern die Autobiographie. Die Titel der großen Romane lassen bereits Zwischenräume, Hohlräume erkennen, die es auszuleuchten gilt: die «Voyage au bout de la nuit» assoziiert sich nur im ersten Augenblick mit der Düsternis und Finalität von O'Neills «Long Day's Journey Into Night»; bei Céline ist kein Pessimismus, nichts Endzeitliches – eher, trotz Feindseligkeit, ein wenig Romantik: Am Ende der Nacht pflegt ein neuer Tag zu kommen, der Morgen. Und «Mort à crédit» ist eben nicht der Tod, ist ein ironisch überwundener Tod. Und Céline ist nie von einem Schloß zum anderen je gezogen: Der Bericht ist die Grotesk-Choreographie der Not, wie «Féerie pour une autre fois» («Märchen für irgendwann einmal») der Danse macabre eines ist, der auszog und das Fürchten lernte, der sich mit diesem Märchen selber Mut vorsingt.

Dies alles will sagen: Autobiographie und Romantik, Verbitterung und Märchen, Bosheit und Pirouette, Not und Koketterie sind die Elemente eines epischen Riesenwerks, das vielleicht seinen Schöpfer unter sich begrub. Selten hat sich Realität bis zum exakt Prozessualen derart gemischt mit Unwirklichem; Célines Bücher, scheinbar mitteilsam, geschwätzig, exhibitionistisch fast, verweigern letztlich die Auskunft, sind Spiegelungen, Verstellungen, Verzerrungen. Der Schöpfer einer neuen Sprache darf nicht beim Wort genommen werden. Seine Kunst ist objektlos, Mitleidlosigkeit und Mitleid in einem; denn wenn Céline jene «geheime Wunde eines Wesens» aufgedeckt hat, von der Genet in seinem Giacometti-Aufsatz spricht, zieht er sich zurück, vexiert das Gesagte und den Leser. In «D'un château l'autre» fängt er alles, was als Information verstanden werden könnte, auf: Es ist nur im Fieber gesagt. Das Fieber gestattet dieselbe Dimensionslosigkeit wie der Traum im klassischen Surrealismus, es hebt die Kausalitäten auf, die Kommunikation, die Bedeutung; es öffnet unvermutet Platz für Gefühl, für Zärtlichkeit. Aber es ist meist eine spiegelverkehrte, angstvolle Zärtlichkeit – «man hat sie wie einen Kloß im Hals, und den kriegt man schwer runter». Célines Roman «Féerie pour une autre fois» ist gewidmet «den Tieren, den Kranken, den Gefangenen». «Na, das sind so buntscheckige Geschichten! ich lese es noch mal durch ... wenn Sie dann dies oder das oder nicht die Bohne verstehen! ... den Faden verlieren! ... dann bitte ich vielmals um Entschuldigung! ... wenn ich meckere, fasele, dann ähnele ich im Grunde nur den Fremdenführern! ... Sie werden's mir zugute halten, wenn Sie die eigentlichen Gründe wissen! ... Ehrlich gesagt: halten Sie zu mir! ... ich bin da und wälze mich im Bett umher, desto besser! ... alles Ihretwegen! ... Die Sammlung der Erinnerungen! ... die Krise möge mich also auskochen! mir die Einzelheiten herausschütteln! ... und die Daten! ... ich möchte Sie in nichts irreführen ... Es war eine Hündin, die ich zärtlich liebte ... und auch sie, glaube ich, liebte mich ... sie ist hier in Meudon gestorben, die Bessy, und dort, ganz nah, im Garten begraben, ich sehe den Hügel... Beim Sterben hat sie sehr gelitten... ein Krebs, glaube ich... sie wollte nur dort draußen sterben... ich hielt ihr den Kopf... ich habe sie bis zum Ende umarmt... es war wirklich ein prächtiges Tier... eine Augenweide... eine erregende Freude! wie schön sie war!... fehlerlos! ... Fell, Körper, Haltung! ... oh, nichts Vergleichbares in den Wettbewerben! ... Es ist eine Tatsache, ich denke immer an sie, selbst im Fieber... einmal kann ich mich schwer von etwas lösen, weder von einer Erinnerung noch von einem Menschen, geschweige denn von einer Hündin... ich bin von Natur treu... treu, verantwortungsvoll... verantwortlich für alles! ... eine wahre Krankheit... ein richtiger Antiwurstikus... die Welt tischt uns was auf!»

Céline lebt in einem Grenzland zwischen Wahrheit und Wirklichkeit; denn das Wirkliche bei ihm ist oft nicht wahr, das Wahre nicht wirklich. Er entzieht sich der Realität, auf die er zugleich einschlägt. Immer wieder taucht in seinen Büchern der Satz auf: «Ich will nicht, daß man mich anspricht. Ich hatte Fragen nicht gern – ich verkroch mich wieder in mich. Ich verstumme, wenn man auf mich einredet.» Bei dem einzigen Werk, das formal auf «Antworten» angewiesen wäre, den «Entretiens avec le Professeur Y», handelt es sich um eine imaginäre Unterhaltung. Von allen Künsten schätzt er die stumme, abstrakte des Tanzens am meisten, die gleichsam «aufgefüllt» werden muß durch die Phantasie des Betrachtenden. Der Arzt versteht die Sprache des Körpers. Die beiden Frauen in seinem Privatleben waren Tänzerinnen. Von Liebe ist in seinen Büchern nicht die Rede, sogar seine Zärtlichkeit reserviert er für Tiere, vornehmlich Katzen, deren mimisch-leise, sich rasch zurückziehende Arroganz.

Noch der aus dem Nachlaß publizierte Roman «Rigodon» – gewidmet «Den Tieren» – trägt ja als Titel den Namen eines zweitaktigen, schnellen Tanzes. Das Buch, von Céline 1960 bis 1961 in Meudon geschrieben, ist der auf «Nord» und «D'un château l'autre» folgende Abschlußband einer Trilogie – und Abschluß seines Lebens: der Schriftsteller, der bereits 1932 an Léon Daudet geschrieben hatte, «ich fühle mich nur im Grotesken an den Grenzen des Todes wohl», erzählte am 2. Juli 1961 seiner Frau von der Vollendung des Manuskripts. Abends um 18.00 Uhr war er tot. Ein Leben der extremen Selbstbezogenheit war erloschen und vollendet. Auf die Fragen seines belgischen Biographen Marc Hanrez gab Céline sein Konzept eines Auto-Erotizismus preis:

«H. – In Ihrem Werk nimmt die Frau einen relativ wichtigen Platz ein, aber die Liebe, vor allem die Liebe des Gefühls, nimmt so gut wie keinen Raum ein. Ist der Grund dafür, daß Sie sie schlicht leugnen? Oder weil Sie glauben, das bereichere einen Roman nicht, das sei ein ‹versteht sich› der Kunstprosa?

C. – Ich leugne die Existenz dieses Raums nicht, im Gegenteil. Für mich ist die Verbindung zweier Menschen eine sehr zu respektierende und sehr formale Sache, um die zahllosen Verwundungen des Lebens ertragen zu können. Das ist liebenswert, auch angenehm – aber ich glaube nicht, daß es unbedingt literarischen Ausdruck verdient. Ich finde es grob und schwer zugleich, dieses ‹ich liebe Dich ...›. Eine scheußliche Phrase, die ich nie bemüht habe, weil man das nicht ausdrückt, man fühlt es allenfalls. Etwas Scham ist nicht schlecht. Es existiert, gewiß, aber es wird vielleicht einmal in hundert Jahren, einmal im Jahr gesagt – nicht den lieben langen Tag, wie in den Chansons.

H. – So ist Ihrer Ansicht nach ein luzider Gedanke ein wesentlich eschatologischer Gedanke.

C. – Ja, wesentlich. Man kann sich nur auf sein Schicksal zurückziehen, an seinen Vater, seine Mutter, seine Brüder und Schwestern denken ...

H. – Das ist ein Thema, das Sie zu Beginn von ‹Mort à crédit› anschlagen, wenn Sie vom Tod der Concièrge erzählen. Und man spürt, daß es Ihnen in Ihrem ganzen Werk ein wichtiges Problem ist.

C. – Es ist *das* Problem der Menschen.»

Tanz und Delirium und Sexus sind Synonyme bei Céline – sie sind wahr, wenn auch nicht wirklich. Die stärkste Szene im 1944 erschienenen «Guignol's Band» ist eine grotesk-schauerliche Pantomime: Dem reichen (jüdischen) Pfandleiher Claben wird statt einer Medizin gegen seine Erstickungsanfälle ein aphrodisiakisches Gift gereicht, das alle Anwesenden zu sich nehmen und das unter den Klängen des «Jolly Dame Waltz» eine Orgie entfacht, einen phallischen Rausch zwischen Geld und Mord.

Und das einzige Buch, in das Céline einen früher publizierten Text aufgenommen hat, heißt «Ballet sans musique, sans personne, sans rien». Delirium ist ein anderes Wort für Fieber, für Traum oder Märchen, ein Begriff aus jenem Grenzland jedenfalls. Der Text, der schon 1950, also neun Jahre zuvor erschienen war, heißt «Scandale aux Abysses», und Céline nennt ihn ein «Argument de dessin animé» – es ist eine märchenhafte Choreographie vom Aufstand der Meerestiere, eine kunstvoll parabolische Erörterung der Gerechtigkeit, erinnernd an die Melancholie und abgründige Einsamkeit der Collagen Jacques Préverts.

Das erste Buch, das Céline nach dem Krieg, nach seiner Option für die Barbarei, nach Emigration und Haft 1952 bei Gallimard veröffentlicht, heißt «Féerie pour une autre fois» – Märchen für irgendwann einmal. Man erinnert sich aus «Mort à crédit»: Wann immer die Realität ihn bedrängte, das Wirkliche unwahr – also doch wohl unwahrhaftig – wurde, flüchtete der Knabe Céline in Krankheit und Fieber, flüchtete in eine sexuelle Wunsch- und Bilderwelt, die maßlose Onanie, eine erotische Form der Sprachlosigkeit, oder flüchtete ins Märchen. Als man ihn aus seiner ersten Lehrstelle vertreiben und gegen seinen Freund André ausspielen will, erzählt er ihm die keltische Sage vom König Krogold (einer seiner Biographen, Dominique de Roux, geht so weit zu sagen: «Céline ist kein Franzose, er ist Kelte»):

«‹Ist das wahr, Ferdinand?› fragte er mich. ‹Ist das wahr, daß du mich von meinem Posten verdrängen willst? ...› Von diesem plötzlichen Angriff war ich überrumpelt... Ich war ganz verdutzt... sprachlos vor Überraschung... Er fuhr fort... ‹Ach! Laß nur gut sein! Gib dir keine Mühe! Alle Leute im Geschäft wissen's! Nur ich hab keine Ahnung gehabt! ... Ich bin eben ein Dämlack! ...› Es wäre mir hundertmal lieber gewesen, man hätte mich sofort hinausgeschmissen, als daß er mich verdächtigte, ich wollte ihm seinen Posten klauen... Ich versuchte ihn aufzuklären. Er glaubte mir nicht. André tat, als sähe er mich nicht, er nahm sich die ‹Schönen Illustrierten Abenteuer› mit hinauf und las sie für sich allein. Er breitete sich auf dem Boden aus... Wenn ich zu ihm sprach, selbst mit größter Lautstärke... hörte er nicht. ‹Du, André›, sag ich ihm, am Ende meiner Weisheit angelangt, ‹du mußt ja doch einsehen, daß nicht ich dich rausgraulen lassen will!...› Er antwortete noch immer nicht, er murmelte weiter in seine Bilder hinein... Er las mit den Lippen. Ich komme näher... Ich schaue auch hinein... Es war die Geschichte von König Krogold... Ich kannte diese Geschichte gut... Seit jeher... Seit Großmutter Caroline... Ich lernte darin lesen... Er hatte nur eine Nummer, ein einziges Exemplar... ‹Hör mal, André›, sage ich ihm. ‹Weißt du, ich kenne die Fortsetzung! Ich weiß sie auswendig! ...› Noch immer antwortete er nicht. Aber ich beeindruckte ihn schon... Er war interessiert... Er besaß die andere Nummer nicht. Ich knüpfe an... Ich nutze die Gelegenheit aus. Man kann sagen, was man will, das hat doch Eindruck gemacht. Klein André hätte gern die Fortsetzung gehört... weitere Einzelheiten... Er liebte schöne Geschichten... Aber er fürchtete, ich könnte ihn beeindrucken... Er wühlte in seiner Schachtel... Er wollte nicht, daß ich ihn behexte... daß wir wieder Freunde würden, wie früher... Am gleichen Nachmittag komme ich mit einer neuen Ladung herauf... Er redete noch immer nicht mit mir... Ich war sehr müde, ich setzte mich. Ich wollte ihn unbedingt dazu bringen, daß er mit mir spricht. Ich sage ihm: ‹Weißt du, André, ich kenne noch das ganze folgende Kapitel, als alle Kaufleute losziehen und nach Palästina gehen... Mit Thibaud, in den Kreuzzug... Wo sie, um das Schloß zu bewachen... den Troubadour mit Wanda, der Prinzessin, zurücklassen... Davon weißt du nichts? Das ist eine herrliche Geschichte! Besonders Wandas Rache, wie sie ihre Schande mit Blut abwäscht... wie sie ihren Vater demütigt.› Der kleine André sperrte die Ohren weit auf. Er wollte mich nicht unterbrechen, aber ich hörte das Knistern im Gang... Ich wollte den Zauber nicht zerstören. Plötzlich sehe ich im Fenster Lavelongues Fresse! ... Ich springe auf... Er war wohl eben heraufgekommen, um mich zu erwischen... Sicher hatte man mich verpetzt ... Ich fahre auf ... Ich zieh meine Schuhe wieder an ... Er winkt mir ...»

Doch dieses Grenzland ist nicht bewohnbar. Die Spannung, aber auch die gelegentliche Monotonie und Langeweile der Bücher Célines haben hier ihre Ursachen: der Leser wird verführt, man darf dem jäh auftauchenden und sich verbergenden Autor nicht trauen. Er verwischt die Spuren, er verstellt die Stimme, er wechselt die Rollen. Céline, der Keifende, Schimpfende, Namen Nennende, spricht nicht eigentlich mit dem Leser, er spricht mit sich. Er glaubt dem Leser nicht, er traut nur sich selber. Die Attacke ist Irreführung, das Lachen ist Grinsen, die Porträts sind seitenverkehrt. Er schimpft ohne Objekt, *Feinde* sind Teil seiner Schreibtechnik wie Verse für einen Lyriker. Célines epische Kunst ist der innere Dialog.

Der sowjetische Literaturhistoriker Iwan Anissimow, Verfasser des Vorworts für die russische Ausgabe der «Voyage», nennt dieses Buch nicht nur das Produkt eines reaktionären Idealismus, sondern in seiner gequälten Passivität nahezu philiströs, ja: blind. Ein literarhistorischer Extremfall, der zu ständigen Mißverständnissen führen mußte, weil Verständigung überhaupt nicht erwünscht, an sie nicht gedacht war. Privatzorn äußert sich in einer Privatsprache öffentlich. Der Leser findet wie im Vexierspiegelirrgarten aller Rummelplätze immer wieder sich selber – aber er ist es nicht, er greift nach Gesellschaft –, da ist nur Glas, er hört fremde Stimmen – es ist die eigene: Er findet den Ausgang nicht.

Was Louis-Ferdinand Destouches über sich selber sagt, über den Schriftsteller Céline, seinen Verleger Achill (Gallimard) in «D'un château l'autre», sein Publikum, ist es wirklich oder wahr, ist es Person oder Abbild, Stimme oder Echo? «Achilles hat mich gestern antreiben lassen, warum ich so lange auf mich warten ließe? ... der alte lüsterne Bratfisch hat nie ein Buch geschrieben! ... er hat nie Kopfschmerzen gehabt! ... Scheiße! Loukoum, sein Dienstbolzen, ist zu mir gekommen, warum ich so ruppig sei? ... und so faul? sein lieber und hochverehrter Achilles habe schon fabelhafte Summen in die Werbung gesteckt, alle mögliche Werbung, Cocktails, beflaggte Autobusse, Striptease der Kritiker, Riesenanzeigen in den haßerfüllten Zeitungen, den erbittertsten Hetzblättern gegen mich, um anzukündigen, daß es soweit sei! daß ich meine beschissene Schwarte beendet hätte! und dann kam gar nichts ... na, und der Loukoum läßt die Arme sinken! ... noch viel verblödeter, fauler sei ich als im vorigen Jahr! er wage gar nicht, es dem Achilles zu sagen! ... solch ein Schlag für den armen Greis! ... nie würde er es wagen! was für Rücksichten nehmen sie aufeinander! ... und sogar auf Gertrut, ihren Konkurrenten, mit dem himmelblauen Einglas! ... Da bin ich der Spielverderber, eine Geißel, der böswillige, zynische Saboteur, ein Tölpel, ein heilloser Hanswurst ... Sollen nur alle drei, vier nach Lourdes gehen! sollen sich nicht langweilen! ich habe was Besseres zu tun, wenigstens ein bißchen! Ich erzählte Ihnen gerade von da unten, vom Flur ...

... Sobald ich in ihr Zimmer trat, legte sie sich für ihre Spritze hin, zog alles aus, Kimono, Seidenstrümpfe, damit ich sie schön befühlen, gründlich untersuchen konnte ... intus und exit ... für eine Frau ihres Alters hatte sie noch eine ganz ordentliche Haut ... straffe Muskeln, keine Zellwassersucht, auch keinen Muskelschwund ... sie mußte Bäuerin gewesen sein und schwer gearbeitet haben, gegraben, gepflügt ... die Brüste noch recht fest ... aber was das Frätzchen anging, meine Güte! ... ein fleischiger gieriger Mund, vielleicht noch schlimmer als Loukoum! ein Mund, um den ganzen Strich, die Bedürfnisanstalt und alle Kunden zu verschlucken, und ihre Geschlechtsteile und die Pißkrüstchen! ... ihre Augen? wie glühende Kohlen! ... eine Glut aus der Tiefe unerloschener Vulkane ... furchtbar gefährlich! ... ich gab ihr die Spritze ... da ergreift sie meine Hand, nimmt sie! so wie sie daliegt, ganz nackt! nun, nicht wegen ihrer Nacktheit ... wegen ihrer Augen sehe ich sie an ... nicht weil sie geil sind oder nicht! ... wegen der Gefahr ... sie wird mich doch nicht vergewaltigen? nein ... nein! ich atme auf! ... ich soll nur näher rankommen, damit sie mir was sagen kann!

‹Ihre Frau! ... Tänzerin! He? schön! belle! belle! Bariserin! Ya? ... ya? hein? schöne Beine! jolies jambes?› ‹O ja! ... o ja!›

Ich bin ganz ihrer Meinung! ... einverstanden!

‹Sie! sie! Sie? mir ausleihen? hier! hier! ... schlafen mit! ... dort avec moi! willst du? veux-tu? veu-tu?› Das ist kein Vulkan mehr, sondern das reinste Feuer! ... Sie brennt nach kesser Unzucht ... sie möchte davon kosten! ... Sie möchte Lili!

‹Groß Ravioli willst du haben! ... schön! ... schön!› Sie zeigt mir die Ravioli, die ich bekommen soll! ... eine kolossale Schüssel Ravioli! eine riesige Schüssel! ‹Ja, ja! Frau Saft! ... ich werde mit ihr sprechen!› Und da plötzlich – in meiner Geistesgegenwart – packe ich sie mitten am Hintern und küsse sie drauf! Klack! mitten auf den Arsch! und noch auf die andere Backe! Klacks! ... wir sind ja intim! vollkommen einig!»

Abrakadabra oder Wochenschau? Phantasie oder Report? Personen oder Typen? Gibt es Achill und Loukoum, Frau Saft und das Hotel «Stern» in Sigmaringen? Folgt man der deutschen Ausgabe von «D'un château l'autre», nimmt man Hotelverzeichnis oder Branchentelefonbuch zu Hilfe, dann nicht. Folgt man der französischen Ausgabe und nimmt dieselben Verzeichnisse zur Hand, dann ja. Dort heißt der «Stern» «Löwe» und Frau Saft Frau Frucht und Herr von Wertbach Herr von Raumnitz und seine Frau nicht Rayla, sondern Aicha. In willkürlicher Wahllosigkeit ändert Céline Namen nicht, ganz oder halb – Tartre statt Sartre, aber Maurois, Larengon statt Aragon, aber Mauriac, Achill beziehungsweise Brottin statt Gallimard, aber Denoël.

1960, ein Jahr vor seinem Tod, erschien also in Paris «Nord», die Quasi-Fortsetzung von «D'un château l'autre», Beichte, Wut und Destillat seiner Erlebnisse in Deutschland und Dänemark. In dieser Chronik hat Céline bis aufs «tz», das er der Familie Scherz und deren Gut Kränklin bei Neuruppin in der Mark Brandenburg («Kräntzlin») andichtet, etwas kolportiert, das für ihn Inferno war, für die Familie Scherz aber eine Ehre, die Treue verlangt – zum exakten Detail. In einem elf Seiten umfassenden Schriftsatz, der die einstweilige Verfügung und Klage gegen den Verlag Gallimard begründet, wird ein juristisches Filtersubstrat von Célines Roman gegeben, das sich liest wie eine Partitur.

Die Frage erhebt sich, ob dem «procès verbal», der Célines Leben und Werk ausmacht, mit einem literarischen Prozeß beizukommen ist, ob das Wort «literarischer Prozeß» nicht eine Contradictio in adjecto ist. Es gibt also zwei französische Versionen des Romans «Nord», die sich nicht nur dadurch unterscheiden, daß die zweite Fassung «édition définitive» heißt, sondern vor allem dadurch, daß in der einen – nicht «definitiven» – von Madame Seckt und dem Brenner-Hotel in Baden-Baden die Rede ist, in der zweiten – wie dann auch in der deutschen Fassung – dagegen die Dame Dopf heißt und die Herberge «Simplon».

Der einstweiligen Verfügung und der darauffolgenden Klage gegen Verlag und Autor wurde in beiden gerichtlichen Instanzen entsprochen. Céline und dem Verlag Gallimard wurde rechtskräftig von den Gerichten «die Unterlassung der Aufstellung dieser Behauptungen» auferlegt. Der «ideellen Würdeverletzung» wurde so Rechnung getragen, der Fragestellung Wahrheit oder Wirklichkeit eine neue Nuance abgewonnen. Dabei ist nicht nur aktenkundig, sondern gehört zu den intrikaten Spezifika von Célines delirischen Phantasmagorien, daß fixierbare Vor-Figuren und Modelle existieren. Monsieur Courtial de Pereires, Direktor des «Génitron» aus «Mort à crédit» war beispielsweise die Abwandlung jenes Raoul Marquis, der unter dem Namen Henry de Graffigny ein halb-wissenschaftliches Blättchen «Eureka» herausgab. Die Rue Favart, in deren Nummer 8 die Redaktion saß, lag in Célines bevorzugtem Quartier; in der Nr. 9 vom Februar 1918 – das Blatt ging im Oktober desselben Jahres ein – findet man Célines erste Publikation – eine Übersetzung aus dem Englischen (das der vielgereiste Mediziner nahezu akzentfrei sprach). Céline hat die «Eureka» und ihren Herausgeber so sehr als Modell verwendet, daß einige Texte der Zeitschrift nahezu wörtlich – wenn auch exaltiert «übergeschriebene» – in den Roman hineincollagiert wurden.

Bleibt also zu fragen, ob ein Wortsetzer, der eben nicht Adrian Leverkühn heißt und paßloses Geschöpf einer Phantasie ist, sondern als Dr. Destouches meldepflichtig ist und als Louis-Ferdinand Céline Steuern zahlt, nicht doch beim Wort genommen werden muß. Traumtänzer oder Traumwandler – darf man ihn anrufen? Gaukler, Lügner, Clown, Scharlatan – darf man ihn in

Verantwortung nehmen? Dies, immerhin, gilt es zu verantworten: Haß auf die französische Republik, der sie vernichten half, und Triumph über ihren Untergang. Diesen Satz gilt es zu verantworten: «Den Juden an den Galgen. Und sofort.» Und die Verwucherung eines anfangs harlekinhaften antizivilisatorischen Affekts zum faschistischen Pamphlet. Und auch, daß artistische Raffinesse, ästhetische und logische Revolte verkam zu Gekreisch und Geplapper, sich reduzierte zu Selbstgefälligkeit. Werner Heist hat mit Recht auf die Verbrennungen und Verkümmerungen hingewiesen, die die Annäherung an den organisierten Faschismus der Kunst Célines zufügte, und Peter Weiss hat, nebenher, in seiner Rede anläßlich der Entgegennahme des Hamburger Lessing-Preises die jähe Reduktion der Sprache dessen beschrieben, der in Freiheit nur Ausweglosigkeit sehen kann. «Wörter, die ihre Unfähigkeit zur Anteilnahme an der Außenwelt beschrieben, mußten im Kreis laufen und sich dabei zerreiben. Solche Wörter hatten als letzte Konsequenz nur noch das Schweigen. Damit betrog er aber die Absichten, die in jeder Mitteilung lagen, denn im Wesen jeder Mitteilung ist der Wunsch nach Veränderung enthalten.»

Damit ist ein wichtiges Tabuwort gefallen: die Identität von Mitteilung und Veränderung. Céline, in seinen späten Büchern, wollte nichts mitteilen, und er wollte auch nicht verändern. Seine Prosa ist gestisch, suggeriert also Bewegung, aber die epische Struktur seiner Bücher ist statisch. Ihr vorgebliches Stakkato kann beliebig unterbrochen werden, aussetzen, gar collagiert werden mit Fremdkörpern wie Kommentar, Traum, Märchen. Der Tanz ist ein Totentanz, der Schrei ist der nach innen gewendete, erstarrte des Laokoon. Zwischen Tanz, Delirium und Sexus herrscht nicht die Balance der Dialektik, sondern die böse Kraft eines magischen Dreiecks.

Es war André Gide, der zur Verteidigung Célines das Argument vorbrachte, hier sei ein Naturereignis, sich selbst übertreibend, sich selbst nie ernst nehmend, und deshalb sollte es auch nicht ernst genommen werden. Die beliebig sich ausdehnende oder schrumpfende, aber in sich geschlossene Ellipse der Célineschen Kunst, die Welterfahrung und Weltzorn birgt, ist nach

Gide kein Delikt, ist unangreifbar, weil ungreifbar. «Mir scheint, daß die Kritik über ‹Bagatelles pour un massacre› im allgemeinen etwas unvernünftig war. Was mich erstaunt, ist, daß sie sich überhaupt irren konnte. Denn schließlich – Céline hat hochgestapelt, er hat so hochgestapelt, wie es nur ging; wie er es immer tat. Er ging nicht vier verschiedene Wege. Er hat alles getan, um davor zu warnen, daß dies alles keineswegs mehr ernst zu nehmen sei als die Eskapaden des Don Quichotte unter freiem Himmel. Man erinnert sich des Aufsehens, das seine beiden ersten Bücher machten. Die Presse war geblendet und wußte nicht, auf welchen Ton sie sich einigen sollte. Einige zeigten sich entsetzt; andere waren in Ekstase; man schrie Genie und Skandal. Die Bücher wurden in den Himmel gehoben oder ins Gully gestampft. Man sah sie überall. Ich erinnere mich, ‹Mort à crédit› in den elegantesten wie den bescheidensten Schaufenstern an prominenter Stelle ausgestellt gesehen zu haben; selbst die kleinen Papierwarenhandlungen in der Provinz, wo man gewöhnlich nichts als Zeitungen bekommt, hatten es ausgestellt. Man verbeugte sich vor ihm. Man konnte es einfach nicht übersehen. Wir wissen das, und Céline vor allem. Wenn also Céline von einer ‹Verschwörung des Schweigens› sprach, von Intrigen, um den Verkauf seines Buches zu hintertreiben, dann ist vollkommen klar, daß er sich lustig macht. Und, wenn er die Juden für den ‹Mißerfolg› dieses Buches haftbar macht, dann ist das selbstredend nichts als ein Witz. Und wenn das kein Witz sein sollte, dann wäre er, Céline, vollkommen verrückt. Genauso, wie er in ‹Bagatelles pour un massacre› durcheinandergewirbelt Cézanne, Picasso, Maupassant, Racine, Stendhal und Zola zu den Juden zählt. Was will man mehr? Wie soll man besser kenntlich machen, daß man sich lustig macht? Genauso, wie wenn man irgendeine Nichtigkeit als ‹Verlautbarung des Groß-Rabbiners› ausgibt. Oder sich in der Rolle des Märtyrers oder in der des Plagiierten gefällt.

Mit eindringlicher Eloquenz erklärt er, daß er die Feinheiten der ‹Säuglinge Goncourt›, die ‹Proust-Prousts›, die ‹Herren Bestatter Paul Valéry› gräßlich findet; und beweist es. Er tut sein Bestes, um zu erreichen, daß man ihn nicht ernst nimmt. Deshalb:

wer sich entsetzt, der fügt sich den Schaden selber zu – nämlich den, der bei den Kritikern so verbreitet ist, ein Buch nicht als das zu nehmen, was es ist. Céline brilliert: Beleidigungen. Er schüttet sie aus – egal über wen. Das Jüdische ist nichts als ein Vorwand. Er hat von allen Vorwänden den kompaktesten, trivialsten, bekanntesten gewählt, den, mit dessen Hilfe er am nuancelosesten sein kann, der die wahllosesten Pauschalurteile erlaubt, die gigantischsten Übertreibungen, die geringste Sorge um Gerechtigkeit, das zügelloseste Durchgehen der Feder. Und Céline ist nie besser, als wenn er am ungezügeltsten ist. Er ist ein Schöpfer. Er spricht in ‹Bagatelles pour un massacre› von den Juden genauso, wie er in ‹Mort à crédit› von den Sternbildern spricht, die er mit bildnerischer Schöpferkraft bezwingt. Céline zeichnet nicht die Wirklichkeit, sondern die Halluzination, die die Wirklichkeit hervorruft – und nur das interessiert ihn.»

Dies, in der Tat, ist eine Interpretation, die sich anbietet. Eine Degression allerdings bietet sich auch an innerhalb des Célineschen Œuvres: die Bildnismacht der Sprache, der halluzinatorische Lyrismus, schmetternd und weich zugleich, zerbricht im Laufe der Zeit. Einer seiner Kritiker nannte diesen plötzlichen, fast brutalen Bruch mit der Realität ein «kantatenhaftes» Delirium. Nicht mehr nur Verlust und Tod, sondern der Selbstmord wird immer häufiger Motiv seiner Bücher. Sein ethisches wie ästhetisches Prinzip «noircir et se noircir» ist auf extreme Weise wirksam geworden. Fast kann man diesen Prozeß des Zerbrechens an Célines Gesicht ablesen, wie es die Photos aus verschiedenen Lebensphasen vorführen – aus einem sinnlichen Mund wurde eine böse Wunde, aus fragenden, schönen Augen ein fragwürdig-lauernder Blick, aus Erwartung wurde Desillusion. Célines Gesicht schloß sich und zerbrach, wie seine Sprache, wie sein Werk. Die Apokalypse gerinnt zur Farce.

Als die Hauptfigur seiner Texte noch nicht Céline hieß, sondern Bardamu, war das Wort nicht zum bloßen Demonstrationsinstrument demissioniert, hatten die Sätze, wie im Anti-Genrebild vom Krieg aus «Voyage au bout de la nuit», noch Macht, nicht bloß Ohnmacht. Fraglos hat Céline, und nicht nur mit diesem Buch, die Literatur der Moderne aufs nachhaltigste beeinflußt, ja es ist kaum ein Autor zu denken, der so stark gewirkt hat, ohne je «Schule» gemacht zu haben. Sartres «La Nausée», Millers «Tropic», Genet, Günter Grass: sie hätten nicht so schreiben können, wie sie geschrieben haben, ohne Céline. Er, der für sich selber Einflüsse abwies – «Ich habe nie Joyce gelesen, Proust mag ich nicht, Hemingway kenne ich nicht» –, der nur wenige Autoren – voran Flaubert, aber auch Radiguet und Lautréamont – gelten ließ, er hat in die moderne Literatur hineingewirkt.

Kein Geringerer als Trotzkij widmete ihm schon 1924 einen enthusiastischen Aufsatz. Und obwohl erst Mitte der 60er Jahre in Amerika verlegt – noch 1968 schrieb George Steiner, es sei kaum möglich, Céline ohne physische Übelkeit zu zitieren –, kann man seinen Einfluß auf die amerikanische Literatur genau verfolgen: Allan Ginsbergs wichtigste Gedichtsammlung «Kaddish» – und darin wieder das Hauptgedicht «Ignu» – verdankt sich nach Ginsbergs eigenem Zeugnis bis in syntaktische Methoden hinein Céline; schon 1940 hatte William Burroughs ihn mit der «Voyage» bekannt gemacht. Henry Millers Hommage ist kurz und eindeutig: «Ich verehre ihn, ich verdanke ihm viel, er lebt in mir, für immer.» Das wohl am sorgfältigsten betreute Céline-Archiv ist an der New York University, die in den sechziger Jahren dort tätige Romanistin Erika Ostrowsky hat eine eingehende Studie über Céline publiziert, und die aufschlußreichste Korrespondenz, die wir von Céline kennen, führte er mit dem jüdischen Professor Milton Hindus von der Brandeis University – hauptsächlich Fragen des Judentums beziehungsweise des Antisemitismus behandelnd (im Juli 1947, noch aus Dänemark, schlug er ihm beispielsweise vor, doch mit Hilfe der UNESCO, der Rockefeller Foundation oder der Carnegie-Stiftung eine großangelegte Studie über den «Etat actuel de la question juive en Europe» zu versuchen).

Célines Technik einer Epik «à rebours», die alle Systeme und Qualitäten der üblichen Epik verkehrt – kein erzählerischer Zusammenhang, aufgelöste Syntax, Grandeur des Helden als sein Elend –, findet sich konsequent wieder in Hubert Selbys Prosa, letzte Möglichkeit eines artistischen Naturalismus aus

Haß und Erbarmen. Selbys «Helden» und deren Ende ohne Mysterium, Glanz oder Glück ist das Ende ohne Würde der Célineschen Opfer.

Die Wirkung Célines auf die französische Literatur – trotz seines Hohns für die Pseudo-Eleganz der «Robbe-Grillets» – ist kaum abzuschätzen. Seine Reinigung der erstarrten Kunstprosa durch die «unreine» Sprache, sein Bekenntnis: «Das Argot ist aus dem Haß geboren», hat neue Schichten und Dimensionen nicht freigelegt, aber freigegeben. Man darf sagen, nach Céline kann niemand mehr schreiben wie zuvor. Doch wie immer man Céline verstehen oder mißverstehen sollte, er selber verstand sich anders. In einer Rechtfertigung, die er am 6. November 1946 in Kopenhagen veröffentlichte, zieh er alle Vorwürfe gegen ihn Lügen:

«Seit Hitlers Machtübernahme waren alle meine Bücher in Deutschland verboten, und dieses Verbot wurde auch während der ganzen Nazizeit eingehalten. Meine literarischen Werke waren genauso verboten wie meine politischen, mit Ausnahme einiger entstellter, gekürzter und gefälschter Seiten aus ‹Bagatelles pour un massacre›. Die deutsche Literaturkritik hat mein gesamtes literarisches und politisches Werk totgeschwiegen, ausgenommen die ausgesprochen bösartigen Kritiken im ‹Schwarzen Korps›, dem Organ der SS, und in Dr. Goebbels' ‹Reich›. Während der Nazizeit, die meinen Büchern so schlecht bekam, fanden viele andere französische Schriftsteller, sogenannte Antinazis und Widerstandskämpfer, freundliche Aufnahme: Mauriac, Martin du Gard, Jules Romains etc. Nur ich, der nie in meinem Leben eine einzige Zeile an irgendeine Zeitschrift gegeben und der niemals ein Mikrophon auch nur gesehen hat, wurde verfolgt, eingesperrt, habe das Schlimmste zu erwarten ... Man sieht in mir einen ‹beispielhaften› Kollaborateur. Ich suche vergebens, worin diese Beispielhaftigkeit liegen könnte. Auf welchem Gebiet genau habe ich mit dem Feind kollaboriert? Antisemitismus? – nein. Medizin? – nein. Propaganda? – nein. Also wo? Wenn man bedenkt, daß der wohlorganisierte deutsche Propagandaapparat in Frankreich Tausende von Journalisten, Künstlern, Schriftstellern usw. beschäftigte und über ein Monatsbudget von 750 Millionen Franken verfügte und daß ich ausgerechnet einer der wenigen französischen Autoren bin, der niemals irgend etwas mit dieser formidablen Administration zu tun hatte, weder von ferne noch aus der Nähe, mit keiner Zeile, keinem Wort, dann scheint mir für mich statt des Ausdrucks ‹beispielhafter› Kollaborateur eher das Wort ‹Enthaltsamkeits-Künstler› angebracht. In der Tat, ich fühle mich unschuldig.»

Nur daß, wer hier lügt, Céline heißt. Es gibt Interviews aus dem Jahre 1941, die er der faschistischen französischen Zeitung «Au Pilori» gegeben hat; es gibt einen Bericht der französischsprachigen Nazi-Zeitung «L'Union Française» vom 11. Januar 1942, der sich auf einen Vortrag Célines in Lyon bezieht und sogar die «Ehrengäste» nennt; es gibt einen Brief vom 21. Oktober 1941 an den Sekretär des «Institut d'études des questions juives», in dem er heftig reklamiert, daß seine Bücher in einer antisemitischen Horror-Ausstellung dieses Instituts nicht auslagen; es gibt eine Note des Nazi-Botschafters Abetz an den französischen Faschisten Zeitschel, mit der er Céline «comme collaborateur français à l'Office Central Juif» empfiehlt. Ein großer Aufsatz von Roger Vailland in der «Tribune des Nations» vom 13. Januar 1950 brachte diese Vorwürfe zu einem Höhepunkt; darin wird präzise berichtet, mit welch ohnmächtiger Wut die sich wöchentlich in der darüber gelegenen Wohnung illegal versammelnden Résistancekämpfer das Treiben in Célines Appartement in der Rue Girardon 5 mit ansahen, beiläufig: jener Montmartre-Wohnung, von der auch der nach Kriegsende zum Tode verurteilte, dann begnadigte Lucien Rebatet berichtet. Die lärmend-frohsinnige Kumpanei, zum Beispiel mit dem profaschistischen Karikaturisten Ralph Soupault und anderen Kollaborateuren des «Je suis partout», habe sogar zu einem «Exekutionsbeschluß» geführt, zu einer langen Debatte, ob man denn den Autor der «Voyage» umbringen dürfe wie einen tollen Hund. Célines maßlose Antwort, das Beibringen von allerlei Zertifikaten und «Zeugenaussagen» – daß er beispielsweise einen blessierten Illegalen, ohne zu fragen, behandelt habe – war eher kläglich, gar etwas feige. Die Trauer und Bitternis seines einstigen «Ich wünschte, es käme nie wieder ein Frühling» waren dezimiert zu attackierender Litanei. Leben als Corrida.

Einmal, auf den allerersten Seiten seiner «Voyage au bout de la nuit» – einer Reise, die wie auf einer apokalyptischen Galeere ein Leben dauerte –, spricht Céline von der Angst, die er als Kind kannte und die ihn nie verlassen hat. Und wie schon die Antwort des Dr. Bardamu in dem Stück «L'Église» auf die Frage, warum er Arzt geworden sei – «das will ich Ihnen sagen... in erster Linie aus Angst vor den Menschen» –, ein zentrales Bekenntnis ist, so klingt dieser Satz wie ein Leitmotiv für Werk und Personen des Louis-Ferdinand Céline: «Das kam daher, daß ich die Menschen noch nicht kannte. Nie mehr werde ich glauben, was sie sagen, was sie denken. Vor den Menschen, und nur vor ihnen, soll man sich fürchten, immer.»

Das Duell als Dialog

Witold Gombrowicz

Der deutsche Entwicklungsroman, vom «Simplizissimus» über den «Wilhelm Meister» zum «Grünen Heinrich» benennt seinen Helden im Titel. Die Ausweitung zum Familienplural «Buddenbrooks» ist eine Variante. Mehr als das – eine Veränderung nämlich – ist es, wenn das Arbeitsgerät statt des damit Arbeitenden im Titel steht: Grass nannte sein Buch bewußt nicht «Der Blechtrommler» – das Arbeitsgerät als Verständigungsmittel mit der Umwelt, das Produkt als etwas, das ein neues Bezugssystem produziert. Damit war auch das Schema verlassen, Welt nur so weit erheblich zu finden (und darzustellen), wie sie für die Entwicklung der namentlichen Helden unbedingt erforderlich war, also hinzuordnen aufs Individuum, dessen Aktionen und Reaktionen als das Wesentliche und Interessante galten.

«Ferdydurke» nun, Titel des 1938 in Polen erschienenen einzigen Romans von Witold Gombrowicz, heißt gar nichts. Ein Kunst- und Spielwort, Name für nichts, Benennung von niemandem. Nicht daran allein wird es liegen, daß der Autor und seine Kritiker mit Vorliebe als weiteres «Ereignis» desselben Jahres nur das Erscheinen von Sartres Roman «La Nausée» vermerken. Nun ist aber unabhängig davon in diesem selben Jahr, in dem Gombrowicz seine Parabel von der «Vergewaltigung der Ohren» veröffentlichte, im Großdeutschen Reich der Volksempfänger für 35 Reichsmark als politisch-industrielle Neuschöpfung millionenfach ausgeliefert worden, mit dessen Hilfe man etwa diese Nachrichten hätte hören können: Das Ehrenkreuz der deutschen Mutter wird geschaffen; Chamberlain verhandelt mit Hitler in Berchtesgaden; Pearl S. Buck erhält den Nobelpreis; die Deutsche Lufthansa und ihre Maschinen erreichen Spitzenleistungen an Geschwindigkeit und Reichweite; Orson Welles' Hörspielsendung «Der Krieg der Welten» löst in Amerika – das mit 10,4 Millionen Arbeitslosen auf dem Höhepunkt der Wirtschaftskrise ist – eine Massenpanik aus; der sowjetische Regisseur Stanislawskij stirbt; in der Sowjetunion wird Berija Chef des NKWD, Bucharin und andere werden nach Schauprozessen hingerichtet; die deutschen Truppen besetzen das «Sudetenland»; von Kolbenheyer erscheint der Roman «Das gottgelobte Herz», von Georg Lukács die «Essays über Realismus», von Scholochow «Der stille Don» und von Thomas Wolfe, der im selben Jahr stirbt, «The Web and the Rock», Dos Passos beendet seine USA-Trilogie; die Gewinne der deutschen Aktiengesellschaften haben sich fast verdoppelt, die Konzerne Humboldt-Deutz-Motoren und Klöcknerwerk AG schließen sich (zur Panzerproduktion) zusammen; Österreich kehrt «heim ins Reich»; Beneš tritt zurück, Eden tritt zurück, Generaloberst Beck tritt als Chef des Generalstabs des deutschen Heeres zurück – Hitler ernennt Brauchitsch, Guderian, Keitel und Ribbentrop, Daladier wird französischer Ministerpräsident, die italienische Deputiertenkammer wird aufgelöst; Großbritannien erkennt die Annektion Abessiniens an; in Berlin brennen die Synagogen – Kristallnacht.

Ferdydurke heißt nichts. Gombrowicz will nicht benennen, will die geheimnisvolle, fast kindliche Identität von Namen und Existenz – «Wie heißt Du?» ist die erste Frage eines Kindes – trennen, will nur einen Namen, eine Existenz als verbindlich und vorstellbar begreifen: Witold Gombrowicz. Und dabei geschieht etwas Sonderbares: dieser Wille erreicht das Gegenteil. Das stets laut proklamierte, angeblich einzig interessante *Ich* bleibt banal, unergiebig, inkompetent, ja unintelligent. An und in ihm erhellt sich nichts, nicht einmal es selber. In Verdrehung von Hans Mayers Ionesco-Variation möchte man sagen: «Wir haben Gombrowicz, und Gombrowicz genügt uns nicht.» Der Beginn des Tagebuchs mit den vier Tageseintragungen *Ich* ist nicht einmal literarisches Kabarett; aber auch Lehrsätze späterer Eintragungen bleiben eher Leersätze: «Das Wort ‹ich› ist so grundsätzlich und so erstgeboren, so von allergreifbarster und darum allerherrlichster Wirklichkeit erfüllt, so unfehlbar als Führer und streng als Probierstein, daß man, statt es zu verachten, auf die Knie vor ihm fallen sollte. Ich glaube, daß ich mich eher noch nicht fanatisch genug selber zu Herzen nehmen und daß ich es nicht verstanden habe – aus Angst vor anderen Menschen –, mich dieser Berufungs-Aufgabe mit genügend kategorischer Rücksichtslosigkeit zu widmen, diese Angelegenheit weit genug zu treiben. Ich bin mein wichtigstes und wohl gar mein einziges Problem: der einzige aller meiner Helden, an dem mir wirklich gelegen ist. Sich an das Erschaffen seiner selbst heranzumachen und aus Gombrowicz eine Gestalt zu machen – wie Hamlet oder wie Don Quichote – ? – !»

Das ist eine Proklamation, die nichts proklamiert, die laut, aber nicht eindringlich ist, die überzeugen will, aber nichts bezeugt. Wo Gombrowicz sich erklären will, bleiben es fast immer «Angaben» zur Person. Die Frage nach dem Ich ist zentrifugal: «Ich – allein». Dieses bejahte und gleichzeitig ständig denunzierte Subjekt ist immer auch Objekt; jener trotzige Anfang des Tagebuchs wird im Gespräch mit Dominique de Roux erläutert: «Als ich mein *Ich* zum viertenmal schrieb, fühlte ich mich wie Antäus, die Erde berührend! Ich fand den Grund unter den Füßen wieder!» Aber anderswo heißt es, «ich habe mich von mir selber abgetrennt».

Gombrowicz' ästhetische wie moralische Theorie beruht darauf, daß «ich» eigentlich etwas Unerkennbares, Verstelltes, von Masken und Rollen Verdecktes ist, ein Chamäleon, der Intensität seiner jeweiligen Pathologie folgend, sich ändernd. Gombrowicz' «Ich» ist voller Erkenntnisangst, was ästhetisch heißt: voller Berührungsangst. Schon in einem Brief aus dem Jahre 1937 an den Freund und Entdecker Bruno Schulz, auf dessen Kritik am «Pamphlet» «Ferdydurke» eingehend, schreibt Gombrowicz: «Zwischen unserem eigentlichen Sein und unserer äußeren Erscheinungsform klafft ein Abgrund und alle Realität, die auf diesen Manifestationen des Äußeren eines Individuums basiert, ist – von eben diesem Individuum aus gesehen – falsch, künstlich und gefährlich. Diese artifizielle Realität wurde bisher als zwischenmenschliche Beziehung bis heute generell akzeptiert. Ich habe eben versucht, ihre Falschheit und Gefährlichkeit für das Individuum zu demonstrieren.»

Kommunikation also als Konjunktiv. Berührungsangst als Angst vor der Wahrheit, vor dem Definitivum. Bezeichnend, daß Gombrowicz – in dessen Werk es keine Koitus-Szene gibt – die Undefinierbarkeit von Realität vergleicht mit der Unmöglichkeit zu sagen: «sein Kind» oder «ihr Kind»; er kennt nur eine andere, dritte Realität. Das *Ich* als *Es*. Das ist Rimbauds «je est un autre» in einem neuen Konzept. Berührung ist Kampf, Verletzung, Vernichtung, Mord oder Duell – oder Maskenball. Die Austauschbarkeit von Rollen, die Verführung zum Ankleiden statt zum *Aus*kleiden hat Gombrowicz in seinem letzten Werk, der «Operette», besonders bösartig deutlich gemacht: Der Mensch als Kleid, Sprache als Gedudel, Aktion als Pose. Während die Lakaienrevolte droht, heißt es: «weitertanzen», «nicht ermüden»! Das Stück ist ein Rollenbuch. Albertine, von Gombrowicz, dem Kenner seines «Bruders Proust», sicherlich nicht zufällig nach einer der Hauptgestalten der «Recherche» benannt, Mann in der «Möglichkeit der Frau», Albertine muß, als ihr Wunsch nach Nacktheit und Berührung in Erfüllung geht, in den Sarg. Gombrowicz mißt in pathologischer Hybris seinen «menschlichen Horizont»:

«Demokrit... Wieviel? Schreiben wir: Demokrit, 400 000
St. Franziskus von Assisi, 50 000 000
Kósciuszko, 500 000 000
Brahms, 1 000 000 000
Gombrowicz, 2 500 000 000.»

Überschätzung des Individuums also – und Denunziation des kreativen Subjekts. Folgerichtig erklärt Gombrowicz sich in zahlreichen Gesprächen, Interviews und Aufsätzen zum Vorläufer der Strukturalisten. In «Die Trauung», seinem Lieblingswerk, heißt es: «Es sind nicht wir, die die Dinge aussprechen; es sind die Dinge, die durch uns sprechen.» Und im «Tagebuch» nennt er «Ferdydurke» eines der Werke, «die sich selber schreiben, wie außerhalb meiner».

Diese scheinbare Materialität – gar Materialismus? – ist in Wahrheit eine a-kausale, a-historische «impassibilité». Der

Konflikt des Menschen mit seiner Form, also nicht mit den Menschen, ist erklärtermaßen Gombrowicz' fundamentales Thema. Sein Bejahen der Moral in der Literatur zwingt sogar dem Bewunderer Dominique de Roux die Zwischenbemerkung ab: «Dies Bekenntnis ist moralisch-unmoralisch!»

Diese moralische Ambivalenz, dieser Versuch, dem Menschen zu entziehen, was ihn zum Menschen macht: Kommunikation; dieser ästhetische Ansatzpunkt, der Literatur aus anderem Selbstverständnis als «fleurs du bien» hämt – das sind die gigantischen Aufbauten eines hochartifiziellen Œuvre, entstanden aus Einsamkeit. Gombrowicz' «Schule der Werte» waren die Pseudowerte seiner Mutter, «bis zum Wahnsinn getrieben durch ihren Selbstbetrug»: sie

«war von Natur	bildete sich ein sie sei
impulsiv, naiv	beherrscht, kritisch
grillenhaft	diszipliniert
von eher salonhafter Kultur	eine Intellektuelle
anarchisch	eine Organisation
ängstlich	mutig
naschhaft	nicht naschhaft
Bequemlichkeit liebend	asketisch, unbeugsam.

Ihr imponierte das, was sie nicht war.»

Eine Selbstdefinition entsteht, rächend und ehrlich und die Wurzel zeigend: «Ich war vollkommen unfähig zur Liebe.» Dies Bekenntnis durchzieht sein gesamtes Werk – Sexualität war für ihn immer nur Faszinosum des Niederen, Jüngeren, Härteren, war Erproben und Beweisen des selbstauferlegten Berührungsverbots.

Wo aber Gombrowicz – unwillentlich und unwissentlich vielleicht – sich der Phantasie überläßt, entstehen Phantasmagorien von der Schönheit und Transparenz des Märchens. («Contes philosophiques» nannte sie Czeslaw Milosz einmal, aber auch «machines infernales», die sich selber zerstören.) Sein angeblich so simples Koordinationssystem wird Spielfeld, und das Spiel schafft sich eine eigene Realität. Ein durchgehendes Konstruktionsprinzip seiner Bücher verrät, was gemeint ist: Duell und Dialog sind Möglichkeiten, von der nur scheinbaren Wichtigkeit der Person abzuheben.

«Ferdydurke» etwa, der Roman des 30jährigen, zur Kindhaftigkeit künstlich zurückgeschrumpften Jozio, ist gelungen und bedeutend immer dort, wo eine solche dialektische Beziehung zu einem anderen, zu etwas anderem aufgegriffen wird. Seine Gewalt und nahezu pflanzenhafte Schönheit verdankt das Buch wohl nicht zuletzt diesem Bewegungsgesetz, das schon zu Beginn in jener denkwürdigen Spiegelszene zu wirken beginnt: «Doch das Licht nahm vom Fenster her an Stärke zu, und immer greller hob sich die Gestalt aus dem Dunkel – schon waren die Finger an den Händen zu sehen und die Fingernägel –, und ich sah ... und das Gespenst, sehend, daß ich sehe, duckte sich ein wenig, und ohne daß es herschaute, gab es mir Zeichen mit der Hand, daß ich nicht hinsehen solle. Ich konnte nicht nicht hinsehen. So also war ich. Wunderlich, fürwahr, wie Madame de Pompadour. Und ein Zufälliger. Warum war ich so und nicht anders? Eine Ephemeride. Fehler und kleine Mängel krochen ihm ans Tageslicht, er aber stand geduckt, ähnlich den Nachtgeschöpfen, die das Licht zur Beute freigibt – wie eine mitten im Zimmer gefangene Ratte. Und die Einzelheiten traten immer besser hervor, immer schrecklicher, von überall kamen ihm Körperteile hervor, einzelne Teile, und diese Teile waren genau umrissen, konkretisiert ... bis an die Grenzen schädlicher Deutlichkeit ... bis an die Grenzen der Schande ... Ich sah einen Finger, Fingernägel, die Nase, das Auge, Schenkel und Fuß, und alles an die Oberfläche herausgebracht – wie hypnotisiert von den Einzelheiten erhob ich mich und tat einen Schritt auf ihn zu. Er zuckte zusammen und bewegte die Hand – als bäte er mich um seinetwegen um Verzeihung und als sage er, daß es nicht das und ganz einerlei sei – gestatte, entschuldige, laß ... aber die Geste, die wie eine Warnung begonnen hatte, endete irgendwie niederträchtig – ich ging auf ihn los – und, da ich meine dargereichte Hand nicht mehr aufzuhalten vermochte, schlug ich ihm mit voller Wucht ins Gesicht! Hinaus! Hinaus! Nein, das bin gar nicht ich! Das ist etwas Zufälliges, etwas Fremdes, Aufgedrängtes, irgendein

Kompromiß zwischen der äußeren und der inneren Welt, das ist gar nicht *mein* Körper! Er stöhnte auf und verschwand – mit einem Satz. Und ich blieb allein, doch eigentlich nicht allein, denn ich war nicht da, ich fühlte nicht, daß ich da sei, und jeder Gedanke, jede unwillkürliche Bewegung, jedes Tun, jedes Wort, alles schien mir nicht meines, sondern wie irgendwo außerhalb meiner selbst festgestellt, anstatt meiner gemacht – und ich bin eigentlich ein anderer! Und da ergriff mich eine fürchterliche Aufregung. Ach, die eigene Form schaffen! Sich nach außen verwandeln! Sich ausdrücken! Möchte sich doch meine Gestalt aus mir heraus gebären, möchte sie doch nicht mir gemacht sein!»

Vision und Geschichte schaffen hier Sehen und Sicht, also doch wohl Erkenntnis. Mit der Sicherheit des Träumenden – stets betont Gombrowicz, daß er nur träumend begreifen und begriffen werden kann, daher auch seine Vorliebe für «Die Trauung» – verwandelt und verdreht er diese Apparatur: Gespräch und Selbstgespräch, Disput, Wettlauf oder schließlich Duell sind verschiedene Formen derselben Sache. Auf die Bedeutung des Duell-Motivs machte François Bondy aufmerksam, wenn auch der Hinweis auf Gombrowicz' Herkunft als Landedelmann eher eine Verkürzung scheint. Gombrowicz übersieht das Ausmaß der eigenen Figuren, wenn sie sich messen, er braucht die Elemente von Kampf, Blut, Lächerlichkeit, Gewalt und männlichem Eros, von Geckenhaftem und Ritterlichem, von Sinnlosigkeit und Sinnlichem, um ihnen ihre Dimensionen zu geben. (Nicht zufällig ist Zentrum seiner Auseinandersetzung mit Borges dessen Theorie des Duells.)

Wenn hier von Vision und Gesicht, Sehen und Sicht gesprochen wird, dann nicht ohne Bezug auf das Duell der Gesichter, die Grimassenschlacht im Kapitel «Ertappen und weiteres Kneten» von «Ferdydurke». Diese mit der Sicherheit eines Ballettchoreographen inszenierte Etüde läßt sich auf zweierlei Weise lesen: die surrealistische Projektion einer Schulhofschlacht zwischen zwei Bengels, Trumpf und Übertrumpfen in der Verzerrung – wer das, was den Menschen erkennbar macht, das Gesicht, am bösesten grimassieren kann, «gewinnt». Das Duell zwischen Siphon und Mjentus wirkt wie eine Sequenz aus frühen Filmen von Buñuel. Aber wie dort ist Bild, Schnitt und Tempo nicht da, um eine schön-häßliche Unverbindlichkeit darzubieten. Mit und in der formalen Perfektion wird etwas formuliert: Siphon, der «für seine Grundsätze und nicht um seiner selbst willen handelte», also der polnische Idealist, Nachfahr einer inzwischen als hohl empfundenen Mickiewicz-Tradition, steht gegenüber dem «Bauernlümmelliebhaber», also dem Volkstümler. Doch beide verzerren sich bis zur Unkenntlichkeit, Ununterscheidbarkeit, und keiner von beiden kann gewinnen. Der «Bauernlümmelliebhaber» Mjentus, scheinbarer Sieger, vergewaltigt schließlich seinen empfindsamen Gegner durch die Ohren – Gombrowicz' stets wache Furcht vor dem Plebiszit wird in dieser Szene deutlich, in der die Stereotypie und Laszivität der Kindersprache sich zu der von Reklame- und Propagandasprache steigert. Doch der Sieger wird, von seinen Anhängern übrigens, verhauen.

Der Sieger ist bei Gombrowicz immer der Verlierer, seine Duelle sind Kämpfe mit glücklichem Ausgang, Maßsetzungen ohne Unmaß. Allenfalls die Umgebung, die eifervoll duldet, wenn zwei sich vernichten wollen, wird in Mitleidenschaft gezogen: das Duell zwischen Philidor und Philibert kann kein «Ergebnis» haben, weil keiner These keine Antithese gegenübersteht, es ist die Addition von Nullen, es ist das Duell zwischen dem um 14 Jahre gealterten Settembrini mit Settembrini, der 14 Jahre älter geworden ist; erschossen werden die sekundierenden Ehefrauen. Ein Realienhandel im Kabinett des Dr. Caligari. Das nicht Benannte macht nicht Benennbares transparent; «Ferdydurke», in dem Witold Gombrowicz nicht vorkommt, ist seine verbindlichste Mitteilung geblieben.

Jahre später erschien, was nicht Verlängerung, sondern Zuspitzung von «Ferdydurke» heißen sollte: «Pornografia», fraglos Gombrowicz' geschlossenstes und – gräßlichstes Buch, eine schöne Infamie, eine artistisch perfekte Perversion. Was Gombrowicz, sein Grundthema, Beziehung der Jugend zum Alter, Unreife zur Reife neu fassend in der Kurzchiffre begreift («ein besonders irritierender Kasus der ferdydurkischen Welt: der Jüngere den Älteren schaffend»), wird zu einem de Sadeschen Rokoko. In Polen im Jahre 1943 reisen zwei ältere Herren, Herr Witold und sein Alter Ego, aufs Land, und es begibt sich eine Re-Kreation aus erotischem und gedanklichem Spiel. Züngelnd, witternd, verwerfend und verworfen werden Beziehung zwischen Jugend und Alter, Knaben und Mädchen, Opfer und Attentäter nach geheimnisvollem Plan neu gestaltet, umgestaltet, zerbrochen oder geheilt. Der Mörder der Gutsherrin soll Buhle und Beischläfer werden bei einer, die verlobt ist und deren Verlobter ihm den Akt des zweiten Mordens nicht gönnt; statt des beauftragten Dienstburschen bringt er den vor der Verantwortung ins Haus geflohenen Widerstandsoffizier um, nachdem er ein Stelldichein des Konkurrenten mit seiner Braut auf Rat und Ansinnen hin belauschte; statt des «zum Tode verurteilten» Illegalen öffnet er nächtens die Tür und wird so der ermordete Mörder.

Gombrowicz ist gelungen, was, wie der Originaltitel zeigt, er sich vorgenommen hatte: Pornographie. Dieses Buch, das sich noch in der französischen Ausgabe Roman nennt, steht in seiner hermetischen Geschlossenheit in der Tradition der pornographischen Romane Apollinaires (etwa des «Hospodar»), de Sades oder der Jean Paulhan zugeschriebenen «Histoire d'O». Eines der wesentlichen Elemente der Pornographie ist ja ihr Verzicht auf Realität; im Gegensatz zum obszönen Buch etwa Millers, Genets oder Baldwins ist der pornographische Roman weltarm, filtert die Wirklichkeit weg, reduziert sich selber fokusartig auf ein Thema, ein Sujet und die zu seiner Bewältigung notwendige Apparatur. Ein Schloß oder ein Landhaus, so abgelegen wie möglich, ist der Schauplatz – es sind Schlösser, genaugenommen, jenseits von Zeit und Raum. (Schlösser – beziehungsweise ihnen vergleichbar: Königshöfe, ländliche Herbergen – sind immer wieder Schauplatz von Gombrowicz' Handlungen: in «Yvonne», in der «Trauung», in «Trans-Atlantik», in «Indizien», in der «Operette»).

Beschrieben wird eine geschlossene Gesellschaft, freilich in sehr anderem Sinne als dem Sartres. Briefe und Boten halten die Verbindung zur Außenwelt aufrecht, das Personal – in möglichst rustikaler Ausführung bevorzugt – wird gelegentlich beziehungsweise häufig beim Worte Dienstleistungsgewerbe genommen. Im übrigen ist man vor allem reich.

Diese bekannten Versatzstücke nun finden wir hier: Landhaus und Personal und angereiste Angehörige der Oberklasse und Briefe und Boten und Geld. Das Personal zum Beispiel wird so vorgestellt: «Wie war ich erschrocken oder auch erschüttert, als ich (einen Jungen) erblickte, dessen Schmächtigkeit eine Wiederholung der Schmächtigkeit (Karols) war – der dalag und lebendig war und, was noch mehr ist, eine Verpersönlichung goldener blonder Schönheit war, mit dunklen und riesengroßen Augen –, und seine Dunkelheit und Geschmeidigkeit ertrank in der Wildheit der auf dem Fußboden zusammengekugelten Arme und barfüßigen Beine! Ein wilder, raubtierhafter junger Blonder, barfüßig, vom Lande, doch voller Schönheit atmend – ein herrliches, schmutziges Götzlein, das hier auf dem Fußboden seine herben Verführungen spielen ließ. Dieser Körper? Dieser Körper? Was hatte dieser Körper hier zu bedeuten? Warum lag er da? So oder so ... das war eine Wiederholung Karols, aber um einige Nuancen niedriger ...» Und die Landschaft, in die wir kaum je eingeladen werden, so: «Wir waren auf die Anhöhe hinaufgelangt, und es eröffnete sich der unveränderliche Anblick auf die vom Hügel gerundete Erde, von ihrem unbeweglichen Gewoge angeschwellt in schrägem Licht, in dem sich hier und da die Wolken ballten.»

Aus diesen Elementen fügt Gombrowicz eine zierliche Hölle, er führt einen Danse macabre mit Figürchen im Menuettstil vor. Eros und Blut, Gewalt und Zärtlichkeit werden eingezirkelt; Gombrowicz erfaßt, was das heißt, eifersüchtig zu sein: « ‹Meine Braut treibt es mit irgendeinem anderen›, sagte er plötzlich in einem anderen Ton und sah mich an. ‹Was heißt das? Und wie kann ich mich wehren? Was soll ich machen?› ‹Sie treibt es mit einem außerhalb ...› vervollständigte er, ‹und auf eine wunderliche Art ... eine exklusive ... nie gekannte ... die mich trifft, mich durchdringt, wissen Sie, denn ich fühle diesen Geschmack heraus, ich erfasse dies ... Ob Sie mir wohl glauben, daß ich auf Grund dieser kleinen Probe, die wir gesehen haben, in Gedanken *alles* rekonstruiert habe, was zwischen ihnen möglich ist, die

Ganzheit ihres Verkehrs. Und das ist so ... erotisch genial, daß ich mir nicht vorstellen kann, wie sie darauf verfallen sind! Das ist wie aus einem Traum! Wer hat das ersonnen? Er oder sie? Wenn sie – dann ist sie eine Artistin!›» Doch gleichzeitig, hämisch fast, wird ein solcher Ausbruch jemandem zugesprochen, der, dumm und gewöhnlich, die höheren Weihen der Raffiniertheit noch nicht empfangen hat. Der gewiß nicht ohne Absicht mit dem Freimaurernamen Friedrich aus dem «Wilhelm Meister» ausgewiesene «Spielmeister» und Gombrowicz-Doppelgänger, der «das Ganze wie eine Szene auf der Insel organisierte», wußte, welche Instinkte zum bösen schönen Erfolg führen.

Ohne Frage ist Gombrowicz mit «Pornografia» ein Meisterstück geglückt, eine Erzählung, die in Stil und Dichte nur gelegentlich nachläßt und den Gesetzen ihres Genres nicht nur folgt, sondern sie variiert. Doch was wird mit solcher Kraft suggeriert? Hier muß nun doch eines gesagt werden: Das Ganze spielt in Polen 1943! Und da gibt es solche Sätze: «Und er ging sogar so weit, daß er beim Abendessen (das im Familienkreis stattfand, da den Flüchtlingen aus der Lemberger Gegend das Essen oben gereicht wurde) einen Toast auf das Wohl der Verlobten ausbrachte ...» Den Flüchtlingen wird also das Essen «gereicht»; der illegale Offizier allerdings «könnte Lunte riechen, was ihm drohe». Und dieser Offizier einer Armee, die zwölf Monate später den Warschauer Aufstand organisierte und unter großen Opfern an der Befreiung des Landes arbeitet, taucht am Orte der Handlung in spiegelblanken Reitstiefeln und eleganter Wäsche auf – Major Crampas aus «Effi Briest». Keineswegs ist das nur Unverständnis eines weltvergessenen Autors – es ist bewußte Regie, die Antifaschismus als Freimaurerelement verwendet, bewußte Perfidie, die sagt: «Verhalten Sie sich so, als wenn Sie in dem Nationalkampf, in der AK, in dem Dilemma Polen – Deutschland steckten, als ginge es darum ... während es uns darum geht, daß Henlia mit Karol.»

Es gibt ein anderes Tagebuch, nicht das des Witold Gombrowicz; aber da er dem Tagebuch, wie sein Werk gezeigt, Bedeutung zugesteht im Ermessen unserer Zeit, sollte dieses, ursprünglich nicht zur Veröffentlichung gedachte Tagebuch Erwähnung finden; der es führte, lebte nämlich 1943 in Polen, in dem Ort Oświęcim, er war von Beruf Mediziner, genauer: Professor Dr. Johann Kremer, SS-Untersturmführer in Auschwitz, wie man zum besseren Verständnis für die dort arbeitenden Deutschen den Ort genannt hatte, angeklagt des vielfachen medizinischen Mordes. Ein behagliches familiäres Kleinbürgerleben wurde dadurch nicht gestört:

«1. März 1943

War heute zwecks Eintragung beim Schuster *Crevsmühl,* wo ich ein aus Kattowitz an ihn gerichtetes Flugblatt der Sozialistischen Partei Deutschlands zu sehen bekam. Aus ihm ging hervor, daß wir bereits 2 Millionen Juden liquidiert hätten durch Erschießen und durch Giftgas.

2. März 1943

Untersuchung der SS-Nachrichtenmaid: *Franzel Willenbrück* (?) von der Universitäts-Nervenklinik.

4. März 1943

Anprobe meiner Uniform bei *Gerdemann* und Maßnehmen eines Zivilanzuges bei *H(unl.)mann.* Grünegasse. Mein Körperumfang hat durchschnittlich 6 cm abgenommen; der Bauchumfang beträgt nur noch 102 cm.

5. März 1943

Mußte heute mit der Sammelbüchse für das Kriegswinterhilfswerk los. In der Stadt wurde man zumindest als lästig empfunden. Einen Bombenerfolg hatte ich zu guter Letzt im Gauamt für Volksgesundheit, wo mir die Büchse förmlich dank der Mithilfe von Herrn *Gülker* aus der Hand gerissen wurde; sogar ein Zehnmarkschein war darunter. Bei dieser Gelegenheit erzählte mir Herr Gülker, daß Gaugesundheitsführer (unl.) Fenner *nochmals* wegen meiner Angelegenheit beim Gau vorstellig geworden sei, aber er stieße seitens der Universität (*Mevius* und *Becher*) auf hartnäckigen Widerstand. Er schlug mir dann vor, um dem Ärger zu entgehen, mir doch ein Krankenhaus geben zu lassen, eine Anregung, die bestimmt von seiten der Universität kam, um mich auf dem einfachsten Weg loszuwerden. Als Facharzt für Chirurgie würde das, wie er immer wieder betonte, gerade heute gar keine Schwierigkeiten machen. So könnte ich zum Beispiel das Kreiskrankenhaus Herford ohne weiteres als Chefarzt haben. Ich merkte sofort, daß ich den Herren an der Universität wegen meiner wissenschaftlichen Leistungen und meiner langjährigen aktiven Tätigkeit in der Partei allmählich auf die Nerven falle.»

Zu fragen bleibt, ob dieser SS-Professor, so anachronistisch sich das anhört, nicht Produkt auch dessen ist, was Gombrowicz mit «Pornografia» bewirkt; denn daß seine Literatur etwas bewirken soll, stellt Gombrowicz nie in Abrede. Die genießerische Formseligkeit, beachtet man den historischen Kontext, kann verstören; ist das hier noch schön, oder ist es infam? (Der Sohn von Sir Herbert Read, Piers Read, überschrieb seine Rezension des Buches im «Times Literary Supplement»: «Derdywurke», eine «Gombrowiczifikation» der Worte dirty und work): «Weswegen ihn Friedrich umbringt? Er bringt ihn ganz genauso um, wie wir ein Stück Fleisch in die Suppe schneiden: damit die Suppe besser schmeckt. Er will sich die Suppe würzen mit einem Jungen und Ermordeten, er benötigt den Geschmack eines jungen Todes. Er handelt wie ein Regisseur, was übrigens von Anfang an seine Rolle ist, er will zu neuen ‹Wirklichkeiten› gelangen, zu neuen Prächtigkeiten und Zaubern, indem er Menschen zusammenstellt, Junge mit Alten kombiniert, er ist eine Art Kolumbus, der nicht Amerika sucht, sondern eine neue Wirklichkeit und eine neue Poesie. Dieser Junge ist abseits, treibt sich man weiß nicht wozu herum, man muß ihn in die Situation hineinfügen. Wie? Umbringen! Das ist ein Rhythmus mehr in diesem Poem, aber ‹Rhythmus› um des Rhythmus willen, ohne jegliche andere Begründung.»

Gombrowicz' Selbstverständnis, wie das Tagebuch der Jahre 1953 bis 1956 beispielsweise es ausweist, ist durchaus menschenbildnerisch. Gombrowicz nennt «seinen» Menschen sowohl durch die Form geschaffen wie einen Bildner der Form, sowohl durch die Form degradiert, also unreif, wie in die Unreife verliebt. Gombrowicz' Mensch hat zwei Leben – das der höheren, sublimierten, offiziellen Formen, und das «wirkliche», heimlich, unten, schmutzig sogar, «hundertfach gewaltiger in seinen emotionellen Energien als jene Energien, über die eine dünne kleine Schicht des offiziellen verfügt», wie Bruno Schulz ihn charakterisierte. Dieser Gombrowiczsche Mensch spielt eine Doppelrolle; hinter dem Erzähler, dessen *Ich* meist auf seiten der Lauheit hält, ist fast immer ein Doppelgänger erkennbar, ein «alter ego», verführend oder verführt. Konstantin Jelenski zieht die Summe dieser Demiurgen-Szenerie: «Der sich gern auf Montaigne berufende Landedelmann Gombrowicz, der sich für das Laue ausspricht, und der Künstler Gombrowicz, der sich von der Inferiorität und der Schönheit überwältigen läßt – sie verfolgen dennoch beide das gleiche Ziel: ‹sich durch die Unwirklichkeit einen Weg zur Wirklichkeit zu bahnen›.»

Und da Ästhetik auch ihre eigenen Gesetze und Zwangsläufigkeiten hat, ist hier wieder zu beobachten, daß dieser Impetus in bestimmter formaler Prägung manifest wird – der Dialog bietet sich an für den, der wirken, ändern, jemanden erreichen will. Wo der Künstler Gombrowicz diesem Antrieb folgt, nicht auf sich zurückreflektiert, ist er erfolgreich. Wo der Antrieb nicht reicht oder abgebogen wird, geraten Wort und Bedeutung ins Belanglose, Banale. Interessant dabei ist, daß Gombrowicz hier durchaus einer polnischen literarischen Tradition folgt, obwohl er sich fast wütend gegen das Aufzeigen von Einflüssen und Abhängigkeiten wehrt. Seine imaginären Bezugspunkte jedoch finden sich beispielsweise bei Stanislaw Witkiewicz, dem Gombrowicz in seinen Erinnerungen an Bruno Schulz ausführliches Gedenken widmete. Der Verlust, ja die Vernichtung der Identität, die Verführung der Jugend und durch die Jugend, der Traum und die Sprache der Pistole (man muß nicht Freud gelesen haben, um das übersetzen zu können) zwischen den Geschlechtern und zwischen den Generationen – das alles findet sich bereits in Witkiewicz' 1921 entstandenem, vor-absurden Stück «Das Wasserhuhn». Und Gombrowicz' «Baum der Philosophie» mit dem massiven Hauptstamm Kierkegaard (in Gombrowicz' Handschrift ist deutlich, daß dort anfangs Heidegger stehen sollte), den «Wurzeln» Sokrates, Augustin und den Stoikern, den «Zweigen» Bergson und Gabriel Marcel, Nietzsche, Blondel, Peguy – es ist ein Baum ohne Früchte, ein Baum der Nicht-Erkenntnis.

Dieses «Spiel zum Tode hin», diese Gefährdung durch Schönheit und Jugend, die nicht einlösbar ist, dieses Amalgam aus Kunst und künstlich, aus Blut, Eros und Magie reguliert auch Wort und Werk von Gombrowicz.

Derlei, reflektiert oder gar kommentiert, findet sich im «Tagebuch» und in den «Berliner Notizen». Die literarisch fragwürdige Form des Tagebuchs verdient ohnehin Skepsis. Es ist ein Versteck, das kein Versteck ist, das ein Versteck ist. Es ist aufrichtig unaufrichtig, kokett uneitel. Gombrowicz, wie jeder Schriftsteller, der ein Tagebuch schreibt, wissend, daß es einmal veröffentlicht wird, kennt dies Problem: «Ich schreibe dieses Tagebuch mit Unlust. Seine unaufrichtige Aufrichtigkeit quält mich. Für wen schreibe ich? Wenn für mich, warum geht es dann zum Druck? Und wenn für den Leser, warum tue ich dann so, als spräche ich mit mir selber? Sprichst Du mit dir so, daß dich andere hören sollen? Wie weit bin ich doch von der Sicherheit und dem Elan, die in mir wirken, wenn ich – verzeiht – ‹schaffe›. Hier, auf diesen Blättern fühle ich mich, als trete ich aus der gesegneten Nacht in das harte Licht des Morgens, das mich mit Gähnen erfüllt und meine kleinen Fehler enthüllt. Die Falschheit, die in der Anlage meines Tagebuches selber steckt, macht mich zaghaft, und ich bitte, entschuldigt mich, ach, entschuldigt mich ... (doch vielleicht sind die letzten Worte überflüssig, vielleicht sind sie schon prätentiös)?»

Ja, sie sind prätentiös, denn der Autor kennt zwar das Problem, trägt ihm aber nicht Rechnung. Er verschönt, will sagen, fälscht. Er probiert Moden aus und an, steht vor dem Spiegel, zwinkert aber dabei, weil er merkt, daß er beobachtet wird. Diese unechte Echtheit bringt falschen Ton und schiefes Licht – die imaginierte Spiegelszene aus «Ferdydurke» hat zwar weniger Wirklichkeit, aber mehr Wahrheit. Wer kolportiert, lügt.

Es ist dabei nicht einmal zu fragen, ob Gombrowicz' extreme Eitelkeit ihm den Weg verstellt; warum sollte er nicht eitel sein. Zu fragen allerdings ist, wieweit dieses *Ich* ergiebig ist, wie klug, wie interessant, wie einsichtig oder Einsichten schaffend. Anders gefragt: Ist hier Person oder Persönlichkeit, Subjekt oder Individuum, Ton oder Musik, Wörter oder Worte, stellt sich ein Text her, der mehr als sich selber meint? Verbindlichkeit gelingt nur an wenigen Stellen – Gombrowicz hat seinen Text verschönt bis zur Unerträglichkeit; sei es im beobachtenden Detail – «ein 20jähriger Arbeiter wie eine Melodie von Mozart. Ein Mädchen wie eine Vase von Benvenuto Cellini» –, sei es in den hereingenommenen gesellschaftlichen Zusammenhängen – «dann zersprangen die Grenzen der Staaten und die Tafeln der Gesetze, es öffneten sich die Schleusen blinder Kräfte und – ach! plötzlich befand ich mich in Argentinien...»: das ist, in Gombrowicz' Sicht und Formulierung, der Ausbruch des Zweiten Weltkrieges. Und das ist, in seinem Naturkatastrophendenken und in der Operettenartikulation, Kitsch.

Gerechterweise muß angemerkt werden, daß der deutschen Übersetzung ganz offensichtlich zu mißtrauen ist und die Quelle mancher falschen, aufgeweichten Formulierung dort zu suchen sein dürfte. Wo von den Ufern Amerikas statt von den Küsten die Rede ist, von «Basis und Aufbau» in der marxistischen Staatsstruktur statt von «Basis und Überbau», wo in einer Anrichte (also einem Möbelstück) gemordet wird, wo Milosz' berühmtes Buch «Verführtes Denken» prompt «Vergewaltigter Geist» heißt, wo einer der zentralen Imperative Gombrowicz' («Trete ein in die Sphäre des Traums») wiedergegeben wird, also in einer Verbalform, über die das Deutsche gar nicht verfügt, und wo polnische Wortspiele so eingeschmolzen werden: «Fischers Fritze fängt zum Frühstück frische Fische», und wo «Philidor mit Kind unternäht» eigentlich heißen müßte: «das Kind im Manne Philidor», da mag wohl einige Vorsicht am Platze sein.

Für die vollendete Banalität zahlloser Maximen und die erschreckende Unintelligenz endloser Reflexionen aber ist der Autor verantwortlich. Daß Cervantes bescheinigt wird, er habe den «Don Quichotte» nur «geschrieben, um sich mit den schlechten Ritterromanen seiner Zeit auseinanderzusetzen», ist allenfalls ein rührendes Mißverständnis, obwohl es gar nicht so weit ab ist von den auf Stilkritik reduzierten Überlegungen zu

Dionys Mascolos Buch «Le Communism» und einem solchen Satz über kommunistische Literatur: «Ich hätte folgendes sagen können: daß keine bourgeoise Literatur den Bauern und Arbeiter in einem solche Grade verfälscht hat; daß diese traurige Ehre deshalb den Schriftstellern, die sich als Kommunisten aufspielen, zuteil geworden ist, weil sie das Proletariat zur Gottheit gemacht haben; und daß dies in seinen Folgen dramatisch werden kann, da eine solche Idealisierung verursachen kann, daß die Intelligenz der Partei allmählich die Kontrolle über die Kraft verliert, die sie ins Leben gerufen hat – auf lange Sicht kann es sich als fatal erweisen, daß die, diese Intellektuellen, sich an dem Thema des Proletariats zur Gottheit gemacht haben; und daß dies in seinen Folgen dramatisch werden kann, da eine solche Idealisierung verursachen kann, daß die Intelligenz der Partei allmählich die Kontrolle über die Kraft verliert, die sie ins Leben gerufen hat – auf lange Sicht kann es sich fatal erweisen, daß sie, diese Intellektuellen, sich an dem Thema des Proletariats konsequent dumm machen.»

Von Brechts kommunistischem Theater, das nie ein Theater der Massen war, über Eluards oder Nerudas poetische Werke bis zu Aragons «La Semaine Sainte» – die kommunistische Literatur bietet zahllose Gegenbeispiele für eine so simple These, die das eigentliche Problem gar nicht erfaßt, also die verkürzte Anthropologie des marxistischen Denkens, die dann ein Auslaugen der Literatur bewirkt, jenes Aussparen von Phantasie, Zweifel, Angst und Irrationalismus – den Grenzgebieten, wo Schönheit blüht. Schade und eigentümlich, daß Gombrowicz, von dem man erwartet hätte, er könnte einen mit der verborgen gebliebenen Dimension eines Poems vertraut machen, in seinem Tagebuch sich immer wieder mit intellektuellen Studien auseinandersetzt – sei es von Sartre oder Camus, von Mascolo oder Milosz; Kafka wird in einer Nebenbemerkung abgetan. Gut möglich, daß Gombrowicz auch selber spürte, wie langweilig letzthin die Beschreibung – nicht einmal das Sezieren – seiner Seele ist: «Welche Bedeutung hat der beste Virtuose im Vergleich zur Disposition meiner Seele, die heute nachmittag durch und durch von einer Melodie durchdrungen wurde, die jemand falsch vor sich hinsang, und die jetzt am Abend eine Musik mit Abscheu von sich weist, die von einem befrackten *maître* auf vergoldeter Schüssel dargebracht wird, mit Pastetchen.»

Solche zierlichen kleinen Scherenschnitte im Stile Vallotons oder Beardsleys werden immer wieder abgebrochen und der Versuch, Welt, Umwelt, Realität zu verarbeiten, an ihre Stelle gesetzt. Dabei allerdings findet eine Volte statt, die der Erkenntniskraft – und damit dem Mitteilungswert – solcher Notizen nicht zuträglich ist. Das Dasein, als singuläres Ereignis begriffen, ist das Zentrale, die Welt die Lappalie: «Revolution, Kriege, Katastrophen – was bedeutet schon dieses Schäumchen im Vergleich zu der fundamentalen Drohung des Daseins? Ihr sagt, dergleichen hatte es bisher noch nicht gegeben? Ihr vergeßt, daß im nächsten Krankenhaus nicht geringere Grausamkeiten geschehen. Ihr sagt, Millionen gehen unter? Ihr vergeßt, daß ununterbrochen Millionen untergehen ohne Atempause, seit die Welt besteht. Euch erschreckt und erstaunt jene Drohung, weil eure Einbildungskraft eingeschlafen ist und ihr vergeßt, daß wir bei jedem Schritt die Hölle streifen.»

Witold Gombrowicz ist nicht, worauf sich aus Mißverständnis die Kritik einigte, ein großer Tagebuchschreiber: der Tag, das Geschehnis, das Erkennbare und zu Deutende findet in seinen Tagebüchern nicht statt. Es sind Nachtbücher, ständige Skizzen zum Autoportrait, Einkreisungen, Konfessionen voll legitimer Ungerechtigkeiten à la Rousseau oder Stendhal; kurz: «Egoitisieren und Solipsychisieren». So sind diese sogenannten Tagebücher auch durchwoben von Selbstzitaten, ganze Passagen – die besten – sind wörtlich identisch mit Abschnitten aus anderen Büchern, Unwirkliches, Phantastisches wird hineinkollagiert, so zum Beispiel jene Szene, in der der Matrose Dick Hartis eine Leine verschluckt und wie eine Fahne am Mast gehißt wird; dieser Abschnitt aus Gombrowicz' Prosatext «Die Begebenheiten auf der Brigg Banbury» findet sich zu Beginn der «Berliner Notizen».

Dieser schmale Band, von dessen 130 Seiten 60 Berlin gewidmet sind, ist immer dann, wenn er Berlin erfassen will, Reisefeuilleton. Da ja eben das Dasein die fundamentale Drohung und Kriege und Revolutionen Schäumchen sind, kann Gombrowicz von Berlin nicht mehr erfassen als ein geschickter Fotograf. Das Buch haftet auf so törichte Weise an der Oberfläche, an Hündchen, die spazierengeführt werden, am Chromblitzen der Autos, am «amerikanischen Profil dieses Glitzerdings Westberlin», daß man es getrost überflüssig nennen kann. Die Berliner Eintragungen geben auch einen anderen Vorgang frei: wie Erotik in Gombrowicz' Welt einschrumpft zu Sexualität, so degeneriert Gesellschaft zu «Geselligkeit». Sein ständiger Seufzer nach einem Literatencafé ist ja, genaugenommen, der Wunsch nach einer perpetuierten Kunstwelt. Keine Stadt, und sei es im Innersten Lateinamerikas, in der dieser umgetriebene Mann nicht zuerst nach einem literarischen Treffpunkt ruft – als seien es die «Deux Magots» dieser Welt, in denen Leben und Wirklichkeit zu erfahren wären. Grass, Weiss, Johnson, von Gombrowicz immer wieder «in Betracht gezogen» als Konversationspartner, versagten sich offenbar ebenso wie Butor, dessen abwehrendes Lachen auf Gombrowicz' gestaute Redelust dieser wütend als «das Lachen einer Büchse Sardinen in der Sahara» bezeichnet.

Uwe Johnson – «was Uwe Johnson betrifft, so war das Norden» – schreibt denn auch kühl über diese merkwürdige Ersatzwelt, auf die Gombrowicz in Berlin hoffte: «Sind die Rundfunktechniker eines Ortes schuld, wenn einer von ihnen allein lebt? Sind es die Theologen eines Ortes? Sind es die Schriftsteller? Erlauben Sie mir die Vermutung, daß es auch in diesem Gewerbe die persönlichen Anlässe sind, die eine persönliche Beziehung begründen oder behindern, oder es sind Haltungen außerhalb des gemeinsamen Berufs, der immerhin weniger als andere eine wechselseitige Berufsberatung zuläßt oder benötigt. Überdies bedarf der Versuch der Verständigung zumindest der Illusion, es werde Verständigung gewünscht. Gegen solchen Anschein verteidigte sich Herr Gombrowicz mit seinem Alter, seinen betonten Formen, seiner Insistenz auf Distanz und einer eigenwilligen Lösung des Sprachproblems. Sie werden nicht nachträglich ein Recht auf Fürsorge beantragen für einen Herrn, der schon Erkundigungen zurückweist, die sich auf Schwierigkeiten des Berliner Lebens für einen Fremden beziehen. Sie werden nicht karitative Ansprüche stellen für einen Herrn, den sein Stolz daran gehindert hätte, eine Notlage überhaupt einzugestehen. Gewiß, es ist ihm eine Sache schiefgegangen in West-Berlin. Er versuchte eine alte Form des Umgangs einzuführen, mit der Gründung eines Tisches, einer Runde, eines Clubs, mit Herrn Gombrowicz als Präsidenten. An dem verjährten Rezept mochte eben noch die regelmäßige Treffzeit stimmen, oder auch noch das zentral gelegene Lokal, obwohl weder Herr Gombrowicz noch einer seiner Mitspieler dessen Service ausreichend fand; was nicht mehr stimmte, war das Konzept des Literatencafés, das Bedürfnis nach Vereinsleben, Diskussion statt Ausübung des Berufs. Da Herr Gombrowicz die Grenzen gegen andere selbst erbaute, nahm er sich das Recht, sie von seiner Seite aus nach Belieben zu mißachten. Er zeigte sehr förmliche Ideen von der Führung eines Gesprächs, fast wie von einer Kunst, und eine der Konsequenzen war das Aufkommen von Verlegenheitsfragen, etwa der nach einer Polenreise. Der Frager konnte in diesem Stadium der Bekanntschaft lediglich Bemerkungen über Visaschwierigkeiten oder polnische Kulturpolitik erwarten, und Herr Gombrowicz teilte mit: Dort sei sein Tod. Dort warte sein Tod auf ihn. Er sei im Grunde hier in Berlin seinem Tode schon zu nahe. Eine Art Einsamkeit, ja. Aber war Trauer ihr einziger Aspekt? Denn wer zuläßt, daß seine Einsamkeit in seiner Umgebung besprochen wird, setzt sich auch dem Verdacht aus, er werde Besucher empfangen mit Unmut über die Störung bei diesem inspirierten Geschäfte. Und es war eine Einsamkeit, die ein Telefon besaß, und die Nummern anderer Telefone.»

Einen einzigen Augenblick gelingt es Gombrowicz, sich – und damit das Objekt – zu fangen, seinem Programm, nie über Berlin, nie über Paris, immer über sich selbst zu schreiben, auf glückliche Weise zu entsprechen: als er sich nämlich erinnert, daß Witold Gombrowicz Pole ist; als ein winziges Partikel der Realität, die vom Sandboden der Mark gereinigte Luft, die nach Wasser und Bäumen riecht, umschlägt in Bewußtsein: es ist der Geschmack des Ostens, Polens. Und hier, plötzlich, begreift der Poet und Phantast, der Surrealist, der Clown und Hypochonder, der Pole aus Argentinien mit dem amerikanischen Stipendium in

West-Berlin, mehr als Wirtschaftswunder und maschinelle Perfektion, er begreift die Geschichte und Geschichtslosigkeit dieser Inselstadt, er setzt sich dem Unwirklichen aus, um Wirkliches zu erfassen.

In solchen Momenten beweist sich die Gabe Gombrowicz', die provozierende Kraft seiner Phantasie. Er ist ein Meister der kleinen Form, in ihr zwingt er der Welt Intensität ab, Leben und Hohn, Lieben, Gelächter und Wahrheit. Seine kleinen Prosastücke wollen sehr aufmerksam gelesen sein, sie erschließen sich im wichtigen Sprachdetail, in der dialektischen Spannung zwischen diesen Details. «Trans-Atlantik» zum Beispiel, seine kunstvoll beziehungsreiche Abschiedsetüde von Polen, lebt aus einer solchen sprachlichen Wechselbeziehung: versal geschrieben sind vier Worte – Gang und Gehen, Tat und Geschehen. Zwischen ihnen liegt der Sinn des Buches, seine Kraft und seine Schönheit. Es ist der Abschied vom Vaterland, das Gehen zum Neuen, Unbekannten hin, zum Sohnland. Es ist die einzig verbleibende Reaktion auf Tat und Geschehen, dem der Exilierte, nicht Emigrierte ausgeliefert ist. Fliehen, Vorübergehendes, Fließendes, nicht zu Haltendes, Vergebliches und Zielloses steckt in diesem Tabuwort der Bewegung, das dem Abrupten, Brutalen, Unverständlichen der Tat entgegengeordnet ist.

Das ist, wieder einmal eine «au fond» dialogische Situation, und nicht zufällig ist das Kernstück des Buches, jene berühmt gewordene Begegnung mit Borges, ein (intellektuelles) Duell. Immer, wenn Sehnen und Sucht, Gewalt, Verbrechen und Klage einen Text Gombrowicz' interpunktieren, schimmert ein wenig Verzweiflung mit durch, der Wunsch, sich verständigen, also verstehen zu können, und das Wissen, daß es nicht geht. Der rhapsodische Gesang des Räubers in der Erzählung «Die Ratte», diese Klage eines modernen Prometheus, ist ein solches Bild. «Hunde heulten auf – und aus dem Röhricht ertönte weithin der Gesang des Räubers, der sich einer seiner Steppensehnsüchte hingab. Und allmählich wälzte sich das große und schreckliche Geheul: ‹Hei, Mariechen, Mariechen ...› durch die Nacht, sehnsüchtig und trunken, unbändig, grenzenlos, ja, außer Sinnen. Als erster heulte der Räuber los, rücksichtslos, wild, bedenken- und zügellos, seiner Seele alle Schleusen öffnend, und nach ihm die Hunde an den Ketten – und weiter dann heulten die Menschen, zögernd und ängstlich, aus ihren mit allen Riegeln verschlossenen Hütten, durch die Oberfenster.»

Die Einsamkeit findet sich bei Gombrowicz bezeichnenderweise dort am präzisesten, wo er zwei Formen ineinanderschmilzt, die ihm besonders probat sind: Traum und Dialog; in seinem Stück «Trauung» etwa. Es ist dies eine – 1945 entstandene – späte Version von Tollers «Hinkemann» oder Borcherts «Draußen vor der Tür», eine der konkretesten, nur scheinbar verqueren Parabeln Gombrowicz'. Die Trümmerwelt hat Trümmermenschen geschaffen (oder umgekehrt) – Gefühle, Beziehungen, Möglichkeiten der Menschen untereinander sind zerborsten. Im Wort «Trauung» steckt ja das Verb trauen, auch vertrauen oder mißtrauen; das polnische Wort «ślub» enthält den Begriff versprechen – beides entspricht sich, indem es der Realität entgegengesetzt wird, indem es der Erfahrung nicht standhält: in der Welt Henriks, seines künstlich inthronisierten Vaters und der Mutter, die nicht Mutter ist, wird nicht «getraut». Der Traum, die vorgebliche Dimension des Unwirklichen, gestattet Gombrowicz Verdeutlichung wie kaum je das Reale, gestattet das «Sich-gemein-Machen» auch desjenigen zu demonstrieren, der eigentlich dagegen ist. Charlotte Beradt definierte in ihrem Buch «Das dritte Reich des Traums» diesen Fluchtpunkt, der gleichwohl Fixpunkt moralisch-gesellschaftlicher Steinzeiten ist: Freiheit als Last, Unfreiheit als Erleichterung.

Das kann, wie ein anderes Buch von Gombrowicz zeigt, auch gefrieren. Der deutsche Titel «Indizien» reduziert diese Pinzettenprosa auf den Kriminalablauf einer abermals mörderisch-rauschhaften Fabel, während doch der Originaltitel «Kosmos» nahezu trotzig bekennerhaft klingt, mehr sagen will, alles sagt. Den Wirklichkeitszerfall par excellence Kosmos zu nennen, das ermüdete, gelegentlich greisenhafte Nachlassen jener zum Schönen hinwirkenden Spannung Jugend – Alter als das All zu definieren, das ist ein künstlerisches, ein menschliches Credo. Das Buch, legitime Fortsetzung von «Pornografia», jenseits von

Raum und Zeit, zelebriert wiederum einen Erlebnisträger namens Witold, führt vor – eigene künstlerische Inanspruchnahme will und kann es nicht anmelden. In einer Art literarischen Voyeurtums wird Regung und Erfahrung, Tat und Untat, Geschehen und Geschehnis registriert, ein a-menschlicher Beobachter betrachtet durch meterdicke Bleiglasscheiben, strahlensicher geschützt vor jeglicher Teilnahme, Figurationen. Hier hat jemand mit Geräten, Zangen und Kugelgelenken geschrieben, so wie der Strahlenforscher mit seinen neutralen, aber raffiniert konstruierten Stahlarmen hinter dem Schutzgürtel operiert: «Aber sie waren wie von einem anderen Planeten. Und wir auch. Unser Hiersein war ein Hiersein ‹anderswo› – und dieses Haus war ganz einfach ein Haus, das nicht jenes war – jenes, das dort war. Alles tat sich in Entfernung.»

Fragezeichen, Konjunktive und ein Wortmuster, das vornehmlich und immer wieder Blick schweifen zuschauen Manöver Demarkationslinie Grenze schauen Vermutung sehen betrachten zum Material nimmt, schaffen einen boshaft ausgekühlten, hochartifiziellen und gleichzeitig gipsern bösen Text.

Diese «Eingeschlossenen von Zakopane» bleiben unerheblich, bedroht allenfalls von lexikalisch erfaßten (und erwürgten) Tieren, nicht von Produkten einer bedrohten Phantasie wie den Krabben des Franz v. Gerlach. Hinter einer Drohung muß Wirklichkeit, wie verzerrt und absurd immer, stehen. Die Drohung bleibt hier Geste, die an Zäunen erhängten Vögel und erwürgten Katzen Theatereffekt, Dekoration, ein Dali aus zweiter Hand. Folgerichtig heißt es dann auch: «man mordet, wenn man nichts Besseres zu tun hat»; das, unwillentliche Parodie seiner selbst, langweilt eigentlich, ist privat statt intim, traurig allenfalls, aber nicht tragisch, eine Mischung aus Gesellschaftsspiel und Belehrung; denn, so schrecklich Gombrowicz selber der Gedanke vielleicht vorkäme, er will in diesem Text bereden und belehren.

Ein Absatz wie der folgende, der aus zurücknehmenden oder interpellierenden Parenthesen besteht, aus «wann», und «wohl» und «vielleicht», aus «begreifen», «entdecken», «zustande bringen» und «es unterliegt keiner Frage», aus einem «also» nach dem anderen – ein solcher Absatz ist kaum noch erzählende

Prosa, sondern Didaktik, die, barock, dem Theaterdonner, dem Schwebebalken und dem Deus ex machina entspricht: «Interessant: als dieser Adler oder Habicht emporschoß über alles, hatte mich das belebt – und das wohl darum (dachte ich), daß er, indem er ein Vogel war, sich auf den Spatzen bezog – aber auch darum, vielleicht vor allem darum, daß er in der Luft hängenblieb, somit in sich den Spatz vereinigend mit den Hängen und erlaubend, in der Idee des Hängens des aufgehängten Katers mit dem aufgehängten Spatz zu verbinden, ja, ja, (immer deutlich sah ich das) er verlieh sogar dieser Idee des Hängens ein dominierendes Merkmal, ein über allem hängendes, ein königliches ... und wenn ich es zustande bringe (dachte ich), diese Idee zu entziffern, den roten Faden zu entdecken, zu begreifen oder wenigstens zu erfühlen, wohin das drängt, zumindest auf diesen einen Abschnitt des Spatzes, des Stäbchens, des Katers, so wird es mir schon leichter fallen, mir Rat zu schaffen mit den Mündern und all diesem was sich um sie dreht. Denn (versuchte ich die Scharade zu lesen) es unterliegt keiner Frage (und das war ein schmerzliches Rätsel), daß das Geheimnis der Mund-Lippen-Verbindung ich selber bin, es ist in mir zustandegekommen, ich, niemand anderer, habe diese Verbindung geschaffen – doch (Obacht!) ich, den Kater aufhängend, hatte mich eingefügt (Wohl? bis zu einem gewissen Grade?) in jene Gruppen des Spatzen und des Stäbchens, gehörte also zu beiden Gruppen – geht also durchaus nicht hervor, daß das Verbinden von Lena und Katasia mit dem Spatz und dem Stäbchen sich nur durch mich vollziehen kann?»

Wie in jenem Satz aus «Die Ratte» ist hier Aufgeben zu spüren – wer belehrt, will nicht mehr verstehen oder sich verständigen. Es sind Rufe aus einer Einsamkeit, erinnernd an die Verzweiflung, die in dem Lachen steckt, mit dem «Trans-Atlantik» endet, an einen Grimm, der im Gelächter die Menschen beklagt, und an einen von ihnen, der versucht, sich vor ihnen zu verkriechen, der sich ihnen nicht aussetzen will, weil er sie nicht begreift, der aus Furcht vor ihren Fehlern zu seinen flieht, der nicht an Deck treten will, um nicht sich unter ihnen zu entdecken und das, was sie mit ihm gemeinsam haben, mit ihm, Witold Gombrowicz:

«Nein, ich will es nicht wissen. Ich will es nicht wissen, und mich gelüstet gar nicht nach Hitze noch Pracht noch Luxus. Und lieber gehe ich nicht aufs Deck aus Furcht, irgend etwas zu erblikken... etwas, das bisher trübe, verhüllt und nicht voll ausgesprochen war – sich nun in ganzer Schamlosigkeit breitmacht inmitten von Pfauenfedern und heißem Gegleiße. Denn von Anbeginn war alles meins, und ich, ich war eben genau so wie alles – das Äußere ist ein Spiegel, in dem sich das Innere betrachtet!»

Eine in Häßlichkeit ertrinkende Welt

Joseph Roth

Als Joseph Roth in einem seiner geliebten Pariser Cafés saß, trank und trank und nichts zu essen bestellte, und der Kellner zum soundsovielten Male eine Vorspeise anbot: «Quelque chose pour commencer, Monsieur?», bekam er eine merkwürdige Antwort. «Je ne commence pas», sagte Roth, ohne sich zu rühren. «Je ne commence plus. Je suis fini.»

Diese Bitterkeit ist nicht nur Lebenssumme – ist in Joseph Roth angelegt von Beginn an. Sie ist Quelle seiner Produktivität, und ist auch ihre Grenze. Wenn man den Satz aus seinem Vorwort zu «Die Flucht ohne Ende» ernst nimmt – «Ich habe nichts erfunden, nichts komponiert. Es handelt sich nicht mehr darum, zu dichten. Das Wichtigste ist das Beobachtete.» – wenn dieser Satz das Gesetz seiner Arbeiten definiert, dann ist die Werkedition eine erstaunliche Bestätigung der eigenen Maxime.

Eine Gesamtausgabe kann auch Sargdeckel sein; zumal bei einem filigranen Autor wie Joseph Roth. Die über 4000 Dünndruckseiten der Werkausgabe in vier Bänden erschlagen den heiter-unbequemen, zärtlichzänkischen wertvernarrten Spieler. Sie verraten ihn gleichsam – deutlich nämlich wird: Joseph Roth war ein glänzender Feuilletonist, ein glanzvoller Polemiker und bohrender Menschenbeobachter. Eines war er nicht: ein bedeutender Romancier.

Joseph Roths hervorragende Stärke war die der exaktesten Beobachtung; er hatte einen Röntgenblick. Der aber braucht – den Patienten. Also die Realität. Immer da, wo Roth hautnah bleibt, funkelt seine Prosa. Er hat diesen Vorgang einmal selber präzisiert, als er sagte, jedes Ereignis von Weltgeschichtsqualität müsse er auf das Persönliche reduzieren, gewissermaßen durch den Filtrierapparat «Ego» rinnen lassen. Folgt Roth diesem Prinzip, kommt ihm keiner gleich. Das mag die Schilderung eines galizischen Dorfes sein, das mag eine politische Analyse sein, oder es mag eine furiose Auseinandersetzung mit Rilke oder Grillparzer sein, den er auf wenigen Seiten unvergeßlich porträtierte: «Verdrossen, verschlossen, griesgrämig, verbarg er seine Scheu vor der Welt hinter einer scheltbereiten Demut, einer Bescheidenheit, die in Wirklichkeit eine hochmütige Haltung war.»

Das hat natürlich – wie alle diese Kaltnadelradierungen – einen Gestus des Selbstporträts; zu finden selbst in der «Legende vom heiligen Trinker». Beobachtung und Selbstbeobachtung hat notwendigerweise dieselbe Schärfe. Sie wird verwischt immer da, wo Roth sich dieser Fähigkeit des Sezierens von Vorhandenem begibt, wo er Märchen oder Erzählungen verfaßt. Der jähe Bruch ist manchmal in *einem* Text zu registrieren: im Augenblick beispielsweise, in dem Roth die Ebene des Ich-Berichts seines großen Essays «Juden auf Wanderschaft» verläßt und die Legende vom Reichen und dem Rabbi einmontiert, bekommt der Text etwas Raunendes, Märchenhaftunverbindliches, Beliebiges. Zwei in dieser Ausgabe aufeinanderfolgende Texte führen das in besonders krasser Deutlichkeit vor: sein Clemenceau-Porträt, das von einer seltsamen Würde des Details lebt, nahezu hingerissen; eine der letzten größeren Arbeiten Roths. Hermann Kesten charakterisierte diese Prosaetüde als «antideutsch, beziehungsweise konservativ, pro-österreichisch, pro-französisch, nicht ohne Kritik an Clemenceau, und scharf gegen Aufklärung, Modernismus, Nationalismus».

Man vergleiche diese Pinzettenprosa mit dem reichlich vagen Feuilleton über das «Panoptikum am Samstag» – läppisch, banal, unkonkret. Eben eine solche Panoptikumszene enthält auch das Clemenceau-Porträt: dort ist es eingebunden in die Darstellung einer realen Person, hier ist es entpersonalisiert bis an den Rand des Geschwätzigen. Das setzt sich fort die ganze Ausgabe hindurch. Skizzen wie «Der Polizeireporter Heinrich G.» oder «Der Nachtredakteur Gustav K.» zeichnen sicherlich geriffelte Physiognomien; ein törichterweise in der Gesamtausgabe unter die Abteilung «Reisebilder» eingefügtes kleines Prosastück «Ein Ingenieur mit Namen K.» überschreitet die Grenze zur Fiktion, will typisieren statt einen konkreten Typ charakterisieren – und wird prompt austauschbar. Die Phantasterei über irgendeinen vorgestellten, inexistenten Ingenieur wird Roth unter der Hand zur phantasievollen Darstellung von etwas, das nicht existiert; auch literarisch nicht.

Sonderbarerweise hat Joseph Roth das selber genau erkannt. Doch war er zu sehr finanzgeplagter Vielschreiber, um seine sehr strikten literatur-methodischen Erkenntnisse auf die eigene Produktion anzuwenden. Sein «Besuch bei den Webern» beginnt mit genau *der* Feststellung, daß nämlich Literarisierung einem konkreten Gegenstand möglicherweise nicht gerecht wird, ihn gar fortschiebt: «Die literarische Fixierung eines Stoffes macht unlebendig, tötet das ‹Material›, insofern es noch eine weiterwirkende, selbständige, von Literatur unabhängige Existenz hat. Was einmal eine oder mehr endgültige Formen gefunden hat, wandert so und nicht anders weiter durch das Bewußtsein der Generationen, unverändert, obwohl es sich unaufhörlich wandelt. Es ist bereits unsterblich geworden, das heißt gleichzeitig: tot. Es ist zu einem Monument erstarrt. Es lebt im Gedächtnis fort, aber nicht mehr irdisch.»

Damit hat Joseph Roth ein Grundthema der Kunstproduktion berührt. Es läuft, extrem formuliert, auf Max Frischs Dictum über Picassos wichtigstes politisches Bild hinaus, von Guernica bliebe schließlich nichts als ein ästhetisch zu genießendes Kunstwerk. In gewisser Weise ist das auch Roths Konzept – der übrigens seine stets wiederholte Beteuerung, er halte nichts von Politik und sei ein unpolitischer Schriftsteller, durch die eigene Produktion widerlegt. Es gibt ein Bekenntnis von Joseph Roth, das in seiner Exaktheit, mit der er den eigenen Standort bestimmt, erschreckt; es enthält auch ein Urteil über den Romancier:

«Ich wurde eines Tages Journalist aus Verzweiflung über die vollkommene Unfähigkeit aller Berufe, mich auszufüllen. Ich gehörte nicht der Generation der Leute an, die ihre Pubertät mit Versen eröffnen und abschließen. Ich gehörte noch nicht der allerneuesten Generation an, die durch Fußball, Skilauf und

Boxen geschlechtsreif wird. Ich konnte nur auf einem Rad ohne Freilauf fahren, und mein dichterisches Talent beschränkte sich auf präzise Formulierungen in einem Tagebuch. Seit jeher mangelte es mir an Herz. Seitdem ich denken kann, denke ich mitleidlos.»

Erbarmungslos, der böse Blick: das ist gut für den Reporter, den Reiseberichter, den Porträtisten. Doch trotz André Gide's Wort: «Ce sont les beaux sentiments avec lesquels on fait la mauvaise littérature» – ziselierte Entfernung von Menschen bekommt der Literatur nicht; sie dünnt die literarischen Gestalten zu Figurinen aus, zu Schemen. Genau das geschieht in Roths Romanen. Sie stecken voll nachgerade unerträglicher Klischees – ob im Hotel ein Deutscher natürlich «groß, rotblond, stiernakkig, mit einem dicken Kindergesicht» ist oder im selben Buch «in schönen weiten Zimmern die Reichen und oben die armen Hunde wohnen», oder ob er sich in «Rechts und Links» nicht vor dem Kalauer scheut, einen Neureichen so zu schildern: «Wenn Carl Enders in die Lage geriet, ein Bild zu kaufen, so achtete er darauf, daß es seinem Verstand und seinen Sinnen widerspreche. Dann war er sicher, ein modernes und wertvolles Kunstwerk gekauft zu haben.»

Joseph Roth unterlaufen in seiner dichterischen Prosa Kunstfehler und Kitschpassagen, wie er sie jedem anderen Autor erbarmungslos vorhielte. Da wimmelt es von «kalten roten Augen», die an «blutige, blanke Eisstückchen erinnern», oder «dünnen, gleichsam blühenden Strümpfen»; «Ihr Angesicht war kühn, licht und entschieden. Ihr Haar hatte den Glanz des Kupfers, es klang beinahe, wenn man es ansah. Ihre Augen waren klug und stolz wie zwei Gedanken» – man meint, man läse Stefan Zweig. «Beinahe», «gleichsam», «fast», «wie» – schwammige Unsicherheit, vage, abgegriffene Epitheta weichen durchaus die Striktheit von Prosastruktur auf. «Eine Wand stand in der Tiefe ihres Auges, eine Wand zwischen Netzhaut und Seele, eine Wand in ihren grauen, kühlen, unwilligen Augen» – nie hätte der Journalist solch einen Satz geschrieben, gefühlig, falsch koloriert. Als mißtraue er der Kraft der eigenen Gestaltungskraft, fügt Roth stets kleine Kommentarschwänzchen an, wenn die Situation aus sich heraus klar ist. Spricht ein renommierender reicher Mitschüler von «meinem Hauslehrer», folgt prompt ein Satz «er hatte ‹mein Hauslehrer› betont»; gibt er mit seinem Klavierspiel an und sagt, er spiele noch besser als seine Schwester, folgt die Erläuterung «und alle ärgerten sich über das kleine Wörtchen ‹noch›».

Es zeigt sich, daß selbst Roths Opus Magnum «Der Radetzky-Marsch» an der Technik des umgekehrten Fernrohrs, an seiner Stilisierung von höhnischer Erbarmungslosigkeit scheitert. Joseph Roths Hochmut verdirbt beides: er verschätzt die Distanz zu den Gestalten seiner Romane, und er unterschätzt die Notwendigkeit, die Entfernung zum Leser kraft Sprache zu überbrücken. Das Gläserne, Gefrorene auch dieses Buches steckt im Detail; erst wenn man sich auf die sprachlichen Versatzstücke einläßt, findet man heraus, warum die Gestalten sich lautlos und nach fremdem Gesetz hinter einer Scheibe bewegen wie seltsame Wesen hinter der eines Aquariums. Einer der Höhepunkte des Buches ist der Mord von Sarajewo, dessen Nachricht ein Fest stört: «Der Text des Schreibens fiel in das Blickfeld seiner wohlerzogenen Augen.» Die ganze Szene ist auf hilflose Weise «overwritten», deklamatorisch. Keine Reaktion auf die Schreckensnachricht wird psychologisch plausibel gemacht, vielmehr werden überall kleine Wimpel aufgesteckt: «Achtung, Entsetzen.» So wird ein Farbrausch inszeniert mit den obligaten Übertreibungen von violett gefärbten oder kreideweißen Gesichtern: «Das gewöhnliche, gerötete, von einem großen, graublonden Schnurrbart gezierte Angesicht des Obersten wurde bald violett, bald kreideweiß.» Und so wird eine bescheidwissende – besserwisserische – Unsicherheit des Erzählers nicht suggeriert, sondern prätendiert, das zuverlässige Mittel der schlechten Reportage: «Er entfernte sich. Er schwankte ein wenig. Vielleicht war es das flackernde Kerzenlicht, in dem sein Gang unsicher erschien.»

Solche Passagen verraten eine evidente Schwäche des Erzählers – er stellt eine Situation nicht her, er schildert sie. Wenige Seiten später, der Krieg ist ausgebrochen, rettet Roth sich wiederum in Souffitten; auf einer einzigen Seite wiederholen sich viele Male die Farben weiß, rot, grau oder silbern – gleichgültig, welchen emotionalen «Hof» sie evozieren könnten: mal ist der Schrecken «weiß», eine Zeile später schon das Bettzeug; mal ist das wieder rot, sechs Zeilen später das Feuer, das gleichzeitig silbern ist; wiederum wenige Zeilen später sind die Funken silbern, die Blätter rot oder grau (was zwei Zeilen zuvor der Landregen war) – und die Funken «krochen wie Würmer hervor». Da gibt also eine schiefe, überladene, sorglos hingeschriebene Metapher munter der anderen die Hand, und entstanden ist der hastige Bericht des Lokalreporters vom Brand in der Kleinstadt, nicht aber der Beginn eines Welt-Infernos.

So bietet auch zum Jubel keinen rechten Anlaß, was der DDR-Germanist Friedemann Berger aus einem bislang verschollenen Koffer des Roth-Nachlasses ans Tageslicht gehoben hat: nicht mehr als ein längliches Aperçu; für Joseph-Roth-Philologen wohl sensationell, für Liebhaber der Literatur eher entbehrlich, für Roth-Kenner skeptische Reserven gar bestärkend. «Perlefter – Die Geschichte eines Bürgers», dieses «Fragment eines Romans» ist eine Skizze, eine Finger- und Federübung, eine Studie zum jüdischen Kleinbürgertum. Perlefter, der neureiche Assimilant, der kein Credo kennt, nur Kredit, und keine Haltung, nur beschränkte Haftung. Repräsentant jener Schicht, die bald nur allzugerne die Circumcision gegen das Hakenkreuz eingetauscht hätte und die Anstand stets mit jener Anständigkeit verwechselt hat, die Puff-Adressen nur versteckt notiert:

«In verschiedenen Städten kannte Herr Perlefter die Adressen alleinstehender Damen, die als Masseusen, Hebammen und Besitzerinnen von Schönheitssalons in Betracht kamen. Die Adressen notierte Herr Perlefter in Abkürzungen, die kein Fremder entziffert hätte, in seinem ledernen Taschenkalender, auf die vorletzte Seite, knapp hinter den Israelitischen Feiertagen. In jeder Stadt hatte Perlefter ein bestimmtes Hotel, einen ganz bestimmten Friseur, eine ganz bestimmte Leidenschaft. Er zahlte gern und mäßig. Immerhin mußte er es über sich bringen, die Dame in ein Theater, ein Konzert, ein Kino, eine Oper einzuladen, um das Abenteuer vollkommen zu gestalten.» Ein hübsch boshaftes Feuilleton also, wie wir es im «Herrn Wendriner» schärfer gelungen, weil kondensierter, kennen und lieben. Der imitierte Salon und die an den nächstreichen Fabrikanten zu verkuppelnde Tochter und der zu Pferd aufsteigende Sohn: bekannte Figuren, bekannte Larven, bekannte Konstellationen. Der Perfektionist Joseph Roth hätte es vermutlich nie veröffentlicht, wiewohl es – da hat der Herausgeber mit seiner Nachbemerkung recht – eine Illustration zum Selbstbildnis Joseph Roths ist, der sich im Gegensatz zu seinem Verleger Kiepenheuer so charakterisierte: «Er ist ein Idealist, ich bin ein Skeptiker. Er ist ein Optimist, ich ein Pessimist.»

Nichts davon, kein Tupfer von dieser verwaschenen Palette in dem großartigen Essay «Juden auf Wanderschaft». Blitzscharfe Formulierungen statt dessen, präzise Beobachtung, der schwebende Ton dabei einer gelungenen «Erzählung» – ein intellektuelles wie stilistisches Meisterstück. Joseph Roth fabuliert nicht, läßt nicht falsche Literaturmuskeln schwellen, sondern zeigt, was er gesehen, empfunden, bedacht hat. Was ihn so auszeichnet, das nur scheinbare Paradoxon: eine intellektuelle Moralität – das ist ganz in diesen Text eingegangen.

Und weil so viel davon in ihnen steckt, sind seine Briefe eine so überwältigende Lektüre. Wenn eine sehr kurze Formel erlaubt ist: Joseph Roths Roman war sein Leben. Der umfaßt über 500 Seiten und hat den Titel «Briefe 1911–1939». Das ist ein Lesevergnügen, das nicht referiert werden kann – man möchte zitieren, zitieren, zitieren. Sein Zorn, seine Liebe, seine ungerechte Selbstgefälligkeit, seine wunderbare politische Unerbittlichkeit, sein egomanisches Selbstwertgefühl – Gekratze und Streicheln, Jammer und Stolz, kleinliches Betteln und hoffärtige Verächtlichkeit: was für ein Mensch. Wer von Atem und Atemnot dieser Jahrzehnte etwas erfahren will, lese dieses Buch: ein im Trinken der Hoffnungslosigkeit Ertrinkender – der noch im Mai 1936 schreibt: «Hören Sie, lieber Freund, ich bin in der höchsten detresse, hören Sie, ich krepiere, glauben Sie doch, ich krepiere.»; ein Mann der Liebe eher als des Hasses, der aber weiß: «Tout comprendre c'est tout confondre»; ein erbarmungsloser Freund, der Stefan Zweig, dem Helfer durch viele Jahre hindurch (zeitweise lebte er fast ausschließlich von dessen Unterstützung), schreibt:

«Lieber Freund, es ist unerhört, was Sie mir antun. Sie haben die *Pflicht,* mich anzuerkennen, als Freund, ob ich Ihnen zehn oder zwanzig 1000 Jahre nicht schreibe, oder ja. Mit Scheißkerlen verkehren Sie viel intimer, als mit mir. (Das weiß ich durch Zufall.) Ihre Frau hat damit *nichts* zu tun. Wenn es der Fall wäre, ich würde es Ihnen (*und ihr,* ihr vor allem) sagen. *Sofort!*

In dem Augenblick, wo Sie anfangen, an meiner Freundschaft zu zweifeln, geben Sie sie lieber gleich auf. Ich werde Ihnen das hoch anrechnen, nicht ‹übelnehmen›. Sie wissen nicht, Sie ahnen nicht, wie miserabel ich bin; wie ich mich verliere, mehr und mehr, von Tag zu Tag; Sie ahnen *gar nichts.* Ich bin, bis Sie mir Ihre Freundschaft kündigen, Ihr alter

J. R.»

Ein wilder Egozentriker – der dennoch die Welt mit Basiliskenblick durchschaute, ein schneidend-erbarmungsloser Zustecher – der dennoch voller Güte und Zärtlichkeit war, der von sich sagte: «Ich bin sehr, sehr außerhalb des zu Berechnenden» und «ich brauche keine Abgeschlossenheit». *«Ich bin abgeschlossen»* und «Ich versetze gewissermaßen die letzten 20 Jahre meines Lebens beim Alkohol, weil ich noch 7 oder 14 Tage Leben mir gewinnen muß.»

Dieses Buch zu lesen, gleicht der Irrfahrt durch einen Horrorjahrmarkt, der Jagd durch die Geisterbahn zwischen Kichern, Greinen und Hohnlachen, der jähen Berg- und Talfahrt von Höhen der Noblesse zu Abgründen der Schlechtigkeit. Während er 1934 schreibt: «Ihr laßt mich Alle sitzen, Ihr seid so weltlich, so klug, und ich mache so viel ‹Dummheiten›. Ich habe so viel Menschen geholfen, ich bleibe so allein. Ich war so nett zu den Menschen, sie sind so böse», gönnt er Ossietzky in allem Ernst das KZ, «wieviel Schaden würde er anrichten, wenn er draußen wäre». Während er jammert: «Ich komme ja um, es wird Ihnen sehr leid tun», hatte ihm exakt in dem Moment Joseph Breitbach Geld gegeben für ein Jahr. Während er, fast wörtlich dem verhaßten Tucholsky gleich, in schroffster Radikalität sagt: «Jedermann, ganz gleichgültig, wer er ist, wie er früher war, der öffentlich heute in Deutschland tätig ist, ist eine *Bestie*. Sie können nicht irgendeine Beziehung zu einem Vertreter des III. Reiches haben – und das ist dort jeder Verleger – und zugleich zu mir. Ich mag es nicht. Ich kann es nicht verantworten; nicht vor Ihnen, nicht vor mir.», schreibt er an Klaus Mann prophetisch, Jahrzehnte vor der Coca-Cola-Lizenz für Moskau: «Es wird Ihnen nicht klar, daß Rußland dank dem Bolschewismus nicht etwa einen neuen Okzident vorbereitet, sondern daß der Bolschewismus der Weg ist der okzidentalen ekelhaften Zivilisation nach Rußland. Keine neue Welt wird vorbereitet, sondern unsere ekelhafte alte kommt nach dem Osten.»

Die «Frankfurter Zeitung», für die er pecuniam causa schrieb, verabscheute er: feig, ein Deutschland im kleinen, als Leibblatt der Haustochter, die ganz zu recht Schubert auf dem Klavier spielt, denn Schubert hat für sie komponiert. Aber auch Deutschland «im großen» – «in Deutschland leben nur Geniale und Mörder (halbe Tiere)» – durchschaute er schon 1926, und sein hochmütiger Abscheu gegen rechts wie links wird von der Sonne Frankreichs förmlich genährt:

«Morgen beginnt hier der Sozialistenkongreß. Ich habe mehrere Bekannte aus Berlin und Wien gesprochen. Furchtbar diese Menschen in dieser Umgebung. Diese ewige starke Sonne kehrt ihren innersten Dreck zu oberst. Sie sind hier eingefallen, wie vor tausend Jahren die Langobarden. Mit Schillerkragen! Mit Aktentaschen! Mit Regenschirmen! Mit dicken Frauen auf Plattfüßen! Sie gehn ohne Hüte! Sie schwitzen. Sie stinken. Sie trinken Bier. Sie reden lauter, als die vielen Orientalen, die hier im alten Hafenviertel einen betäubenden Lärm vollführen. Alle Sozialdemokraten sehen deutsch aus. Sogar die litauischen. Denn in Deutschland ist der Typus zu Hause: redlich, fleißig, biertrinkend, die Ordnung der Welt verbessernd. Ein Demokrat und sozial. ‹Gerecht!› Hoffnung auf Evolution. Alles deutsch. Der Sehnsucht der deutschen Frau, auf Schuhen ohne Absätze durch ein Leben voller Tätigkeit zu marschieren, kommt der Sozialismus entgegen. Alle benahmen sich so, als hätten sie die nächsten zehn Jahre der Weltgeschichte zu bestimmen. Und sind zusammen gekommen, um für Ibsens Ideale zu kämpfen.»

Dieser pfützenhaft schillernden Gestalt, jammernder Prophet und zürnender Greiner, wird auch die große Biographie von David Bronsen nicht gerecht. Es ist wie bei einem Porträtzeichner von lediglich akademischer Qualität; er gibt die Haltung der Hände wieder, die Bügelfalte der Hose, die Haartracht, aber er gibt nicht wieder den Menschen. Man kennt solche Bilder: Die Augen bleiben tot. Was der in Amerika lehrende Literaturwissenschaftler David Bronsen geleistet hat, ist eine enorme germanistische Fleißarbeit, das penible Zusammentragen umfangreichen Materials, die Wiedergabe von Interviews, Briefwechseln, Erinnerungen vieler Zeitgenossen – und trotzdem, was entstanden ist, ist nicht mehr als ein blasses Bild. Hier ist kein Autor am Werk gewesen, sondern ein Seminarist. Man spürt zwar allenthalben eine faktenbesessene Neugier, eine Sammelleidenschaft und den Stolz, hinter den sprichwörtlichen Rothschen Legenden, die er um seine Biographie wob, die Wahrheit hervorgegraben zu haben.

Nun weiß man also, daß der Geburtsort des Joseph Roth 20 Kilometer entfernt von dem Ort liegt, den er seit seinem Umzug nach Wien stets angegeben hatte. Nun weiß man auch, daß er Leutnant war, daß das Schicksal seines Vaters anders als von ihm beschrieben verlaufen war, und daß er keineswegs, wie immer wieder in seinen jammervollen Bettelbriefen zu lesen ist, «einen halben Negerkral» zu versorgen hatte, sondern vielmehr seine langjährige Lebensgefährtin Manga Bell durchaus wahrnehmbare Schecks von ihrem Mann aus Afrika empfing, durch die die Erziehung ihrer beiden Kinder wohl gesichert war. Gut. Aber was weiß man dann? David Bronsen ist es schlichtweg nicht gelungen, das Gauklerische, Zerbrochene, tänzerisch Equilibristische des Schriftstellers Joseph Roth lebendig zu machen. Kein Farbsprühen, kein Temperament geht auf den Leser über – es ist wie der Golem, von dem Egon Erwin Kisch in seiner köstlichen Geschichte berichtet: toter Lehm, dem kein Leben eingehaucht ist, und an keiner Stelle dieser 600 Seiten hat man das Gefühl, der Autor sei ergriffen von der Figur, die er beschreibt; eben das ist es: er *be*schreibt, er schreibt nicht. So bleibt es ein Buch ohne Atem – nicht atemlos, aber atemleer; es hat den Charme einer Registrierkasse.

Das hängt ganz wesentlich mit der Machart zusammen, mit der Unfähigkeit, sich im Material zu bescheiden. Überflüssig und das Buch schwermachend statt leicht sind etwa die seitenlangen Zitate aus Joseph Roths Büchern, die ja entweder bekannt sind oder jedenfalls nachzulesen wären. Zu rechtfertigen wäre ein solches Verfahren allenfalls, würde der Autor an solche endlosen Zitatpassagen glanzvolle Analysen des Textes anschließen. Das aber geschieht keineswegs, sie werden lediglich in einem seltsamen Belesenheitsstolz einmontiert. Dieser Vorführgestus von Lesefrüchten, ganz im Sinne des germanistischen Seminars, ist das zweite störende Element. Immer wieder wird der Leser nahezu belästigt mit einem Literaturverschnitt: «Auch Ernst Toller übrigens...»; «Ähnlich heißt es auch bei Walter Hasenclever...»; «Im selben Sinne schreibt Arthur Schnitzler...»; «Als Hofmannsthal starb, ließ Thomas Mann...»; «Franz Werfel erklärte...»; «Willy Haas machte dieselbe Erfahrung...». Um zum Unguten das Schlimme hinzuzufügen, werden diese gebildeten Handbewegungen dann oft noch mit mehreren Seiten langen Zitaten aus Werken der eben erwähnten Autoritäten ausgefüllt oder es schließen sich kulturhistorische Reflexionen des Autors an, die man schlechterdings nur als Platitüde bezeichnen kann.

Diese schwerfüßige Konstruktion des Buches, dessen Lektüre damit gelegentlich zu einem Hürdenlauf wird, findet ein Äquivalent in der besonders ungelenken Sprache des Autors. Vielleicht tut man David Bronsen mit dieser Anmerkung Unrecht – das Buch trägt keinen Übersetzungsvermerk, ist also offenbar von dem amerikanischen Autor, der jahrelang an deutschen und österreichischen Universitäten studierte, auf Deutsch verfaßt worden. Dafür ist es dann eine durchaus beachtliche Leistung – nur hat es eben keinen eigenen Stil, bei dem gewählten Gegenstand, dem Stilperfektionisten Joseph Roth, eine besonders unglückliche Kombination.

Es ist vieles in diesem Buch, wohl wenig Fakten, die zu vermissen wären, wohl wenig Charakteristika, die nicht angemerkt wären, und trotzdem bleibt ein sonderbares Gefühl der Leere, ja des Unbefriedigtseins. Ein Buch ohne wechselnde Tempi, man möchte geradezu sagen, ohne Anteilnahme. Der grauenvolle Auflösungsprozeß des Joseph Roth, der beispielsweise gleichzeitig so gläsern klar und unbarmherzig sah, was der Faschismus bringen wird, der Sätze schreiben konnte von einer gnadenlosen Härte, wie man sie sonst nur aus Tucholskys Briefen kennt – «Seit wann ist es so, daß ein Schriftsteller sagen darf: ‹ich muß lügen, weil meine Frau leben und Hüte tragen muß›?» – das wird alles berichtet, aber es geht nicht unter die Haut.

Tragik – man erfährt sie eher, liest man die Bücher von Joseph Roth. In ihnen vibriert das alles, Angst, Hoffen, Liebe, Leichtigkeit und Leichtsinn. Hier in diesem Wälzer von David Bronsen ist der Staub von den Flügeln gewischt, sind die fahlen oder farbigen Schmetterlinge akkurat mit dünner Nadel aufgespießt. Aber tot.

Ähnlicher Skepsis leistet auch die Edition der Werkausgabe – ganz im Gegensatz zur vorzüglich zuverlässigen des Briefbandes – Vorschub. Sie ist ohne Index und Anmerkung angelegt; was es also mit Ludendorffs blauer Brille oder der «Organisation Consul» auf sich hatte, erfährt der Leser nicht. Dafür wurde überfleißig gesammelt. Weniger wäre mehr. Zu viele belanglose Stücke kleiner Prosa werden aufgereiht. Die Anordnung ist vollends wirr, gelegentlich tauchen erzählerische Einheiten doppelt auf. Vor allem aber ist die Gliederung nach von Joseph Roth keineswegs autorisierten Genre-Einheiten wie «Polemik», «Figuren», «Essays» oder «Feuilletons» gänzlich uneinleuchtend. Sie stellt den aufmerksamen Leser vor ständig neue Rätsel – wieso ist die melancholisch-freundliche Skizze «Ein Kind im Wartezimmer der Polizei» unter «Polemik» eingefügt, zahllose Reiseberichte unter «Feuilleton» und diese wiederum unter «Österreich und Habsburg».

Das hat zumal eine höchst ärgerliche, Joseph Roth nicht

gerecht werdende Konsequenz zur Folge: Eine Entwicklung des Schriftstellers, Polemikers, Feuilletonisten ist nicht ablesbar. Immer hakt die neue Rubrik in frühere Jahre ein, die man mit der abgeschlossenen soeben verlassen hatte, Roths Reaktion auf den entstehenden und schließlich regierenden Faschismus wird so ständig perforiert. In Wahrheit aber hat zunehmender Ekel, Haß und Abscheu Roths Feder so zugespitzt, daß er Texte von seherischer Gewalt und warnender Würde schrieb, ja, aus sich herausschrie. Das einzubacken zwischen irgendwelche Genre-Kategorien neutralisiert jegliche Wirkung. So steht der vermutlich letzte Text, den Joseph Roth vor seinem Tod 1939 verfaßte, bis dato unveröffentlicht, eingeharmlost vor einem neckischen Feuilleton über «Die k. und k. Veteranen» des Jahres 1920, nur weil der den nächsten Abschnitt «eröffnet». Es ist aber der Würde des Schriftstellers, seiner hellwachen Bitterkeit und seinem mahnenden Zorn nicht gemäß, mit diesem Text über einen Ort – der bei Goethe noch Ettersberg hieß und erst unter Göring Buchenwald – nicht seine Werkausgabe zu beschließen; denn er beschloß sein Werk und sein Leben:

«Es ist beinahe ein Kinderspiel, heutzutage sogenannte ‹Glossen› zu schreiben. Sie werden einem von der Weltgeschichte gratis und franco ins Haus, in die Feder, in die Schreibmaschine geliefert. Es ist geradezu für einen Schriftsteller eine Angelegenheit zur Schamhaftigkeit, eine Glosse zu schreiben, die das Dritte Reich betrifft. Die deutschen Eichen, unter denen Goethe mit Fr. v. Stein gesessen hat, bleiben lediglich dank einem Naturschutzgesetz zwischen der Küche des Konzentrationslagers und seiner Wäscherei bestehen. Zwischen dem ‹Naturschutzgesetz›, das längst vor den Jahren entstanden war, und dem Unnaturgesetz, das nach diesen Jahren ausgebrochen ist, also so zum Beispiel: um im neudeutschen Tone zu reden, zwischen Wäscherei und Küche steht die Naturschutzeiche der Fr. v. Stein und Goethes.

An dieser Eiche gehen jeden Tag die Insassen des Konzentrationslagers vorbei; fürwahr! Man verbreitet falsche Nachrichten über das Konzentrationslager Buchenwald. Es ist, scheint mir, an der Zeit, diese auf das rechte Maß zu reduzieren: an der

Eiche, unter der Goethe mit Fr. v. Stein gesessen ist und die dank dem Naturschutzgesetz noch wächst, ist bis jetzt, meines Wissens, noch kein einziger der Insassen des Konzentrationslagers ‹angebunden› worden; vielmehr an den andern Eichen, an denen es in diesem Wald nicht mangelt.»

Genie, Scharlatan, Müllfigur?

Ezra Pound

Wer ist das, der am 2. November 1972, zwei Tage nach seinem 87. Geburtstag, in Venedig starb? Scharlatan, sprachzelebrierender Derwisch oder faschistischer Pamphletist? Was für ein Mann ist Ezra Pound, den Hemingway statt seiner zum Nobelpreis vorschlug, der nach 13 Jahren Haft, 72jährig, sein Leben mit zwei Frauen teilt, dem noch 1972 die Emerson-Thoreau-Medaille der amerikanischen Akademie für Kunst und Wissenschaft verweigert wird? Der schließlich mürrisch und schweigend sein Werk wie sein Leben verwarf. Eines der Genies unseres Jahrhunderts – eine Müllfigur des Samuel Beckett? Ezra Pounds extremes Leben ist auch Antwort auf die Frage: was fängt sie an, unsere Zeit, mit dem Individuum, dem Charakter, den nicht Anpassungsfähigen? Wie reagiert das Zeitalter der Buchhalter auf Buchschreiber? Sind ihre Bücher nur mehr Testamente eines ausgebrauchten Lebens, echolose Appelle an die Nachgeborenen? Die Selbstmörder und Erschlagenen, die Eingesperrten, in Zwangsarbeit Geschundenen, die Exilierten oder spurlos Verschwundenen – eine Schattenlinie gespenstischer Avantgarde des öffentlichen Bewußtseins: die Literatur des 20. Jahrhunderts. Beispiel für viele: Ezra Pound.

Im Mai 1945 rückten die amerikanischen Truppen nach Nord-Italien vor; Ezra Pound, der seit 1924 in Rapallo lebte, war gegen Kriegsende mit seiner Frau in die kleine hinter den Rapallo-Bergen gelegene Ortschaft Sant' Ambrogio umgezogen, weil die deutschen Truppen den Ort evakuiert hatten. Pound ging in den Ort hinunter, als er hörte, die amerikanischen Truppen hätten Rapallo besetzt; er wollte sich melden, weil er «wichtige Informationen über Italien und Japan für die amerikanische

Regierung hätte». Der Ort ist leer, nur ein schwarzer Soldat auf einem Fahrrad, der seine Einheit verloren hat, begegnet ihm. Der kann ihm seine Bitte, zur nächsten US-Kommandostelle geführt zu werden, nicht erfüllen. Pound kehrt unverrichteter Dinge nach Sant' Ambrogio zurück. Am 2. Mai tauchen zwei italienische Partisanen in einem Jeep vor seinem Hause auf – Pound sitzt am Tisch und liest in einem Band Menzius. Entweder war er von Nachbarn denunziert worden oder es handelte sich um eine Routine-Durchsuchung nach untergetauchten faschistischen Beamten. In einem Brief vom Oktober 1945 sagte er: «Die größte Schwierigkeit, ein undurchdringlicher Nebel ist für mich die vollständige Unkenntnis über alles, was sich in den USA und England zwischen 1940 bis 1945 ereignete.» Seiner Bitte, zum nächsten US-Kommandanten nach Lavagne gefahren zu werden, wird mit dem Bemerken «aber nur auf ausdrückliches Verlangen» entsprochen – aber nicht, wie Pound wähnt, um ihn als Präsidenten-Berater für europäische und asiatische Angelegenheiten umgehend nach Washington zu fliegen, sondern um ihn zuerst in Genua zu verhören.

Schon 1943 war er in absentia vom District Court of Columbia des Landesverrats angeklagt worden:

«Daß Ezra Pound, geboren in Hailey, Idaho, am 30. Oktober 1885, Bürger der Vereinigten Staaten von Nordamerika und deshalb zur Loyalität gegenüber den Vereinigten Staaten verpflichtet, in Verletzung dieser genannten Loyalitätspflicht absichtlich, vorsätzlich, ungesetzlich und in verräterischer Absicht den Feinden der Vereinigten Staaten, dem Königreich Italien und seinen militärischen Verbündeten, mit denen sich die Vereinigten Staaten seit dem 11. Dezember 1941 im Kriegszustand befinden, Hilfe und Beistand geleistet hat dadurch, daß er als Radiopropagandist für das Königreich Italien Texte, Reden, Ansprachen und Ankündigungen zum Zwecke der Verbreitung der Kurzwellensender verfaßt hat mit dem Ziel, die Bürger der USA gegen den Krieg aufzustacheln, das Vertrauen in die Regierung zu schwächen und zu zerstören und die Moral der Untertanen des Königreichs Italien zu stärken.»

Am 21. Mai 1945 geht folgendes Kabel nach Washington:

«Ezra Pound im Gewahrsam der Militärpolizei hier. Bezug nehmen auf Meldung vom 14. Mai an Generaladjutant, Kriegsministerium. Untersuchung abgeschlossen. Schriftliche Aussage Pounds und Dokumente per Luftpost (an) Forney (Lufthafen) 21. Mai. Ersuche um Anweisungen über weitere Dispositionen betr. Pound baldmöglichst.»

Am 22. Mai kommt die Antwort:

«An CC (Kommandeur) der fünften Armee, gez. CG MTOUSA (Kommandeur des Mediterranean Theater of Operations):

‹Der amerikanische zivile Doktor Ezra Loomis Pound, Bezugnahme telegraphische Anweisung 2006 Fünfte Armee, unter Anklage auf Hochverrat durch Bundesgericht.

Sofort überführen in das MTOUSA Disciplinary Training Center (Militärstraflager) unter Bewachung zwecks Inhaftierung bis auf weitere Anweisungen wegen Disposition. Äußerste Sicherheitsmaßnahmen anwenden, um Flucht oder Selbstmord zu verhindern. Presse-Interviews strengstens untersagt. Keinerlei bevorzugte Behandlung.› »

Am 24. Mai 1945 um 15 Uhr wurde Pound in das Straflager Pisa überführt. Ein paar Meilen nördlich von Pisa, auf einem weiten Feld nahe der Straße nach Viareggio, umschloß der wüste Stacheldrahtzaun den Abschaum des gesamten mediterranen Kriegsschauplatzes – Mörder, Frauenschänder, Spione und Verräter. Wer sich den unvorstellbaren Grausamkeiten unterwarf und einer Zucht, die Haß und Härte voraussetzte, hatte die Chance, sich zu einem Soldaten-Roboter «empor» zu entwikkeln, sich der zu Hause wartenden Zuchthausstrafe durch Frontbewährung zu entziehen. Viele brachten sich um, verstümmelten sich mit ätzender Lauge oder versuchten zu fliehen. Maschinengewehrsalven von den Wachttürmen mähten sie nieder. Einer der Mitgefangenen schilderte es später:

«Eines Nachts im Mai 1945 sahen wir ein Gestöber von blauen Lichtfunken aus der Richtung des Pfahlzauns vom Militärstraflager bei Pisa. Azetylenschweißbrenner, sagte jemand; später erfuhren wir, daß sie dabei waren, die Stahlgitter eines Käfigs zu verstärken, der Ezra Pound zugedacht war. ... Am Morgen, nachdem wir die sprühenden Funken der Schweißbrenner gesehen hatten, erhielt die gesamte Mannschaft des Straflagers Order, sich von Pound fernzuhalten; keiner sollte mit ihm sprechen. Ich erkannte ihn sogleich an seinem Bart und der Brille. Sein schütterer, bernsteinfarbener Van-Dyck-Bart war schon lange nicht mehr der rote Rauschebart, der in den Salons und Cafés von London und Paris geprangt hatte. Der Ezra Pound im Käfig war ein gestrandeter alter Mann (Pound war zu diesem Zeitpunkt 60 Jahre alt).»

Ezra Pound, gesucht als Staatsfeind Nr. 1, faschistischer Kollaborateur und Landesverräter, jetzt halb Trophäe, halb Vieh, kommt in einen Käfig aus Stahl und Draht. Keine Decke, kein Stuhl, glühende Hitze am Tage, stechende Scheinwerfer nachts. Dicht nebenbei eine Panzerrollbahn. Niemand darf mit ihm sprechen, niemand darf sich dem Käfig auch nur nähern, er darf weder zur Nahrungsaufnahme noch für irgendwelche Bewegungsstunde den Käfig verlassen. Schlaf auf dem unbedeckten Zement. Sechs Wochen lang. Pound bricht zusammen. Er verliert das Gedächtnis. Man bringt ihn in ein Zelt und gibt ihm zwei Bücher: eine chinesische Konfuzius-Ausgabe und die Bibel. Noch Monate später, im Herbst 1945, ist er tief verstört. Sein Anwalt schildert die erste Begegnung.

«Als ich ihn fragte, ob er eine Erklärung vor der Jury abgeben oder lieber schweigen wolle, war er außerstande zu antworten. Sein Mund öffnete sich einmal, zweimal – als wolle er sprechen. Es kam kein Wort. Er blickte an die Decke und sein Gesicht zuckte.»

In dieser Zeit entstehen die Pisan-Cantos, Kernstücke seines lyrischen Riesenwerks. Tagsüber versucht er sich, zur spöttischen Verwunderung der Kameraden, mit imaginierten Bewegungen fit zu halten – ein Besenstiel dient ihm als Tennisschläger oder Baseballschläger; ein ausgetretener, runder, kahler Pfad im Reviergras zieht sich um sein Zelt. Man erlaubt ihm, abends in der Sanitätsbaracke eine alte Schreibmaschine zu benutzen. Oft diktieren ihm Mithäftlinge ihre Briefe, die Pound in richtiges Englisch bringt. Nach dem Zapfenstreich kann man einen hohen Summton hören, der das unaufhörliche Geklingel und Geratter der Schreibmaschine begleitet, die Pound mit zwei Zeigefingern bearbeitet – aus den am Tage erdachten Gedichten werden Manuskripte. Das Fluchen wegen der Tippfehler geht oft in fluchende Debatten mit der Revierwache über, nächtliches Gezänk über den «Misthaufen der Wucherer», «die wucherischen Halsabschneider Mussolini, Hitler, Roosevelt, Churchill und Morgenthau», Schimpfen, daß das amerikanische Volk durch Währungsmanipulationen hineingelegt worden sei. Kriege, philosophiert nächtens vor dem verständnislosen Posten der eingesperrte Poet, könnten vermieden werden, wenn nur das Wesen des Geldes allgemein richtig begriffen würde. «Wann», ist seine stete Frage, «werden sich die Vereinigten Staaten auf ihre Verfassung besinnen?» Die Pisan-Cantos sind konserviertes Erlebnis und Ideogramm.

Pounds Übersetzung des üblichen god-damned in ein «Mensch-verdammt» ist mehr als Kürzel für die Situation des Greises, der stundenlang im Konfuzius las oder ebenso stundenlang einfach dasaß, den schütteren Bart kämmte, die Vögel wie Notenschrift auf den elektrisch geladenen Drähten sitzen sah, die Straße nach Pisa im Auge behaltend, auf der manchmal Passanten, manchmal auch ein weißer Ochse mit einem Fuhrwerk auftauchten, im Blickwinkel zwischen «vier Riesen» – nämlich den vier Hauptwachtürmen, von deren Maschinengewehren in Pounds Gegenwart acht Ausbrecher erschossen wurden:

«und war ein Duft nach Minze unter dem Zeltspalt
besonders nach dem Regen
und ein weißer Ochse auf der Straße nach Pisa
wie auf den Turm zuhaltend
dunkle Schafe auf dem Driftfeld und an feuchten Tagen
Gewölk
das im Berg hing als wärs noch unter den Lagertürmen.
Eine Eidechse stand mir bei
die wilden Vögel mochten kein Weißbrot...
Vier Riesen an den vier Ecken
drei junge Männer an der Tür
und sie schippten rings um mich eine Rinne
daß nicht Nässe meine Knochen annage...»

Gedichte unter dem Galgen, Verse aus dem Gorillakäfig, Stimme voll Leisheit und Trotz zwischen Stacheldraht und Maschinengewehr – was war vorangegangen? Ezra Pound, seit Jahren mit Problemen der Staatsphilosophie und ökonomischer Systeme beschäftigt, strikter Gegner der – wie er es nannte – amerikanischen Finanzoligarchie, hatte von 1941 bis 1945 über Radio Rom heftig kritische Sendungen in englischer Sprache gelesen. Diese Ansprachen entstanden nicht auf Anordnung der faschistischen italienischen Behörden, sondern auf Ezra Pounds Anregung, der für ein Honorar, das nicht die Reisekosten deckte, zweimal wöchentlich nach Rom reiste. Tatsächlich schien den italienischen Rundfunkzensoren der Text oft so unsinnig, daß sie heimlich die Kurzwellensendungen unterbrachen aus Furcht, es könnten sich eventuell chiffriert geheime Nachrichten *für* die US-Streitkräfte dahinter verbergen. Pound selber gab in einem der späteren Verhöre eine seltsame Charakteristik seiner Funkansprachen und der erwarteten Wirkung.

«Ich habe keine Propaganda der Achsenmächte gefunkt, sondern meine eigene. Deren Kern ist in Brooks Adams' Büchern zu finden, die 40 Jahre zurückliegen und in Kitsons' von vor 25 Jahren, und natürlich in meinen eigenen Vorkriegsveröffentlichungen. Jede Sendung hatte diesen Vorspruch: ‹Auf der Grundlage der freien Meinungsäußerung für die, die eine eigene Meinung haben, wurde Dr. Pound der unkontrollierte Gebrauch unserer Mikrophone für zwei Sendungen pro Woche garantiert. Es wird von ihm nicht verlangt, daß er irgend etwas sagt, was sein Gewissen oder seine Pflichten als amerikanischer Staatsbürger verletzen könnte!›

Daran hielt sich der römische Rundfunk peinlich – man hat nie irgend etwas von mir verlangt. Was ich allerdings überhaupt nicht weiß: ob irgend jemand tatsächlich meine Sendungen hörte. Ich habe keine Ahnung, ob die Öffentlichkeit irgendwo diese Sendungen wahrnahm oder ob, falls man sie hörte, ein einziges Wort verstanden wurde.»

Pound sah die Grundidee der amerikanischen Verfassung eher vom ehemaligen Sozialdemokraten Mussolini gewahrt als von den amerikanischen Politikern. Als er 1939 nach Washington flog, um Präsident Roosevelt seine Vorstellungen zu unterbreiten, wurde er nicht empfangen. Aber er kennt die amerikanische Realität nicht mehr genau, auch nicht den aggressiven psychologischen Abscheu gegen die faschistische Allianz. Nach dem Kriegseintritt der USA bat er das italienische Propagandaministerium um Sendegenehmigung. Als er Jahre später, nach sieben Monaten Haft in Pisa, nach Wochen Käfig und Monaten Zelle dem Gericht in Washington vorgeführt wurde, betrat ein gebrochener Mann sein Land; die «New York Herald Tribune» vom 29. November 1945 schildert:

«Verwahrlost und in abgetragener GI-Uniform stand gestern der amerikanische Dichter Ezra Pound, angeklagt wegen Landesverrats, vor dem Bundesgericht. Er blieb stumm und trat nur fortwährend von einem Fuß auf den anderen.»

An Stelle einer Gerichtsverhandlung fand eine Zeugenvernehmung von vier Psychiatern statt, die Pound wochenlang einzeln und gemeinsam untersucht hatten, drei Experten im Auftrag der Anklage, einer für die Verteidigung. Ezra Pound wohnte der tagelangen Vernehmung bei, stumm. Er durfte hören, wie sein Leben zergliedert wurde:

Frage: «Haben Sie die Texte von Mr. Pounds Rundfunksendungen gesehen?»

Antwort: «Ja, auch noch anderes. Zuallererst fällt auf, daß der Mann immer, seit Jahren, ungewöhnlich exzentrisch war. Er hat zweifellos eine hohe Meinung von seinen Überzeugungen und neigte zu extremen Schmähungen jedem gegenüber, der anderer Meinung war. Er ist ohne jede Frage ungewöhnlich intelligent, seine Beziehungen zur Außenwelt und anderen Menschen waren praktisch während seines ganzen Lebens die einer – gelinde gesagt – sehr skeptischen Person. Wenn er spricht, sind es ganze Bündel von Gedanken.»

Frage: «Sie meinen seine Sprechweise?»

Antwort: «Ja. Abschweifend und unlogisch.»

Unterbrechung durch den Staatsanwalt:

«Welche Rolle spielt Ihrer Meinung nach sein bisheriger Lebensweg bei der Beurteilung seines augenblicklichen Zustandes?»

Antwort: «Wir haben es sozusagen mit dem Endprodukt eines Individuums zu tun, das während seines gesamten bisherigen Lebens im höchsten Grade widersprüchlich war, im höchsten Grade exzentrisch; die ganze Welt drehte sich um ihn, eine Art Querulant – aber weniger und weniger imstande, Ordnung in sein Leben zu bringen. Das war eine schrittweise Entwicklung, so daß wir es jetzt sozusagen mit dem Endprodukt zu tun haben.»

Frage: «Sagten Sie nicht, er neigte dazu, Gegner zu schmähen?»

Antwort: «Ja.»

Frage: «Glauben Sie, daß das allein genügen würde, ihn keinem Prozeß zu unterziehen?»

Antwort: «Nicht das allein. Ich habe nicht gesagt, daß irgendeines der hier vorgebrachten Dinge für sich allein genommen das bewirkte.»

Frage: «Darauf komme ich noch zurück. Ich habe vergessen, was sie noch alles gesagt haben. Ich erinnere mich, daß Sie von seiner Schmählust sprachen und davon, daß er exzentrisch sei; ich weiß nicht mehr, ob Sie das Wort sensitiv gebrauchten oder nicht.»

Antwort: «Nein, aber er ist höchstgradig übersensitiv.»

Frage: «Kann jemand, der exzentrisch, voller Schmählust und all der anderen Attribute ist, die Sie ihm gegeben haben, einen Prozeß aushalten?»

Antwort: «Jemand, der die hier genannten Attribute in sich vereint, wenn keine anderen hinzukommen, vermutlich ja.»

Frage: «Wenn ich es recht verstehe, haben wir es in diesem Verhör nicht mit der Frage der Unterscheidung zwischen Recht und Unrecht zu tun, genauer gesagt mit der Fähigkeit, zwischen Recht und Unrecht zu unterscheiden, sondern mit dem Problem, ob jemand fähig ist, anwaltlichem Rat zu folgen und seine Verteidigung zu planen.»

Antwort: «Korrekt.»

Frage: «Hat er sich in Ihren Unterhaltungen auf irgendeine Weise über seinen Glauben an den Faschismus geäußert?»

Antwort: «Ich habe das im einzelnen nicht mit ihm erörtert.»

Ezra Pound (schreiend):

«Ich habe nie an den Faschismus geglaubt. Verdammt noch mal, ich war immer ein Gegner des Faschismus.»

Die Farce betraf ein Jahrhundert-Genie.

Ezra Pound lebte seit 1908 nicht mehr in Amerika. Er wurde Minister ohne Portefeuille, Entdecker und Förderer der großen europäischen Literatur schon als 23jähriger. Als Sekretär von William Butler Yeats stieß er 1913 auf James Joyce – ein frühes Gedicht und dessen erste Prosa –; eine jahrzehntelange Freundschaft entwickelte sich; der «Ulysses» wurde zuerst durch seine Vermittlung gedruckt.

In unermüdlicher Korrespondenz mit Verlegern und zahllosen kleinen Literaturzeitschriften – die er zeitweise entweder herausgab oder beriet – sorgte er für Publikation, Honorare, Kritiken, Anerkennung. Die ersten großen Aufsätze über Joyce stammen von Pound, wie die über D. H. Lawrence, Wyndham Lewis, Robert Frost und T. S. Eliot, dessen Hauptwerk «The Waste Land» Pounds literarischem Rat und stilistischer Arbeit zu danken ist. Isaac Babel nannte ihn eine Vorbildfigur. Ernest Hemingway sagte, er habe von Pound «mehr als von irgend jemandem auf dieser Welt gelernt, wie man schreibt und wie nicht». Allen Ginsberg gab zu, er könne sich seine Arbeit nicht ohne Pound als Vorläufer vorstellen. Er hatte Henry Millers «Tropics» gepriesen, als niemand sie für Literatur hielt, Briefwechsel geben Zeugnis von seiner Freundschaft mit Louis Aragon wie Jean Cocteau.

T. S. Eliot, der die Originalität von Pounds lyrischem Werk in der logischen und organischen Fortentwicklung seiner englischen Vorläufer sah, sammelte die literaturkritischen Arbeiten und schrieb dazu:

«Ezra Pound war zuerst und vor allem Lehrer, Kämpfer. Er handelte immer unter dem Zwang, nicht bloß für sich selber herauszufinden, was Dichtung ist, sondern auch seine Entdeckungen anderen mitzuteilen; nicht einfach die Ergebnisse verfügbar zu machen, sondern darauf zu bestehen, daß sie auch angenommen würden. Am liebsten hätte er andere verführt, ja gezwungen, gut zu schreiben – gelegentlich an jemanden erinnernd, der unbedingt einem Tauben sagen will, daß sein Haus brenne. Jede Veränderung, die er forderte, schien ihm von höchster Dringlichkeit. Das zeigte nicht allein den Lehrer aus Leidenschaft; hinzu kam bei Pound der glühende Wunsch, nicht nur selber gut zu schreiben, sondern auch in einer Zeit zu leben, in der er von ebenbürtig intelligenten und schöpferischen Geistern umgeben wäre. Daher seine Ungeduld. Für ihn war es ebenso befriedigend, einen neuen genialen Schriftsteller zu entdecken, wie es für Geringere beglückend ist zu glauben, sie hätten selber ein geniales Werk geschrieben. Seine große Sorge war, daß Altersgenossen und nachwachsende Autoren gut schrieben; er sorgte sich weniger um seine eigene Leistung als um die Welt der Literatur und Kunst. Eine der Lehren aus seiner kritischen Prosa und seinen Briefen ist die, wie man selbstlos die Kunst fördert, der man dient.»

Natürlich traf ein so ungewöhnliches, von Kulturzitaten förmlich durchsiebtes Werk wie das der Poundschen Cantos nicht auf ungeteilte Aufnahme. So auffällig Joyce' hartnäckiges Schweigen zur literarischen Produktion des Freundes ist, so deutlich sind die Reserven des einstigen Kombattanten Yeats:

«Pound hat mehr Stil als Form, oft sogar mehr Stil als irgendein anderer zeitgenössischer Dichter. Aber unmittelbar neben diesem Stil steht dann das Gegenteil: Besessenheit, Alpträume, stammelnde Konfusion. Ihm fehlt die Selbstkontrolle, er läßt unüberbrückbare Übergänge, unerklärte Ausbrüche stehen, so daß der Sinn dunkel bleibt... Selbst wo der Stil durchgehalten ist, entsteht der Eindruck, daß der Autor nicht alle Karten aufdeckt, daß er ein brillanter Improvisateur ist, der aus einem unbekannten griechischen Meisterwerk frei übersetzt.»

Pounds Dichtung ist gestisch. Sein Werk ist argumentativ, belehrend, *nicht* psychologisch. Immer wieder findet sich der Hinweis auf Flaubert und Gautier – also auf die Methode, Situationen vorzuführen, Redeweisen, Zusammenhänge und *damit* Menschen zu charakterisieren. Werte haben für Pound ihre Wurzel im Stofflichen; daher die präzise Materialkenntnis seiner Gedichte. Im Gespräch mit Allen Ginsberg konnte er genaue Auskunft über architektonische Details geben, die er «eingebaut» hatte. Wo die Cantos auf den ersten Blick offenbar Persönliches berühren, zeigt sich bei näherer Betrachtung, daß das nur Vorwand ist, eine gesellschaftliche, gar politische Situation zu zeichnen; die notorische Ironie dieser subjektiven Passagen ist eben das Mittel, vom Individuum zum Überpersönlichen zu gelangen. Es ist *Pounds* Antwort, wenn er Odysseus sagen läßt: «Ich bin Niemand, mein Name ist Niemand.» Schon in einem frühen Gedicht heißt es:

«Und sahst Du meinen wesenlosen Schatten,
Sahst Du das Spiegelglas der Augenblicke,
Das alle Dinge, die einfallen, wiedergibt:
Nenn diesen Spiegel dann nicht mich,
Denn ich entzog mich deinem Griff, ich bin entronnen.»

Pounds erster Gedichtband (aus dem Jahre 1909) heißt «Personae of Ezra Pound». Gemeint sind jene Larven, die die Schauspieler des antiken Dramas benutzten, um Stimme, Charakter und Situation zu verfremden. Personen sind Beispiele, Lebensmöglichkeiten, nicht Individuen, nicht Schicksale. Sie dienen in Pounds Lyrik, die Wirklichkeit unbeschädigt ins Bild zu bringen – es wird nicht gefühlt, sondern konstatiert.

Pound hält sich an die Würde der Realität. Seine Dichtung ist nicht Erlebnisgedicht, sondern Lehrgedicht. Drei Begriffe sind gefallen, die charakteristisch sind für einen großen Kollegen, der sich Stückeschreiber nannte: gestisch, Verfremdung, Lehrgedicht – Bertolt Brecht. In der Tat ist die poetische Methode Pounds, der es als Unsinn bezeichnete, daß große Dichtung nicht lehrhaft sein solle, der des «armen BB» nahe. Sein poetisches Strukturprinzip, eine Mitteilung zu geben, die auf der Vorstufe zur allgemeinen Begriffsbildung verharrt, verfolgt das Brechtsche Ziel – der letzte Schritt des Gedankengangs bleibt dem Leser anheimgestellt. Dieser Materialismus der Denkmethode hat seine Entsprechung im materialen Sprachdetail:

Pound – chinesische Traditionen benutzend – spricht von Kirsche, Mohn, Blutstropfen oder Sonne; nicht von «rot». Er spricht nie abstrakt. Konkret aber heißt bei Pound – auf Menschen bezogen. Geschichte ist konkret, Kultur, Tradition. Und Politik. Hier schließt sich der Kreis: Pounds poetisches Prinzip ist in sich ein politisches. Sein Anknüpfen an alte Kulturen – wieder an Brechts Zitier- und Bearbeitungsmethode erinnernd – begreift sich als Rückerinnerung an das Ur-Wort ‹colere› – bebauen. Seine Literatur ist Sinnlichkeitsprinzip wie Erkenntnismethode. Kunst, Literatur, Poesie ist ihm «eine Wissenschaft wie die Chemie». Ihr Gegenstand ist der Mensch: die Menschheit *und* der einzelne. Pounds Idee der Einheit von Schönheit und Gutsein stammt aus der Antike oder von Konfuzius und dessen Gebot der brüderlichen Scheu vor dem Anderssein des anderen; sie will so wenig original sein wie seine Gedichte es sein wollen, denn «das absolut originale Gedicht ist zugleich das absolut schlechte Gedicht; denn es ist im schlechten Sinne subjektiv, ohne Beziehung zu der Welt, an die es sich wendet». In diesem Sinne verstand sich der Schriftsteller Pound nicht nur als Lehrer wichtiger Zeitgenossen, sondern als Lehrer im umfassenden Sinne. Eine seiner chinesischen Fabeln könnte vom Autor der Keunergeschichten, vom Schreiber der Lehrstücke stammen:

«Der Meister sprach: ‹Wie zahlreich ist das Volk.› Jan Yu sprach: ‹Wenn es so zahlreich ist, was könnte man noch hinzufügen?› Der Meister sprach: ‹Es wohlhabend machen.› Jan Yu sprach: ‹Und wenn es wohlhabend ist, was kann man noch hinzufügen?› Der Meister sprach: ‹Es bilden.›»

Allmählich wird aus dem katarakthaften Werk, das griechisch und provenzalisch so gleichberechtigt miteinander verschmilzt wie chinesische Philosophie mit amerikanischer Finanzpolitik, das unter einem Bogen von unvergleichlicher Kühnheit in sich förmlich hineinsaugt, was Kultur und Menschen durch Jahrhunderte geschaffen haben, ein Stalaktit. Die inzwischen weit übertroffene Zahl der ursprünglich auf hundert angesetzten Cantos gibt den Prozeß einer Flucht wieder, einer Selbstisolation, die Veränderung von Spott und listiger Lachlust zum Grinsen, zur Grimasse. Pounds Welterfahrung macht Weltverachtung Platz.

Als Allen Ginsberg den 82jährigen in Venedig besuchte, der inzwischen zum Buddhismus konvertierte Jude den angeblich antisemitischen Faschisten, war es eine sonderbare, nahezu zärtliche Begegnung. Pound saß stumm auf dem kleinen Platz vor seiner Pension, verbittert, mürrisch eher. Nur das unentwegte Spiel seiner Hände gab Antwort. Sehr behutsam mit einer Umarmung, einem ehrfürchtigen Kuß auf die Stirn, löste Ginsberg das steinerne Schweigen auf.

«Sie und Ihr poetischer Gedanke, daß es keine Ideen gäbe ohne die Dinge, waren von unschätzbarer Hilfe für mich und viele junge Dichter. Und der Stil Ihrer Gedichte hatte sehr unmittelbaren präzisen Wert für meine eigene Auffassung vom Schreiben. Gibt es einen Sinn, was ich sage?

Nach langer Pause murmelte Pound:

Ja, aber meine Gedichte geben keinen Sinn. Mit 70 Jahren wurde mir klar, daß meine Existenz nicht wahnhaft war, sondern imbezil.

Ginsberg: Ihr Werk, der kunstvolle Bau der Wortfolgen und Sätze gaben mir jedenfalls Boden, auf dem ich weitergehen konnte.

Pound: Gemansche.

Ginsberg: Sie oder die Cantos oder ich?

Pound: Mein Werk. Dumm und ungebildet, durch und durch. Aber mein schlimmstes Vergehen war dieses dumme, spießige Vorurteil des Antisemitismus.

Ginsberg: Es tut mir gut, daß Sie das sagen. In jedem Fall haben Sie uns den Weg gezeigt. Je mehr ich Sie lese, desto mehr bin ich davon überzeugt, daß es die größte Lyrik unserer Zeit ist. Und mit allem, was Sie zu Wirtschaft und Politik sagten, hatten Sie recht. Wir sehen es immer deutlicher in Vietnam. Sie haben uns zuerst gezeigt, wer an einem Krieg profitiert.»

Hier ist das Zentrum der Debatte um Ezra Pound, hier liegt die Frage nach Recht und Unrecht: Ist Pound ein Faschismus-Propagandist gewesen, ein Proselyt von Gewalt, Rasse, Blut und Krieg?

Pounds Ökonomie-Konzept ist *nicht faschistisch*. Sein Haß auf Geld und die wenigen, die es in Händen halten, zeigt das Gegenteil: einen tiefen Demokratiebegriff. «Gott segne die Verfassung und rette sie.» Er wird getrübt, fraglos, von jenem banalen Antisemitismus, der ihn später quält, den er verdammt mit moralischem Rigorismus – und der an Céline erinnert, bis in die eifervolle Diktion hinein; wer das mißversteht als Absud statt als Klage um den Menschen, wer hinter dem Zorn nicht die Gebärde der Trauer, den flehentlichen Gestus der Bitte um Erbarmen mit der entwürdigenden Kreatur spürt – der ist böswillig.

Pound hat Dichtung immer als Lehre verstanden, nicht als Ausdruck verletzter Individualität, sondern Aufschrei, um andere zu wecken. Sein Werk ist oft falsch verstanden worden als Hymnus an Karst, Gestein und Meer; nichts weniger als das – es ist kein terrestrischer Kosmos, es ist ein Epos sozialer Bezüge, Kultur als der Menschen Werk, als gute Möglichkeit entgegengesetzt einer schlechten Wirklichkeit. «Ich Niemand, mein Name ist Niemand», wiederholt Ezra Pound – er will Membrane sein, Hörbarmacher der Stummheit. Der Höllen-Canto führt nicht irgendeine Dämonie vor, sondern präzise Bösartigkeit des Kapitals, der Zinswirtschaft, der gekauften Presse – der Produktion nicht für das Leben, sondern für den Tod: Krieg. Die Zwangsläufigkeit, mit der dieses Wirtschaftssystem Kriege produziert, war Pounds Aggressionsziel. Pound, dessen Haß auf das Geld bis zum Haß auf den eigenen Namen führte – er benutzte zum Unkenntlichmachen falsch getippter Zeilen auf der Schreibmaschine nicht das x, sondern das englische Pfund-Zeichen –, deutet früh und mit Emphase auf die Entmenschlichung durch die Geld- und Kapitalwirtschaft. Lakonie-Zeilen wie «Der Tempel ist heilig, weil er nicht zu Verkauf steht» stehen neben ernsthaften Überlegungen über das «Verhältnis des Staats zum einzelnen». Schon aus dem Jahre 1918 stammt eine Notiz Pounds, in der es heißt, «Begann eine Untersuchung der Ursachen des Krieges, um diese zu bekriegen». Der Stammbaum seiner politischen Ideen ist die Französische Revolution, die Anerkennung der Menschenrechte, die Magna Charta und die Losung der amerikanischen Revolution «Taxation without representation is tyranny» – (Besteuerung ohne Volksvertretung ist Tyrannei). Die stetige Entwicklung der Vereinigten Staaten zu einer «finanziellen Oligarchie» ist für Pound rückläufige Entwicklung, zerstört das Staatswesen von der Wurzel her, ist eine Erosion der demokratischen Grundbegriffe. «Das Geld in den Händen weniger statt in den Händen des gesamten Volkes» – nicht direkt eine faschistische Parole. Pounds Erzübel heißt Usura – der Geist des Wuchers.

Pounds Gedichte sind von höchster Realität. Bisse, nicht Gefühl. Sein Bekenntnis «Alle Macht in der Gesellschaft beruht letztlich auf dem Gelde – die demokratischen Grundsätze bleiben illusorisch, solange die Währungspolitik nicht fest in den Händen des Volkes ist» klingt allerdings wie eine Kampfansage an die amerikanische Wirklichkeit der 200 Familien. Ginsbergs Erkenntnis «Seit Vietnam sehen wir, wie recht Sie hatten» kam spät. Die Gesellschaft, die Ezra Pound meinte, wehrte sich mit ihren Mitteln. Eine Gesellschaft, die ihren eigenen Wahnsinn nicht zugeben kann, muß ihre Kritiker für wahnsinnig erklären.

NEUERE ESSAYS

Versuch über Kälte

Bertolt Brecht

Er hat Vorschläge gemacht – das war Bertolt Brechts Wunschformulierung für den eigenen Grabstein. Lesevorschläge sollen es sein, die hier – zurückgreifend auf eine alte Schallplatte, vorziehend spät publizierte Tagebücher oder einbeziehend jüngst erschienene Werkanalysen – die Arbeit Brechts in engeren und weiteren Bögen einzukreisen suchen. Wenn mehr Fragen als Antworten angeboten werden, ist das die Wirkung des untersuchten Materials.

Man könnte sagen, die beiden Bände «Arbeitsjournale» sind – ein Brechtsches Hauptwort – der Entwurf zu einem Menschen; zu einem, der von sich sagte: «In mir habt ihr einen, auf den könnt ihr nicht bauen.» Auch Entwurf, jenes Lieblingswort Brechts, birgt ja in sich bereits den Begriff Arbeit. Sie war offenbar das intimste Lebensgesetz des Stückeschreibers, nicht nur in den knapp zwei Jahrzehnten dieser Notate, hier aber authentisch vorgeführt.

Hervorstechendes Merkmal dieses Lebens: eine nahezu genießerische Lust am Denken; die Arbeit an einem Stück – erstaunlich, in wie kurzer Zeit, manchmal Tagen, meist nur wenigen Wochen, die ersten Fassungen oft fertig waren – ist immer auch Nachdenken über die Möglichkeit des Schreibens von Stücken überhaupt. Die Überlegungen zum «Messingkauf» zum Beispiel sind eine eigene Dramaturgie; kaum noch überraschend, wenn eine Eintragung acht Jahre später den «Verdacht» bestätigt, der beim faszinierten Verfolgen dieses Prozesses entstand: «Mehr oder weniger fertig mit ‹kleines Organon für das Theater›; es ist eine kurze Zusammenfassung des ‹Messingkaufs›.»

Schon 1940 in Finnland beginnt Brechts theoretische Auseinandersetzung mit dem Aristotelischen Theater, dessen Illusionspostulat und der daraus folgenden Gefahr der Irreführung; denn Illusion und Identifikation können auch ganz falsch laufen – wenn Kausalitäten nicht aufgedeckt werden. Bleibt das Prozeßhafte verborgen, kann es nicht zur Demonstration von Ursachen kommen, kann es kein Theater der Veränderung geben:

«im prinzip ist es möglich, mit einer vollständig irreführenden darstellung eines vorgangs aus dem leben ein komplettes theatererlebnis herbeizuführen.» Brechts Forderung nach Ent-Täuschung findet sich bereits in diesen frühen Eintragungen zum «Messingkauf», so präzise wie glanzvoll formuliert. Und zwar nicht als beiläufiger Kladdenmonolog, sondern als deutliches künstlerisches Credo; es ist fraglos seine verlängerte Antwort auf die Realismusrezepte von Georg Lukács, zu dessen Studie «Marx und das Problem des ideologischen Verfalls» es verächtlich heißt: «die rede ist wieder von realismus, den sie jetzt glücklich so heruntergebracht haben wie die nazis den sozialismus.»

Die literaturtheoretischen Überlegungen ziehen sich konsequent durch alle Eintragungen der beiden Jahrzehnte; keineswegs geht es Brecht in erster Linie um die individuelle Schwierigkeit, in mörderischen Zeiten Literatur herzustellen – eine kurze Notiz nur gibt solcher Nachdenklichkeit Raum: «daß solche kriege sein können und daß immer noch literarische arbeiten angefertigt werden können. der puntila geht mich fast nichts an, der krieg alles; über den puntila kann ich fast alles schreiben, über den krieg nichts. ich meine nicht nur ‹darf›, ich meine auch wirklich ‹kann›.

es ist interessant, wie weit die literatur, als praxis, wegverlegt ist von den zentren der alles entscheidenden geschehnisse.»

Dagegen ist das Nachdenken über die Begriffsabgrenzung Naturalismus–Realismus bis in die Nachkriegszeit beherrschend («der unterschied ist immer noch nicht geklärt», 30. 3. 1947), wird das Schaudern vor sowjetischer Heldenliteratur unverhohlen ausgedrückt («noch einmal keine eigene klassik habend, werden nun wir die russische zu ‹verarbeiten› haben, denke ich schaudernd», 26. 12. 1947). Das deutsche Stanislawskij-Buch ekelt Brecht an, wie ihn schon 1942 die naturalistische Schönfärberei gewisser sowjetischer Filme und Stücke frappieren.

Den Ton der Debatte sowjetischer Literaturhistoriker empfindet er bereits 1938 «erschreckend unproduktiv, gehässig, persönlich, autoritär und servil zugleich». Aber Brecht hat keineswegs nur immer solche Abfertigungsgesten zur Verfügung; seine Auseinandersetzung mit Shdanow etwa ist ernst und nachdenklich, und seine Eintragung vom 3. März 1948 erinnert in ihrer Knappheit und Brisanz zugleich an den berühmten Marx-Satz aus der Einleitung zur «Kritik der politischen Ökonomie», in dem von den Schwierigkeiten die Rede ist, zu verstehen, wieso denn griechische Kunst – geknüpft an gewisse gesellschaftliche Entwicklungsformen – für uns noch Kunstgenuß, Norm und Muster sei:

«zur frage, warum kunstwerke, entstanden in vergangenen gesellschaftsstrukturen, immer noch wirkungen auf uns ausüben: noch die klassenlose gesellschaft wird vermutlich die grundzüge der wesentlichen historischen strukturen im doppelsinn ‹aufgehoben› haben. (wie der menschliche fötus die niedrigeren phasen durchläuft und aufhebt. interessant, wie der moderne bürgerkrieg etwa die sklavenheere ‹zurückbringt›!) die hauptwirkungen scheinen sich zu konservieren, wo die hauptwendungen, entscheidungen, umwälzungen, katastrophen stattgefunden haben.»

Brechts Überlegungen sind Modelle für historisch-materialistisches Denken. Darum, beispielsweise, ist er in der Lage, eine ebenso glanzvolle wie einleuchtende, schlicht: richtige Einschätzung Hitlers zu geben (nachdem auch er ihn anfänglich kaum zur Kenntnis genommen hatte).

Endlich wird von einem Autor geleistet, was man generell vermißt von Karl Kraus bis zu Kurt Tucholsky: eine Klassenanalyse. Nicht mehr der Teppichbeißer, der toll gewordene Kommis, der «nach Hose riechende» Anstreicher Schicklgruber; endlich hat einer das Stück begriffen, das hier gespielt wird und nicht «Von morgens bis mitternachts» heißt:

«Ganz abgesehen davon, daß hitler mir als großer mann durchaus willkommen ist, d. h. daß mir eine revision der bürgerlichen vorstellung von großem mann (also von bürgerlicher größe, von dem, was ein großer bürgerlicher politiker ist oder sein kann) akut zu sein scheint, weshalb ich ohne weiteres bereit bin, H(ITLER) als großen bürgerlichen politiker zu behandeln ... man bekämpft hitler nicht, wenn man ihn als besonders unfähig, als auswuchs, perversität, humbug, speziell pathologischen fall hinstellt und ihm die andern bürgerlichen politiker als muster, unerreichte muster, vorhält; wie man ja auch den faschismus nicht bekämpfen kann, wenn man ihn vom ‹gesunden› bürgertum (reichswehr und industrie) isolieren und ‹allein› beseitigen will. würde man ihn goutieren, wenn er ‹groß› wäre?»

Brechts Klarsicht, auch über die «ausweglosestе aller Klassen, das Kleinbürgertum», ist zugleich das Erarbeiten einer eigenen politischen Position. Hier ist die Quelle für seine Urteile und Verurteilungen politischer Haltungen seiner Exilgefährten. Brecht war total isoliert, lebte nahezu vereinsamt. Die Notizen sind, was seine Umwelt – etwa die USA – betrifft, durchweg enttäuschend. Die USA, wie vorher und nachher jedes andere Land, das heißt jede andere gesellschaftliche Realität, existieren nicht. Das Exil besteht aus Kampf ums tägliche Brot, ernsthafter Arbeit an eigenen Plänen und banalem Klatsch à la «Kortner entlarvt Lang ... Nürnberg haßt Lorre». Grotesk diese Conciergeperspektive bei einem kühlen Kopf; die Villa von Max Reinhardt, die Automobile von Thomas Mann, der Garten von Charles Laughton, die elegante Geliebte von Remarque – keine sehr ergiebigen Charakterisierungen. Das ist nicht Haß auf die besitzende Klasse (die Brecht gar nicht kennt), das ist offenbar Neid.

Und der führt dann zu den zahllosen Banalangriffen, ob gegen Thomas Mann oder Max Horkheimer, alle leicht zu widerlegen. Nicht darum geht es im Grunde. Zu fragen ist nicht, ob Hermann Kesten wirklich Einblick in ein Manuskript verwehrt wurde – es wurde nicht; Kesten war Lektor bei Allert D. Lange und hatte Brecht einen relativ hohen Vorschuß verschafft «und sonst gar nichts». Zu fragen ist, ob Brechts *politische* Attacken berechtigt sind – das «Reptil» Thomas Mann einerseits, das etablierte und vermögliche Haupt der US-Emigration; der «Speikübel» Johannes R. Becher andererseits, einflußreiche Nummer 1 der Sowjetemigration. Mit beiden Kollegen und ihrem jeweiligen Lager verbanden Brecht intime Feindschaften. Zwischen beiden steht er aber nicht nur literarisch: Thomas Manns angebliche Forderung, eine halbe Million Deutsche müsse getötet werden, ist ihm bestialisch, viehisch, kalte Züchtigung.

Gleich dagegen, nur zwei Monate später (10. 11. 1943), findet sich die erste Eintragung, in der von dem «entsetzlichen opportunistischen Quark» die Rede ist, den er in Bechers Reform des Nationalismus sieht: «der stinkt von nationalismus. wieder wird der nationalismus der hitler ganz naiv akzeptiert; hitler hatte nur den falschen, becher hat den richtigen.»

Das sind nicht nur zwei Formen von Klassizismus, die Brecht literarisch zuwider sind, sondern auch zwei ihm widerliche Formen, die Frage nach Sünde und Sühne der Deutschen zu stellen. Genau an diesen Stellen sind die entsetzlichen Eintragungen über das Bombardement deutscher Städte: «das herz bleibt einem stehen, wenn man von den luftbombardements berlins liest. da sie nicht mit militärischen operationen verknüpft sind, sieht man kein ende des kriegs, nur ein ende deutschlands.»

Jetzt sind häufiger Bilder von den Trümmerwüsten Hamburgs und Berlins in das Journal eingeklebt; denn wie eine eigene Zeitung, eine Privatvariante der einst von ihm geschätzten AIZ, die vor allem Freund Heartfields Fotomontagen prägte, wirkt es gelegentlich – Fotos, Zeitungsartikel, Karikaturen sind optische Argumente dieses schweigenden Gesprächspartners, so etwa die AP-Nachricht, das vollständige Wegradieren Berlins würde jeden US-Bürger 18,75 Dollar kosten.

Hier liegt neben der kunsttheoretischen Debatte das zweite – gäbe es das – Zentrum dieses Dokuments; in Wahrheit sind beides eben zwei Aspekte derselben Sache: Brechts Politik- wie Kunstbegriff. Ob bei der heftigen Diskussion später über das «Faust»-Drama des Freundes Hanns Eisler, ob in den Notizen zur Barlach-Ausstellung oder schließlich seine Bemerkung zum 17. Juni 1953 (Brecht wollte seinem geplanten Stück über den Aktivisten Hans Garbe einen Akt über den 17. Juni einfügen): sein Politikbegriff ging auf in seinem Ästhetikbegriff. Deshalb nicht: «Heimat, deine Sterne.» Deshalb: «Deutschland, bleiche Mutter.» Mutter ist im Sinne von Blochs Materiebegriff «matrix – mater» Brechts Topos für Revolution, also Veränderung – auf dem Theater wie in der Realität.

Das kann man artistisches Prinzip nennen, es hat aber leicht auch etwas Künstliches – genau das, was er anderen, vorzüglich Adorno und Horkheimer, vorwarf: etwas Tui-haftes. *Alles* ist bei Brecht Denkspiel. Er hat in seinem Leben nie einen Arbeiter gesehen (außer Bühnenarbeitern). Der Begriff kommt lediglich in Vermutungs- oder Hoffnungsverbindungen vor: «die arbeiter, höre ich ...», «die arbeiter sollten doch ...». Der Mann, der sich so amerikanisch gab, vom Sorabaya-Johnny bis zur Chikagoer Weizenbörse, der so gerne vom Kai sang und von Bilbao, hat nie Chikago gesehen (das nun «nebenan» lag), geschweige denn irgendeine Börse der Welt, einen Hafen, eine Fabrik. Kisch war in die Fabriken, Puffs oder Dschunken gekrochen – BB hat sie besungen. Er konnte nicht einmal Englisch. Zwar spricht die erste amerikanische Eintragung bereits flott von einem gemieteten «flat» – aber am Tage vor seiner Abreise aus dem ungeliebten Land, im traurigen Verhör vor dem US-American-Activities-Committee radebrechte er; nicht, wie es eine alberne Weihefama will, aus «List». Tatsächlich haben wir es mit einem «umgedrehten» Lehrstück zu tun, einer Inszenierungs-«Verdrehung» im Sinne der Oscar Wildeschen Ästhetik; derzufolge ahmt ja das Leben die Kunst nach, nicht umgekehrt.

Als Uraufführung von Brechts Stück «Leben des Galilei», das er im dänischen Exil 1938/39 geschrieben hatte, wird oft Joseph Loseys Inszenierung am 30. Juli 1947 in Los Angeles genannt, in der Charles Laughton den Galilei spielte, obwohl bekanntlich schon im September 1943 Leonard Steckel am Schauspielhaus Zürich die sogenannte erste Fassung des Stückes inszeniert und die Hauptrolle gespielt hatte. Dieser Vorzug, den man so häufig der amerikanischen Aufführung angedeihen läßt, hängt vielleicht nicht nur mit dem Namen Charles Laughton zusammen, sondern wohl auch mit der Tatsache, daß Brecht mit Laughton gemeinsam eine zweite, die sogenannte amerikanische Fassung des Stückes schrieb, und daß es diese Fassung war, die – von Brecht selber rückübersetzt – ihm als Text für seine Einstudierung des Stückes zur berühmten Aufführung vom 15. Januar

1957 im Theater am Schiffbauerdamm diente. Die Brecht-Schülerin Käthe Rülicke hat seinerzeit im 2. Sonderheft von «Sinn und Form» einen aufschlußreichen Aufsatz über die Unterschiede zwischen den drei Fassungen und Brechts Kommentare dazu veröffentlicht.

Was wenig bekannt und durch eine sensationelle Schallplatte der amerikanischen Folkways Records Corporation erst nachzuholen war, ist, daß Bertolt Brecht selber, auf den Tag genau drei Monate nach der Aufführung im Coronet Theatre von Los Angeles den Galilei spielte. Der Text allerdings war nur zu Teilen von ihm, das Theater kein Theater, sondern ein Raum im Old House Office Building in Washington, D. C., und die Regie hatten Funktionäre des HUAC (zu deutsch: des Komitees zur Untersuchung un-amerikanischen Verhaltens).

Die Schallplatte also bringt den unwesentlich gekürzten Text vom Verhör des Bertolt Brecht – und es ist kein Hörspiel! Mit Recht spricht Eric Bentley, der die Platte vorstellt und Zwischenkommentare gibt, von einer Brechtschen Tragikomödie (ein Begriff, den Brecht typischerweise in seinen Anmerkungen zum «Galilei» erörtert). Nach mehrmaligem Anhören der Platte wäre man versucht, von einer kläglichen Tragödie zu sprechen. Die dramatis personae: Brecht wurde am Donnerstag, dem 30. Oktober 1947, verhört (und verließ 24 Stunden später die USA). Vor ihm waren im Rahmen einer Art «Filmwoche» unter anderem verhört worden: die Hollywoodproduzenten Jack L. Warner, Louis B. Mayer und Walt Disney, die Stars Gary Cooper und Robert Montgomery, die Drehbuchautoren Ring Lardner, Alvah Bessie und Dulton Trumbo (Verfasser eines der hervorragendsten Antikriegsromane: «Süß und ehrenvoll...»). Unter den Beisitzern des Komitees fällt ein Name auf: Richard M. Nixon. An dem Namen des Vorsitzenden, Mr. G. Parnell Thomas aus New Jersey, fällt auf, daß er zwei Jahre später im Zusammenhang mit einem Bestechungsskandal auftauchte: Der Vorsitzende dieses Ehrengerichts wurde ins Gefängnis geworfen. An Mr. Stripling, der das Verhör führt, fällt auf, daß er überhaupt nicht weiß, wen er verhört. Kein Brecht-Schauspieler könnte so blechern-hohl, unbeteiligt und doch «ganz Anklage» den Beklagten aufrufen – in der Art, wie Stripling beginnt, «Mr. Bertolt Brecht», liegt bereits alles, vor allem der Ausgang des «Gesprächs». Und der arme BB? Was fällt an ihm auf? Nichts. So sehr nichts, daß der Wunsch, nicht aufzufallen, wie eine Fanfare durch den Sitzungssaal gegellt haben muß. Zaghaft, leise, verschüchtert erscheint der Mann, den man lieber als «Jahrhundertkerl» sähe; kein Dimitroff, der die Ankläger zu Angeklagten macht, sondern ein des schneidenden Dialogs nicht fähiger Grübler, eher ein Hedonist fast, ein Galilei, zu dessen Zeiten «es schimpflich geworden war, etwas zu entdecken».

Brecht hat sich ja immer geweigert, die Gestalt des Galilei als moralische Fragestellung zu erörtern, selbst in seinem Text «Preis oder Verdammung des Galilei?» weicht er dem aus, stellt ebenfalls zögernd die Frage, beantwortet sie aber nicht: «Es wäre eine große Schwäche des Werkes, wenn die Physiker recht hätten, die mir – im Ton der Billigung – sagten, Galileis Widerruf seiner Lehre sei trotz einiger ‹Schwankungen› als vernünftig dargestellt mit der Begründung, dieser Widerruf habe ihm ermöglicht, seine wissenschaftlichen Arbeiten fortzuführen und der Nachwelt zu überliefern. In Wirklichkeit hat Galilei die Astronomie und die Physik bereichert, indem er diese Wissenschaften zugleich eines Großteils ihrer gesellschaftlichen Bedeutung beraubte.»

Andererseits weiß man, daß er gerade an der 13. Szene, der Schlußszene (der Bühnenfassung, im Buch ist es Szene 14), immer wieder gearbeitet hat; er notierte schon am 23. November 1938 in seinem Tagebuch: «Die einzigen Schwierigkeiten bereiteten die letzte Szene.» Er erzählte auch später von der kalifornischen Aufführung, daß diese Szene besonders berührt habe, also das Bild vom schmatzenden, löffelnden Greis, der sich aufgegeben hat und die «Discorsi» nur noch aus Eitelkeit herausgibt. In dem realen Verhör ist Brecht so eingeschüchtert, daß er nicht einmal sein Geburtsdatum richtig sagen kann, daß er – nach mehr als sechs Jahren Aufenthalt in den USA – bereits nach drei Antworten um einen Dolmetscher bittet; der Verfasser von «Sorabaya-Johnny», von «Happy End» und «Mahagonny», der

Shakespeare-Bearbeiter und Joseph-Conrad-Verehrer spricht tatsächlich ein nur mühsam verständliches, gebrochenes und falsches Englisch, muß den Dolmetscher – ist Sprache Denken? – nach dem Wort «Agitator» fragen.

Natürlich benutzt Brecht diese Schwäche ganz bewußt; es ist ohnehin das Komische an dieser Tragödie und das Häßliche zugleich, daß man hört, wie ein kluger Mann schlau sein will, was ihm schließlich im Verlauf des Verhörs nur an unwichtigen Punkten gelingt, während mühelos über die Runden kommt ein vollkommen dummer Mensch, der nicht nur nichts von Brecht und Literatur versteht – was verzeihlich wäre –, sondern auch nichts von Politik, Faschismus oder Marxismus, was ihn zwei Jahre nach dem Krieg in einem Komitee, das die Röteln im amerikanischen Movie-Business herausröntgen will, untauglich macht. Aber auch sprachliche Schwierigkeiten sollten nicht zu Dialogen führen, die einer Ergebenheitsadresse, zumindest einer Beteuerung bedenklich nahe kommen:

«*Mr. Stripling:*	Mr. Brecht, did you ever make application to join the Communist Party?
Mr. Brecht:	I do not understand the question. Did I make –
Mr. Stripling:	Have you ever made application to join the Communist Party?
Mr. Brecht:	No, no, no, no, no, never.»

Man hat nicht den Eindruck, daß Brechts in diesem Fall sehr berühmte Dialektik die Herren Verhörer wirklich von der Überzeugung abbringen konnte, es mit einem gefährlichen subversiven Element zu tun zu haben. Da doch die Segel gesetzt waren, da Brecht ja ohnehin vorhatte, Anfang November zu reisen und auch nicht amerikanischer Staatsbürger war oder werden wollte, warum dann Beteuerungen, die, das Wort sagt es, immer überzahlt werden? Der Streit um die Zeile «Du mußt die Führung übernehmen» in «Lob des Lernens» aus seiner Bearbeitung von Gorkis «Mutter» klingt müßig: ob es nun *You must take over,* oder wie der auch nicht gerade brillante Übersetzer vorschlug, *You must take the lead* oder richtig *You must take the leadership* heißt – so neutral, wie es der schlaue Angeklagte plötzlich will, klingt es nie und wollte er's ja auch nie klingen lassen. In den Ohren eines Amerikaners mußte sich diese Zeile besonders umstürzlerisch ausnehmen, geschrieben von einem, der bei der Einreise versichert hatte, er wolle die Regierung nicht stürzen; daß der Vers schon aus dem Jahr 1932 stammte, war kein mildernder Umstand. Als ihm eine scheußliche, weil den Reim erhaltende, dem Wortsinn nach aber richtige Übersetzung des Solidaritätslieds vorgelesen wird und man ihn fragt: «Haben Sie das geschrieben?», sagt er: «Nein. Ich habe ein deutsches Gedicht geschrieben, das sich von diesem aber sehr unterscheidet.»

Beide Gedichte übrigens waren in den USA schon seit Jahren in der hier von Brecht verleugneten und verleumdeten Fassung auf Schallplatten der Timely Recording Company verbreitet, ohne Protest des Autors. Andererseits hat das mit großem Apparat arbeitende Komitee offenbar keine Ahnung, daß zum Beispiel im Film «Kuhle Wampe» gerade dieses Eisler/Brecht-Lied von Ernst Busch gesungen wird und daß der Film, ohne Beanstandungen, unter dem Titel «Whither Germany» in den USA gelaufen war. Mag sein, daß man ein solches Verhör Jahrzehnte später ungerecht beurteilt, daß Brecht es schließlich als lästigen Unsinn empfand, den man umgehen sollte wie den Schutzmann, wenn die Parkuhr abgelaufen ist. Er kann das nicht als Teil seiner Biographie angesehen haben, er war bei weitem nicht der berühmte Mann, als den man ihn heute als Dialogpartner in dieses Gespräch hineinprojiziert. Aber was hätte es wirklich gekostet, auf die Frage *Have many of your writings been based upon the philosophy of Lenin and Marx* «ja» zu antworten? Brecht sagt glatt nein. Das heißt, er sagt nicht glatt nein, sondern fügt dem Nein Erklärungen über die generelle Wichtigkeit des historischen Materialismus für einen modernen Dramatiker bei. Das einzusehen, muß man natürlich kein Marxist sein. Wie weit er sein Florett durchbiegt, diese Mischung aus gelegentlich zu eleganter Schläue und Attackentrotz gibt ein Text wieder, den Brecht sich (wohl mit seinen Anwälten) für die Verhandlung vorbereitet hatte und den der zwar Zuwendungen, aber nicht Einwänden offene Vorsitzende mit der geistlosen

Bemerkung nicht zuließ, es sei *A very interesting story of German life, but...*

In dem Text heißt es unter anderem: «Meine Tätigkeit, selbst die gegen Hitler, war immer rein literarisch und vollkommen unabhängiger Natur. Als Gast der Vereinigten Staaten von Amerika habe ich mich jeglicher politischer Tätigkeit, die dieses Land betrifft, selbst in literarischer Form, enthalten. Übrigens bin ich kein Drehbuchautor. Hollywood benutzte lediglich eine Geschichte von mir für einen Film, [«Hangmen also die»], der die Nazibarbarei in Prag zeigt. Ich kann mir keinerlei Einfluß vorstellen, den ich innerhalb der Filmindustrie hätte haben können, weder politisch noch künstlerisch. Da ich aber nun einmal vor das Komitee zur Untersuchung un-amerikanischen Verhaltens zitiert worden bin, fühle ich mich auch berechtigt, zum ersten Male ein Wort über amerikanische Angelegenheiten zu sagen: Wenn ich auf meine Erfahrungen als Stückeschreiber und Dichter im Europa der letzten zwei Jahrzehnte zurückblicke, so möchte ich sagen, daß das große amerikanische Volk viel verlieren und viel riskieren würde, wenn es irgend jemandem erlaubte, den freien Austausch von Gedanken auf kulturellem Gebiet zu unterbinden oder die Kunst zu gängeln, die frei sein muß, um Kunst sein zu können. Wir leben in einer gefährlichen Welt. Die Menschheit ist in der Lage, unglaublich reich zu werden, ist aber im ganzen noch in tiefer Armut. Wir haben große Kriege überstehen müssen, noch größere sogar scheinen immanent und einer von diesen kann durchaus die gesamte Menschheit vernichten. Mag sein, daß wir die letzte Generation der Spezies Mensch sind. Glauben Sie nicht, daß in dieser Situation jede neue Idee sorgfältig und in Freiheit geprüft werden sollte?»

Köstlich und gräßlich zugleich, wie die arrogant-bellende Stimme des Lese-Ringers Stripling Brecht über die «Maßnahme» ins Kreuzverhör nimmt, ungenau liest, Stellen ausläßt und nur auf die Frage hinauswill, ob es ein Stück über den Mord an einem Kommunisten durch drei andere Kommunisten ist. Was Brecht nicht wußte, war, daß Mr. Stripling vier Wochen zuvor Hanns Eisler über dieses Stück verhört und der die Frage bejaht hatte. Brecht hingegen, nach Story, Thema und Helden des Stückes befragt, spricht von einem ganz anderen, von «Der Jasager», das ja dasselbe Nô-Spiel zur Grundlage hat; das aber wiederum merkt Mr. Stripling nicht. Mit derselben «überführenden» Impertinenz fragt Stripling nach Tretjakow, dessen Namen er nicht einmal aussprechen, nur buchstabieren kann, obwohl dessen Stück «Brülle, China» unter dem Titel «Roar China» am Broadway gelaufen war. Unter feist bestätigendem Gefeixe des Publikums liest Stripling etwas vor, das er als Interview Tretjakows mit Brecht ausgibt und das Brecht als strengen Marxisten «belastet». Der Aufsatz in «Internationale Literatur», Heft 5, Moskau 1937, zeigt allerdings deutlich, daß es sich keineswegs um ein Interview handelt, sondern um einen Aufsatz Tretjakows, zeigt außerdem, daß Stripling Passagen wegließ, ohne darauf hinzuweisen. Was aber vor allem nicht gesagt wurde, war, daß Tretjakow noch 1937 in Moskau wegen Trotzkismus angeklagt wurde und «verschwand».

Ein gespenstisches Schattenboxen, nur – «den im Schatten sieht man nicht»; denn natürlich gibt es gesammeltes Material, und die Frage «Wann haben Sie Hanns Eisler gesehen?» ist rhetorisch, weil Datum und Uhrzeit vom Verhörenden – Resultat einer offenbar langjährigen Überwachung – genau angegeben werden. Verwunderlich, daß Brecht nicht die Geduld riß und er nicht sagte: «Wenn Sie's so genau wissen, warum fragen Sie mich?» Aber das ist wohl Literatur, wohlgedacht und wohlgesetzt; es ist leichter, «Der Mantel des Ketzers» zu schreiben und Situation wie Verhalten unter der Inquisition zu erinnern, als vor der Inquisition zu stehen. Man muß sich ja vergegenwärtigen, daß bereits der Name Eisler damals ein Tabu-Wort war, denn des Komponisten Bruder Gerhart Eisler war von seiner Schwester Ruth Fischer in den USA als «gefährlichster Terrorist, der imstande wäre, der GPU Frau, Kind, Schwester und engste Freunde auszuliefern», denunziert worden. Gerhart Eisler – er galt als Verbindungsmann der Internationale zur KP der USA – wurde wegen Paßvergehen und Verächtlichmachung des Kongresses verurteilt; er floh an Bord eines polnischen Schiffes illegal aus den Vereinigten Staaten (und lebte später als Propagandastar und Leitartikler der «Berliner Zeitung» in Ostberlin). Der

1964 verstorbene Hanns Eisler hatte viele Texte von Brecht musikalisch interpretiert («Sinn und Form» widmete ihm zu Lebzeiten ein Sonderheft, wie nur Brecht und Becher) und galt als einer seiner engsten Mitarbeiter und Freunde. Er hatte auch die Musik zu «Hangmen also die», jenem einzigen Film geschrieben, der von Fritz Lang 1942 in Hollywood nach Motiven von Brecht gedreht wurde.

Die Frage nach den Brüdern Eisler und nach dem sowjetischen Vizekonsul in San Francisco, G. Kheifetz, war höchst bedrohlich, denn Kheifetz wurde mit J. Robert Oppenheimer in Verbindung gebracht, übrigens am selben Tage in einem anderen Verhör desselben Komitees; es war quasi der Beginn des Falles Oppenheimer. Ob er das «Kleine Organon» des Bertolt Brecht gelesen hatte? Dort endet der Abschnitt 63, in dem der «Galilei» behandelt wird, so: «Eine bedeutsame Prüfung steht bevor, und macht nicht jedes Versagen ein weiteres Versagen leichter?»

Gleichsam die indirekte Antwort gibt das «Arbeitsjournal»: Brechts Stärke wie Schwäche war seine Privatmoral. Das ist das Merkwürdige, Beunruhigende, ja gelegentlich Verstörende dieser Bände aus dem Nachlaß: Eine Auskunft «Wer war Bertolt Brecht?» wird verweigert. Das Motto, «daß diese aufzeichnungen so wenig privates enthalten, kommt nicht nur davon, daß ich selbst mich für privates nicht eben sehr interessiere ...» – ist das nun wieder Mimikry, oder stimmt es einfach? Das Ergebnis, Musterbeispiel großer Prosa, war fraglos zur Veröffentlichung gedacht; das Gegenteil anzunehmen hieße, ein unzumutbares Quantum Naivität bei Schreiber wie Leser vorauszusetzen. Deshalb liest man so bohrend, forscht so hartnäckig die Verstecke des Mannes aus, dessen Mutter Courage sich selber vor der eigenen Tochter warnt: «Die leidet an Mitleid.» Das ist die verletzliche Behutsamkeit, die Brecht hat: – *auch* hat? Seine Bemerkungen zu Dichtern wie d'Annunzio oder Pound lassen aufhorchen. Qual, tiefer fast als erträglich, zeigen die künstlich lapidaren zwei Worte «gretes todestag». Abschied von der geliebten Margarete Steffin.

Gedanken zu sich, morose Gedanken gar, hängen bei Brecht immer mit Natur zusammen; in seinem Werk sind Naturbegriffe immer Kurzchiffren für gesellschaftliche Prozesse, ob Baum, Wasser, Pferd; meist im Gedicht übrigens. So ist es auch kein Zufall, daß aus der privaten Eintragung «was ich gern mache, ist das wässern des gartens ... man entdeckt soviel grünes in der erde, wenn man erst einmal zu gießen anfängt» das Gedicht «O sprengen des gartens, das grün zu ermutigen» wurde. Von solcherlei Genesis gibt es wenig im Arbeitsjournal, eher von Fluchtgedanken, die keinen Herrn Ziffel quälen, eine andere Flucht meinen: «ab und zu einen großen bomber über mir, sehe ich eine Kletterpflanze und denke: für sie gibt es keinen determinismus, angenommen, sie benützt ein system von gründen, ein mann kommt, streckt einen arm aus und bindet sie an einen draht – einmal in ihrem leben. so etwas kann in ihrem system nicht als determiniert vorkommen, ich denke dann: das sind morose gedanken, stehe auf, eine zigarre zu holen.»

Zu diesen beiden Stichworten, «morose Gedanken» und «Zigarre» hat Carl Pietzcker mit seiner Studie über Brechts Herzneurose «Ich kommandiere mein Herz» eine aufregende Untersuchung vorgelegt. Pietzcker ist Äußerungen des jungen Brecht und denen vieler Zeugen seiner frühen Jahre nachgegangen, die zweierlei dokumentieren: daß Brecht schon früh (und zeit seines Lebens) unter qualvollen Herzattacken litt – und daß er ein wahrhaft ausgeknobeltes System von Maßnahmen entwickelt hatte, sich zu schützen. Das beginnt beim Anhören erregender Musik – und endet bei der Liebe: schon als Junge will er bei der Matthäus-Passion in «wildes Koma gefallen» sein; Hanns Eisler berichtet: «Er konnte überhaupt nichts anfangen zum Beispiel mit Beethoven ... Man muß wissen, daß Brecht eine Art Selbstschutz hatte. Er hat sich mit Musik nur soweit eingelassen, als er sie gebraucht hat.» Das Wort «Musik» wäre austauschbar – Brecht hat sich mit *allem* nur soweit eingelassen, als er es für seine Arbeit gebrauchen konnte: Politik, Schreiben, Frauen.

Pietzcker führt sehr einleuchtend das Baumaterial des Brechtschen Systems vor: «Schuldgefühle könnten zum ‹Herzkrampf› führen. Wenn ‹Mittel› versagen, mußte Brecht kräftigere suchen. ‹Mein Appetit ist zu schwach. Ich bin gleich satt!! Die Wollust wäre das einzige, aber die Pausen sind zu lang, die sie braucht! Wenn man den Extrakt ausschlürfen könnte und alles verkürzen! Ein Jahr vögeln oder ein Jahr denken!›

Sein ‹Appetit ist zu schwach›: Selbst wenn beim Essen keine aggressiven Tendenzen drohten, der Esser stieße an dessen Grenze, und so an die der unbegrenzten Einheit mit dem Objekt. Nur einmal kann er ja, indem er essend stirbt, die Wahrnehmung jener Grenze meiden. Auch kann er diese Einheit mit sich selbst essend nicht herstellen: ‹Alles ist nur halb / Ich äße mich gerne selber.› Da sind ‹Vögeln› oder ‹Denken› schon wirksamere Mittel. Er kann seine ohnmächtige Passivität verlassen und aktiv die Einheit mit einem guten Objekt herstellen, das er beherrscht: die Frau oder, was weniger gefährlich ist, die eigenen Gedanken, oder gar schreibend: das eigene Werk. Doch wenn seine Aktivität nachläßt, die Einheit mit dem Objekt zerbricht und das von Größenphantasien getragene Hochgefühl zerstiebt, erfährt er auch hier die erschreckende Leere der ‹Pausen›, seine Ohnmacht und Verlassenheit: ‹es ist zuviel Pause zwischen den Sternenhimmeln›. Essen, ‹Vögeln›, ‹Denken› und auch Schreiben sind keine zuverlässigen Mittel. Dennoch sucht er vor allem bei *Frauen* und im *Schreiben* Schutz vor der Angst. Sie waren seine wichtigsten ‹Mittel›.»

Beide müssen gehärtet werden. Das Härte- und Kälte-Konzept Brechts – fast in der Nähe von Nietzsches «Was mich nicht umbringt, macht mich stärker» – ist ein Angriff auf die Welt aus Angst vor der Angst. Schon der 18jährige notiert, als er wegen Herzkrämpfen das Zimmer hüten muß: «Man wird stark, wenn man einsam ist und das beste Verhältnis zu den Menschen ist: weit weg.» Das entspricht einer späteren Szene, wie Brecht eine seiner Geliebten, Ruth Berlau, begrüßt – und dabei zurücktritt. Und das wiederum entspricht dem ästhetischen Credo; beziehungsweise produziert es: «Ich fühle nur, wenn ich Kopfschmerzen habe, nicht wenn ich schreibe, dann denke ich nämlich.» Die Kausalität: Herzphobie, weil Herz als Einbruchstelle von Ängsten – anerzogene Kälte («Finsternis») – Schutzbedürfnis («Fühlte er sich beim Spielen bedrängt, lief er schnell ins Haus und rief nach der Mama») – Konflikt um Abhängigkeit und Bindung – gestische Verfremdung statt Beteiligtsein ist sehr einleuchtend. «Soweit er in der Abwehr der für ihn bedrohlichen Gefühle kontraphobisch reagierte, wurde Brecht zur Betonung des Willens, des Intellekts und der Gefühlskontrolle getrieben», schreibt Pietzcker.

Politisch heißt das, stets *neben allem* zu stehen. Brecht war an der Münchner Räterepublik – «Während der Kämpfe um Augsburg und München beschäftigte er sich mit der Neufassung seines ‹Baal›» – ebenso uninteressiert wie am Kapp-Putsch – «Am Abend ging er zu Karl Valentin ins Kabarett und wälzte sich vor Lachen»; das referiert sein Biograph Werner Mittenzwei. So nahm Brecht Hitler damals noch als eine besondere Gaudi Münchens und probte am Tage des Hitler-Putschs, 9. November 1923, in den Kammerspielen das «Leben Eduards des Zweiten von England». Am 17. Juni 1953 probte er (mit Benno Besson) «Don Juan» von Molière. «Er ist aber nur interessiert an sich selbst, an Bert Brecht», summierte George Grosz einmal.

Eine eigenartige «Engführung»: Natur wie gesellschaftliche Prozesse sind das Verdrießliche – und aus diesem ihn Aufstörenden rettet Brecht sich zu sich. Martin Esslin hält eine Begebenheit fest, die diesen komplizierten Ablauf wiedergibt: «Was die Schönheiten der kalifornischen Landschaft betrifft, so erzählt ein Freund Brechts, er habe ihn einmal auf eine Spazierfahrt im Auto eingeladen; während der Wagen auf der Küstenstraße an atemberaubend schöner Landschaft vorbeifuhr, saß Brecht mürrisch und stumm neben ihm. Aber als der Wagen einige der weniger respektablen Vororte des Hafens von Los Angeles, ein Gewirr von Schuppen und Baracken, erreichte, erhellte sich Brechts Antlitz sofort. Mit einem glücklichen Lächeln sagte er: ‹Was für eine herrliche Landschaft!› Und er meinte dies durchaus ernst.»

Die Welt – gleich, ob als «gegebene», vorgefundene Landschaft oder als «gemachte», hergestellte Gesellschaft – ist für Bertolt Brecht in jedem Fall gleichsam zu wirklich, da mehr als ein Gedankengebäude. Sie konfrontiert ihn mit Risiken. Die es zu fliehen gilt.

Wesentlich intensiver, «intimer» eben, prägt dieses Bedürfnis nach risikoarmen Beziehungen Brechts Verhältnis zu Frauen. Pietzcker analysiert: «Wie die Finsternis, so sollte auch die ‹Kälte›, die ja oft mit ihr zusammen erscheint, vor der eigenen Aggression schützen: ‹Ist das Objekt kalt und gleichgültig, so fühle ich mich nicht abhängig von ihm und werde in meinem Autonomiebedürfnis nicht behindert; so muß ich auch nicht aggressiv werden.› Deshalb stellte Brecht die ‹Kälte› aktiv her (‹Und er verbat sich zitternd alles Weinen›; ‹es ist mein Wille›), zerstörte ‹wärmende› Zusammenhänge und zog sich angesichts des nun ‹kalten› Objekts auf die sichernde Position seiner Vereinzelung zurück: ‹Der warme Wind bemüht sich noch um Zusammenhänge ... Ich komme sehr vereinzelt vor.› Auch vor der gefährlich lockenden Wärme des Objekts soll eigene ‹Kälte› also schützen: ‹Marianne ... heiratet jetzt mich ... Aber wenn ich mich in die Schale zurückziehe (und Eisluft abfließt), fällt sie um und hat blaue Hände, kann nicht mehr heran.› »

Das läßt sich direkt ins Werk übersetzen:

> «Und das große Weib Welt, das sich lachend gibt
> Dem, der sich zermalmen läßt von ihren Knien
> Gab ihm einige Ekstase, die er liebt
> Aber Baal starb nicht: er sah nur hin.»

Es gilt wohl für beide Lebensbereiche – die ästhetische Summe heißt dann «gestisch» –, für Erotik wie Revolution: Brecht sieht nur hin.

Erkennbarer noch als an dem bisher Angeführten wird das an Brechts wohl erotischster Ballade, seinem erotischsten Stück: «Baal.» Die vielfachen Variationen und Änderungen von Gedicht-«Choral» und Stück/Lehrstück nehmen weder den Ausgangspunkt – Baal, jene semitisch-phönizische Gottheit, Urprinzip des Bösen im Alten Testament – noch den Fliehpunkt zurück. Es geht jetzt nicht darum, daß bestimmte «auffällige» Worte – etwa jenes von Tucholsky als prätentiös abgewehrte «ungeheuer oben» aus der «Erinnerung an die Marie A.» – wiederholt auftauchen; alle Gedichte sind zur selben Zeit entstanden, die beiden vielleicht wichtigsten, eben jene «Erinnerung an die Marie A.» und die «Ballade vom armen BB» wurden im D-Zug zwischen München und Berlin geschrieben, und das heißt, in der auch örtlich fixierten Unentschiedenheit zwischen zwei Frauen. Jenseits solcher literaturhistorischen Details ist festzuhalten eine einheitliche Bewußtseinsebene jenes

«Ich, Bertolt Brecht, bin aus den schwarzen Wäldern.
Meine Mutter trug mich in die Städte hinein
Als ich in ihrem Leibe lag. Und die Kälte der Wälder
wird in mir bis zu meinem Absterben sein.»

Nicht mehr im Leibe des Weibes: das Böse ist entstanden, das Verworfene. Wichtig ist nicht die mögliche Identität des Baal mit jenem «männlichen Vamp namens K. aus Pfersee bei Augsburg», den Brecht einmal erwähnt und über den Germanisten nach wie vor streiten und rätseln. Die Frage nach der «Möglichkeit Baal in der Wirklichkeit Brecht» ist interessant. Der «Choral vom großen Baal» ist so gut Biographiegedicht wie die «Ballade vom armen BB»:

«Als im weißen Mutterschoße aufwuchs Baal
War der Himmel schon so groß und still und fahl
Jung und nackt und ungeheuer wundersam
Wie ihn Baal dann liebte, als Baal kam.

Als im dunklen Erdenschoße faulte Baal
War der Himmel noch so groß und still und fahl
Jung und nackt und ungeheuer wunderbar
Wie ihn Baal einst liebte, als Baal war.»

Nun nimmt aber eine eigenartige Szene die Mittelstelle des Stükkes ein; man kann getrost von der Schlüsselszene sprechen – jene nämlich, in der Brecht (der Liebe einst eine Schwäche nennen soll) ein seltenes Mal sagen läßt: «Ich liebe dich.» Baal sagt es zu Eckart. Es ist eine frauenfeindliche Szene: «Ich mag kein Weib mehr.» Ihr folgt unmittelbar die «Ballade vom ertrunkenen Mädchen», ein Meisterwerk, das sich zusammensetzt aus den

Begriffen und Elementen Flüsse und Schwimmen, azurner Himmel, sehr wundersam und Sterne und ein Gott, der allmählich vergaß. Und das wiederum auf Rimbauds «Flotte très lentement, couchée et ses longs voiles» der Ophélie verweist. Bezeichnenderweise findet sich in der zentralen Szene von «Im Dickicht der Städte», im großen Abschlußgespräch zwischen Shlink und Garga derselbe Satz, warnend: «Nimm dich zusammen; ich liebe dich.»

Gewiß, «dem Stück fehlt Weisheit», wie Brecht 1954 sagte, und es ist nicht überflüssig, sich zu erinnern, daß wir es mit vorrevolutionären Arbeiten zu tun haben. Es verrät sich hier doch mehr, ein Strukturelement offenbar: ob die monologische Anlage der Psalmengedichte «Gesang von einer Geliebten» und «Gesang von der Frau»; ob Klage und Warnung, daß «bitter bereut, wer des Weisen Rat scheut – sagte das Weib zum Soldaten»; ob die Dirne Evlyn Roe, die wie alle Dirnen Brechts «eigentlich rein» ist, Gefährtin eher wie Hanna Cash oder doch jedenfalls Copain wie Barbara und die Seeräuber-Jenny – ein großes Ideal von Unschuld, Demut und Tugend prägt Brechts Frauengestalten. Es ist eher die Idee einer Frau als ihre konkrete Gestalt: «Doch ihr Gesicht, das weiß ich wirklich nimmer.» Im «Gesang von einer Geliebten» heißt es ähnlich: «... sie verschwand wie die Wolke, wenn es geregnet hat, ich ließ sie ...», nicht viel anders im «Gesang von der Frau»: «... seitdem habe ich sie nicht mehr gesehen, und einzig von ihr blieb der kleine Schrei ...»

Brechts Frauengestalten sind Ideenträger, Hoffnungsziele. Sie sind alles: Dirne oder Heilige, Mutter, Kämpferin und Genossin; eines sind sie nicht: Frauen. Es gibt im Brechtschen Œuvre keine Erotik.

Carl Pietzcker faßt das in einem niederschmetternden Satz zusammen: «Die Spaltung des Frauenbildes hat *als* Spaltung eine Verachtung wirklicher Frauen zur Voraussetzung»; und er führt diesen Gedanken sehr genau aus:

«Als ‹Mittel› hatten die Frauen unterschiedlichen Aufgaben zu genügen. Er idealisierte die als gutes Objekt erfahrene, auch körperlich ‹wärmende› Frau (‹Er vergötterte mich so sehr, daß es mir peinlich war›, schreibt Bie), er distanzierte sie, oder er entwertete sie zur Hure. Diese Spaltung des Frauenbilds zieht sich durch sein Werk. Als eine weitere Variante kommen dort die idealisierten und weitgehend entsexualisierten Jungfrauen und Mütter hinzu, wie Johanna Dark, Pelagea Wlassowa, Grusche oder Shen-te. Die sexuell nicht anziehende Frau lockt den Mann weniger in den Strudel der frühen Symbiose. So konnte Helene Weigel, nachdem die Sexualität zwischen den beiden kaum eine Rolle mehr spielte, wenigstens zeitweilig zum verläßlichen guten Objekt werden. Ruth Berlau berichtet: ‹Als ich einmal über einen Menschen sehr enttäuscht war, weil er nicht hielt, was wir uns von ihm versprochen hatten, nahm Brecht einen Bleistift und zeichnete mir auf: Von einem Menschen kannst du zum Beispiel soviel erwarten, von einem anderen soviel und von einem dritten nur soviel. Du darfst nie beleidigt oder enttäuscht sein, wenn deine Vorstellungen nicht erfüllt werden. Dann hast du Vorurteile gehabt. Wenn du *einen* Menschen hast, auf den du dich hundertprozentig verlassen kannst, dann hast du viel. Zwei solche Menschen gibt es nicht.› Für Brecht war dieser eine Mensch die Weigel ... Brecht war an und für sich einsam. Er mußte sich schützen – zu allen Zeiten, nach allen Seiten. Er hatte wirklich nur die Weigel, auf die er sich völlig verlassen konnte.

Um sich vor narzistischer Kränkung zu schützen (‹Du darfst nie beleidigt oder enttäuscht sein›), benutzte er Anteile der Frauen, nicht jedoch die ganze Person, als ‹Mittel› gegen seine ‹Verlassenheit›. Helene Weigel hatte bald den Part der asexuellen wärmenden und nährenden Mutter zu übernehmen, süddeutsch-österreichisch zu kochen, ein Heim einzurichten und zu sichern. ‹Daß Brecht während seines ganzen Exils nicht auf das gewohnte häusliche Leben verzichten mußte, war dem Verständnis, dem Geschmack, ja der Aufopferung Helene Weigels zu danken.› Sie führte wohl auch die Rolle der Dienstmädchen, der verläßlichen Maries fort, die Brecht auch später im System seiner Bemutterung unterbrachte. Er konnte es in Ostberlin noch vervollkommnen: Die Frau, die ihn dort versorgte, hieß mit Familiennamen ‹Mutter›. ‹Frau Mutter, bringen Sie bitte das

Essen!› – was konnte ein alternder Muttersohn sich Schöneres wünschen.»

Das findet seine genaue Bestätigung in den Beschreibungen von Marie-Luise Fleißer, ob in ihrer Novelle «Avantgarde» oder in ihrer Brecht-Erinnerung «Frühe Begegnung». Brechts nicht nur koketter Männlichkeitswahn, seine Haltung, in Frauen allenfalls Echo, Spiegel, Gegenüber – nie aber Partner zu sehen, charakterisiert die Gefährtin aus Ingolstadt treffend im spröden niederbayerischen Tonfall. Das Begriffsmaterial des nur scheinbar fiktiven Berichts ist Bestätigung des Vermuteten: die Frau als «gewünschter Fänger für seinen Ball», als «brauchbar» oder bestenfalls «nicht störend», als Gegenspieler, den man «bricht». Dieses sonderbar dialektische Verhältnis zu Hoffnungspotential und von Beginn an verachtetem Ziel, so es erreicht ist – das ist nicht nur das Spiel des Liebhabers, der das Schwangerwerden seiner Freundinnen haßt: es ist auch das Konzept, gedankliche wie moralische Verhaltensweise. Wem «viel lieber als das Gewordene das Werden war» – wer also das Zeugen akzeptiert, die Geburt nicht –, der will möglicherweise mitarbeiten an einer besseren Welt; die selber will er nicht. Mit einem nahezu klassischen Satz hat die Fleißer das de-chiffriert: «Im Endziel suchte er den Menschen zu helfen. In der Handhabung war er ein Menschenverächter.»

Brecht saß immer «von den Menschen sehr entfernt», identisch mit einem Ziel, einer Sache, einem Partner war er nie; identisch war er mit sich: Der frühe Brecht «ist Baal», heißt es im letzten Absatz der «Frühen Begegnung».

Jene «Nützlichkeit» der Frau ist für den, der nur sich selber sucht, am perfektesten manifestiert in der Schauspielerin. Sie ist die – weiblich-humane – Variante dessen, was in homosexueller Literatur der Spiegel ist: Austräger eigener Ideen, Verwirklichung eigener Gesten, Erweiterung des Selbst: «Schauspielerin mußte man sein, daß er sich unmittelbar durch die Frau ausdrücken konnte. Das war die wahre Ergänzung für so einen Mann, das brauchte er wesentlich. Damit fing er wirklich was an, und das brachte ihn fort, denn dann konnte er sich körperlich sehen», heißt es bei Marie-Luise Fleißer. «Sich sehen». Ein spröder, rational ausbalancierter Vorgang eher, nicht intim. Der Erläuterungscharakter des Mimischen, Gestischen in Brechts Theatertheorie, sein Horror vor Identifikation, ist hier bereits basiert. Und ebenso ist hier basiert jene «Große Kooperative» – sein Leben mit Helene Weigel.

Die Manie, Verträge zu schließen – im Nachlaß fanden sich 50 000 Blatt Vertragstexte, mehr als Manuskripte, und Marianne Zoff erinnert sich an den Ehevertrag: «Er wollte fremdgehen dürfen, ohne daß ich mich darüber aufzuregen hätte und ich sollte ihm treu sein» –, ist ein anderes Zeichen für das Instrumentalisieren von Frauen; «daß seine engsten Mitarbeiter an den Stücken fast ausschließlich Frauen waren, ergab sich aus seinem Umgang mit ihnen», sagt lakonisch Werner Mittenzwei, «eine Trennung zwischen der Arbeit und dem Privaten, dem Intimen ließ sich bei ihm nie erreichen». So schrieb Brecht an seine frühe Geliebte Bie, «Du mußt mir gehorchen»; «Ich war sein persönliches Eigentum», berichtet sie; er nennt entsetzliche Szenen mit Ruth Berlau «Spesen des Lebens» oder empört sich über die sterbenskranke Margarete Steffin, «jetzt kann sie nicht im Krankenhaus liegen, denn ich brauche sie». Mal darf die eine nicht am Mittagstisch Platz nehmen, mal muß die andere im Garten in einem Zelt kampieren, mal reist er mit allen dreien (Margarete Steffin, Ruth Berlau und Helene Weigel). Als Käthe Reichel einen Selbstmordversuch unternimmt, war er «bestürzt und gekränkt».

Die Frau also ein «Mittel»; das kann sie sein als a-sexuelle Mutter, als weiblicher Körper, als Mitarbeiter, als politischer Hoffnungsträger – manchmal (zum Beispiel in der DDR, wo Brecht kaum Kontakt zur Außenwelt hatte) als Zeitungsersatz. Präzise konstatiert Carl Pietzcker: «Aber der Liebende, der bei ihr Wärme sucht, gerät in ‹unangenehme Zustände›, ‹in zusammenhanglose Träumereien›, er verliert die Kontrolle, denn hinter dem guten droht das böse Objekt aufzutauchen. Sind die Frauen ‹vollgesogen›, singt Baal, ‹wie Schwämme mit Liebe, dann werden sie wieder Tiere, bös und kindisch, unförmig mit dicken Bäuchen und fließenden Brüsten und mit feuchtklammernden Armen wie schleimige Polypen›.

Dem, der das böse Omen liebt, droht der Untergang. Das hat Brecht besonders in der Verschiebung auf homosexuelle Beziehungen ausphantasiert; an der Liebe seines Bargan zum Beispiel, Bargans, der, ‹nur weil er etwas haben wollte, dem er nützen konnte, sich an diesen Aussatz gehängt hatte und alles sein ließ für ihn und wohl noch froh war, daß es kein guter Mann war, den er liebte, sondern ein böses gefräßiges Kind, das ihn ausschlürfte wie ein rohes Ei, mit einem einzigen Zug: so konnte es jedem von uns gehen, mitten im Licht wurde man überfallen, so unsicher sind wir alle auf diesem Stern.› Den in der Liebe drohenden Umschlag in solch ein zerstörerisch fressendes Objekt gilt es zu meiden.»

Vieles, was Pietzcker analysiert, stammt aus Brechts Tagebüchern der Jahre 1920 bis 1922; sie lesen sich wie eine – paradoxe, weil «vorweggenommene» – Zusammenfassung seines Lebens. Es ist eine Prosa wie Eisblumen, zu deren Entstehen es bekanntlich einiger Kälte bedarf. Und die, kommt man ihnen zu nahe, zerstört werden. Diese Brecht-Notate zu Brecht sind beides zugleich: Annäherung und Entfernung. Sie atmen etwas Schwebendes, Dünnes, Gläsernes. Ein junger Mann, der im Schlafzimmer einen Gipsabguß seines eigenen Gesichts hängen hat und der dies Gesicht gleichzeitig «ein kreditiertes Versprechen» nennt; der, hat er Kopfweh, fragt: «Wer ist das, der da Kopfweh hat?» Eine ständige Spannung zwischen Sprödigkeit und Güte, nachtschwarzer Einsamkeit und glimmendem Hoffen, Hohn, Haß und Freundlichkeit. Texte gleich Brechts großen Gedichten. Die dramaturgische Vivisektion des eigenen Lebens – und, wie eine haarfeine Nadel jede Erschütterung anzeigend, der eigenen Kunstleistung. Noch sehr viel eindringlicher als im «Arbeitsjournal» – weil vorsichtiger, witternder – offenbart sich in diesen frühen Aufzeichnungen die hautenge Dialektik zwischen Brechts Lebens- und Kunstbegriff. Es gibt einen einzigen Satz, der in diesen Notizen zweimal auftaucht, die Achse des Buches gleichsam: Meier-Graefes Dictum über Delacroix, bei ihm habe ein heißes Herz in einem kalten Menschen geschlagen. «Und das ist im Wesentlichen eine Möglichkeit der Größe» heißt Brechts Kommentar. Das klingt, zumal gefolgt von einem Beschwören der Ethik der *Technik* in der Kunst, wie ein Bekenntnis – scheinbar; denn dieser Gestus des Entzingelns statt sich zu umzingeln, der Entfernung statt Annäherung, des kühlen Reservats durchzieht das Buch. Einerseits. Und andererseits eine Haltung großer Trauer. Sie ist es, aus der Brechts Kunst entsteht. «Die Tage sind leer ausgespieene Pflaumenhäute.» Es bleibt bei dem Grau der Vergeblichkeit. Es führt, immer wieder und immer neu errungen, zu etwas, das sich wohl nur im Paradoxen begreifen läßt: Ratio des Gefühls, Betroffenheit des Hirns. Jener Verkrochenheit ins Vergebliche – «Es gibt keine Sprache, die jeder versteht. Es gibt kein Geschoß, das ins Ziel trifft» – steht eine Traurigkeit entgegen, die produziert; eine positive Trauer:

«Man hat seine eigene Wäsche, man wäscht sie mitunter. Man hat nicht seine eigenen Wörter, und man wäscht sie nie. Im Anfang war nicht das Wort. Das Wort ist am Ende. *Es ist die Leiche des Dinges.* Was ist der Mensch für ein merkwürdiges Geschöpf! Wie er Dinge in seinem Leib tut, in Regen und Wind herumtrabt, aus Menschen junge kleine Menschlein macht, indem er mit ihnen verklebt und sie mit Flüssigkeit anfüllt, unter Wonne ächzen! Lieber Gott, laß den Blick durch die Krusten gehen, sie durchschneiden!»

Um zwei Pole kreisen die Eintragungen, deren sprachliche Dichte geradezu bestürzend ist: Inseleinsamkeit, Leben als Entziehungskur, Kälte; und eine große Schwäche – für Leben, für Nähe, für Zeugen. Dem deklarierten Nicht-Mitleid, der songhaften Härte «ich habe keine besondere Wertschätzung für die Leute» steht sofort die Rücknahme entgegen: «Warum kann ich nicht über Leute schreiben, die ich liebe?»

Denn wie stark Brecht lieben konnte, das zeigt etwa die hier ausführlich dargestellte Beziehung zu seiner ersten Frau Marianne Zoff und der Kampf um ihr Kind. Kein Zufall, daß der entscheidende Satz «Der Geschäftsmann ist Idealist in der Rede, Zyniker in der Tat, der Literat umgekehrt» im Zusammenhang ihrer Geschichte fällt. Diese intensive Liebesbeziehung, anders als die zahllosen Geschichtchen und Affären, die die Tagebücher aufzählen, und anders auch als die schmerzende Nichtbeziehung zu Bie Banholzer, der Mutter seines ersten Sohnes Frank, zeigt jenen Brecht, von dem Arnolt Bronnen einmal sagte: «Er vervielfachte sich dauernd.» Brecht war wie ein Kind, er wollte alles haben, möglichst alles auf einmal – was er sah, wovon er hörte. Frauen, Glück, Rausch, Liebe, Ungebundenheit, Gebundenheit, Geborgenheit, Einsamkeit: «Freilich, ich will Timbuktu und ein Kind und ein Haus und ohne Tür und will allein sein im Bett und mit einer Frau im Bett, die Äpfel vom Baum und das Holz vom Baum und keine Axt führen und den Baum mit Blüten, Äpfeln, Blattwerk in Großaufnahme vor meinem Fenster! Und einen Knecht zum Düngen dazu!»

Diese sinnliche Unersättlichkeit zügelt Brecht durch – Nerven. Seine Moral besteht aus Fühlern, seine Beobachtungsdistanz ist die einer Spinne, die die Welt verpuppt und verdaut, indem sie ein so hauchfeines wie kunstvolles Netz um sie garnt. Wenn er das Medium zwischen Zuschauer und Bühne «die Sehnsucht, zu sehen» nennt, dann ist eben jene artistisch-zeremoniöse Distanz früh formuliert, die später das Wort «fremd» zum Inhalt bekommt. Das ist auch «Vervielfachung» – und das ist, wie diese Tagebücher zeigen, immer aufs engste verbunden der Erfahrung.

Wie Analyse des eignen Lebens. «Gewisse Bibelworte», sagt Brecht, «gehen durch und durch. Man sitzt unter Schauern, die einem unter der Haut, den Rücken lang herunterstreichen, wie bei der Liebe.» Leben gerinnt zu Kunst, nein: wird gerinnen gemacht, durch Kühle. Als Arnolt Bronnen – die zeitweise intime Freundschaft der beiden Männer fand ihren Niederschlag in «Im Dickicht der Städte» – nach der jagenden Niederschrift des Stückes zu ihm sagte: «Bert, das bist du. Aber du bist durch ein Gestrüpp von Rimbaud, Baudelaire und Villon hindurchgekrochen, Fetzen von dir, von diesen hängen durcheinander. Was wolltest du sagen?» meinte Brecht: «Den letzten Satz. Das Chaos ist aufgebraucht. Es war die beste Zeit.»

Der Satz von den Bibelworten fällt nach einer großen reflektorischen Passage über Schwäche und Stärke, über biegsame Leute und Entweder-Oder-Menschen, die «treiben alles zum Äußersten, sie haben Haltung aus Angst vor ihren gläsernen Herzen.

Kurz: es sind *arme* Leute». Das liest sich fast wie das Ergebnis einer bewußten Komposition – wann immer sich Definitionsversuche zu Kunstproblemen finden, stehen sie in unmittelbarer Nähe erbarmungslos-scharfer Analysen; meist der eigenen Person.

Jener Satz von der Beziehung zwischen Zuschauer und Bühne etwa genau vor dem aggressivsten Porträt eigner Verlogenheit und Eitelkeit, Schnödigkeit gegen eine Frau. Heraus siebt Brecht – «für *einen* starken Gedanken würde ich jedes Weib opfern, beinahe jedes Weib» – stets das Artefakt, wobei er das Kulinarische keinen Augenblick außer acht läßt, sich etwa als zu unreif für einen Roman bezeichnet, der ein gewaltiges Freßfest aller Sinne voraussetze. Das ist es wohl auch, was ihn die eigne Kunstproduktion wesentlich als Prozeß, nicht als Resultat sehen läßt. Schon der Jüngling findet hier Formulierungen, die sich fast wörtlich im «Organon» des reifen Schriftstellers finden; schon der junge Mann begreift sich lediglich als einen, der Vorschläge machte: «Ich habe kein Bedürfnis danach, daß ein Gedanke von mir bleibt. Ich möchte aber, daß alles aufgegessen wird, umgesetzt, aufgebraucht.»

Aber er sieht auch, daß das Wesen der Kunst Einfachheit, Größe *und* Empfindung ist – das Wesen ihrer *Form* Kühle. Wie eng ineinandergezwirnt das ist, zeigt das hochpathetische Wort, das Brecht in seinen Tagebüchern ein einziges Mal benutzt. Er setzt es ein zu einem Stück von Shakespeare, das ihn «ergriff».

«Die Krone der Schöpfung, das Schwein, der Mensch»

Gottfried Benn

Seher oder blinde Molluske, hoffärtiger Skeptiker oder an die Macht des Wortes Glaubender, Verächter seiner Zeit oder Mitläufer, Frauenfeind oder erotischer Genießer, Schamane oder Scharlatan, Narziß oder Nazi – was von all dem war der Dr. med. Gottfried Benn aus Berlins Belle-Alliance-Straße? Ein arroganter Menschenverächter oder auch selber ein Mensch, der unter Verachtung litt? Ratender oder Verräter?

Er war wohl von allem alles. Die schier ungeheure Spannung des eisig Mikroskopierenden und zugleich zart Teilnehmenden hat das vielleicht wichtigste lyrische Werk der deutschen Literatur dieses Jahrhunderts hervorgebracht. Gottfried Benns Gedichte sind gnadenlos schön, frevelhaft perfekt, glitzernd bösartig. Sie sind eine einzige gigantische Verwerfung des Menschengeschlechts – doch ihre Lektüre kann süchtig machen wie Morphium. Sie sind Musik zum Tode hin. Keineswegs ist ihr Schock lasch geworden, ihre Bodenlosigkeit ergründet.

Das knappe halbe Dutzend Gedichte, das im März 1912 der Verleger Alfred Richard Meyer als «Lyrisches Flugblatt» druckte, löste eine Explosion aus. Die kritischen Reaktionen schwankten zwischen «Pfui Teufel», «Zuchtlosigkeit des Geschmacks», «Lust am abgründig Häßlichen» und «zügellose, von jeglicher geistiger Sauberkeit bare Phantasie eines Höllenbreughel». Der brave Titel des allerersten Gedichts glich einer höhnischen Irreführung:

«KLEINE ASTER

Ein ersoffener Bierfahrer wurde auf den Tisch
gestemmt.
Irgendeiner hatte ihm eine dunkelhellila Aster
zwischen die Zähne geklemmt.
Als ich von der Brust aus
unter der Haut
mit einem langen Messer
Zunge und Gaumen herausschnitt,
muß ich sie angestoßen haben, denn sie glitt
in das nebenliegende Gehirn.
Ich packte sie ihm in die Brusthöhle
zwischen die Holzwolle,
als man zunähte.
Trinke dich satt in deiner Vase!
Ruhe sanft,
kleine Aster!»

Ein Münchner Rezensent blökte: «Über die Perversität dieser Gedichte zu schreiben ist als Lyrikkritiker nicht meine Sache. Ich überlasse diesen interessanten Fall den Psychiatern.» Was der «Janus»-Mitarbeiter nicht wissen konnte: Die verrückte Perversität war die Arbeit eines Fast-Psychiaters. Der 26jährige Schreiber dieses Gedichts, nach anderem Urteil das «Überbieten von Pariser Montmartre-Tollheiten», hatte nämlich eine gutbürgerliche Vita.

Am 2. Mai 1886 als Sohn des Pastors Gustav Benn in Mansfeld in der Westpriegnitz geboren, hatte er ordentlich das Friedrich-Gymnasium in Frankfurt/Oder absolviert, auf Drängen des Vaters Theologie in Marburg und seit 1904 Medizin in Berlin studiert. Noch Jahrzehnte später mochte es ein Regimentskamerad des Stabsarztes Benn nicht fassen, daß dieser konventionell wirkende Mann Autor «solcher» Verse sei; er habe sich nicht vorstellen können, mit dem korrekten Kollegen je über anderes sich zu unterhalten als über medizinische Fachsimpeleien. Benn selber kommt immer wieder, in Gedichten, Erinnerungen, Briefen auf sein dörfliches Elternhaus, das Pastorat – später in der Neumark –, zurück, pinselt geradezu liebevoll eine Pastorale:

«Ein Dorf mit 700 Einwohnern in der norddeutschen Ebene, großes Pfarrhaus, großer Garten, drei Stunden östlich der Oder. Das ist auch heute noch meine Heimat, obgleich ich niemanden mehr dort kenne, Kindheitserde, unendlich geliebtes Land. Dort wuchs ich mit den Dorfjungen auf, sprach platt, lief bis zum November barfuß, lernte in der Dorfschule, wurde mit den Arbeiterkindern zusammen eingesegnet, fuhr auf den Erntewagen in die Felder, auf die Wiesen zum Heuen, hütete die Kühe, pflückte auf den Bäumen die Kirschen und Nüsse, klopfte Flöten aus Weidenruten im Frühjahr, nahm Nester aus. Ein Pfarrer bekam damals von seinem Gehalt noch einen Teil in Naturalien, zu Ostern mußte ihm jede Familie aus der Gemeinde zwei bis drei frische Eier abliefern, ganze Waschkörbe voll standen in unseren Stuben, im Herbst jeder Konfirmierte eine fette Gans. Eine riesige Linde stand vorm Haus, steht noch heute da, eine kleine Birke wuchs auf dem Haustor, wächst noch heute dort, ein uralter gemauerter Backofen lag abseits im Garten. Unendlich blühte der Flieder, die Akazien, der Faulbaum. Am zweiten Ostermorgen schlugen wir uns mit frischen Reisern wach, Ostaras Wecken, alter heidnischer Brauch; Pfingsten stellten wir Maien vor die Haustür und Kalmus in die Stuben. Dort wuchs ich auf, und wenn es nicht die Arbeiterjungen waren, waren es die Söhne des ostelbischen Adels, mit denen ich umging. Diese alten preußischen Familien, nach denen in Berlin die Straßen und Alleen heißen, ganze Viertel, die berühmten friderizianischen und dann die bismarckischen Namen, hier besaßen sie ihre Güter, und mein Vater hatte einen ungewöhnlichen seelsorgerischen Einfluß gerade in ihren Kreisen.»

Dem entspricht das erst 1954 veröffentlichte Gedicht «Teilsteils»:

«In meinem Elternhaus hingen keine Gainsboroughs
wurde auch kein Chopin gespielt
ganz amusisches Gedankenleben
mein Vater war einmal im Theater gewesen,

Anfang des Jahrhunderts
Wildenbruchs ‹Haubenlerche›
davon zehrten wir
das war alles.»

Und mit zärtlicher Ironie werden die Besuche des Landpastors beim berühmten Sohn in Berlin, dem Dichter und Arzt für Haut- und Geschlechtskrankheiten Benn geschildert, der dem Vater Schokolade zum mitgebrachten Apfelkuchen kocht, während der bei Spaziergängen gelegentlich von Dienstmädchen erkannt wird, die ihre Marktkörbe abstellen, den alten Herrn umarmen und küssen – denn er hatte sie vor Jahren konfirmiert. Die Absage an Carl Sternheims Frau Thea zu einem Abendessen am 8. Juli 1928 im Restaurant «Beim Hahnen» ist ein gemmenähnliches Porträt des Vaters:

«Morgen nämlich kommt mein ärmlich, aber nicht unsauber gekleideter Vater hier durch u. ich kann ihn nicht mitbringen, er spricht so laut, daß sich alle immer nach ihm umsehn u. was er erzählt, hat viel Charakter aber wenig Allgemeininteresse. Er erzählt z. B., daß es 2 neue Pastorshelfer in seinem Dorf jetzt gibt, ganz ordentliche u. gewissenhafte Leute: ‹aber *solche Leuchten* wie Herr Milster u. Herr Leler sind es nicht, die waren ja auch eine ganz besondere Gabe für den Ort.› Das kann natürlich bei Hahnen niemand interessieren u. darum sitze ich mit ihm lieber im Christl. Hospiz, wo er billig wohnt, weil er Morgenandacht hält.»

Doch vorerst hatte Gottfried Benn sich den Beruf des Mediziners gegen den Willen des Vaters erkämpfen müssen, hatte 1910 den ersten Preis der Berliner Kaiser-Wilhelm-Akademie für eine Publikation in der «Zeitschrift für Psychiatrie» gewonnen – und war gleichzeitig von Professor Bonhoeffer aus der Charité geworfen worden: «Ich war ursprünglich Psychiater gewesen, bis sich das merkwürdige Phänomen einstellte, das immer kritischer wurde und darauf hinauslief, daß ich mich nicht mehr für einen Einzelfall interessieren konnte.

Es war mir körperlich nicht mehr möglich, meine Aufmerksamkeit, mein Interesse auf einen neueingelieferten Fall zu sammeln oder die alten Kranken fortlaufend individualisierend zu beachten. Die Fragen nach der Vorgeschichte ihres Leidens, die Feststellungen über ihre Herkunft und Lebensweise, die Prüfungen, die sich auf des einzelnen Intelligenz und moralisches Quivive bezogen, schufen mir Qualen, die nicht beschreibbar sind, ich wäre zu Gewaltakten geschritten, wenn mich nicht vorher schon mein Chef zu sich gerufen, über vollkommen unzureichende Führung der Krankengeschichten zur Rede gestellt und entlassen hätte.»

Psychiater also war Gottfried Benn nicht geworden. Aber im selben Jahr, in dem seine ersten Gedichte erscheinen, promoviert er in Berlin, erhält seine Approbation und arbeitet als Pathologe und Serologe im Krankenhaus Charlottenburg-Westend. Ähnlich seinem Zeitgenossen Georg Heym, den man gemeinhin den Begründer der expressionistischen Lyrik nennt und der im selben Jahr 1912 beim Eislaufen auf dem Wannsee ertrinkt, ist Benns Gefühlshaushalt stark geprägt von der Erfahrung der Anatomie, in deren süßlicher Verwesungsluft und bläulich-fahlem Licht die Studenten reihenweise in Ohnmacht fallen angesichts der aufgereihten Leichen. Doch die ungewöhnlich hohe Anzahl von Medizinern unter den modernen Schriftstellern – von Johannes R. Becher zu Brecht und Döblin oder Friedrich Wolf, von Céline zu Aragon und André Breton – zeigt, daß Tod und Verwesung auch Material zu Metaphern und Paraphrasen bieten. Das zweite Gedicht des «Morgue»-Zyklus führt das vor:

«SCHÖNE JUGEND

Der Mund eines Mädchens, das lange im Schilf gelegen
hatte,
sah so angeknabbert aus.
Als man die Brust aufbrach, war die Speiseröhre so
löcherig.
Schließlich in einer Laube unter dem Zwerchfell
fand man ein Nest von jungen Ratten.
Ein kleines Schwesterchen lag tot.
Die andern lebten von Leber und Niere,

tranken das kalte Blut und hatten
hier eine schöne Jugend verlebt.
Und schön und schnell kam auch ihr Tod:
Man warf sie allesamt ins Wasser.
Ach, wie die kleinen Schnauzen quietschten!»

Das ist kein ekliges Spiel; ist vielmehr schauderndes Nachdenken über Vergeblichkeit. Es wird Benns Thema zeitlebens sein – und seine aus Zynismus, Distanz und Geschichtsfeindlichkeit zusammengesetzte Weltsicht hat hier ihre Ursache. Der Mensch als Monade, fensterlos, ohne Zusammenhang und Zusammenhalt, sich selbst verantwortlich und damit zugleich gesellschaftlich unverantwortlich, ein Spielball von Schicksal und Mächten, hinabdriftend den Hades allemal – das ist der Lebensentwurf des Gottfried Benn, Arzt und Dichter. Er hat das, nicht zufällig die «Morgue»-Gedichte als Beispiel nehmend, selber definiert:

«Wahrscheinlich wird das lyrische Ich immer in zwei Formen erlebt, einer zersprengenden und einer sammelnden, einer brutalen und einer stillen, die Rauschmethode kennen beide, man sinkt ins Bodenlose, ins Blutlose, und dann kommen die Andränge mit der Erprobung der Vision. Vorstudien liegen vielfach vor, aber die hätten auch anders verwertet werden können, nun aber kommt die Stunde und belädt sich mit den Bildern. Als ich die ‹Morgue› schrieb, mit der ich begann und die später in so viele Sprachen übersetzt wurde, war es abends, ich wohnte im Nordwesten von Berlin und hatte im Moabiter Krankenhaus einen Sektionskurs gehabt. Es war ein Zyklus von sechs Gedichten, die alle in der gleichen Stunde aufstiegen, sich heraufwarfen, da waren, vorher war nichts von ihnen da; als der Dämmerzustand endete, war ich leer, hungernd, taumelnd und stieg schwierig hervor aus dem großen Verfall.»

Der große Verfall. Das ist das Stichwort und das Credo. Das, vor allem, ist das Weltgefühl dieser Generation. Wenn zu dieser Zeit Brechts «Ballade vom ertrunkenen Mädchen» entsteht oder Georg Heyms «Die Tote im Wasser», ist das nicht beliebiges Spiel mit der Kunstgewerbemaske einer «Toten in der Seine», sondern tragisch entworfenes Bild einer Epoche:

«Die Masten ragen an dem grauen Wall
Wie ein verbrannter Wald ins frühe Rot,
So schwarz wie Schlacke. Wo das Wasser tot
Zu Speichern stiert, die morsch und im Verfall.

Dumpf tönt der Schall, da wiederkehrt die Flut,
Den Kai entlang. Der Stadtnacht Spülicht treibt
Wie eine weiße Haut im Strom und reibt
Sich an dem Dampfer, der im Docke ruht.

Staub, Obst, Papier, in einer dicken Schicht,
So treibt der Kot aus seinen Röhren ganz.
Ein weißes Tanzkleid kommt, in fettem Glanz
Ein nackter Hals und bleiweiß ein Gesicht.

Die Leiche wälzt sich ganz heraus. Es bläht
Das Kleid sich wie ein weißes Schiff im Wind.
Die toten Augen starren groß und blind
Zum Himmel, der voll rosa Wolken steht.

Das lila Wasser bebt von kleiner Welle.
– Der Wasserratten Fährte, die bemannen
Das weiße Schiff. Nun treibt es stolz von dannen,
Voll grauer Köpfe und voll schwarzer Felle.

Die Tote segelt froh hinaus, gerissen
Von Wind und Flut. Ihr dicker Bauch entragt
Dem Wasser groß, zerhöhlt und fast zernagt.
Wie eine Grotte dröhnt er von den Bissen.

Sie treibt ins Meer. Ihr salutiert Neptun
Von einem Wrack, da sie das Meer verschlingt,
Darinnen sie zur grünen Tiefe sinkt,
Im Arm der feisten Kraken auszuruhn.»

Ob Hans Henny Jahnns sexuelle Befreiungsphantasien benachbart sind seinem Haß auf die Gesellschaft – «Ich erkenne die

Gesetze nicht an, die um Goldes willen geschaffen wurden» – oder Johannes R. Becher die Revolution ausruft oder Heinrich Mann eine ganze gesellschaftliche Kaste, (1914!), mit seinem Romantitel «Der Untertan» begreift: die Gesellschaft des deutschen Wilhelminismus wurde gehaßt bis zur ziellosen Raserei. Georg Heym notiert 1910 in seinem Tagebuch: «Mein Unglück ruht vielmehr zur Zeit in der ganzen Ereignislosigkeit des Lebens. Warum tut man nicht einmal etwas Ungewöhnliches, auch nur, daß jemand dem Ballonhändler die Schnur durchschnitte. Ich würde ihn gern schimpfen sehen. Warum ermordet man nicht den Kaiser oder den Zaren? Man läßt sie ruhig weiter schädlich sein.

Warum macht man keine Revolution? Der Hunger nach einer Tat ist der Inhalt der Phase, die ich jetzt durchwandere.»

Es waren übrigens acht Zeilen, ein zweistrophiges Gedicht von je vier Zeilen, die den «Geist der Zeit» wie in einem Brennglas zusammenglühten: Jakob van Hoddis' «Weltende». Von Kurt Pinthus zu Recht an den Anfang seiner legendären Anthologie «Menschheitsdämmerung» gestellt, die «Marseillaise der expressionistischen Revolution» genannt, an die sich noch der DDR-Kulturminister Johannes R. Becher erinnerte: «Diese zwei Strophen, o diese acht Zeilen schienen uns in andere Menschen verwandelt zu haben, uns emporgehoben zu haben aus einer Welt stumpfer Bürgerlichkeit, die wir verachteten, und von der wir nicht wußten, wie wir sie verlassen sollten. Diese acht Zeilen entführten uns. Immer neue Schönheiten entdeckten wir an diesen acht Zeilen, wir sangen sie, wir summten sie, wir murmelten sie, wir pfiffen sie vor uns hin, wir gingen mit diesen acht Zeilen auf den Lippen in die Kirchen, und wir saßen, sie vor uns hinflüsternd, mit ihnen beim Radrennen.»

Der Autor endete «als Nummer acht abtransportiert am 30. April 1942 aus einer Heilanstalt bei Koblenz und niemand weiß, wann, wo und wie er ‹vernichtet› wurde»; doch sein Fanfarenton ist nicht verklungen:

«Dem Bürger fliegt vom spitzen Kopf der Hut,
In allen Lüften hallt es wie Geschrei.

Dachdecker stürzen ab und gehn entzwei
Und an den Küsten – liest man – steigt die Flut.

Der Sturm ist da, die wilden Meere hupfen
An Land, um dicke Dämme zu zerdrücken.
Die meisten Menschen haben einen Schnupfen.
Dic Eisenbahnen fallen von den Brücken.»

Der Titel der wichtigsten Zeitschrift dieser Jahre hieß «Aktion», und der von Benn hochgeschätzte Hans Egon Holthusen hat in seiner vorzüglich dokumentierten Benn-Biographie ein Bild dieser Aufbruchstimmung gegeben, indem er Urteile von Armin T. Wegner und Heinrich Eduard Jacob zitiert:

«‹Man erscheine, so hieß es in der Einladung auf der Anzeigenseite der ‹Aktion›, im Kostüm der Revolution von 1789 bis 1989. Wer reaktionär genug ist, in Balltoilette zu kommen, wird vom Direktorium zu einer Konventionalstrafe von M 1, – für eine zwangsweise aufzusetzende Jakobinermütze verurteilt.› Das Ballgeschehen ist uns von Beteiligten in verschiedenen Versionen geschildert worden. Zum Beispiel so: ‹Drei Jahre nachdem ich hier die Gedichte Georg Heyms über den Krieg gelesen hatte, stand vor dem Kaffeehaus des Westens auf dem Kurfürstendamm ein Mann, der nicht wie ein gewöhnlicher Zeitungsverkäufer aussah. Über dem linken Arm trug er einen Stoß von Blättern einer neuen Zeitschrift, an deren Kopf in blutroten Buchstaben das Wort ‹Revolution› geschrieben stand. Zu ihren Mitarbeitern gehörten Hugo Ball, Johannes R. Becher und Gottfried Benn. Das Titelbild zeigte zwischen umfallenden Häusern eine aufrührerische Menge, die in ihren Händen eine Fahne mit dem Wort ‹Freiheit› trug, fünf Jahre vor der Volkserhebung in den Straßen Berlins. Ungefähr um die gleiche Zeit veranstalteten die Jünger der neuen Kunst während der Fastnachtszeit einen Mummenschanz unter dem Namen ‹Revolutionsball›. Die Wände der Säle waren mit blutrotem Stoff überzogen. Auf einer Bühne stand, in blutiges Licht getaucht, ein hölzernes Fallbeil. Von den Köpfen der Tänzer hingen die feurigen Zipfelmützen der Jakobiner aus den Tagen der französischen Volkserhebung.

Betrat ein Kunstrichter oder Kritiker älteren Geschlechts den Ballsaal, sah er sich sogleich ergriffen und zur ‹Hinrichtung› geschleppt. Man setzte ihn auf eine zugedeckte Kiste, verlas das Todesurteil, und nachdem das Brett unter ihm fortgezogen war, versank er, während sein Gesicht schamrot anlief, in der Kiste, bis nur die Beine hervorsahen.› »

«Wir waren heiß und wild vor Zukunft, und niemals erschien uns das Hiersein schöner als auf dem Revolutionsball der ‹Aktion›. Der unbewußte Schreckensname war nur ein bunter Bühnenspaß. Pärchen und Pärchen kniete nieder, vor einer lachenden Guillotine wie vor einem Liebesbett – um, man staune, geköpft zu werden.»

So ist es kein Zufall, daß es einzig ein Dichter-Zeitgenosse, Ernst Stadler, war, der Benns frühe Gedichte begriff und verteidigte. Und ebensowenig ist es Zufall, daß Benn in diesem Jahr 1912 dem Bann einer Frau verfiel, die ihn mit ihren mystischen Abend- und Nacht- und Sterngedichten, ob sie nun «Weltflucht», «Weltschmerz», «Schwarze Sterne» oder «O ich möcht aus dieser Welt» hießen, faszinierte: Else Lasker-Schüler. So nannte sie «Das Lied meines Lebens»:

«Sieh in mein verwandertes Gesicht...
Tiefer beugen sich die Sterne.
Sieh in mein verwandertes Gesicht.

Alle meine Blumenwege
Führen auf dunkle Gewässer,
Geschwister, die sich tödlich stritten.

Greise sind die Sterne geworden...
Sieh in mein verwandertes Gesicht.»

Das war Benns Ton. «Der schwarze Schwan» hatte Peter Hille, Berliner Literatur-Unikum der Jahrhundertwende, die 1869 geborene Enkelin eines Rabbiners und Tochter eines Bankiers getauft, «schwarzer Schwan. In der Stirn kantiger schneidender Rubin. Sappho, der die Welt auseinandergegangen». Es war wohl Gottfried Benns intensivste Liebe. Niemand weiß, wann genau die beiden sich kennenlernten. Kurt Hiller vermutet, im «Café des Westens», wo Benn «besonders gern am Tisch der Lasker-Schüler gesessen habe», Ende 1912 oder Anfang 1913. Die 17 Jahre Ältere, soeben geschieden von ihrem zweiten Ehemann Herwarth Walden, dem Herausgeber des «Sturm», Briefpartnerin von Franz Marc oder Karl Kraus unter wechselnden Phantasienamen wie «Jussuf, Prinz von Theben» oder «Tino von Bagdad» oder «Dalai Lama», war eine so exzentrisch-schöne wie lebenshungrig unkonventionelle Erscheinung. Gottfried Benn hat sie Jahrzehnte später (1952 zur Eröffnung einer Gedenkausstellung in Berlin) geschildert:

«Sie war klein, damals knabenhaft schlank, hatte pechschwarze Haare, kurz geschnitten, was zu der Zeit noch selten war, große rabenschwarze bewegliche Augen mit einem ausweichenden unerklärlichen Blick. Man konnte weder damals noch später mit ihr über die Straße gehen, ohne daß alle Welt stillstand und ihr nachsah: extravagante weite Röcke oder Hosen, unmögliche Obergewänder, Hals und Arme behängt mit auffallendem, unechtem Schmuck, Ketten, Ohrringen, Talmiringe an den Fingern, und da sie sich unaufhörlich die Haarsträhnen aus der Stirn strich, waren diese, man muß schon sagen: Dienstmädchenringe immer in aller Blickpunkt. Sie aß nie regelmäßig, sie aß sehr wenig, oft lebte sie wochenlang von Nüssen und Obst. Sie schlief oft auf Bänken, und sie war immer arm in allen Lebenslagen und zu allen Zeiten. Das war der Prinz von Theben, Jussuf, Tino von Bagdad, der schwarze Schwan.»

Ihre Liebe wurde öffentlich. Im dritten Jahrgang der «Aktion» (1913) finden wir Else Lasker-Schülers Prosa-Gedicht «Doktor Benn», dazu eine Zeichnung von ihrer Hand – und rechts daneben einen Abdruck aus Benns Arbeit «Alaska»: die Liebesgesänge zweier Ebenbürtiger. Die Schauspielerin Tilla Durieux hat von Else Lasker-Schüler gesagt, sie sei ewig verliebt gewesen und habe in ihren Gedichten die jeweils Erkorenen zu Göttern erhoben, ihnen eine Rose oder einen Stern auf die recht ähnlich gezeichneten Köpfe gemalt. Recht ähnlich ganz gewiß hat sie den Dichter-Geliebten Gottfried Benn «gemalt»:

«Er steigt hinunter ins Gewölbe seines Krankenhauses und schneidet die Toten auf. Ein Nimmersatt, sich zu bereichern an Geheimnis. Er sagt: ‹tot ist tot› [...] Er steht unentwegt, wankt nie, trägt das Dach einer Welt auf dem Rücken. Wenn ich mich vertanzt habe, weiß nicht, wo ich hin soll, dann wollte ich, ich wäre ein grauer Samtmaulwurf und würfe seine Achselhöhle auf und vergrübe mich in ihr. Eine Mücke bin ich und spiele immerzu vor seinem Gesicht. Aber eine Biene möcht ich sein, dann schwirrte ich um seinen Nabel. Lang bevor ich ihn kannte, war ich seine Leserin, sein Gedichtbuch – Morgue – lag auf meiner Decke: Grauenvolle Kunstwunder. Todesträumerei, die Kontur annahm. Leiden reißen ihre Rachen auf und verstummen, Kirchhöfe wandeln in die Krankensäle und pflanzen sich vor die Betten der Schmerzensreichen an. Die kindtragenden Frauen hört man schreien aus den Kreißsälen bis ans Ende der Welt. Gottfried Benn ist der dichtende Kokoschka. Jeder seiner Verse ein Leopardenbiß, ein Wildtiersprung. Der Knochen ist sein Griffel, mit dem er das Wort aufweckt.»

Else Lasker-Schüler war «emanzipiert» im unorthodoxen Sinne des Wortes, war auf unschuldige Weise «ohne Scham», wie Klabund es bezeichnete, und «wild, dann wieder sinnlich sanft, so schön, voller Sinnlichkeit», wie Wieland Herzfelde, Gründer des nach ihrem Text «Malik» genannten Verlages, sie beschrieb. Gottfried Benn, mitten in der Arbeit an seinem zweiten Gedichtband «Söhne», muß vollkommen in ihrem Bann gewesen sein, «ein armer Hirnhund, schwer mit Gott behangen», ein großer Liebender, den sie Giselheer nannte:

> «Der hehre König Giselheer stieß mit seinem Lanzenspeer mitten in mein Herz.»

Der Lanzenspeer des jungen Dichters – waren Gedichte:

> «Aber wisse:
> Ich lebe Tiertage. Ich bin eine Wasserstunde.
> Des Abends schläfert mein Lid wie Wald und Himmel.
> Meine Liebe weiß nur wenig Worte:

Es ist so schön an deinem Blut. –
[...]
Ich treibe Tierliebe.
In der ersten Nacht ist alles entschieden.
Man faßt mit den Zähnen, wonach man sich sehnt.
Hyänen, Tiger, Geier sind mein Wappen.»

Sein neues Gedichtbuch wird ihr gewidmet – doch man täuscht sich wohl nicht, wenn man einen Ton von Ferne, gar Entfernung aus diesen verschlüsselten Zeilen hört:

«Ich grüße Else Lasker-Schüler:
ziellose Hand aus Spiel und Blut.»

Hans Egon Holthusen hat klug und genau dieses Bild entschlüsselt: «Was aber bedeutet ‹Ziellose Hand aus Spiel und Blut›? Es handelt sich um ein Zitat aus einem Text der Dichterin, einem Briefroman, betitelt ‹Mein Herz›, erschienen 1912 nach einem Vorabdruck im ‹Sturm›. Benn will sagen, daß er verstanden hat, was gemeint ist, wenn sie dort – brieflich an Walden – in ihrer bizarr-verspielten Manier zunächst von der Hand eines andern spricht, der unheimlich fleischigen, ‹züngelnden› und dann wieder ‹lächelnden› Hand in Kokoschkas Karl-Kraus-Porträt – bei Walden im Arbeitszimmer war es zu sehen – und dann diese Hand mit der eigenen vergleicht. Für Benn ist, was sich in diesen sechs Worten ausspricht, die Quintessenz ihrer poetischen Natur: ‹ziellose Hand aus Spiel und Blut› ».

Es ist aber die Quintessenz ihrer *poetischen* Natur. Hat die Dichterin die Geliebte verdrängt? Zwar jubelt Else Lasker-Schüler in einem Brief an Franz Marc: «Franz, Du! Gestern hatte ich eine große Freude. Der Zyklop Dr. Gottfried Benn hat mir seine neuen Verse: Söhne, gewidmet, die sind mondrot, erdhart, wilder Dämmer, Gehämmer im Blut.» Doch Zyklopen sind nicht nur Gestalten der griechischen Mythologie, die für Zeus Blitze und Donnerkeile schmieden; es sind vor allem *einäugige Riesen*.

Der einäugige Riese Dr. Gottfried Benn hatte sich bereits entfernt. Else Lasker-Schülers Freude über die Widmung trägt das

Datum 18. Oktober; aber bereits einen Monat zuvor, am 20. September 1913, hatte sie dem «Blauen Reiter» Franz Marc gebeichtet: «Du freust Dich über meine ‹neue Liebe› – Du sagst das so leicht hin und ahnst nicht, daß Du eher mit mir weinen müßtest – denn – sie ist schon verloschen in seinem Herzen, wie ein bengalisches Feuer, ein brennendes Rad – es fuhr mal eben über mich. Ich erliege ohne Groll dieser schweren Brandwunde. Könnte ich mich doch in mich verlieben – man weiß dann, was man hat.»

Wie hatte doch die seltsame Zeile in Benns Gedicht gelautet? «In der ersten Nacht ist alles entschieden.» Das war kein Nebenbei-Satz. In dem Gedicht «D-Zug» von 1912 finden wir die Zeilen: «Eine Frau ist etwas für eine Nacht. Und wenn es schön war, noch für die nächste.» Deutlicher, nein: brutaler noch steht das in einem Gedicht, das gewiß nicht unabsichtlich «Synthese» heißt:

«Ich bin gehirnlich heimgekehrt
aus Höhlen, Himmeln, Dreck und Vieh.
Auch was sich noch der Frau gewährt,
ist dunkle süße Onanie.»

Kein Mißverständnis! Nicht zu tun haben wir es mit einem flotten Ferkel-Vers; vielmehr geht es um *die* zentrale Kategorie Bennschen Fühlens und Denkens: die Frau als Schoß, Urgrund, Element. Damit fremd, ein zu Fliehendes. Der Mann nicht nur als der überlegene Jäger, sondern auch als der zum Betrug, zur Untreue Prädestinierte. Das phallische Prinzip als das der Schöpfung schlechthin. Benns weit gespannte Antinomie Welt als Gegensatz von Ich hat hier ihre tiefste Quelle. Im selben Gedicht «Synthese» heißt die letzte Strophe:

«Ich wälze Welt. Ich röchle Raub.
Und nächtens nackte ich im Glück:
es ringt kein Tod, es stinkt kein Staub
mich, Ich-Begriff, zur Welt zurück.»

Darin birgt sich wohl Hochmut; aber Traurigkeit auch. Sonst hätte er nicht noch bei der Gedenkrede auf Else Lasker-Schüler ihr Gedicht «Höre» zitieren können, das er «zu den schönsten und leidenschaftlichsten» zählte, die sie je geschrieben:

«Ich raube in den Nächten
Die Rosen deines Mundes,
Daß keine Weibin Trinken findet.

Die dich umarmt,
Stiehlt mir von meinen Schauern,
Die ich um deine Glieder malte.

Ich bin dein Wegrand.
Die dich streift,
Stürzt ab.

Fühlst du mein Lebtum
Überall
Wie ferner Saum?»

Dies «Lebtum als fernen Saum» habe er immer gefühlt, sagte Benn, «alle Jahre, bei aller Verschiedenheit der Lebenswege und Lebensirrungen». Tatsächlich hatte er noch im selben Jahr 1913 zugleich mit der Liebe zu Else Lasker-Schüler eine andere Affäre gehabt, Sommerwochen auf Hiddensee mit Edith Osterloh verbracht, die er 1914 heiratete; ein Jahr später wird sein einziges Kind, die Tochter Nele, geboren.

Sein ganzes Leben hat Benn, auch wenn er verheiratet war, allein, unabhängig und oft mit mehreren Frauen zugleich gelebt. Liebe bezeichnete er in tausend Variationen verächtlich als «Surrogat für Unproduktive» und hat sich zur Maxime erkoren: «Ergriffen sein und dennoch unbeteiligt.» An den Brieffreund Oelze schreibt er: «Wie füllt man die Leere? Mit Arbeit, mit Liebe und mit Sünden», und letztere am ehesten haben ihn beschäftigt. «Meine größte Leidenschaft war eine Ausländerin gewesen, die nie – horribile dictu – den Namen Nietzsche gehört hatte.» Sätze wie «Eine Frau ist ein Gegenstand» oder «Frauen sind Konfektion» finden sich bei Benn zuhauf, an den drei Ehefrauen wird freundlich gelobt, daß sie Astern in der Vase ordnen oder Jalousien reparieren können. Benns Erinnerungen stehen unter dem denkwürdigen Titel «Doppelleben» – und damit ist ein vollkommenes, tief existentielles Auseinanderklaffen gemeint: Bürger und Dichter, Erotiker und Frauenverächter, Zivilisationsliterat, Humanist und Menschenfeind:

«Wir lebten etwas anderes, als wir waren, wir schrieben etwas anderes, als wir dachten, wir dachten etwas anderes, als wir erwarteten und was übrigbleibt, ist etwas anderes, als wir vorhatten.»

Dem «moi-haïssable» steht überall und allenthalben ein überstiegertes Ich gegenüber; das eisige Pathos von Benns Gedichten, das bis ins innerste Mark dringt, ihre vollkommene Schwärze verdanken sich diesem Riß. Eines jener «sechs bis acht vollendeten Gedichte», die er – hat sie ein Autor geschaffen und hinterlassen – als einzigen Ausweis einer Dichter-Existenz gelten läßt, ist wohl das dreistrophige «Nur zwei Dinge»: ein kleines Wunder der modernen Lyrik, makellos und von grausigem Sog:

«Durch so viel Formen geschritten,
durch Ich und Wir und Du,
doch alles blieb erlitten
durch die ewige Frage: wozu?

Das ist eine Kinderfrage.
Dir wird erst spät bewußt,
es gibt nur eines: ertrage
– ob Sinn, ob Sucht, ob Sage –
dein fernbestimmtes: Du mußt.

Ob Rosen, ob Schnee, ob Meere,
was alles erblühte, verblich,
es gibt nur zwei Dinge: die Leere
und das gezeichnete Ich.»

Von diesem Gedicht sind mehrere Fassungen beziehungsweise handschriftliche Korrekturen erhalten. Bezeichnenderweise lesen sich die beiden wichtigsten Veränderungen so: In der zweiten Zeile des zweiten Verses hieß es ursprünglich «*Der Mann* hat immer gewußt» und erst bei der Endfassung wurde für das anfängliche «das eine dunkle: Du mußt» in der letzten Zeile dieses Verses das viel endgültigere, schicksalhaftere «dein fernbestimmtes: Du mußt» eingeschliffen.

Der so denkt, so fühlt – kann nicht Partner sein, kann vor allem keinen gar gleichberechtigten Partner um sich haben. «Frauen traten ein in mein Leben, in eine bestimmte Periode meines Lebens, und dann schieden sie wieder aus... Es gibt keine Kontinuität menschlicher Art in meinem Dasein», heißt es einmal in einem Brief. Gottfried Benn sieht sich außerhalb aller Ordnung – übrigens nicht ganz alleine; sein Zeitgenosse Hans Henny Jahnn verteidigte den Lustmord, und Robert Musil postulierte expressis verbis die Untreue als Basis jeder Ehe. Diese Grenzüberschreitungen anderer Künstler gilt es mitzudenken, wenn man Benns Bekenntnis liest: «Meine Glücke waren, wenn ich genau bin, alle mit Verbrechen verkuppelt: Ehebruch, Rausch, Treulosigkeit, Elternhaß, Falschheit, doppelte Moral, auch fiel mir die Wendung von Hamsun ein: ‹Es gibt nur eine Liebe, die gestohlene› – eines der wahrsten Worte der Menschheitsgeschichte –»

Dem Mann billigt Benn Raubtierinstinkte zu, seine Sexualität sei stets von Elementen des Tötens, der Gewalt, des Verrats, ja: des Hasses mitbestimmt. «Meine Maxime: gute Regie ist besser als Treue.» Gute Regie hieß schon in der ersten Ehe räumliche Trennung; die oft beschriebene Praxis mit dem Ordinationszimmer zum Hof war auch das Nest für allerlei Amouren: «Die Ehe ist doch eine Institution zur Lähmung des Geschlechtstriebes, also eine christliche Einrichtung [...] Für den Mann gibt es doch nur die Illegalität, die Unzucht, den Orgasmus, alles, was nach Bindung aussieht, ist doch gegen seine Natur. Eine Banalität! [...] In der Ehe gibt es Wirtschaftsfragen, Essensfragen, Geselliges, ‹gemeinschaftliche Interessen› – alles Torpedierungen des Sexus. Die menschliche Bindung an die Gattin lähmt das

Gemeine, Niedrige, Kriminelle, das jedem echten Koitus für den Mann zugrunde liegt, er wird impotent, aber diese Impotenz in der Ehe ist *eine Ovation für die Ehepartnerin als Mensch.*»

Das schreibt er 1949 an den Freund Erich Reiss. Knapp zwei Jahre zuvor hatte er seine dritte Frau, die Zahnärztin Dr. Ilse Kaul, geheiratet. Diesen Entschluß teilt er dem «lieben Herrn Oelze» mit: «Um es gleich zu sagen: ‹die Regeln›, die Sie in einem anderen Fall, als unerläßlich zu beachten erwarteten, sind erfüllt; ‹die Lage›, um in meiner Nomenklatur zu reden, ist klar erkannt, kein Wahnsinn trübt mein alterndes Gehirn. Diese junge Dame hat einen selbständigen Beruf, den sie weiter ausüben wird, sie ist Dr. med. dent., hat eine große eigene zahnärztliche Praxis hier ganz in meiner Nähe –, wenn ich morgen tot bin, kann sie weiterleben, sie verdient sehr gut. Ihre Familie ist mir kaum bekannt, interessiert mich auch nicht sehr, mein Interesse gilt nur ihrer Person. Da sie noch erheblich jünger ist, als meine verstorbene Frau war, nämlich mehr als 25 Jahre jünger als ich, entfällt jede bürgerlich-konventionelle Bemaßstabung dieser Ehe, sie ist von vornherein eine Spannungsbeziehung, –: das sichert vielleicht ihre Dauer –, aber was heißt Dauer, über eine Dauer kann man heute nicht disponieren, für nichts. Sie setzt sich einen schönen weißen Kachelofen in das Zimmer, in dem Sie und ich die wenigen Male saßen, als Sie bei uns waren, und richtet sich das Zimmer ein u. ich bleibe in meinem Hofzimmer, jeder macht am Tage seine Praxis (die ihre bleibt weiter außerhalb) u. abends reden wir zusammen. Es wird ihr Leben nicht schädigen, wenn sie eine Weile mit mir verbracht hat, sie wird einiges lernen, einige innere u. äußere Erfahrungen bei mir u. durch mich sammeln u. dann wird sie weitergehn u. meinen Namen noch eine Zeitlang tragen u. die Erinnerung an mich bewahren, so lange sie es kann u. mag.»

An seiner ein Jahr zuvor gestorbenen zweiten Frau hatte Benn vor allem zu preisen gewußt, daß sie spätestens abends um acht sehr müde wurde, was ihm sehr angenehm war. Und als Benn, kurz vor der letzten Eheschließung, im zerstörten Nachkriegs-Berlin Besuch von seiner Tochter Nele aus Dänemark erhält, liest sich der Bericht auch nicht gerade herzlich:

«Der Besuch meiner Tochter war mir interessant. Wir hatten uns 7 Jahre nicht gesehn u. kaum Briefe gewechselt. Trotzdem war alles in Ordnung. Eine kleine blonde Person, hat ein Haus, einen Mann, zwei Kinder (Zwillinge), eine Köchin, ein Kindermädchen u ist recht angesehene u. maßgebliche Redaktörin bei ‹Berlingske Tidende› mit hohem Gehalt. Der Mann lungenkrank, aus sehr gutem Haus, nicht sehr arbeitsfähig, aber nicht unwohlhabend, mir unbekannt. Diese Person ist von einer Fixigkeit u. Intuition des Geistes, die beunruhigend ist. Spricht außer – gebrochen – Deutsch die 3 nordischen Sprachen u. Englisch u. Französisch perfekt u ohne zu stocken. Ich beginne einen Satz u sie weiß, ohne daß ich ihn vollende, was sein Inhalt sein wird u seinen Sinn, ich brauche ihn nicht zu vollenden. Unsere Unterhaltungen haben rapiden Charakter. Eine überraschende Person, u. das Sonderbare ist, daß unsere Beziehungen rein gesellschaftliche sind. Keiner fragt etwas Intimes, Familiäres, keiner ist neugierig, dabei weiß jeder vom andern Alles. Sie ist völlig antideutsch, genau so hart u erbarmungslos wie alle die andern von drüben, sie lebt seit 23 Jahren dort. Sie wohnt im englischen Hotel, bringt mir gelegentlich ein paar Cigaretten, ich darf sie nicht ans (Dienst-)Auto begleiten, das wäre ‹fraternisieren› u. würde ihr Schwierigkeiten machen ..., sie trägt ja Uniform des ‹war korrespondent›. Dabei schröpft sie mich ordentlich, Silber (allerdings von ihrer Mutter) u. Geld, sehr vorsichtig u. kavaliersmäßig, aber sie schröpft. Dabei kam mir der Gedanke, Frauen, die Kinder haben, können wohl garnicht sehr anständig sein, sie plündern u. füllen ihre Kiepe auf allen Landstraßen –, der Löwe reißt, das Reh äst u dies hier ist die Mutterliebe ... wir betreten den heiligsten bürgerlichen Bezirk ... Übrigens: ich habe mich mein Leben lang zu wenig um sie gekümmert, sie hat jedes Recht, mich zu schröpfen, außerdem kann man ja hier doch jeden Tag alles im Stich lassen müssen – siehe Ihre Bücher in Steinhagen. Soviel über meine Tochter, geboren 1915 in Dresden, ins Leben gerufen 1914 in Brüssel zur Zeit, als ich die ersten Rönnenovellen verfaßte, sie ist also sein corpusculäres Korrelat –, ‹die Tochter des Nihilisten›, wie sie sich schon vor Jahren, ohne diese Zusammenhänge zu ahnen, selber nannte.»

Nun gibt es aber das kleine Erinnerungsbuch von Nele Poul Soerensen «Mein Vater Gottfried Benn». Und da finden sich neben so obligaten Benn-Sätzen wie «Männer wollen doch nicht am Gehirn von einer Frau berührt werden, sondern ganz woanders...» auch einige Selbstaussagen von großer Wichtigkeit. Nicht zuletzt ein Brief von Gottfried Benn, mit dem er der gekränkten Tochter diesen Passus über ihren Besuch – den sie tief verletzt in den «Ptolemäern» gelesen hatte – erläutert; fürwahr ein Stück Poetologie:

«Die Stelle im Pt. ist rein spielerisch gemacht, um auf das dann folgende Thema des ‹Lebens› zu sprechen zu kommen, und darauf hinzuleiten; meine gehässigen Bemerkungen gegen Kinder und Enkel finden sich ja oft in meinen Büchern, es ist meine schriftstellerische Gesinnung, aber nicht mein eigenes Gefühl widerspiegelnd. [...] Ich mache mir doch gar nichts aus Besitz, ich weiß gar nicht, ob ich einen Samowar oder sonstwas besitze. Ich für mich brauche nicht mehr als zwei Anzüge, einen Mantel und einen Tassenkopf, aus dem ich Kaffee trinke. Ich wüßte gar nicht, ob mir davon etwas fehlt oder ob es vorhanden ist, Silber, Schalen, Kaffeeservice alles spielt für mich gar keine Rolle. [...] Ach, ich habe viel Böses in meinen Büchern geschrieben z.B. auch über meinen Vater, den ich wirklich so sehr liebte u. verehrte, ja den ich auch heute noch nahezu anbete, habe ich grausige Verse verfaßt, ich will mich nicht entschuldigen, ich kann es auch heute eigentlich gar nicht zurücknehmen, aber schlimm ist es – wohl dir, daß du solche Krisen und Kreuze nicht kennst.»

Doch Benns Tochter, die er siebenjährig mit einer dänischen Freundin ins Ausland schickte, sagt nicht nur «Er war nicht für die Ehe geschaffen»; sie begreift auch als erwachsene Frau: «Ich bin seit 1923 in Dänemark. Ich bin Dänin geworden. Warum schickte mein Vater seine einzige Tochter nach Dänemark? Weil er mit Frau Overgaard befreundet war. Warum ließ er seine Tochter dort bleiben, in einem anderen Milieu, in einem fremden Land? Diese Frage habe ich mir als Kind Hunderte von Malen gestellt. Warum? Warum? Vielleicht doch, weil es leichter war, Nele los zu sein. [...]

Erst als ich erwachsen war, verstand ich, wie sehr mein Vater diese Arbeitsruhe nötig hatte. [...] Ein Beruf *und* ein dichterisches Lebenswerk – eine unglaubliche Leistung und des Bewunderns wert. Da mußten eben Frauen und Kinder weichen.»

Für Gottfried Benn sind Frauen keine Personen, sondern der «angeströmte Ahnengrund», sind das Fließend-Feucht-Unheimliche; «das Strömende» oder «die trunkene Flut»; doch Flut und Glück und Untergang sind Synonyme: Die Hinwendung zu Frauen ist eine Zurückwendung. Dieses «Glück aus Sinken und Gefahr» – in einer Prosapassage heißt es «witternd Gefahr, hörend aus der Ferne einen Strom, der herausgurgelte, ihn aufzulösen» – ist Benns Konzept von Lust und Tod als großer Einheit. Schon eines seiner allerersten Gedichte, «Negerbraut», ist nicht Totenklage, sondern Totenliebe:

«Dann lag auf Kissen dunklen Bluts gebettet
der blonde Nacken einer weißen Frau.
Die Sonne wütete in ihrem Haar
und leckte ihr die hellen Schenkel lang
und kniete um die bräunlicheren Brüste,
noch unentstellt durch Laster und Geburt.
Ein Nigger neben ihr: durch Pferdehufschlag
Augen und Stirn zerfetzt. Der bohrte
zwei Zehen seines schmutzigen linken Fußes
ins Innere ihres kleinen weißen Ohrs.
Sie aber lag und schlief wie eine Braut:
am Saume ihres Glücks der ersten Liebe
und wie vorm Aufbruch vieler Himmelfahrten
des jungen warmen Blutes.
                                        Bis man ihr
das Messer in die weiße Kehle senkte
und einen Purpurschurz aus totem Blut
ihr um die Hüften warf.»

Das Weibliche als Lockung und Gefährdung. Deswegen muß es ferngehalten werden. Im Jahr 1936 konstatiert Benn: «Gott sei

Dank kann ich jetzt schon lange lange ohne Liebe leben.» Was allerdings auch seine amüsanten Seiten hat; demselben Briefpartner Oelze schreibt er zu dieser Zeit: «Berlin, 5.25 an, mit Auto in eine bestimmte Wohnung u. 24 Stunden später wieder mit Auto zum Bahnhof. Darüber ein andermal mehr. Überschrift: Eine irdische u. eine himmlische Liebe. Seit 5 resp. 6 Jahren u beide wissen nichts voneinander. ‹Gute Regie ist besser als Treue›. Ernstlich gesagt. Mit der Einen, seit über 5 Jahren, die vollendetste erotische Beziehung, fange ich jetzt manchmal an: Du zu sagen, aber ich empfinde es als unangebracht. Derartige Beziehungen berechtigen noch nicht zu Intimitäten. Die Eine fragte ich einmal: ‹Was würden Sie sagen, wenn ich plötzlich stürbe u. Sie träfen an meinem Grab noch eine andere Frau, die meinetwegen weint?› Sie antwortete: ‹Ich glaube, der gemeinsame Schmerz würde uns einen.› Das war die irdische Liebe! Die himmlische antwortete: ‹Du abscheulicher Lump.› Die eine Trägerin eines der berühmtesten Namen der modernen Kunst, die andere eines der stilvollsten Namen des Adels. Bei Irdisch war ich vorletzten Sonntag, 11. 8. War nett. Auf Himmlisch habe ich momentan keine Lust. ‹Sie denken doch nicht schlecht von mir›, sagen die Damen oft, wenn sie einen verlassen. So sagen ich jetzt zu Ihnen, Herr Oelze.

Tausend Grüße! Ihr ergebenster
Benn.»

Nun ist aber derlei keine unerlaubt indiskrete Biographie-Kritik; vielmehr geht es um tiefste Lebensstrukturen, die wesentlich das Werk prägen. Das große Gedicht «Blaue Stunde», wie das «Lebe wohl –» genannte, wären nicht zu enträtseln, hätte Benn selber es nicht in diesen Zusammenhang gerückt, es als einen «in Verse gefangenen erotischen Anfall» bezeichnet, «eines Akademikers und Olympiers unwürdig» – «aber Sie wissen, wie sehr ich die Unwürde liebe»:

«Kleines Abschiedslied an eine der seltsamsten und gefährlichsten Affären meines Lebens. Die Frau der ‹Blauen Stunde›, der Liebesstellen aus ‹Spät›, vieler Sätze aus den ‹Arien›, die Frau, die über den Sätzen von den Dämonen schwebt aus der Darmstädter Rede. Eine leere, ungebildete gemeine Person, die weder orthographisch schreiben, noch manierlich mit Messer u Gabel essen konnte, obschon sie Kellnerin in einem der elegantesten First-class-Etablissements des Westens hier ist. Keine sexuelle Hörigkeit von mir, das wäre ja harmlos und uninteressant; sondern eine unheimliche innere Verbundenheit, deren Quellen weit zurückreichen müssen in kaum erahnbares psychisches Magma, in eine von grauen Vorzeiten verschleierte Doppelung meines Gen, das ich liebte u haßte u. dem ich verfallen war. Sie betrog mich seit einem Jahr mit einem Käsehändler, der seine Wechsel nicht bezahlen konnte, die sie dann übernahm z. T. mit Hilfe meines Geldes. Ich wußte das Alles. Brachte meine Ehe bis an die äußerste Grenze der Gefährdung, war mir gleich, war bereit zu Grunde zu gehn, aber der Käsehändler war stärker. Lange hagere grauhaarige Person, das Gesicht Pfeffer u Salz, die Unterhaltungen über Kleider und Geschäftsklatsch und Haarfrisuren: – Interessierte mich. War hingerissen *und litt.* Sie in Ihrem sicheren Leben u der Sie einmal schrieben, Sie hätten in Ihrem ganzen Leben nie geliebt, können das nicht verstehn und Sie müssen mich verachten, aber, lieber Herr Oelze, so ist das Leben, *wenn man es ernst nimmt.* Das sind die Zahlungen für Kunst u Ruhm. Jetzt ist es Gottseidank zu Ende, dem Hades entstiegen, wieder einmal den Styx durchschwommen – mit 65 Jahren – aber was hat man eigentlich sonst? Das kleine Gedicht bitte ins Archiv, ohne Datum, *diesen Brief bitte sofort vernichten.*»

Die Frau, die über den Sätzen von den Dämonen schwebt aus der Darmstädter Rede, sagt Benn. Dieser Abschnitt aber ist geradezu Zentrum seiner ästhetischen Theorie. Wir haben es mit weitaus mehr zu tun als mit einer erotischen Verfallenheit, lyrisch gebannt. Es geht um Gottfried Benns Kunstbegriff, den er in dieser Rede definiert hat: «Wir rühren an das Mysterium der Kunst, ihre Herkunft, ihr Leben unter den Fittichen der Dämonen. Die Dämonen fragen nicht nach Anstand und Gepflegtheit der Sitte, ihre schwererbeutete Nahrung ist Tränen, Asphodelen und Blut. Sie machen Nachtflüge über alle irdischen Geborgenheiten, sie zerreißen Herzen, sie zerstören Glück und Gut. Sie verbinden sich mit dem Wahnsinn, mit der Blindheit, mit der Treulosigkeit, mit dem Unerreichbaren, das einander sucht. Wer ihnen ausgeliefert ist, ob vierundzwanzig oder sechzig Jahre, kennt die Züge ihrer roten Häupter, fühlt ihre Streiche, rechnet mit Verdammnis.»

Das ist die Feier der Irratio. Das ist zur These ausgearbeitet die Gedichtzeile «Ich bin der Stirn so satt». Das ist jenes immer wieder von Benn variierte Dekret «Kunst ist statisch». Das ist, was er in eben dem ersten der «Statischen Gedichte» nannte «Entwicklungsfremdheit / ist die Tiefe des Weisen». Das ist Geschichtspessimismus, Fortschrittsverweigerung, Rückschau als Lebensgesetz und Gesellschaftslehre. Das ist die Verabschiedung des Denkens: «Aber dann, vor hundert Jahren, kam es plötzlich zum Ausbruch und schlug wie eine Seuche über die Welt, bis nichts mehr übrigblieb als das große, fressende, herrschsüchtige Tier: der erkennende Mensch.»

Das ist die Wurzel für Gottfried Benns Annäherung an den Faschismus. War er denn ein Faschist, der Autor von Paul Hindemiths Oratorium «Das Unaufhörliche», der Bewunderer Heinrich Manns und der von Ehrungen und Anerkennungen so sehr Ausgesperrte, daß er noch mit vierzig Jahren, sogar noch mit sechzig, schreiben konnte:

«Mit diesen neunhundertfünfundsiebzig Mark bin ich übersetzt ins Französische, Englische, Russische, Polnische und in lyrische Anthologien Amerikas, Frankreichs und Belgiens übergegangen. [...] In Deutschland gelte ich den Literaturgeschichten als einer der prominenten Lyriker des Expressionismus, der Rundfunk widmete mir eine Stunde der Lebenden mit und im Gegensatz zu – sit venia comparationi – Stefan George, eine Zeitung bemerkte über mich bei dieser Gelegenheit: ‹einer der Größten unsrer Zeit.›

Nun vergleiche ich diese neunhundertfünfundsiebzig Mark mit den Verdiensten andrer Kunst- und Geistestätiger. Eine gute Solotänzerin erhält in der Staatsoper dreihundert Mark pro Abend ihres Auftretens, eine mittlere Prominenz beim Film verdient am Tag vierhundert Mark, der erste Geiger einer Sommerkapelle von einigem Niveau wird mit eintausendfünfhundert Mark im Monat bezahlt, der Dirigent der Kinokapelle im Marmorhaus mit viertausend Mark. Ohne mich mit einigen festengagierten Schauspielerinnen von großem Namen, aber begrenzten Talenten vergleichen zu wollen, die zweitausend Mark im Monat garantiert erhalten, ohne an das Geld der Chefredakteure, Intendanten, Bankpräsidenten, die Aufsichtsratstantiemen der Abgeordneten zu denken, wenn ich nur den lyrischen Tenor aus Königsberg und den Wotansänger aus Karlsruhe mit ihren zwei- bis dreitausend Mark Monatsgagen heranziehe, so steht einer der Größten dieser Zeit mit vier Mark fünfzig im Monat entschieden ungünstig da. [...]

Auch mein sechzigster Geburtstag brachte mich nicht in die Zwangslage, mich für Blumenarrangements und Telegramme umständlich bedanken zu müssen, ich aß wie immer mit meinem Dienstmädchen in der Küche, und sie unterhielt mich darüber, daß an ihrem neuen Kostüm die Rückenfalte noch nicht säße und nochmals aufgetrennt werden müßte.»

Was geschah mit Gottfried Benn im Jahre 1933? War er ein 8-Groschen-Junge der Horst-Wessel-Horden geworden? Ein machtwitternder Aufsteiger? Ein Konjunkturritter? Ein Verräter am Geist und seinen Freunden? Mir scheint: nichts von alledem. Der verhängnisvolle Irrtum des Gottfried Benn war die logische Konsequenz seines gesamten Lebensentwurfs. Es war kein Unfall, kein Umfallen und kein Zufall. Das Denken und Dichten Gottfried Benns mußte – bis ihn die bluttriefende Realität rasch eines Besseren belehrte – geradezu zwangsläufig in den Applaus treiben für Rassenwahn und Elitephantasien, lauschend der Stimme des Blutes, der Ahnen und nachzeichnend die Runen der Vergangenheit. In sie zurück wollte er ja zeit seines Lebens, sie preisend, ersehnend, herbeidichtend. Sein vielleicht berühmtestes Gedicht, «Gesänge», beginnt so:

«O daß wir unsere Ururahnen wären.
Ein Klümpchen Schleim in einem warmen Moor.
Leben und Tod, Befruchten und Gebären
glitte aus unseren stummen Säften vor.

Ein Algenblatt oder ein Dünenhügel,
vom Wind Geformtes und nach unten schwer.

Schon ein Libellenkopf, ein Möwenflügel
wäre zu weit und litte schon zu sehr.»

Es war Klaus Mann, der in einer scharfsinnigen Werkanalyse, publiziert 1937 in der Exilzeitschrift «Das Wort», diesen Zusammenhängen erstmals nachging:

«Alles beginnt hier mit dem atavistischen Komplex; mit der Sehnsucht nach dem Zurück – oder, vielmehr: das Vorwärts wird, in seinem Endziel, mit dem Zurück identifiziert –; mit dem Heimweh nach der ‹frühen Schicht›.

Wie charakteristisch ist dieses Heimweh nach der vormenschlichen, vor-zivilisierten, der Urschleim-Form! – Es erscheint mir heute als die ärgste Plattheit, die Idee des Fortschrittes als ‹Plattheit› verächtlich zu machen. Eben in diesem Trick – dem eigentlich gefährlichen und eigentlich widerwärtigen Trick des XX. Jahrhunderts – exzellierte Benn Jahre lang: bis er denn dazu kam, den sittlichen Niedergang ohne Beispiel, den der Fascismus bedeutet, als ‹geschichtliche Bewegung› frech zu preisen ...»

Dem war einiges vorausgegangen. Was war geschehen, daß Klaus Mann vom «frechen Preisen» des Faschismus reden konnte? Gottfried Benn hatte sich in seiner Mischung aus aristokratischem Elitebewußtsein und einem Pariagefühl des fast proletarisierten Tripperarztes, dessen Literatur gepriesen, aber erfolglos war, auf einen hermetischen Weg nach innen begeben. Die generell antigesellschaftliche Attitüde der frühen Jahre wurde zur krassen antidemokratischen Haltung. Die eigene wirtschaftliche Misere wurde ideologisiert. Am deutlichsten wurde das anläßlich einer literaturpolitischen Kontroverse zwischen Johannes R. Becher und Egon Erwin Kisch einerseits und andererseits Benn; als der in der Zeitschrift «Neue Bücherschau» im Juni 1929 von einem Rezensenten als «unabhängiger und überlegener Weltdichter» gegen «literarische Lieferanten politischen Propagandamaterials» ausgespielt wurde, traten die beiden kommunistischen Schriftsteller protestierend aus dem Redaktionskollegium aus. Das war die Geburtsstunde der «Linkskurve», der Zeitschrift des Bundes proletarisch revolutionärer Schriftsteller – in der übrigens Lukács später seinen berüchtigten Anti-Expressionismus-Aufsatz publizieren sollte, in dessen Zentrum die beiden Eingangszeilen von Benns «Gesänge»-Gedicht standen. Benn grenzte sich hochfahrend gegen seine linken Opponenten ab:

«Becher und Kisch gehen davon aus, daß jeder, der heute denkt und schreibt, es im Sinne der Arbeiterbewegung tun müsse, dem Aufstieg des Proletariats seine Kräfte leihen. Warum eigentlich? Soziale Bewegungen gab es doch von jeher. Die Armen wollten immer hoch und die Reichen nicht herunter. Schaurige Welt, kapitalistische Welt, ... aber nach drei Jahrtausenden Vorgang darf man sich wohl dem Gedanken nähern, dies sei alles weder gut noch böse, sondern rein phänomenal.»

Benns Sehnsucht nach den verlorenen Paradiesen der vorkapitalistischen Welt findet sich plötzlich als Ideal einer konservativen Revolution. Sein Bild einer antik-mittelalterlichen heilen Welt, wie er sie etwa in seinem Goethe-Aufsatz idealisiert, ist gleichsam projiziert an die Plakatwände, die von Mythos und Blut und Rasse und Zucht schreien. Einen Moment lang hat Gottfried Benn sein Konzept der «Zwei Reiche», die sich ausschließen – Geist und Macht – verlassen. An Gertrude Hindemith schreibt er im Herbst 1933:

> «Hier ist Geschichte – ertrage sie. Hier ist Schicksal – friß Vogel oder stirb. Gefahren, Untergang – liebe sie! Amor fati – dennoch die Schwerter halten.»

Das war sozusagen der Mißbrauch eines eigenen Gedichts, das diesen Titel trägt und mit keineswegs aktionistischer Sicht der Welt endet:

> «und heißt dann: schweigen und walten
> wissend, daß sie zerfällt,
> dennoch die Schwerter halten
> vor die Stunde der Welt.»

Auch in diesen Zeilen hat Benn manifesten Geschichtsfatalismus um-interpretiert. Und sich auf peinlichste Weise, neben Gerhart Hauptmann wohl der einzige namhafte deutsche Schriftsteller, vor den Karren der braunen Machthaber spannen lassen. Als Mitglied der ruhmvollen Berliner Akademie der Künste hat er nicht nur die von Pechel und Fechter geforderte «Entfernung des untragbaren Heinrich Mann» *geduldet,* sondern hat sich auch zum kommissarischen Leiter der Abteilung für Dichtung wählen lassen. Voraussetzung dazu war, daß er diesen Revers unterschrieb:

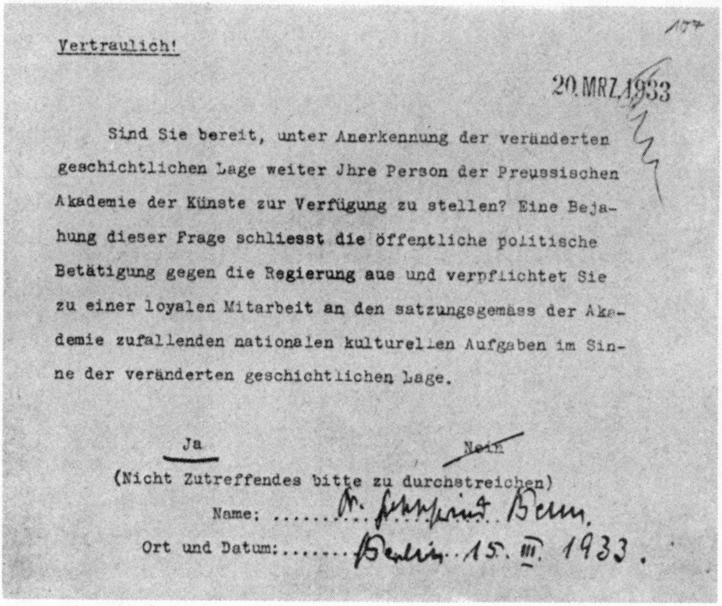

177

Vertraulich!

20.MRZ.1933

Sind Sie bereit, unter Anerkennung der veränderten geschichtlichen Lage weiter Jhre Person der Preussischen Akademie der Künste zur Verfügung zu stellen? Eine Bejahung dieser Frage schliesst die öffentliche politische Betätigung gegen die Regierung aus und verpflichtet Sie zu einer loyalen Mitarbeit an den satzungsgemäss der Akademie zufallenden nationalen kulturellen Aufgaben im Sinne der veränderten geschichtlichen Lage.

Ja ~~Nein~~

(Nicht Zutreffendes bitte zu durchstreichen)

Name: ....Dr. Gottfried Benn.

Ort und Datum:.......Berlin. 15. III. 1933.

«Gezeichnet: Ja – Dr. Gottfried Benn, Berlin, 15. III. 1933» steht darunter. Und schon eine Woche später fragt er Franz Werfel namens der Akademie, «welche Staatsangehörigkeit Sie besitzen». Entgeistert verfolgt diesen Weg der Neffe jenes Heinrich Mann, den Benn noch kürzlich durch eine große Rede geehrt, der Sohn jenes Thomas Mann, den Benn stets bewundert hatte:

Klaus Manns Brief vom 9. Mai 1933 aus dem französischen Exil an Gottfried Benn ist ein Dokument allerersten Ranges:

«In den letzten Wochen sind mir verschiedentlich Gerüchte über Ihre Stellungnahme gegenüber den ‹deutschen Ereignissen› zu Ohren gekommen, die mich bestürzt hätten, wenn ich mich hätte entschließen können, ihnen Glauben zu schenken. Das wollte ich keinesfalls tun. Eine gewisse Bestätigung erfahren diese Gerüchte durch die Tatsache, die mir bekannt wird, daß Sie – eigentlich als *einziger* deutscher Autor, mit dem unsereins gerechnet hatte – Ihren Austritt aus der Akademie *nicht* erklärt haben. Was mich bei der protestantischen [...] nicht verwundert und was ich von [...], der seine Rolle als der Hindenburg der deutschen Literatur mit einer bemerkenswerten Konsequenz zu Ende spielt, nicht anders erwartet hatte, entsetzt mich in Ihrem Falle. In welcher Gesellschaft befinden Sie sich dort? Was konnte Sie dahin bringen, Ihren Namen, der uns der Inbegriff des höchsten Niveaus und einer geradezu fanatischen Reinheit gewesen ist, denen zur Verfügung zu stellen, deren Niveaulosigkeit absolut beispiellos in der europäischen Geschichte ist und von deren moralischer Unreinheit sich die Welt mit Abscheu abwendet? [...]

Mit Beunruhigung aber verfolgte ich schon seit Jahren, wie Sie, Gottfried Benn, sich aus Antipathie gegen diese aufgeblasenen Flachköpfe in einen immer grimmigeren *Irrationalismus* retteten. Diese Haltung blieb rein geistig und hatte für mich eine große Verführungskraft, wie ich gestehe – aber das hinderte nicht, daß ich ihre Gefahren spürte. Als ich unlängst in der Weltbühne den Aufsatz über Sie und Ihre ‹Flucht zu den Schachtelhalmen› las, konnte ich dem, der da gegen Sie polemisierte, beim besten Willen so ganz unrecht nicht geben – ja: wenn ich genau nachdachte, fiel mir ein, daß ich eigentlich recht ähnliche Dinge ziemlich viel früher über Sie geschrieben hatte. Es scheint ja heute ein beinah zwangsläufiges Gesetz, daß eine zu starke Sympathie mit dem Irrationalen zur politischen Reaktion führt, wenn man nicht höllisch genau achtgibt. Erst die große Gebärde gegen die ‹Zivilisation› – eine Gebärde, die, wie ich weiß, den geistigen Menschen nur zu stark anzieht –; plötzlich ist man beim Kultus der Gewalt, und dann schon beim Adolf Hitler.»

Es war ein privater Brief, den Benn öffentlich beantwortete. Seine «Antwort an *die* literarischen Emigranten» verlas er selber am 24. Mai 1933 im Reichsrundfunk und publiziert sie in der «Deutschen Allgemeinen Zeitung» vom 25. Mai 1933 – genau vierzehn Tage nach der Bücherverbrennung Unter den Linden, wo das Lebenswerk all derer symbolisch vernichtet wurde, die er nun belehrte:

«Sie schreiben mir einen Brief aus der Nähe von Marseille. In den kleinen Badeorten am Golf de Lion, in den Hotels von Zürich, Prag und Paris, schreiben Sie, säßen jetzt als Flüchtlinge die jungen Deutschen, die mich und meine Bücher einst so sehr verehrten. Durch Zeitungsnotizen müßten Sie erfahren, daß ich mich dem neuen Staat zur Verfügung hielte, öffentlich für ihn eintrete, mich als Akademiemitglied seinen kulturellen Plänen nicht entzöge. Sie stellen mich zur Rede, freundschaftlich, aber doch sehr scharf. Sie schreiben: was konnte Sie dahin bringen, Ihren Namen, der uns der Inbegriff des höchsten Niveaus und einer geradezu fanatischen Reinheit gewesen ist, denen zur Verfügung zu stellen, denen das ganze übrige Europa gerade diesen Rang bestreitet? [...]

Sie stellen es so dar, als ob das, was sich heute in Deutschland abspielt, die Kultur bedrohe, die Zivilisation bedrohe, als ob eine Horde Wilder die Ideale schlechthin der Menschheit bedrohe, aber, und so lautet meine Gegenfrage, wie stellen Sie sich denn nun eigentlich vor, daß die Geschichte sich bewegt? Meinen Sie, sie sei in französischen Badeorten besonders tätig?

[...] sie kennt ja Ihre Demokratie nicht, auch nicht Ihren vielleicht mühsam hochgehaltenen Rationalismus, sie hat keine andere Methode, sie hat ja keinen anderen Stil, als an ihren Wendepunkten einen neuen menschlichen Typ aus dem unerschöpflichen Schoß der Rasse zu schicken, der sich durchkämpfen muß, der die Idee seiner Generation und seiner Art in den Stoff der Zeit bauen muß, nicht weichend, handelnd und leidend, wie das Gesetz des Lebens es befiehlt. Natürlich ist diese Auffassung der Geschichte nicht aufklärerisch und nicht humanistisch, sondern metaphysisch, und meine Auffassung vom Menschen ist es noch mehr. Und damit stehen wir vor dem Kern unseres alten Streites: Ihr Vorwurf, ich kämpfte für das Irrationale. [...]

Verstehen Sie doch endlich dort an Ihrem lateinischen Meer, daß es sich bei den Vorgängen in Deutschland gar nicht um politische Kniffe handelt, die man in der bekannten dialektischen Manier verdrehen und zerreden könnte, sondern es handelt sich um das Hervortreten eines neuen biologischen Typs, die Geschichte mutiert und ein Volk will sich züchten. Allerdings ist die Auffassung vom Wesen des Menschen, die dieser Züchtungsidee zugrunde liegt, dahingehend, daß er zwar vernünftig sei, aber vor allem ist er mythisch und tief. [...]

Da sitzen Sie also in Ihren Badeorten und stellen uns zur Rede, weil wir mitarbeiten am Neubau eines Staates, dessen Glaube einzig, dessen Ernst erschütternd, dessen innere und äußere Lage so schwer ist, daß es Iliaden und Äneiden bedürfte, um sein Schicksal zu erzählen. Diesem Staat und seinem Volk wünschen Sie vor dem ganzen Ausland Krieg, um ihn zu vernichten, Zusammenbruch, Untergang. Es ist die Nation, deren Staatsangehörigkeit Sie besitzen, deren Sprache Sie sprechen, deren Schulen Sie besuchten, deren Wissenschafts- und Kunstpflege Sie Ihren ganzen geistigen Besitz verdanken, deren Industrie Ihre Bücher druckte, deren Theater Ihre Stücke spielte, der Sie Namen und Ruhm verdanken, von der Sie möglichst viel Angehörige zu Ihren Lesern wünschten und die Ihnen auch jetzt nicht viel getan hätte, wenn Sie hiergeblieben wären. Da werfen Sie nun also einen Blick auf das nach Afrika sich hinziehende Meer, vielleicht tummelt sich gerade ein Schlachtschiff darauf mit Negertruppen aus jenen sechshunderttausend Kolonialsoldaten der gegen Deutschland einzusetzenden berüchtigten französischen Forces d'outremer, vielleicht auch auf den Arc de Triomphe oder den Hradschin, und schwören diesem Land, das politisch nichts will als seine Zukunft sichern, und von dem die meisten unter Ihnen geistig nur genommen haben, Rache.»

Diese Untat ist Gottfried Benn nie verziehen, nie vergessen worden. Sehr richtig schildert seine Tochter Nele, wie sie als dänischer Presseoffizier im Nachkriegsberlin allenthalben bei alliierten Journalisten und deutschen Schriftstellern den Nachhall dieses Nazipamphlets erlebte. Zwar hat Benn nach 1945 Partien seines Textes «romantisch» genannt, von «unangenehmem Schwung und erfüllt von einer Art Schicksalsrausch» – aber er lehnte es ab, zuzugeben, es sei ein «Plädoyer für den Nationalsozialismus» gewesen. Er lehnte es auch ab, sich mit einer Silbe dazu zu äußern, sich gar zu entschuldigen. Als die Tochter bei einem Besuch Klaus Manns in Dänemark vermitteln wollte, schrieb er ihr am 4. Dezember 1947:

«Und nun ein ernstes Thema! Es war reizend von Dir, zu Kl. M. zu gehn, aber ganz in meinem Sinne war es nicht. Du verkennst eines, wie mir scheint: mir kann und braucht weder André G[ide] noch Kl. M. zu helfen, ich bin völlig mit meiner Lage einverstanden und unternehme selber keinen Schritt, um die Situation zu ändern. Ich koste meine inneren und äußeren Positionen bis zur Neige aus und sehe, das bringt mich in produktiver Richtung weiter als es je ein äußerer Erfolg könnte. Ich weiß genau, was ich tue und was ich will. Auch, was ich nicht will. Und was ich nicht will, ist z. B. das allgemeine öffentliche Geschwätz zu vermehren über die politische Lage oder die geistige Krise oder den Existentialismus oder alle diese beliebten bürgerlichen Unterhaltungsstoffe – nur für sich selbst in eigenen Werken, im eigenen Werk kann eine weiterführende Klärung oder vielleicht eine Entscheidung zum Ausdruck gebracht werden – und daran arbeite ich ununterbrochen und mehr denn je. Laß sie alle denken und reden und verbieten und verzeihen oder nicht verzeihen, das berührt mich alles gar nicht mehr. Alles das ist ja doch nur Ressentiment und Rache und Unvermögen, selber in großem Stil produktiv zu sein, natürlich versteckt hinter ideologischen Theorien und angeblich humanitären Idolen und aufgezäumt mit Schlagworten, die die Allgemeinheit blenden. Dahinter aber leben die wirklichen Wahrheiten und der wirkliche objektive Gang der Ideen. Niemand kann Kunst umbringen, wo sie wirklich Gestalt annimmt, lebt sie weiter und überlebt die Politik und die geschichtliche Situation.»

Das ist wieder der hochmütige Künder der «zwei Reiche», der in der Kunst wohnt und sich an der Welt nicht beschmutzt. Doch wie sehr er sich beschmutzt *hatte* – das wußte Gottfried Benn wohl, verdrängte es allenfalls. Seine Verachtung des Mittelmaßes, Mittelmenschen, «das kleine Format, das Stehaufmännchen des Behagens, der Barrabasschreier, der bon und propre leben will» – die hatte ihn, verquere Dialektik, in die Arme des Pöbels geführt. Ein Nazi war Gottfried Benn wohl nie, dazu war er zu arrogant und formbewußt. Aber der Faschismus war wie ein Gift in ihn eingedrungen; zerfraß übrigens auch seine Sprache. Die kühnen kühlen Rhythmen seiner Lyrik verkamen zur banalen Blague von Anbetung und Raunen:

«Führer: das ist das Schöpferische, in ihm sammeln sich die Verantwortung, die Gefahr und die Entscheidung, auch das ganze Irrationale des ja erst durch ihn sichtbar werdenden geschichtlichen Willens, ferner die ungeheure Bedrohung, ohne die er nicht zu denken ist, denn er kommt ja nicht als Muster, sondern als Ausnahme, er beruft sich selbst, man kann natürlich auch sagen, er wird berufen, es ist die Stimme aus dem feurigen Busch, der folgt er, dort muß er hin und besehen das große Gesicht. Diesem Führer übergab sich nun in unserem Fall auch noch sukzessiv die Masse.»

Alle Erklärungsmuster reichen nicht aus – man steht immer wieder vor einem Rätsel, kann selbst das äußere Bild des soignierten Herrn, das man von Benn hat, nicht mit dem Sprach- und Gedankengeifer zusammenbringen, den er sich in dieser Zeit der Anfälle und Ausfälle leistete. Carl Sternheims Frau Thea, in deren mondäner Villa bei Brüssel der junge Benn verkehrt hatte, schloß ihre Schilderung mit einer merkwürdigen Frage: «Ein blonder, schlanker, typisch preußisch aussehender Mensch in der Art der jungen Bredows [...] Er macht Verbeugungen beim Herein- und Hinausgehen. Verbeugung, reicht man ihm die Hand. Man spricht über Literatur. Ohne besondere Relation zu den Jungen schätzt er einiges von Werfel, einiges von Mann, Sternheim. Vorliebe für Hölderlin. Geringe Beziehung zum Westen, scheint mir. Entwicklung auf naturwissenschaftlicher Basis aufgebaut. Wie kommt sein Wortschatz so ins Blühen?»

Aber nun blühte Benns Sprache nicht, sondern blähte sich.

War es vielleicht der Augenblicksrausch, der lebenslangen inneren Einsamkeit, der selbstgewählten Fremdheit unter den Menschen zu entgehen, die ihn in die falsche Gemeinschaft trieb? Er hatte 1922 einmal gesagt: «Es gibt Tage, die so leer sind, daß man sich wundert, daß die Fensterscheiben nicht rausgedrückt werden von dem negativen Druck; es gibt Gedankengänge von einer Aussichtslosigkeit, die bewußtseinsraubend ist. Das ist so, da ist nichts zu machen.» – und jetzt stürzt er sich geradezu in eine Gefolgschaftsekstase:

«Ein Jahrhundert voll Vernichtung steht schon da, der Donner wird sich mit dem Meer, das Feuer mit der Erde sich begatten, so unerbittlich werden die Endgeschlechter der weißen Rasse aneinandergehen. Also gibt es nur eins: *Gehirne* muß man züchten, große Gehirne, die Deutschland verteidigen, Gehirne mit Eckzähnen, Gebiß aus Donnerkeil. *Verbrecherisch, wer den neuen Menschen träumerisch sieht,* ihn in die Zukunft schwärmt, statt ihn zu hämmern; *kämpfen* muß er können, das lernt er nicht aus Märchen, Spukgeschichten, Minnesang, das lernt er unter Pfeilen, unter Feinden, aus Gedanken. Frieden in Europa wird es nicht mehr geben, die Angriffe gegen Deutschland werden erst beginnen: vom Westen, vom Osten, vom Liberalismus, von der Demokratie –, also Gehirne mit Hörnern, dessen Hörner sind wie Einhornshörner, mit denselben wird er die Völker stoßen zu Hauf bis an des Landes Enden. Dies Psalmenwort, nicht militaristisch gedacht, aber militant. Eine militante Transzendenz, ein Richtertum aus hohen wehrenden Gesetzen, Züchtung von Rausch und Opfer für das Sein verwandlungsloser Tiefe, Härte aus tragischem Gefühl, Form aus Schatten! Züchtung gegen sein zerstörendes Gesicht: Vergehen der Welten, Musik, der Nornenzug: dies ganz verschlossen, nordisch, darüber Schwerter.»

Dieser kraus-grausliche Text erschien 1933 unter dem Titel «Züchtung», und kurz darauf ein zweiter, in dem er expressis verbis das «Ausschalten unerwünschten Lebens» beziehungsweise die «Erhöhung der Fruchtbarkeit des erwünschten Lebensmaterials» forderte, von «Reinigung des Volkskörpers und Rasseertüchtigung» sprach und die Ergänzung des «auszuscheidenden minderwertigen Volksteils durch qualitativ hochwertiges Menschenmaterial» erörterte. Der Dr. med. an der Rampe? Der Dichter als Lebensborn- oder Euthanasie-Propagandaredner?

Gottfried Benns Fall war tief. Er gibt uns auch die Frage auf: Wie kommt es eigentlich, daß die avanciertesten Erneuerer des Wortes, die radikalsten Kritiker einer versteinerten Gesellschaft der Suggestion des Totalitarismus verfallen? Die Sänger des bindungslosen Ich – hatten sie insgeheim die Sehnsucht nach dem Alleinseligmachenden? Suchte Brecht es im Kommunismus, Döblin im Katholizismus, Benn im Faschismus?

Sein Irrtum war kurz. Am 7. Mai 1936 überfällt ihn «Das Schwarze Korps» mit einer Attacke, in der ihm «widernatürliche Schweinereien», «Ferkeleien» und «Geistesverblödung» bescheinigt werden. Am nächsten Tag druckt der «Völkische Beobachter» diese Rezension der «Ausgewählten Gedichte» nach. Das ist das Ende. Es wird ihm kurz darauf per Einschreiben bestätigt – der Präsident der Reichsschrifttumskammer erteilt Benn Berufsverbot: «Auf Grund dieses Beschlusses verlieren Sie das Recht zu jeder weiteren Berufsausübung innerhalb des Zuständigkeitsbereichs der Reichsschrifttumskammer. Im Übertretungsfall müssten die Strafbestimmungen des Reichskulturkammergesetzes gegen Sie in Anwendung gebracht werden.»

Eben hatte er noch die Naziführer «artistisch produktive Typen» genannt, die viel von Kunst verstünden. Und nun hatte Klaus Mann so schnell recht behalten mit seiner entsetzten Frage «Was für Freunde haben Sie auf dieser falschen Seite zu gewinnen? Wer versteht Sie denn dort? Wer hat denn dort Ohren für Ihre Sprache, deren radikales Pathos den Herren höchst berfremdlich wenn nicht als der purste Kulturbolschewismus in den Ohren klingen dürfte?» Genau das war eingetreten. Jetzt begann, was Gottfried Benn mit der «Emigration in die Armee» bezeichnet hat – er tauchte unter als Stabsarzt und verstummte als Dichter. Benn machte sich dicht: «Im Anfang war das Wort und nicht das Geschwätz, und am Ende wird nicht die Propaganda sein, sondern wieder das Wort. Das

Wort, das bindet und schließt, das Wort der Genesis, das die Feste absondert von den Nebeln und den Wassern, das Wort, das die Schöpfung trägt.»

Was er zur Charakteristik seiner autobiographischen Rönne-Prosa gesagt hatte, die Sakramentation des Wortes, das Heiligungs- und Erlösungsphänomen mit Hilfe des dichterischen Wortes: das wurde die geradezu mönchische Feier des Gottfried Benn. Er hat diese Worte in einem Brief an den Herausgeber seines Gesamtwerks, Dieter Wellershoff, benutzt. Holthusen ist in seiner klugen Interpretation auf diese neue Ritualität, dieses Ausrufen der Kunst zum anthropologischen Prinzip eingegangen: «Es ist das eine und es ist auch das genaue Gegenteil dieses einen, und wiederum ist es das Gegenteil vom Gegenteil: hinter dieser ‹Möglichkeit einer neuen Ritualität› verbirgt sich ein altes Traumproblem der ‹symbolistischen› Ästhetik: das Wort als ein Absolutum, als das Korrelat zur absoluten Musik. Benns Rönne-Deutung von 1950, wie sie in dem zitierten Brief an Wellershoff entwickelt wird, ist ein Versuch, den Briefpartner in räsonierender Sprache für das Thema zu gewinnen, ihm den Sinn der Sache plausibel zu machen: ein Versuch, der jedoch letztlich *sich selbst* als ‹die Sache›, *sich selbst* als den Gegenstand, von dem er eben handelt, beispielhaft ‹faszinierend› zur Schau stellen will.»

Ein Kreis schließt sich. Der alte Benn sagt jetzt: «Das späte Ich ist ein einsames Ich, auf sich selber gestellt und nur sich selbst lebend.» Aber schon der ganz junge Benn hat, 1921, ein Gedicht geschrieben, das hieß «Das späte Ich»; in dem stehen unverbunden, ohne Adjektive, ohne Verb die beiden fremden Worte

«Abgänger, Eigen-Immortelle.»

In einer der bei Benn seltenen Eigeninterpretationen hat er die transparent gemacht: Die Immortelle, strohig-dauerhafte Blume, die schon vor Jahrtausenden zur Bekränzung von Gräbern und Götterbildern verwendet wurde, ist Bild für den «finalen Typ, der nur in sich selber lebt und nur sich selbst gestaltet und sein Schicksal und seine Unsterblichkeit mit hinabnimmt, wenn die Stunde schlägt. Alles dies soll in dem vielleicht nicht glücklichen Wort ‹Eigen-Immortelle› sich ausdrücken oder zumindest durchschimmern. ‹Abgänger› soll in dieselbe Richtung zielen wie ‹Eigen-Immortelle›: das heißt der Mensch ist ein Samenerguß ohne Befruchtungswillen und Befruchtungsmöglichkeit, er geht in die Nacht, aus dem Traum, ins Nichts und kennt keine Gemeinschaft, auch keine geschlechtliche mehr. Liebe ist das Elysium der Unproduktiven, derer, die nicht denken und Ausdruck schaffen können. Der Extreme in seiner Finallage gibt auch die Liebe nicht mehr ab, er behält sie für sich selbst.»

Wie ein gigantischer Bogen überspannt dieser Magnetschirm Benns Leben. In einem Brief des Jahres 1922 heißt es: «Es mag auch sein, daß ich menschliches Leid nicht mag, da es nicht Leid der Kunst ist, sondern nur Leid des Herzens. Sehe ich menschlichen Gram, denke ich: nebbich; sehe ich Kunst, Erstarrtes aus Distanz und Melancholie, aus Trauer u. Verworfenheit..., denke ich: wunderschön.»

Und ein Jahr vor seinem Tod schreibt er noch der Tochter nach Dänemark: «Ja, die Liebe... Ich weiß nur eins: Man soll ihr aus dem Wege gehn.»

Man soll. Aber kann man es? Konnte Gottfried Benn es? Er wußte seine Kunst zu härten wie Eis und charakterisierte genußvoll den Dichter Benn, wie ihn die anderen sahen: «Seine Nähe sendet kalte Strahlen aus, Todesstrahlen und die dürfen wir unseren Abonnenten und vor allem Inserenten nicht zumuten. Todesstrahlen – die gefährden das Geschäft, die Prosperity. – – – Und sie haben recht. Aber habe ich deswegen unrecht?»

Seine großen Gedichte aber bergen immer beides – Absturz und Aufstieg, die Schwärze des Nichts und ein Blinzeln der Helle; jenes Immer und Nie, das er zum Gesetz seines Gedichtes für den fünfzigjährigen Herausgeber des «Querschnitt», Alfred Flechtheim, machte:

«Sei es, die Welten sind Räusche,
Schauer, welche sich irrn,
faule Brocken, Bäusche
aus unserm Restgehirn,
aber die Übergänge
mit monistischem Ziel:

Schnecken aus Blutgedränge,
Äol im Trancespiel.

Dasein! die Küsse zerblättern,
Tränen: die Salze vergehn,
Leben, Sterben – Lettern,
die für alles stehn:
doch über Wahn und Weichen
steht das Immer und Nie
aus hyperämischen Reichen,
deren Verkünder Sie.»

Die gehärtete Kunst.

Aber es scheint, als habe er sein Herz nicht ver-eist. Als am 7. Juli 1956 – nur vier Wochen vor seinem Antipoden Brecht – Gottfried Benn qualvoll an Wirbelsäulenkrebs gestorben war, fand seine Frau einen einfachen Briefumschlag, darin war ein Liebesbrief und darauf stand: «Dich möchte ich ansehen, wenn meine Stunde geschlagen hat. Sterbend möchte ich Dich noch halten, wenn mir die Hand schon herabsinkt.»

«Ich weiß, daß ich im Unrecht bin. Und ich bin stolz darauf.»

Franz Jung

Als er während der Kapp-Putsch-Kämpfe Verwundete zu versorgen hatte, rief er einen Arzt, der mit gelassener Selbstverständlichkeit die Revolutionäre behandelte – der hieß Dr. med. Gottfried Benn; als er in Berlin für Max Hölz' Mitteldeutschen Aufstand zur «Entlastung» ein Attentat plante, verbarg er sich in der Wohnung von George Grosz, seine Kumpel hießen «Willem» und «Friesland» – der eine, Wilhelm Pieck, wurde später der erste Präsident der Deutschen Demokratischen Republik, und der andere, recte Ernst Reuter, der erste Bürgermeister von Westberlin, Max Hölz dagegen in der Sowjetunion erschlagen, jene angeblich von ihm in den Mansfelder Leunawerken gestohlenen Platinlöffel wurden von einem der engsten Mitarbeiter Lenins in Holland verkauft; als er das erste Mal in Moskau verhaftet wurde, erinnerte er sich an einen ungarischen Mitkämpfer des Mansfelder Aufstandes, der hieß Bela Kun, späterer Diktator Ungarns – aber in der Kominternabteilung, die ihn verhörte, saß ein anderer von Radek nach Moskau geholter Ungar, der hieß Mátyás Rákosi; als Ende 1929 der Berliner Rundfunk ein sensationelles Streitgespräch zweier prominenter politischer und kultureller Antipoden vorbereitete, schrieb er für den einen (und Arnolt Bronnen für den anderen) den Text – der eine hieß Erwin Piscator und der andere Joseph Goebbels; als er gegen Ende der Weimarer Republik einen Verlag zusammenzimmerte, finanzierte er nicht nur Brecht/Weills «Mahagonny» und jene Uraufführung der Gorki-Dramatisierung der «Mutter», auf deren Plakaten noch Günther Weisenborn als Autor und Bertolt Brecht nicht einmal als Mitarbeiter genannt wurde, sondern auch einen Gemischtwarenkonzern, der eine Getreideentmuffungsanlage nach Kopenhagen verkaufte, deren Patent ein ungarischer Ministerialrat namens v. Horvath hielt, die Stücke seines Sohnes Ödön wurden eben dadurch finanziert; als er diesen – nach dem Modell seines ehemaligen Chefs Münzenberg geschneiderten – Multimediaunternehmungen verschiedene Zeitschriften angliederte, hieß eine davon «Plan»: in jedem Heft war ein separater Teil einem noch unbekannten Architekten reserviert, der dort alle seine Pläne, Theorien und präzisen Bauanweisungen zu den heute berühmtesten Bauten entwarf – der hieß Le Corbusier.

Wer also war dieser Mann, Franz Jung, der am Ende seiner Erinnerungen eine bittere Lebenssumme zieht: «Ich habe den Ehrgeiz überwunden, als Schriftsteller anerkannt zu werden, als Geschäftsmann, als Liebhaber – und, wenn man das so will in dieser verrotteten Gesellschaft, selbst als anständiger Mensch; ich bin nicht anständig.»

War er Schriftsteller, Geschäftsmann, Liebhaber? Was war er für ein Mensch? Der Autor zahlreicher Stücke, erfolgreich beim bestgehaßten Piscator lange vor Brecht; der Gründer und Leiter einer riesigen – amerikanisch finanzierten – Traktorenfabrik in der jungen Sowjetunion; der Mann, dessen geschiedene Frau Cläre ihm detaillierte Memoiren widmete – war er ein zynischer Céline oder ein überlebender Erich Mühsam; war er ein Bohème-Münzenberg oder ein geldverachtender linker Hugenberg; war er ein revoluzzender Surabaya-Johnny, «warum bist du so roh»?

Dieser Franz Jung, geboren 1888, gestorben 1963, Chronist also eines Jahrhunderts in seinen vielfältigsten Aspekten, hatte offenbar nicht nur viele Namen, sondern auch viele Leben. Er war *alles auf einmal:* Schriftsteller und Geschäftsmann und Liebhaber; er war ein seltsam widersprüchlicher und doch ganz einheitlicher Mensch: «Ich habe naturgemäß in diesen Monaten und auch noch in den späteren Jahren oft daran gedacht, mich umzubringen. Aber dazu gehört eine klare Einsicht, eine große Kraft und ein starker Glauben. Ich war bereits so tief unten, daß ich nichts mehr davon aufweisen konnte. Zudem haben mich die

Demütigungen, die mir von Freunden und Feinden zugedacht worden sind, immer weniger berührt.»

Das klingt nach moll. Tatsächlich – wohl unterlaufen von Zeiten und Stimmungen der Schwärze – war aber Franz Jungs Leben auf einen ganz anderen Ton eingestellt, einem Schmettern der Fanfare ähnlicher. Bevor wir uns auf die erste exemplarische Untersuchung einiger seiner Texte einlassen, wollen wir uns durch eine Art Kalendarium klarmachen, in welchem Katarakt-Tempo da ein Leben dahinschoß, welcher schier unglaubliche Aktivismus jemanden zwischen Schiffsraub, Parteiverfahren und Piscator-Premiere hin- und herschleuderte. So sah das Jahr 1921 im Leben des Franz Jung aus:

Januar: In der von Max Krell herausgegebenen Sammlung «Die Entfaltung. Novellen an die Zeit», Rowohlt Verlag, erscheint «Achab».

18. Januar: Walter Rilla bestärkt Jung in dem Vorsatz, das Buch «Gott verschläft die Zeit» als «Mittelglied zwischen Ihren früheren Büchern und Ihren neuen Büchern» herauszugeben, tatsächlich erscheint das Buch erst 1976.

1. Februar: «Proletarier.» Erzählung. Malik Verlag.

Februar: «Die Kanaker. Wie lange noch?» Zwei Schauspiele. Malik Verlag.

3. Februar: Jung wird gegen Kaution von 30 000 Mark der Sowjetregierung unter der Bedingung entlassen, sich bei der Hauptverhandlung zu stellen.

6. Februar: Uraufführung von «Wie lange noch?» durch Erwin Piscator am «Proletarischen Theater».

21. Februar: «Die Demonstration.» In: Kommunistische Montagszeitung.

5. März: «Wenn der Mond aufgeht.» In: Die Aktion.

März: «Joe Frank illustriert die Welt.» Berlin-Wilmersdorf, Verlag der Wochenschrift Die Aktion.

Als Mitglied der Kampforganisation der KAPD wird Jung zur Organisierung und Unterstützung der Streiks nach Halle, Hettstedt und Klostermannsfeld entsandt, wo er in ständiger Verbindung mit Bela Kun in Berlin steht und mit Max Hölz und Karl Plättner zusammentrifft.

28. März: Uraufführung der «Kanaker» durch Erwin Piscator am «Proletarischen Theater».

März: «Wie lange noch?» Schauspiel. In: Der Gegner. «Dialog zwischen Lenin und Wells.» In: Der Gegner.

13. April: Der Konrad Hanf Verlag bietet Jung den Druck von Prosa und Stücken an.

Mai: «Die Rote Woche.» Roman. Mit 9 Zeichnungen von George Grosz. Malik Verlag. «Die Technik des Glücks.» Malik Verlag. «Die Murman-Bahn.» In: Helft! Rußland in Not. «Stiller als Wasser und niedriger als Gras.» In: Rote Jugend, Kampforgan der Kommunistischen Arbeiter-Jugend. «Sturm über den Menschen.» In: Die Junge Garde. «Arbeitsfriede.» In: Die Rote Fahne.

10. Mai: «Für Max Hölz.» In: Hamburger Volkszeitung und in: Kommunistische Arbeiter-Zeitung.

Mitte Mai: Jung reist unter dem Namen Franz Klinger mit Cläre nach Holland, um über Rotterdam, Amsterdam nach England, später Irland zu gelangen. Am 15. Juni sollte er an einer Konferenz der linken Arbeiterparteien in Brighton teilnehmen. Er wird von den Beamten des Reichskommissars für Überwachung der öffentlichen Ordnung ständig beobachtet.

Ende Mai: Franz und Cläre Jung werden in Zundert (Nordbrabant) nach einem Besuch bei Henriette Roland-Holst festgenommen. Cläre wird nach einigen Tagen Haft nach Deutschland abgeschoben. Jung kommt ins Untersuchungsgefängnis Breda. Er steht in ständigem Briefwechsel mit Cläre über die Abwendung einer von den deutschen Behörden geforderten Auslieferung.

Juni: Jung schreibt im Gefängnis die Fortsetzung zu «Die Technik des Glücks», entwirft den Plan zu einer Reihe «societärer Utopien»: Jack London, Bogdanow, Zola.

Juni: «Zur Erinnerung.» In: Die Aktion.

Jung schickt John Heartfield das Exposé für einen Film; es handelt sich wahrscheinlich um «Vorbestimmung. Im Kampf gegen das Verhängnis».

Juli: Jung schreibt die Einleitung zu der geplanten Auswahl aus den Schriften des Psychoanalytikers Dr. Otto Groß, deren erster Teil unter dem Titel «Von geschlechtlicher Not zur sozialen Katastrophe» erscheinen sollte.

Ende Juli: Die Niederlande lehnen die Auslieferung auf Grund der Tatsache ab, daß Jung schon seit 1920 sowjetischer Staatsbürger ist.

21. August: «Reise in Rußland.» In: New Yorker Volkszeitung.

27. August: Jung teilt aus Breda seiner Mutter mit, daß er nach Moskau geht und «wohl sobald nicht nach Deutschland zurückkehren» werde.

28. August: Jung fährt von Delfzije mit dem dänischen Frachtdampfer «Flora» nach Petrograd.

September: Jung bittet Karl Radek um Vermittlung einer Arbeit bei der Komintern. Er arbeitet zunächst unter Mátyás Rákosi in der Presseabteilung der Komintern, in deren Auftrag er die Wolgadeutsche Republik besucht und «Hunger an der Wolga» schreibt, dann als führender Funktionär der von Willi Münzenberg im August 1921 initiierten Internationalen Arbeiterhilfe (IAH).

13. November: «Die Fratze der Henker.» In: Klassenkampf.

4. Dezember: Cläre Jung schreibt an Wieland Herzfelde, berichtet von einem Gespräch zwischen Jung und Boris Arwatow vom Moskauer Proletkult, der «kleine populäre Schilderungen aus dem deutschen Proletarierleben und Zeichnungen von Grosz» wünscht.

25. Dezember: «Fröhliche Weihnachten, vergnügte Feiertage.» In: Die Rote Fahne vom 25. 12. 1921.

Ende des Jahres: Jung schreibt die Abhandlung «Reparationskapitalismus» (Zur Frage der Erfassung der Geldwerte). «Wie eine Genossenschaft verkracht.» In: Der Kampfruf. «Der große Streik.» In: Der Kampfruf. «Arbeitsfriede.» In: Hamburger Volkszeitung. «Der Fall Groß.» Novelle. Hamburg, Konrad Hanf Verlag.

Zickzack eines Lebens. Kann da Literatur entstehen? Mit dieser Frage nähern wir uns einer zentralen Kategorie des Schöpferischen; zu bedenken ist nämlich, ob die Abgeschlossenheit, eiserne – gelegentlich, wie im Falle Thomas Mann, gar eisige –

Disziplin, eine egozentrische Konzentration aufs eigene Ich nicht Vorbedingung für Kreativität ist. Schon Goethe prägte über Johann Christian Günther den Satz, «Er wußte sich nicht zu zähmen und so zerrann ihm sein Leben wie sein Dichten». Dies nun ist ein schwieriges Verdikt; heißt es doch nichts anderes als das Abweisen von Welt: wer sich auf sie einläßt, sich in seine Zeit stürzt, die Hände gar blutig reißt an ihr – der fällt aus der Balance, die der kreative Prozeß braucht. Er hat die Bannmeile verletzt. In alten Büchern heißt dieser Gegensatz vita activa – vita contemplativa. Franz Jung hat versucht, immer beides zu leisten. Dabei beginnt das mit einem amüsanten Detail: der Enterbung; amüsant nicht nur deswegen, weil der Vater das Testament rückgängig machte – sondern weil es auf groteske Weise jenem Testament ähnlich ist, das dem Antipoden galt. Mit diesen Worten zeigte sich in seinem Testament, datiert Lübeck, den 30. Juni 1891, besorgt der Herr Senator Mann:

«Den Vormündern mache ich die Einwirkung auf eine *praktische* Erziehung meiner Kinder zur Pflicht. Soweit sie es können, ist den Neigungen meines ältesten Sohnes zu einer s. g. literarischen Thätigkeit entgegenzutreten. Zu gründlicher, erfolgreicher Thätigkeit in dieser Richtung fehlen ihm m. E. die Vorbedingnisse; genügendes Studium und umfassende Kenntnisse. Der Hintergrund seiner Neigungen ist träumerisches Sichgehenlassen und Rücksichtlosigkeit gegen andere, vielleicht aus Mangel an Nachdenken.»

Im oberschlesischen Neiße formuliert der Uhrmachermeister Franz Josef Johannes Konrad Jung das am 4. Mai 1909 so:

«Meinen Sohn Franz schließe ich von der Erbschaft aus, da er ein unordentliches Leben führt und uns dadurch nicht bloß großen Kummer und Sorgen gemacht, sondern auch große Summen gekostet hat, die ich auf sein Erbpflichtteil anrechne, so daß er keinerlei Ansprüche gleichviel welcher Art von meinem Nachlaß hat.»

So ganz unrecht kann man dem Manne nicht geben, wenn man die jungen Jahre des Sohnes betrachtet: Skandale und Raufereien, Exmatrikulation vom Jurastudium in Jena, Bummelexistenz als Klavierspieler, wilde Lektüre – «Manns Professor

Unrat gefällt mir gar nicht. Ich las von Hamsun erst ‹Hunger›. Die Mischung von Psychologischem und Mythischem gefiel mir.» – und wilde Ehe, während der Revolution 1917 illegale Propaganda für den Spartakusbund und ein Jahr später mit Tristan Tzara, George Grosz, Richard Huelsenbeck, Raoul Hausmann und Walter Mehring Unterzeichner des Berliner Dada-Manifests; da hieß es:

«Das Wort Dada symbolisiert das primitivste Verhältnis zur umgebenden Wirklichkeit, mit dem Dadaismus tritt eine neue Realität in ihre Rechte. Das Leben erscheint als ein simultanes Gewirr von Geräuschen, Farben und geistigen Rhythmen, das in die dadaistische Kunst unbeirrt mit allen sensationellen Schreien und Fiebern seiner verwegenen Alltagspsyche und in seiner gesamten brutalen Realität übernommen wird. Hier ist der scharf markierte Scheideweg, der den Dadaismus von allen bisherigen Kunstrichtungen und vor allem von dem FUTURISMUS trennt, den kürzlich Schwachköpfe als eine neue Auflage impressionistischer Realisierung aufgefaßt haben. Der Dadaismus steht zum erstenmal dem Leben nicht mehr ästhetisch gegenüber, indem er alle Schlagworte von Ethik, Kultur und Innerlichkeit, die nur Mäntel für schwache Muskeln sind, in seine Bestandteile zerfetzt.»

Das war radikale Kampfansage gegen alles Bürgerliche; es war radikale Absage an den Expressionismus, der geradezu geschmäht wurde:

«Unter dem Vorwand der Verinnerlichung haben sich die Expressionisten in der Literatur und in der Malerei zu einer Generation zusammengeschlossen, die heute schon sehnsüchtig ihre literatur- und kunsthistorische Würdigung erwartet und für eine ehrenvolle Bürger-Anerkennung kandidiert. Unter dem Vorwand, die Seele zu propagieren, haben sie sich im Kampfe gegen den Naturalismus zu den abstrakt-pathetischen Gesten zurückgefunden, die ein inhaltloses, bequemes und unbewegtes Leben zur Voraussetzung haben. Die Bühnen füllen sich mit Königen, Dichtern und faustischen Naturen jeder Art, die Theorie einer melioristischen Weltauffassung, deren kindliche, psychologisch-naivste Manier für eine kritische Ergänzung des

Expressionismus signifikant bleiben muß, durchgeistert die tatenlosen Köpfe.»

Schon das ist frappant angesichts des generell tradierten Mißverständnisses, Franz Jung sei einer der wichtigen expressionistischen Dichter gewesen, fixiert in dem Urteil Paul Rillas aus dem Jahre 1919: «Franz Jung erscheint mir als der eigentlichste und beherrschteste Repräsentant dessen, was man expressionistische Prosa nennen mag.» Schockierend war eine solche Existenz aber nicht nur für die Welt der Uhrmachermeister, weil sie sich nicht lediglich eine radikale Lebensweise zumaß, sondern vielmehr schon früh selbst republikanische Herrschaftsformen negierte; bereits im nächsten Manifest, «Pamphlet gegen die Weimarische Lebensauffassung» genannt, kam das explizit zum Ausdruck: «Warum ist es besser, Kaufmann zu sein als Dichter? Der Kaufmann betrügt offenkundig, und nur die anderen: dies ist nach dem Kodex des Bürgers gerechtfertigt. Der Dichter betrügt sich selbst, wenn er für alle spricht, und ist dadurch gerichtet, von der überrealen Welt abgeschnitten.»

Das nun ist ein vollständig anderer Begriff von Gesellschaft. Ihm entsprach die Literatur des frühen Franz Jung – eine Mischung aus Pamphlet, Bericht, Erzählung, Reportage. Wir finden in dem Buch mit dem bezeichnenden Titel «Joe Frank *illustriert* die Welt» diese direkte Verweigerung der Fiktion als Programm verkündet: «Nur das Ende und der Anfang. Was dazwischen liegt, ist für die Romanfabrikanten. [...] Nur eins ist geblieben: diese Geschichte. Sie ist buchstäblich wahr. Der Letzte hat sie mir noch selbst erzählt. Im Gefängnis in Kuxendorf.»

Gleichsam Einlösung dieses Programms ist eine Prosapassage, die sich scheinbar dem Fiktiven verweigert:

«An einem Ort in Deutschland, es erübrigt sich, einen Namen zu nennen, denn es könnte allerorts gewesen sein, war der Versuch der Arbeiter, sich mit bewaffneter Hand zu verteidigen, niedergeschlagen worden. Im letzten hinteren Hof eines Fabrikgrundstückes waren so an zwanzig Arbeiter. Im Zwischengang war ein Maschinengewehr in Stellung gebracht. Die Arbeiter standen auf den äußersten Winkel gedrängt zu einem schwarzen Haufen, rings von hohen Mauern umgeben. Die andere Seite des

Hofes füllten die grünen Polizeitruppen. Was war geschehen? Die Arbeiter hatten die Fabrik als Pfand in Besitz genommen, daß sie nicht dem Verhungern ausgeliefert würden. Dort waren die Produktionsmittel, die Maschinen, die Arbeitswerkzeuge, womit sie arbeiten konnten, um sich zu ernähren, und es war nur selbstverständlich, daß sie diese verteidigten. Dann war von der besser bewaffneten Polizeimacht mit großer Übermacht die Fabrik gestürmt worden. Die Arbeiter hatten bald als aussichtslos den Kampf eingestellt und waren jetzt gefangen. Und die Grünen? Das waren alles Leute, denen ein stumpfsinniger Haß auf dem Gesicht geschrieben stand, Bürgersöhne.»

Aber da fällt der merkwürdige Satz «An einem Ort in Deutschland ... es könnte allerorts gewesen sein»: ist das nicht gerade das Mittel der Literatur – parabolisch zu arbeiten? Es ist kein Zufall, daß derselbe Satz fast wörtlich in jenem beim Malik Verlag 1921 publizierten Roman «Die Rote Woche» steht, den George Grosz illustrierte:

«Zum Schluß eine Frage. Bitte – wo war das?

Das ist schwer zu sagen. Weil es in Deutschland kaum einen Ort gibt, wo Ähnliches nicht war.»

Diese Romane rechtfertigen einerseits das Dictum von Max Herrmann-Neiße in der «Aktion», Franz Jungs Prosa habe den «Beweis für die Möglichkeit proletarischer Erzählkunst» erbracht, weil er eben nicht bürgerliche Kunstformen auf «proletarische Stofflichkeit zu frisieren» suchte; andererseits finden sich allenthalben in dieser Prosa Elemente jener «Hochliteratur», die sich mit Namen wie Anna Seghers oder Alfred Döblin verbindet. Erinnern wir uns an die geradezu berühmt gewordene erste Seite von Anna Seghers' Erzählung «Auf dem Wege zur amerikanischen Botschaft»:

«Der Zug, der gerade losgegangen war, staute sich vor dem ersten Übergang. Es war ein Geschäftsviertel am Westbahnhof. Aus den Fenstern betrachteten Leute die Transparente und Fahnen in gutmütiger Langeweile. Der Fremde wollte sich gleich herauswinden, es ging aber nicht; denn er war eingemauert in Rücken, Hüften und Hinterteile. Er hatte plötzlich heftige Angst, Heimweh, sogar Reue.

Dann gab es vorn Luft. Der Zug zog sich auseinander wie eine Harmonika. Die Fahnen richteten sich auf und steiften sich. Als hätte der Ruck einen Luftzug verursacht, flogen plötzlich ein paar Fenster zu, die Köpfe verschwanden im Dunkel der Zimmer, sogar ein paar Läden rasselten herunter.»

Es ist ganz gewiß kein Literatur-Quiz, wenn man diese Szene erinnert, liest man in Franz Jungs «Joe Frank»-Roman die folgende Passage:

«Von der Wilhelmsbrücke her kam der erste Zug. Meist junge Burschen, einige Mädels darunter. Sie gingen sehr schnell, liefen aufeinander auf, wenn ein Wagen kreuzte, blickten herausfordernd und zogen dann immer wieder fast aufgelöst schneller weiter. Von hinten riefen sie fortwährend: Ordnung halten, im Glied bleiben, Vordermann – denn die letzten kamen schlecht mit. Sie keuchten merklich. Einige trugen rote Fahnen, mehr Fetzen, oder Plakate. Gegen das Ende hin wurde von zwei Mädchen ein breites Banner getragen aus Pappe, das mit dicken Kreidestrichen bemalt war. Es war Pappe, die in irgendeinem Fabrikhof oder Packraum rumgelegen haben mochte. Sie kämpften damit schwer gegen den Wind, der Zug ging zu schnell. Die Straßengänger ließen sich nicht stören. Sie warfen auf den Trupp kaum einen Blick.»

In seiner Erzählung «Proletarier» (die Max Herrmann-Neiße zu seinem Urteil brachte) gibt Franz Jung in der Fabel vom Friedrich Küter die Geschichte einer großen Verlorenheit, die mit nur scheinbar teilnahmslosen Registriersätzen beginnt: «Die Syphilis fing auch an ihm zu schaffen zu machen. Die Frau gab sich alle Mühe. Sie kannte ihn ja ganz genau. Sie lächelte wie ein ewiges Lächeln. Aber er entglitt. – Damit ist eigentlich die Geschichte des Friedrich Küter schon beendet.»

Aber dann kommt eben doch ein Stück Schicksal; nicht nur ein individuelles, auch nicht nur ein sogenanntes «Klassenschicksal» – sondern ein historisches: ein proletarischer Thermidor, ein Danton des 20. Jahrhunderts: «Und die Liebe des Proletariats war auch nicht um ihn. Weiß jemand, was diese Liebe ist, die Mutterliebe dieser schwarzen geballten Masse, die im Gären sich selbst zerfleischt. Wo soll diese Liebe sein, einen losgelösten, dahintreibenden unglücklichen Menschen zu behüten, zu schützen, zu wärmen und aufzurichten? Welche Mittel hat eine Klasse zu lieben, die sich selbst nicht liebt? Als ihn in die Tiefe zu stoßen und vernichten. Verreck, du Hund, so stöhnt diese Liebe, mach Platz und weg da.»

Dieser Mann heißt also Friedrich Küter. Er könnte aber auch heißen Franz Biberkopf – genau so, in diesem Ton, mit diesem Bild endet Döblins großer Roman «Berlin Alexanderplatz». Kein Mißverständnis – hier sollen keine unlauteren literarischen Gleichwertigkeiten ausgerufen werden; aber Gleichzeitigkeiten: und die haben eine Ursache.

Nämlich das Einschmelzen des Fragwürdigen eines *jeglichen* historischen Prozesses, der immer – eh und je – auch das Individuum versehrt. Läßt politische Literatur dieses Element außer acht, verkommt sie zum Pamphlet. Bezieht sie es ein, erhebt sie sich über die Tagesaktualität. Wo immer Franz Jung es gelang, dieses Element der Vergeblichkeit, der Doppeltheit zwischen Voran und Zurück zu formulieren, gelangen ihm wichtige Texte. Eine solche Szene ist nicht mehr nur Schilderung des Schicksals Streikender, ist vielmehr – Jahrzehnte vor der großen Gesellschaftsverwerfung aus der Autobiographie – so gut Anklage wie Klage:

«Der Staat schützt sich selbst und die Gesellschaft. Auch der Pferdedieb, der Totschläger, Räuber und Verleumder gehört zur Gesellschaft. Sie werden ausgeschlossen, vernichtet, weil sie der Gesellschaft feindlich sind? [...] Weil sie gegen die Gesetze einer Gesellschaft verstoßen, die Angst hat, auseinanderzufallen? Sie sind außerhalb derselben, weil sie nicht drinnen sind, eine großartige Weisheit. Wenn schon Strafe bestehen soll, dann warum Strafe an einem, an dem wehrlos einzelnen und nicht an der Gesellschaft. Das ist der Übermächtige, der Allverantwortliche, soll man annehmen. Und eine Gesellschaft kann man jede Minute wieder neu schaffen, den einzelnen nie mehr. Jede Minute, die sein Blut pulst, ist unwiederbringlich dahin. [...]

Der Gefangene fühlte, bald wird alles anders sein. Die Gesellschaft ist dabei, an dieser ihrer eigenen Bestialität zugrunde zu gehen. Es ist mir ganz gleichgültig, gegen die Gesellschaft und gegen das oder jenes zu verstoßen, dachte er. Die Gesellschaft stirbt, und ich sterbe naturnotwendig mit.»

Das ist, was mit historischer Dimension der Arbeit Franz Jungs gemeint ist. Was sich als späte Mürrischkeit, gar Fortschrittsverdruß eines alten Mannes in seinen Lebenserinnerungen mißverstehen läßt, liest sich wie eine grausige Vorwegnahme; denn selbst dieser kleine Abschnitt, Überfall der Soldateska auf eine streikverdächtige Familie im Vorort, ist nicht Historie, sondern Geschichte:

«Es brach zuviel und zu plötzlich wieder auf sie ein. Jetzt noch war es vielleicht Zeit, daß die Männer kämen, was wollten diese grünen Bestien nur von ihnen. Sie empfand noch einmal im Vorübergleiten, wie unsinnig und bestialisch diese grünen Uniformen waren, zurechtgestutzte Kleider zum Morden und Quälen – – sie stand, an allen Gliedern schlotternd, an den Tisch gelehnt und wollte sich auf die Bank fallen lassen – – da fiel ein Schuß. Noch ein, drei Schüsse. Willi und Ernst – sie hatte das schon von anderen gehört. [...] Sie standen nebeneinander, Willi und Ernst, und der kleine Willi hatte die Augen noch aufgerissen und zitterte heftig, während Ernst Tränen im Auge hatte, das Gesicht bleich wie die Wand. Mit den Brownings hatten sie geschossen, über ihren Köpfen weggeschossen, das war deutlich zu fühlen. Und sie standen dabei mit dem Gesicht gegen die Mauer. Dort gingen die noch dicht vorm Gastwirt. Wortfetzen kamen noch herüber. Die Frau sah nicht erst hin. Sie atmeten alle noch nicht. Sie gingen in die Stube, in den Winkel, wo es dunkel war, und nahmen sich bei der Hand.»

Nicht Historie, sondern Geschichte: damit ist gesagt, daß nicht Bleisoldaten oder Bilderbogen vorgeführt werden, sondern Ursachen fürs Heute. Franz Jungs unbarmherziger Blick auf die Weimarer Republik gleicht oft dem Tucholskys, der uns im Jahre 1929 die «Deutschen Richter von 1940» vorführte; 1940 – da exekutierten diese Herren Richter die Urteile des Dr. Freisler.

Es gibt seltsame Parallelen zwischen der «Weltbühne», in der Jung nie publizierte – und seinen eigenen Angriffen und Enthüllungen. Der größte Skandal, der schließlich Carl von Ossietzky

Haft und Tod einbrachte, ging ja von jenem «Weltbühnen-Bericht» «Windiges aus der deutschen Luftfahrt» aus, in dem erstmals die Tatsache enthüllt wurde, daß die deutsche Wehrmacht unter Umgehung der Bestimmungen des Versailler Vertrages Truppen in sowjetischen Übungslagern ausbildete. Bei Franz Jung steht dann diese Passage:

«Schon in der Ära Rathenau und sogleich nach dem Rapallo-Abkommen unter Stresemann war der Grundstein gelegt worden für die deutsch-russische Militär-Allianz, auf die gestützt Hitler später seinen Angriffskrieg vorbereiten konnte. Die kommunistischen Wähler und Parteimitglieder hatten davon keine Ahnung. Die Abgeordneten im Reichstag, die in den zuständigen Kommissionen saßen und die es hätten wissen müssen, haben geschwiegen. Warum? – das müßte man in den Parteiarchiven nachlesen, sofern solche noch auf deutschem Boden vorhanden sind. Auch die Partei hat dieses Abkommen in der allgemeinen Propaganda verständlicherweise verschwiegen. Merkwürdigerweise hat sich auch die Gegenseite genauso verhalten, die lauten bolschewistischen Schreier, die radikale Rechte sozusagen, obwohl diese besonders gut darüber unterrichtet gewesen sein dürfte, daß deutsche Reichswehroffiziere in Lagern zusammengefaßt auf russischem Boden und unter der Schutztarnung sowjetrussischer Stäbe ausgbildet wurden mit den verbesserten modernen Waffen, die nach dem Friedensvertrag dem deutschen Berufsheer verboten waren. Die Taktik des Panzer-Krieges, mit der im Weltkrieg Frankreich überrannt wurde, haben die Deutschen in Sowjetrußland beim russischen Militär gelernt. Die ersten deutschen Sturmflieger, die angeblich eine so große Überraschung zu Beginn des Weltkrieges gewesen sein wollen, sind im Kader in Sowjetrußland ausgebildet worden. Und auf litauischem Boden, zunächst unter russischem Tarnschutz nach einem russisch-litauischen Sondervertrag, experimentierten chemische Fabriken und Versuchsanstalten mit neuen Sprengstoffen, auch mit der Herstellung von Giftgasen für das deutsche Oberkommando.»

Wenn man sich diese Schändlichkeit vergegenwärtigt, dann muß gleichzeitig daran erinnert werden, daß dieses düstere

Kapitel je weder in sowjetische noch in DDR-Geschichtsbücher aufgenommen wurde; Tucholskys Buch von 1929 «Deutschland Deutschland über alles» durfte viele Jahre in der DDR nicht erscheinen, weil es einen bissigen Text zu diesem Akt deutsch-sowjetischer Freundschaft enthält. Schneidender aber, verletzender weil ein scheinbar unwichtiges Detail fixierend und genau daraus eine politische Konsequenz ziehend, ist solch ein Text von Franz Jung, in dem er sich an seine Zeit in der Sowjetunion erinnert:

«Ich hörte mir die Geschichte von den vertauschten Gemüsesamen an: Die eine Gruppe hatte, wie sie das in Deutschland von jeher gewohnt waren, die Erbsen und Bohnen in die Erde gebracht, in schön ausgerichteten Beeten. Die zweite Gruppe hatte die Erbsen, so wie sie zur Auslieferung gelangt waren, zu Suppen verkocht und aufgegessen. An einem Morgen fanden sich in den Gärten derjenigen, die bisher nichts gepflanzt hatten, die ersten Sprößlinge der Erbsen und Bohnen, das erste Salatgrün und die Blattspitzen der Rettiche, gleichfalls jetzt wohlgeordnet gesetzt; die andern aber sahen nur mehr die kahlen Beete vor sich. In der Nacht waren die jungen Pflanzen umgesetzt worden, einfaches Verfahren. Schlägereien waren die Folge, keine der Anschuldigungen konnte bewiesen werden. Ich weiß nicht, was aus diesen Leuten geworden ist. Ich nehme an, daß sie allesamt schleunigst wieder abtransportiert wurden. Später tauchten in deutschen Arbeiterversammlungen solche ‹Rückkehrer› als eine viel verwendete Programmeinlage der antikommunistischen Propaganda auf, Erzählungen über den Marasmus der russischen Wirtschaft, der Unfähigkeit der russischen Untermenschen, sich der westlichen Zivilisation anzupassen, dem Lebensstandard des deutschen Arbeiters Rechnung zu tragen und so weiter... meine Leute aus Nischnij-Nowgorod werden sicherlich mit darunter gewesen sein.

Aber ich weiß eins: Diese Arbeiter, die unter roter Flagge damals ausgezogen waren, die russische Wirtschaft aus dem Chaos zu retten, nicht nur diejenigen, die damals nach Rußland gekommen sind, sondern auch diejenigen, die zu Hause in den Versammlungen den Mund vollgenommen haben, waren bereits der Vortrupp der Armeen Adolf Hitlers, die die russischen Städte niedergewalzt haben, die Dörfer zerstört, die Ernte angezündet und die russischen Menschen in die Wälder getrieben, auf Befehl von oben... versteht sich; sie selbst hatten für sich in all den Jahren nichts gelernt und auch nichts aufgenommen.»

Das ist wieder die für Jung typische Mischform – halb Erzählung, halb kommentierender Bericht. Der Reiz seiner Prosa liegt in diesem ständigen Balanceakt – der nie gelingt. Das ist deutlich keine Attitude, vielmehr Äußerung einer Lebenshaltung: in seltener Schärfe verurteilte und liebte Franz Jung sich zugleich, wollte er Schriftsteller sein und haßte er Schriftsteller wie Leser. Während er eben noch geradezu innig schreibt, «Meinen ersten literarischen Arbeiten lag die Frage nach dem Ablauf der menschlichen Beziehungen, der inneren Beziehungen der einzelnen Menschen miteinander und untereinander zugrunde», tobt er kurz darauf, «Es ist beschämend, daß ein Autor dem Leser ausgeliefert sein soll. Ich brauche keine Leser. *Denn ich hasse euch alle!*» Und ein solcher Ausbruch findet sich in – einer Erzählung. Sein Erinnerungsbuch ist zwar voller Sottisen gegen Piscator – aber er arbeitete oft und eng mit ihm zusammen; im Januar 1928 eröffnet das Studio der Piscatorbühne am Nollendorfplatz mit seinem Stück «Heimweh» in eigener Regie, Bühnenbild John Heartfield, Musik Hanns Eisler. Etwa zur selben Zeit definiert Franz Jung, er schreibe

«zudem auch direkt *gegen* die Leser, ich würde mich etwa einige Jahrzehnte auch nicht genieren, zu erklären, ich schreibe, um die Leute umzubringen, vor allem den interessierten Leser. [...] Außerdem: ich *muß* das Buch nicht schreiben, es ist auch nicht etwa die Panik der auslaufenden Zeit, wo noch etwas nachzuholen wäre. Leider ist es so, daß ich, wenn ich schreibe, *aus* einer Panik heraus schreibe, die nur allein mit mir und einer Unausgeglichenheit wahrscheinlich zu tun hat, ganz gleich, was und worüber ich schreibe, solange ich selbst in der eigentlichen Basis der Konstruktion bin.»

Immer und immer wieder sagt er, «ich bin kein Schriftsteller» und höhnt die eigene Produktion:

«Auch schon früher sind im Moskauer Staatsvertrag, während ich noch in Rußland war, einige meiner im Malik-Verlag erschienenen Romane in russischer Übersetzung erschienen. Ich selbst habe von dem Staatsvertrag darüber keine Mitteilung, auch keine Exemplare erhalten – vielleicht wußte der Verlag nichts von meiner Existenz. Die Romane erschienen in für normale Verhältnisse unwahrscheinlich hohen Auflagen von je 100 000 Exemplaren und mehr. Ich bin sicher, daß niemand diese Bücher, übrigens auf sehr grobem Papier gedruckt, im roten Vaterland gelesen hat. Ich wüßte auch nicht, für wen sie dort überhaupt bestimmt gewesen wären. Die einzigen Exemplare, die davon noch vorhanden sind, dürften sich in einigen amerikanischen Städtischen Bibliotheken finden, in die damals die russische Propaganda solche Werke eingeschleust hat. In Rußland werden sie nur als Papier, Machorka darin zu Zigaretten zu drehen, Verwendung gefunden haben.»

Doch die Briefe seiner letzten Lebenszeit zeigen nichts anderes als die *eine* Erwartung: was wird mit meinem Werk? «Wenn ich bei Rowohlt, wozu im Augenblick wieder mehr Aussicht ist, einen Auswahlband herausbringen kann, möchte ich die Sache mit verwenden.» Gerade eben hatte seine in Ostberlin arbeitende erste Frau Cläre ihm geschrieben, Johannes R. Becher habe sie besucht und um Bücher von Jung gebeten, worauf sie eher einen Rüffel erhielt: «Ich kann Dir natürlich keine Vorschriften machen, aber ich würde jeden, der heute kommt unter irgendwelcher Flagge und Material, besonders Bücher, von mir will, sofort herausschmeißen. Das sind Lumpen und Schmarotzer, die sich billig Material für irgendeinen Aufsatz erschleichen wollen.»

Schon drei Jahre zuvor, 1955, hatte er mit dem eigenartigen Selbsturteil – «eigene Schuld – eigentliche Absicht» – in einem Brief aus San Francisco die Haltung zum eigenen Œuvre definiert:

«Was Du schreibst, was nicht in Vergessenheit geraten sollte von meinen Schriften und so – ich habe darin keinen Ehrgeiz, hatte ihn anscheinend auch niemals, selbst wenn es in den letzten Jahrzehnten bitter war, daß ich nichts mehr veröffentlichen konnte. (Zum großen Teil meine eigene Schuld, d.h. meine eigentliche Absicht.) Ich glaube, was wirklich ausgesprochen hätte werden sollen, wird sowieso automatisch von andern auch ausgesprochen, und es ist vielleicht wertvoller, als Dünger zu dienen, als Vorkauer von Sprüchen, die andere fertigmachen. Auch das hat einen sehr tiefen Sinn.»

Aber genau zu dieser Zeit, in den Jahren nach dem Krieg – das zeigen die veröffentlichten Briefe deutlich – ist sein ganzes Sinnen und Trachten auf eines gerichtet: verlegt zu werden. Nicht nur mit dem radikalen Sophokles-Zitat «Das Beste, o Mensch, ist, nicht geboren zu werden. Das Zweitbeste, früh zu sterben» erinnert Jungs Haltung oft an die von Gottfried Benn, sondern auch in der Widerläufigkeit seines Bestrebens, gleichzeitig literarische Anerkennung zu finden und sie sich selber abzusprechen. Diese Verurteilung grenzt sich keineswegs auf die literarische Produktion ein, begreift vielmehr die gesamte Existenz als allenfalls Zufall, in Wahrheit verwerflich; der genaue Beobachter und Analytiker der Weimarer Republik, der Mann, der präzise sowohl Beginn der Republik wie ihr Ende geschildert hat, reduziert sich zur selben Zeit auf einen unter Rockschöße geflüchteten Galan:

«Ich weiß kaum etwas darüber, in welcher Weise die Fundamente der Weimarer Republik unter dem Anprall der braunen Welle in diesen Monaten eingestürzt sind. [...] Ich habe mich an eine Frau geklammert, die mir in besseren Zeiten entgegengekommen war; ich könnte sagen, ich habe diese Frau geliebt, weil ich selbst um sie geworben habe, weil ich Hemmungen, Widerstände, anderweitige Bindungen habe niederbrechen müssen – anders wie es bisher meist gewesen war, daß ich einfach aufgegriffen worden bin, auf den zugehörigen Platz gestellt und in die Zweisamkeit gestoßen ... in Wirklichkeit habe ich mich an diese Frau geklammert aus der reinen Existenzangst heraus, unterzugehen. Ich hatte für diese Frau zu sorgen. Die Frau war schwanger. Sie hat versucht, es nicht aufkommen zu lassen und nicht zu zeigen, daß ihre Angst vielleicht noch größer gewesen ist als meine.»

Es geht ein Riß durch Franz Jungs Persönlichkeit, die ständig schwankt zwischen himmelhoch jauchzend und zu Tode betrübt. Man ist versucht, ihn zu erklären mit seinen eigenen Worten – mit denen er einen anderen Riß, den Mentalitätswechsel eines Volkes von Demütigung zu Hochmut zu erklären suchte: «... das Geschenk des Führers an die Volksgenossen, die über Nacht zur Meisterrasse gestempelt wurden, ohne auch nur einen Finger gerührt zu haben – die meisten dieser Volksgenossen fühlten sich nach 1918 ziemlich minderwertig, und hätte man sie analysiert, reichlich beschissen – also: Geburt als Leistung gegen Geburt als Verbrechen; das war die Basis.»

Wenn es irgendein Kontinuum gibt im Leben des Franz Jung, dann diesen Riß: der 1917 mit George Grosz und John Heartfield – beide machten Bucheinbände und Illustrationen für ihn – die Zeitschrift «Neue Jugend» gründete, schreibt Jahrzehnte später aus dem amerikanischen Exil:

«Mit meinen früheren literarischen Bekannten aus Berlin zusammenzukommen hat keinen Zweck, den größten Teil habe ich noch nicht einmal aufgesucht, was sie mir verständlicherweise sehr übelnehmen. Es hat ja keinen Zweck, zum Beispiel mit dem Graf in einer deutschen Bierkneipe ‹Donauperle› sich zu treffen. Nach dem 5ten Glas Bier fängt er an nationale Lieder zu singen, was er sich ja nach dadaistischer Methode leisten kann, da er eingeschriebenes k-Parteimitglied ist. Oder mit dem betrunkenen Grosz, der dann seine Vorliebe für den Kaiser Wilhelm Rex entdeckt – ich habe an solchen Sachen gar keinen Spaß mehr.»

In dieser frühen Zeit, 1916, hatte Jung auch Else Lasker-Schüler kennengelernt, die ihm ihr Gedicht «Zebaoth» widmete: «Ich erinnere mich an ein typisches Altberliner-Zimmer mit einem kleinen Podium am Fenster, wie das früher war in der guten alten Zeit, als die Bewohner dort ihre Blumentöpfe stehen hatten. Auf diesem Podium saß dann Else Lasker-Schüler auf einem einfachen Rohrstuhl und sah auf die Straße hinaus und in ihre Welt, die Kamelstraßen durch die fernen Wüsten, das seit Jahrtausenden angestammte Land des Prinzen von Theben, oder sie rezitierte Gedichte oder las aus Briefen vor, die sie durch Kuriere zu senden beschlossen hatte und die niemals abgeschickt worden sind. Der Besucher saß etwas abseits am Tisch in der

Mitte des Zimmers und hörte zu, stundenlang und voller Ehrfurcht.»

Und einer der rätselhaft-zarten Briefe der großen Dichterin ging an Franz Jung:

«Lieber Franz Jung!

Ich kann Ihnen gar nicht sagen, wie traurig ich bin, wie herumgefahren und geirrt, ich flattere nur noch, und immer werde ich ins Herz geschossen. Gestern glaubte ich auch plötzlich nicht mehr an Gott, das war wie eine ernste Unmöglichkeit. Die Menschen, welche IHN mit ihrem Maßstab messen, haben noch immer den Ausweg, daß er prüfen möchte, aber ich habe Gott nie wie einen Lehrer betrachtet, nie wie einen Strafenden oder Starren. Ich konnte ihn mir nur so wie einen innigen Menschen denken, der auch geliebt sein will, weich und ohne Nebengedanken, daß er nicht vereinsame unter seinen so vielen Figuren. Manchmal glaube ich sogar, er helfe mir bei seinen Streichen. Aber ich habe, als ich hier ankam, aus Schwäche, aus Müdigkeit, ihn verleugnet. Nun denke ich, er kann nicht mehr über mich leuchten mit seinen Sternen all, oder aber alles war ein mächtiges Märchen von mir und er ist nicht.

Der Wetterscheid hat recht, er sagte früher zu mir, Sie seien auch eine Maria, und ich dachte an die Rosengärten, darin sitzen Sie eigentlich. Ich weiß nicht, wie das möglich ist, da Sie doch auch Bonaparte sind, ebenso stark im Auge wie weich, vielleicht sind Sie heilig und darum komme ich zu Ihnen und denke, ich bin ein sterbender Prinz und knie vor einem Heiligen in einem Tempel und weine ein ganzes Meer, daß seine Füße bespült werden still mit meinem Herzbluten. Nur Sie könnten noch auf Erden zwei große Flügel tragen und Städte schützen und gut sein. Ich schreibe Ihnen das alles so, weil ich schon so lange fort bin und Sie mich kaum mehr kennen und sich ein Bildnis aus mir machen können, wie Sie eins schön ausdenken können. Wie sollte mich jemand gern sehen mögen, da ich selbst vor mir fliehe. Es singt kein Vogel mehr in meinem Innersten.

Es macht mich so traurig, daß ich nie herumwandele in Ihren Geschichten. Das hab ich noch nie zu einem Menschen gesagt. Ich bin ja überall fremd und würde noch fremder im Gefühl eines

Menschen sein. Ich möchte Ihnen eigentlich auch nur immer schenken, weil gewiß niemand Ihnen schenkt. Manchmal bleibe ich hier am Schaufenster stehen und denke so, die große grüne oder rote durchsichtige Cigarettenspitze kaufe ich dem Kaiser von Mexiko, daß er sich freut. Aber ich auch so arm im Denken geworden und im Begreifen wie geplündert, und manchmal kann ich nicht mehr richtig atmen. Daß Sie mir schreiben sollen, will ich nicht schreiben, wenn Sie aber müssen, ich meine mir eine Weichheit schreiben müssen, dann will ich sie herumtragen. Aber wer weiß, wie Sie von mir denken in Wirklichkeit, ich weiß nur von Ihrer frommen Schönheit.

Ihr Prinz immerfort»

Aber später nennt er, unfromm und unschön, sein Leben zusammengesetzt nur aus Erinnerung und Scham, zieht eine Bilanz der Bitterkeit:

«Für mich hat zwar schon lange das Leben seinen Sinn verloren, aber ich habe aus den 60 Jahren (für mich eine viel zu lange Zeit) so viel innere Disziplin gewonnen bzw. ist sie mir zugewachsen, daß ich etwas weiter aufrechterhalte, was ich weder zu ändern noch zu beenden imstande bin, sozusagen wie schon draußen stehend und hinter einem Vorhang dem weiteren Ablauf zuschaue.»

Das stammt aus dem Jahre 1950 – drei Jahre zuvor hatte er, unter fast demselben Datum, geschrieben «Nach Deutschland ruft mich nichts» und «Ich war die letzten Monate über verzweifelt bemüht, bei irgendwem in Deutschland, ganz gleich in welcher Zone, Arbeitskontakt zu finden.» Als er 15 Jahre später, 1962, in Paris lebt, in ebenso aussichtsloser Lage, findet er die Antwort auf diesen Widerspruch:

«Manchmal beginne ich schon davon zu träumen, ob ich nicht doch einfach ‹nach Hause gehen soll›.

Leider habe ich keines.»

Das war weder kokett noch falsch. Franz Jung, 1936 nach Prag geflohen, 1944 verhaftet, zum Tode verurteilt, 1945 ins KZ Bozen eingeliefert und geflohen, hatte das Kriegsende mit gefälschten Schweizer Papieren in Budapest erlebt, wo seine einzige Tochter unter ungeklärten Umständen in einer Irrenanstalt starb. Selbstmord, oder wie er zeitlebens vermutete, Euthanasie-Mord. Er gelangte nach Italien und lebte in einer wirren privaten Beziehung als Eisverkäufer in St. Remo; es dauerte zwei Jahre, bis der ungarische Flüchtlingspaß und die Fotokopie der Heiratsurkunde (auf der die Geburtsurkunde immerhin notiert war) der UNRRA genügte, ihm einen Staatenlosenpaß auszustellen, mit dem er in die USA übersiedeln konnte. Aus dem öffentlichen Bewußtsein war er getilgt – in Ostberlin, wo Cläre Jung, wohnhaft in Westberlin, am Berliner Rundfunk arbeitete und für ihn Publikationsmöglichkeiten sondierte, waren Begriffe wie Expressionismus, Anarchismus, Linksabweichler mehr Verdikt als Empfehlung; selbst der spätere DDR-Kulturminister Johannes R. Becher tilgte die Spuren der eigenen expressionistischen Lyrik. Franz Jung war ein Stück Geschichte der Arbeiterbewegung und der proletarischen Kultur, die ins Spiel der gezinkten Geschichtskarten nicht paßte – seine Selbstcharakteristik wäre kein Empfehlungsschreiben gewesen:

«Ein anarchischer Individualismus, der die Verantwortung für das Vergangene erträglich macht, der mich aber in Gegensatz zu allem bringt, vor allem zu einer tiefen Verachtung alles sozusagen ‹Politischen› und besonders auch der einzelnen, die sich damit beschäftigen.»

Im Westen wiederum war Radikalität ein Schimpfwort, wurde allenfalls ein Herren-Club-Antifaschismus sich spätbesinnender Generäle kultiviert, aber jegliche Tradition, die auch nur einen Hauch von Marxismus hatte, schlichtweg ignoriert; ein Mann, der einst ausgerufen hatte «Scheren Sie sich weg vom Tisch, die russische Revolution ist ausgebrochen! Und Sie reden von Literatur. Jetzt haben wir anderes zu tun!» war im Sieburg-beherrschten Literaturbetrieb der jungen Bundesrepublik undenkbar. Das Neugierpotential beschränkte sich auf Sartre und Hemingway, Camus und Malaparte, allenfalls noch Thomas Mann und Hesse. Die Theaterwelt lag Gründgens zu Füßen, nicht Piscator. Bertolt Brecht schon gar nicht. Und auf gar keinen Fall las man Mühsam oder Toller oder auch nur Ossietzky. Als 1961 der erste Band mit Texten von Ödon von Horvath erschien, gratulierte ein führender Literaturkritiker dem Verleger mit den Worten, «Glänzend übersetzt dieser junge Ungar, den Sie da entdeckt haben». Wo sollte da Franz Jung seinen Platz finden, der auch diese Erfahrung summierte: «Alles, was in der Welt abgelehnt, verurteilt, prozessiert und hingerichtet wird, ist das ‹Rechte› – im innersten Kern. Das wissen auch die andern. Sie schlagen einen tot, nur weil er recht hat.»

Die beiden Deutschland waren eher hektisch damit beschäftigt, Ursachen und Spuren der Katastrophe zuzumauern, als sie zu entdecken. Frankreich feierte Ernst Jünger und Ernst von Salomon. Im McCarthy-Amerika half allenfalls jene Gerissenheit, die ihm fremd war: «Nicht jeder kann die Konjunktur so ausnutzen wie Brecht und seine Gefolgsleute. ... Zum Beispiel haben Brecht und Feuchtwanger für einen Roman, der nie geschrieben worden ist, dessen Filmrechte für 7000 Dollar bar verkauft.»

Franz Jung, so heimat- wie mittellos, irrte zwischen den Ländern und Kontinenten hin und her, lebte zuletzt kärglich in Paris; ein schüchterner, durch Kehlkopfoperationen fast stumm gewordener Greis, mädchenhaft zierlich und so abgerissen, daß die Kellner im vornehmen Hamburger «Atlantik»-Hotel ihn kaum bedienen wollten, als ein Hamburger Verleger ihn dort zum Essen eingeladen hatte. Als Gepäck hatte er einen mächtigen Pappkoffer bei sich: Manuskripte, Broschüren, Bücher. Der konnte ihm nicht mehr nachgeschickt werden – am 21. Januar 1963 ist Franz Jung gestorben; wie ein «Nachruf zu Lebzeiten» liest sich sein kurzer Prosatext «Heimwärts»:

«Ich verteidige mich nicht. Ich liebe mich nicht, es wäre vielleicht zu literarisch zu behaupten, ich bin meiner selbst überdrüssig, einfach: ich bin an mir uninteressiert; es ist nur so, ich schleppe eine Bürde mit mir herum, die ich mit jedem Schritt und mit der Präzision einer Maschine abschleifen muß. Inmitten eines Dschungels von Gesetzen und Verordnungen, Grundsätzen der Erziehung, zurechtgestutzt nach gesellschaftlichen Konventionen habe ich jeweils irgendwann in meinem Leben, wahrscheinlich zeitgerecht, mich gegen alles das aufgelehnt; aber etwas kann nicht gestimmt haben, trotzdem zu früh oder zu spät, im Zweifel, und vielleicht zu wenig überzeugend, selbstüberzeugend – ich lebe noch, ich bin noch mitten drin; das ist bitter.»

Der blinde Seher

Karl Kraus

Niemand, so sagt man, kann für seine Feinde; doch vor seinen Freunden hüte man sich. Karl Kraus, den man – in Analogie zu Schausteller und Fallensteller – Österreichs großen Wortsteller nennen sollte, verfuhr umgekehrt: sorgsam wählte er seine Feinde aus, züchtete sie gleichsam liebevoll, und ganz sorglos genoß er einen Schranzenstaat von Freunden, Bewunderern. Der sich den Anschein gab, Akklamation, Ruhm gar seien ihm gleichgültig, verrät doch immer wieder, wie wichtig es ihm war, gelesen, beachtet, ja geschätzt zu werden. Obschon er ehrerbietig, gelegentlich unterwürfig anfragenden Lesern grobe und verletzende Briefe schrieb, legte er gleichwohl auf Leser Wert; sogar in erbitterten Fehden, etwa mit Harden, betont Kraus – und ganz unlogisch: denn was ist das Lob eines so Verachteten und Verächtlichen wert? – frühe Anerkennung und Bewunderung. Zwar stellt Kraus von sich aus fest, daß «meine Entwicklung heute meinen Todfeinden Achtung abnötigt», aber sicherheitshalber zitiert er Maximilian Harden aus dem 2. Heft der «Fackel», in dem ihm «starkes Talent und beneidenswerte Frische des Witzes» bescheinigt werden, «Mut und jene frische Kraft, die sich pantherhaft in Zorn und Spott austobt».

Schon im Juni 1908 – mit 32 Jahren also – ganz sicher, einmal Gegenstand der Forschung zu sein, fürchtet er, «die literarische Forschung könnte von Harden das Lob meines Schaffens beziehen». Angebracht wäre diese Furcht gewesen denen gegenüber, die dem «Cardinal» (wie ihn Else Lasker-Schüler in ihren Briefen bisweilen nannte) noch zu Lebzeiten den Weihrauchkessel schwenkten. Die von Kraus übrigens sehr geschätzte Lasker-Schüler ironisierte auch den Hofhaltenden: «Ein gütiger Pater mit Pranken, ein großer Kater, gestiefelte Papstfüße, die den Kuß erwarten. Karl Kraus ist ein Papst. Von seiner Gerechtigkeit bekommt der Salon Frost, die Gesellschaft Unlustseuche.» Tatsächlich hat Kraus nie ein Wort auch nur der ironischen Belustigung, geschweige denn der Distanzierung, etwa über Leopold Lieglers schon 1918 erschienene Huldigungsschrift oder dessen umfangreiche Studie, die ein Jahr später erschien, geäußert. Liegler schwärmte vom ungebrochenen Lebensinstinkt: «Dieses Naturgegebene und Unreduzierbare, das in seiner Einmaligkeit Anerkennung seiner Eigengesetzlichkeit beansprucht, wirkt auch in Karl Kraus.» Über niemanden hätte so geschrieben werden dürfen, ohne daß der Kritiker Karl Kraus erbarmungslos zugeschlagen haben würde.

Nichts dergleichen geschah, als Liegler im Frühjahr 1919 eine mehr als 400 Seiten zählende Hommage «der Öffentlichkeit übergab», der er als Motto ausgerechnet ein Wort des Meisters Eckehart voranstellte: «Frucht bringen, das heißt wirklich danken für eine Gabe.» Kraus bedankte sich nicht für derlei Gaben, er nahm sie entgegen. Das böse, auf Karl Kraus und seine Wirkung gemünzte Wort Robert Musils von der «geistigen Diktatorenverehrung» wird verständlich, wenn man Egon Erwin Kischs Charakteristik der einen Gruppe der Kraus-Leser, die kaum lesen konnten, bedenkt: «Es waren dekadente Aristokraten, näselnde Offiziere, forsche Beamte und verbittert-boshafte Kleinbürger, die allesamt bildungsfeindlich, pressefeindlich, intellektuellenfeindlich, judenfeindlich und liberalenfeindlich waren. Der Lieferant ihrer Argumente und ihrer Ideologie wurde Karl Kraus, der ein Pressemensch, ein Intellekt, ein alttestamentarischer Jude war und ein eingefleischter Liberaler – vor allem ein eingefleischter Liberaler.»

Das Impressum aller Huldigungsdrucksachen weist den «Verlag der Buchhandlung Richard Lanyi, Wien» aus. Wie der Zufall es will, stand dieser Verlag in geschäftlichen Beziehungen mit der Druckerei der «Fackel», Kraus' Freund Georg Jahoda und Kraus selber waren eng mit Lanyi befreundet. Entsprechend dem Aufdruck des «Fackel»-Umschlags: «Die Zusendung von Büchern, Zeitschriften, Einladungen, Ausschnitten, Drucksachen, Manuskripten oder brieflichen Mitteilungen irgendwelcher Art ist unerwünscht. Antwort oder Rücksendung erfolgt in keinem Falle. Das etwa beigelegte Porto wird einem wohltätigen Zwecke zugeführt», übergab Kraus tatsächlich alle Buchsendungen der Buchhandlung Lanyi zum Verkauf. In einem Band, den eben diese Verlagsbuchhandlung 1924 herausgab, heißt es: «[...] es ist ein Leben, das Titanenkräfte und prophetische Verzückung zur Selbstbehauptung in freigewählter Einsamkeit verlangt. Wäre nicht die Kunstleistung, die ihn vor sich selber immer wieder bestätigt, er müßte bei den ewigen Plackereien mit der Menschheit ganzer Jämmerlichkeit längst in Schwermut oder eitler Ethikerwürde untergegangen sein. Seine Stoffe hätten ihn umgebracht. Die künstlerische Überlegenheit verführt ihn dazu, immerdar ‹jenem seligen Anreiz zu erliegen, die Rache am Stoff im Genuß der Form zu besiegeln›. Da er den Glauben an der eigenen Seele erfuhr, daß ‹Kunst ist, was den Stoff überdauert›, so darf er jeden Stoff anrühren, denn er hat die Glut, ihn umzuschmelzen. In ihm ist eine Temperatur, die ihn von zephyrlauen Zeitgenossen spürbar genug unterscheidet; sein Satz wird in der Weißglut seelischer Hochströme gegossen, vor der es den in animalischer Wärme vegetierenden Geistern heiß in die Stirne steigen müßte. Nenne man es meinetwegen Intensität; es ist ganz einfach das, was beim Lesen auf uns einströmt und bloß vor den Dämmen schicksalsgewollter Verständnislosigkeit zurückwellt.»

Max Rychners Eloge hat bei Hugo v. Hofmannsthal nichts als Verwunderung ausgelöst, wie er ihrem Verfasser schrieb; denn er hielt Kraus offenbar einer ausführlichen Studie nicht wert, betonte, wie wenig er von Urteilskraft und Substanz – bei gelegentlichem Schwung und Witz – des «Fackel»-Herausgebers hielt. Es ist höchst eigenartig, daß ausgerechnet Hofmannsthal das sechs Jahre später geprägte Dictum Benjamins über die Kraussche Trennung von Information und Kunstwerk über den Autor, der «nie eine Meinung vertritt», vorwegnahm: «Es war nichts in ihm, auch kein Wille, sich zu fundieren, nichts als ganz kurze Zwecke und Absichten. Wäre aber auch irgendeine Substanz in ihm gewesen, so hätte er sie vergeudet; keine Individualität verträgt ein Dasein, das nur auf Polemik gestellt ist, und nicht einmal Polemik reeller Art, die auf Herbeiführung politischer Veränderung ausgeht, sondern eine Polemik, die sich immer gegen den Schein und die Form von Dingen richtet, aber selber von diesen Scheinen und Formen nicht loskam.»

Aber das Opfer der Rychner-Hymne, trotz der besten Beziehungen zu dem Verlag, wird den Text nicht gekannt haben, denn

«Ich
lese keine Manuskripte und keine Drucksachen
brauche keine Zeitungsausschnitte,
interessiere mich für keine Zeitschriften,
begehre keine Rezensionsexemplare und versende keine,
bespreche keine Bücher, sondern werfe sie weg,
prüfe keine Talente,
gebe keine Autogramme,
wünsche nicht besprochen und nicht genannt, nicht nachgedruckt, propagiert oder verbreitet [...] zu werden, in keinem Katalog, in keiner Anthologie, in keinem Lexikon vorzukommen.»

Daß dieser an Ruhm und Nachruhm so uninteressierte «zürnende Magier und weise Hohepriester der Wahrheit», wie Trakl ihn nannte, nun aber die Festschrift zu seinem 60. Geburtstag nicht gekannt haben sollte, ist unwahrscheinlich. Sie erschien, «herausgegeben von einem Kreis dankbarer Freunde», 1934 im Verlag der Buchhandlung Richard Lanyi. Jacques Brindejont-Offenbach schreibt darin: «Glücklicher, glücklicher Karl Kraus, der Sie in Ihrem Turm von Kristall und Elfenbein wohnen mit Ihren Träumen und Ihren Enttäuschungen, und der Sie niedersteigen können zu jenen, die nicht zu Ihnen hinaufzugelangen vermögen.» Für Karel Čapek ist Kraus «der größte Lehrmeister», Alban Berg feiert ihn «als einen der größten österreichischen Künstler, als einen der größten deutschen Meister», und ein (seit 1931) Arbeitsloser schreibt an den «Hochverehrten Herrn»: «In diesem Sinne dulden Sie den Dank des Namenlosen, der in Ehrfurcht ihre Hand faßt, die ihm aus der Trostlosigkeit des Erwerbslebens und der noch größeren des öffentlichen Lebens in das Reich des Geistes die Bahn wies.»

Nicht allein der Ton ist interessant an diesen Gedenkworten; aufschlußreich sind sie vor allem durch das, *was* sie hervorheben. Der große Zeitsatiriker, der Mann, der in seinem Selbstverständnis gern dem Wort Kierkegaards folgte, daß «ein einzelner Mensch seiner Zeit nicht helfen oder sie retten kann, [...] aber ausdrücken kann, daß sie untergeht», war für seine Anhänger der Bewohner eines «Turmes von Kristall und Elfenbein», einer, der den Opfern der Weltwirtschaftskrise keineswegs Einsicht in die Lage der arbeitenden Klasse vermittelte, sondern «Wege aus der Trostlosigkeit des Erwerbslebens» wies. Und keineswegs liegt hier Zufall, gar Mißverständnis vor.

Die Sprachbesessenheit, die Ausschließlichkeit, mit der Karl Kraus dem Rausch und der Sucht des Wortes opferte, wurde nicht Mittel zur Erkenntnis, sondern Barriere. Die Faszination, die Sprache auf Kraus ausübte, setzte frühzeitig ein; schon aus der Schulzeit stammt der absonderliche Bericht des Professor Sedlmayer (der später in der «Fackel» verewigt wurde): «Im Frühjahr 1887, an einem Sonntagnachmittage läutete bei mir die Türglocke. Ich öffnete, und Einlaß heischend stand vor mir der kleine schmächtige Tertianer Karl Kraus. Ich [...] lud ihn ein [...] und fragte nach seinem Begehr. ‹Ach, Herr Professor›, klagte der Kleine, ‹mir ist es so leid, daß ich gar so schwach im Deutschen bin; möchten Sie mir nicht einen Rat geben, wie ich mich bessern könnte?› ‹Nun›, erwiderte ich lächelnd, ‹da zensieren Sie sich ja selbst strenger, als ich Sie zensiere; ich könnte nicht sagen, daß ich mit Ihnen unzufrieden bin.› ‹Ach ja, wenn ein Gedicht zu memorieren oder eine Partie Grammatik zu lernen ist, das kann ich freilich; aber schreiben kann ich nicht; ich habe keinen Stil; und drum möchte ich Sie bitten, mir ein Aufsatzbuch zu empfehlen, aus dem ich den deutschen Stil lernen könnte.›»

Man weiß, daß Kraus noch nach 40 Jahren die Namen seiner Mitschüler in alphabetischer Reihenfolge hersagen konnte – Schulzeit und Lesebuch waren der Beginn eines mythischen Sprachopfers, in dessen sakralem Feuer bis hin zum Theaterstück «Die letzten Tage der Menschheit» oder der eifervollen «Dritten Walpurgisnacht» Verstehen und Analyse vergingen.

(Walter Benjamin nennt ihn sogar einen «Epigonen des Lesebuchs» und weist nach, wie weit der Stilist und Literat Kraus abhängig war von «Siegfried's Schwert», «Das Grab im Busento» oder «Wie Kaiser Karl Schulvisitation hielt»). Kraus' Gestus schwankt zwischen Gebet und Aphorismus, sein Stil und seine Ausdrucksmöglichkeiten tradieren beides. Sogar sein bieder-kritikloser Biograph Paul Schick muß, bei der Untersuchung des Antikriegsgedichts «Es werde Licht», zugeben: «sein Verhältnis zur Sprache war ein religiöses»:

«Bin so viele Jahre schon und Nacht für Nacht
in einem Unterstand gesessen.
Und habe dennoch nicht vergessen,
daß Gott der Herr den Tag gemacht.»

Es soll hier nicht Kraus' Austritt aus der Jüdischen Gemeinde (12. Oktober 1899) und seine Konversion zum Katholizismus überinterpretiert werden (er trat später aus der katholischen Kirche wieder aus), aber natürlich ist dieser ganz unerzwungene – und von ihm erst nach dem Weltkrieg zugegebene – Schritt Ausdruck seines Wunsches nach Bindung, wenn nicht Verklärung. Wichtiger als dieses gern zum biographischen Detail heruntergespielte Indiz ist Kraus' sprachliches Selbstverständnis. Seine – durchweg zweitrangige – Lyrik enthält besonders zahlreiche Reflexionen über den sprachlichen Schaffensprozeß; für ihn ist Dichten gleichsam ein philologischer Umweg auf der Rückkehr ins verlorene Paradies:

«Die Sprache tastet wie die Liebe im Dunkel der Welt
einem verlorenen Urbild nach.
Man macht nicht, man ahnt ein Gedicht.»

«Im Dunkel gehend, wußtest du ums Licht,
Nun bist du da und siehst mir ins Gesicht.
Sahst hinter dich und suchtest meinen Garten.
Du bliebst am Ursprung. Ursprung ist das Ziel.

Du, unverloren an das Lebensspiel,
Nun mußt, mein Mensch, du länger nicht mehr warten.»

Peter Rühmkorf machte in einer kritischen Studie zu Kraus' Aufsatz «Der Reim» darauf aufmerksam, daß die Kraussche Lehre vom Reim als einer organischen Einheit aus Zusammenhang und Zusammenklang deutlich die bürgerliche Glaubensdreiheit des Guten, Wahren und Schönen verrät: «Daß ihm ‹der soziologische Bereich nie transparent wird›, hat schon Walter Benjamin in seiner Kraus-Abhandlung hervorgehoben, und, in der Tat, in dem Maße, wie ihm die Sprache zur Ur- und Natursache sich verklärt, verschließt sich das Bewußtsein der historischen Wahrheit. Daß das Kunstgesetz womöglich nicht nur zwischen dem Individuum und der Sprache auszuhandeln sei, lag außerhalb seines Erkenntnisvermögens. [...] Daß die Meinung, das dichterische Individuum könne in der Sprache zu sich selber finden, womöglich nur eine Ableitung, die Antizipation eines Naturrechtes der Sprache ein Kunstprodukt, der Glaube an eine innere Notwendigkeit des Verswerkes ein Derivat des bürgerlichen Idealismus sein könnte, fiel ihm nicht ein.»

In dem Band «Worte in Versen» stehen die beiden aufschlußreichen Gedichte «Arbeit» und «Der Tag» hintereinander abgedruckt, eine Art von lyrischem Protokoll seines Tageslaufs (bekanntlich arbeitete Kraus fast immer die Nacht hindurch); nach einem Blick durchs Fenster – also einem Blick auf die Realität –, der eher irritiert und ablenkt, heißt es dann: «Und ich geh zurück an mein Gebet.» Arbeit – Gebet: das ist die kürzeste Formel für Kraus' Irrationalismus, für seine Beziehung zur Sprache, die Versenkung, Entrückung eher war denn Mittel der Erhellung, der – horribile dictu – Aufklärung gar. Kraus war ein Gegenaufklärer; was zu beweisen wäre.

Untrügliches Zeichen des Irrationalismus ist die Personalisierung jedes Problems – ob moralisch, wirtschaftlich oder politisch; von der Möglichkeit, Zusammenhänge, Kausalitäten zu erkennen, wird nicht Gebrauch gemacht. «Erst die wirkliche Erkenntnis der Naturkräfte vertreibt die Götter oder den Gott aus einer Position nach der anderen» (Engels). Auf Kraus angewandt hieße das, seine Minigötter und Zwergdämonen – Harden, Bahr, Ehrenstein, Benedict usw. – wären vom «Ereignis» zum Typ avanciert, zum Repräsentanten, wenn Kraus «die Naturkräfte» – also die Kräfte der Gesellschaft – erkannt hätte. Es wäre ihm, wer weiß, vielleicht sogar etwas zu Hitler eingefallen...

Der Reduktionsprozeß vom großen Sprachschatz über das Kleingeld Aphorismus zur Sprachlosigkeit ist ebenso aufschlußreich wie konsequent. Der Aphorismus, den Kraus selber – in einem Aphorismus – als halbe oder anderthalbe, nie ganze Wahrheit charakterisiert, ist eben jenes Sprachmittel, das allenfalls zur diagnostischen Beobachtung führen kann. Nicht zufällig fällt hier das Wort des Medizinmannes: «Diagnose» – die «Aphorismi» des Hippokrates gelten als älteste Belege der Gattung und sind durchaus medizinische Ratschläge, wie auch die spätere Sammlung des Johannes de Mediolano «Regimen sanitatum Salernitatum». Von der Medizin her also, vom Versuch, ein Krankheitsphänomen in kurzer Chiffre festzuhalten, stammt der Begriff Aphorismus. Er ist die Fixierung eines Tatbestandes, nicht seine logische Aufschlüsselung, seine De-Chiffrierung. Typischerweise ist ja auch der Aphorismus Lichtenbergs geprägt von der eher pietistisch-irrationalistischen Reaktion auf die Aufklärungsphilosophie. (Man erinnere sich auch der eigentlichen Wortbedeutung von aphorizein = abgrenzen.)

Tatsächlich geht kaum einer der hochgerühmten, vielgepriesenen und mundschleicherischen Krausschen Aphorismen über den Wortwitz hinaus. Monogamie mit Einheirat zu übersetzen, den Parlamentarismus die Kasernierung der politischen Prostitution zu nennen oder von der Unergründlichkeit der Oberflächlichkeit des Weibes zu sprechen – das sind glänzende Wortspiele, mit großen Schleiern der Koketterie, der gefälligen Selbstbeobachtung; sie grinden und mahlen und knirschen, aber sie machen nicht sehend. Wenn Kraus vom «Heiligen Verteilungskrieg» spricht, denkt er leider nicht an die weltkriegsräuberische Neuaufteilung der Märkte, sondern er macht einen Witz über fouragierende Oberleutnants; und wenn er «chlorreiche Offensiven» verkündet, ist nicht von den Vorläufern der IG-Farben die Rede.

Da ist viel Listiges, Verdrehtes und vom Kopf auf die Füße und wieder auf den Kopf Gestelltes, gewiß; da ist auch manch gut Erinnertes: «Man lebt nicht einmal einmal» kennt man zum Beispiel schon von Rückert; da ist viel Biertischulk oder Heurigenschäkerei, auch mancher Treffer – wer freute sich nicht, wenn es über Stefan Zweig heißt «aufgewachsen bei Opitz» –; da gibt es aber nichts, das unserer Zeit in ihrer verschlungenen Sprache auf die Schliche gekommen wäre: zur Fremdenwerbung der Nazimörder zu schreiben «Germany invites you. Aber dann gab's Haudujudu» ist in seiner Banalität fast ebenso schlimm wie die Sache, um die es geht. Albert Ehrenstein nannte so etwas: «Noch ein Apokalypserl gefällig, der Herr?»

Es ist eben nicht Polemik, denn die müßte ein Ziel haben, einen «utopischen Überschuß», sondern der Kampf gegen eine sterbende Welt – für eine tote. Kisch sagte das einmal und zeigte, daß die Grenze dieses Stils darin liegt, daß allenfalls gezeigt wird, was ist – oder, was nicht so sein sollte, aber nie, was sein könnte. Polemik ohne den Antrieb des Progressiven ist ornamental: «So wie Karl Kraus, dieser antiliberale, mutige Polemiker weder antiliberal noch mutig war, so war er auch kein Polemiker. Er war es nur in dem Sinne, daß seine Schöpfungen die Form von Polemiken trugen, aber das, wogegen er polemisierte, war von niemandem bestritten. Vorzugsschüler, der er bis zum Tode blieb, trat er für Goethe ein, für Shakespeare, für Schiller und andere Klassiker, die schon in der Schule empfohlen werden, für Offenbach, dessen Hoffmanns Erzählungen nie vom Repertoire der Opernbühnen verschwunden war und dessen Operetten als Ausstattungsstücke von Max Reinhardt ohnehin eine Renaissance erlebten, und schließlich für Zeitgenossen, die anerkannt, wenn nicht gar überschätzt waren. Selbst seine antikriegerische Haltung während des Krieges war nicht eindeutig. Zunächst stellte er sein Blatt ein, weil er glaubte, daß er unter Kriegszensur nicht werde polemisieren können. Später, als er sah, wie der Pazifismus selbst von Tageszeitungen, selbst in Gerichtsreden (wie in derjenigen Friedrich Adlers) unbehelligt verfochten und gedruckt werden konnte, verfocht er ihn grandios. Aber seine

‹Letzten Tage der Menschheit› erschienen nicht etwa zur gleichen Zeit mit Barbusses ‹Feuer›, sondern erst nach dem Kriege.»

Das Bewegungsgesetz der Welt war für Karl Kraus die Rotation – die bekanntlich zu nichts führt, außer, zum Beispiel, zu Zeitungen. So litt er an diesem Sekundäraffekt, bekämpfte die Zeitung statt die Zeit. Als im April 1899 die erste Nummer der «Fackel» erschien, hieß es im Leitartikel auf der ersten Seite: «In einer Zeit, da Österreich noch vor der von radikaler Seite gewünschten Lösung an akuter Langeweile zugrunde zu gehen droht, in Tagen, die diesem Lande politische und soziale Wirrungen aller Art gebracht haben, einer Öffentlichkeit gegenüber, die zwischen Unentwegtheit und Apathie ihr phrasenreiches oder völlig gedankenloses Auskommen findet, unternimmt es der Herausgeber dieser Blätter [...], einen Kampfruf auszustoßen. Der ihn wagt, ist zur Abwechslung einmal kein parteimäßig Verschnittener, vielmehr ein Publizist, der auch in Fragen der Politik die ‹Wilden› für die besseren Menschen hält. [...] Das politische Programm dieser Zeitung scheint somit dürftig; kein tönendes ‹Was wir bringen›, aber ein ehrliches ‹Was wir umbringen› hat sie sich als Leitwort gewählt.»

Es war die falsche Lanze, und sie war falsch eingelegt, zumal Kraus nie versuchte, «etwas» umzubringen, sondern immer «jemanden». Von dem, was um die Jahrhundertwende Zeit und Sprache und Denken, Moral und politischen Willen formte oder verformte, kommt hier nichts vor. Zum Burenkrieg oder zu Chamberlains «Grundlagen des 19. Jahrhunderts», zum Inkrafttreten des BGB in Deutschland oder dem zweiten deutschen Flottengesetz (zur stärksten Erweiterung der deutschen Flotte bis 1917), zur Nobelpreis-Verleihung an Wilhelm Röntgen, zu Lenins und Plechanows Gründung der Zeitschrift ISKRA oder Eduard Bernsteins «Voraussetzungen des Sozialismus» – um nur einige wenige Daten aus den Jahren 1899–1901 zu nennen – stand kein Wort in der «Fackel». Die Mächte der Zeit, degeneriert zum Wort-Gemächt, traten dort nicht auf. Karl Kraus handelte ab; zum Handeln wurde nicht einmal gerufen.

Mit Recht macht Kisch in seinem sachlichen, aber vernichtenden Kraus-Aufsatz darauf aufmerksam, daß ausgerechnet Karl

Kraus, der zeit seines Lebens den Fluch Gottes auf die «Neue Freie Presse» herabgefleht hatte, jene am infamsten schmähte, die bei der Wiener Revolution 1918 die Redaktionsräume besetzten (ein Gerücht lautete, daß Kisch den diensthabenden Redakteur, seinen jüngeren Bruder Paul, mit der Pistole vertrieben und dieser geantwortet habe: «Ich weiche der Gewalt, aber ich sag's der Mutter»). Kraus allerdings, einstiger Mitarbeiter, der entlassen worden war, weil er einen seiner vom Feuilletonchef Theodor Herzl gestrichenen Artikel nachts wieder ins Blatt geschmuggelt hatte, verhöhnte die Revolutionäre von 1918, die eben nicht nur witzelten, sondern etwas *tun* wollten: «Jene, die die ‹Neue Freie Presse› besetzten, taten es, weil sie auf andere Weise nicht hineinkommen konnten.»

Schon 1912 hatte Arthur Schnitzler die Antriebskraft des boshaften kleinen Mannes benannt: «Ist es irgend etwas anderes als Eitelkeit, Rachsucht und Galle, die ihn zum Satiriker macht? Was in ihm wirksam ist, von Früh bis Abend, im Rhythmus seines Bluts, ist Rachsucht und Eitelkeit. Und er müßte niemandem dankbarer sein als denen, die diese Eitelkeit verletzen, diese Rachsucht aufwühlen. Sie begeistern ihn zum Besten, was sein Talent zu geben vermag. Er beschimpft nicht nur den, gegen den er sich eben wendet, auch alle, die nicht seiner Ansicht sind, begeifert er, so daß man fast von dem Versuch einer Erpresser- und Schreckensherrschaft sprechen dürfte, wenn nicht allzuviel Unbewußtes mitspielte. Und wenn jedes Wort wahr wäre, das er schreibt (und das werden nach den zahlreichen erwiesenen Verleumdungen, deren er sich schuldig macht, auch seine Freunde nicht zu behaupten wagen), durch all das, was er verschweigt – in Zusammenhängen, wo es ausgesprochen werden müßte – gegen besseres Wissen und Gewissen, hat er es verwirkt, ein großer Satiriker zu heißen.»

Dagegen greift er von Beginn an publizistisch in den Revisionsprozeß gegen Dreyfus ein, der 1899 in Rennes stattfindet, und gibt dem 74jährigen Wilhelm Liebknecht – ein Jahr vor seinem Tode – Raum zu einem unerhörten Angriff auf Dreyfus und seine Verteidiger, wobei man sich vergegenwärtigen muß, daß dieser Prozeß sich längst von seinem eigentlichen «Objekt» abgelöst hatte und die Verurteilung Dreyfus' einem internationalen Sieg des Antisemitismus gleichgekommen wäre. (Zwei Jahre später sollten die berüchtigten «Protokolle der Weisen von Zion», eine antisemitische Fälschung der russischen Geheimpolizei, eine neue Welle des Antisemitismus bis hinein nach Deutschland auslösen.) Karl Kraus aber identifizierte sich in einem Vorspann mit Liebknechts «Dreyfus ist schuldig»-Thesen; er hat sich von der ersten Minute der «Fackel» an in eine Figur verrannt, an einer Person heißgehaßt: er hat nicht mit kühlem Verstand Tendenzen und Zerrüttungen dieser Welt analysiert, sondern nur Laut-Krusten moniert. Zola war ihm wohl zu schrill. Leopold Lieglers Hagiographie hält denn auch die Äußerung des Meisters fest, daß seine unbedingt *geistige* Einschätzung jeder menschlichen Leistung an politische Probleme nicht heranreichen könne und man sich an den Menschen versündige, wenn die Lebensnotwendigkeiten als ein Letztes und Endgültiges, als ein den Geist Bindendes hingestellt würden.

Mit solchem Rüstzeug ist es freilich schwer, zum Beispiel einem Heinrich Heine beizukommen. Prototypisch für eine einsichtslose – und damit aussichtslose – Kritik ist Kraus' Aufsatz «Heine und die Folgen»; nicht nur kann man auf 33 Seiten einen Jahrhundertkerl nicht «erledigen», man kann einen Autor wie Heine auch gar nicht begreifen, be-greift man nur seinen Stil. Der Satz, Heine habe der deutschen Sprache so sehr das Mieder gelockert, daß heute alle Kommis an ihren Brüsten fingern könnten, hat soviel Witz, wie man ihn im Kaufhaus bei den Miederwaren-Kommis erwarten kann. Heines Prosa, die Kraus ganz ohne die Spur eines Beweises «Witz ohne Anschauung und Ansicht ohne Witz», seine Poesie, die er «Operettenlyrik» nennt, wird zwar «zur Strecke gebracht», aber nicht analysiert, nicht ergründet. Kraus macht aus Heine ein Feuilleton. Ob Heine oder Tucholsky, ob Kerr oder Harden – Kraus duldet nicht, daß ein anderer mit der Sprache spielt. Schuldig bleibt er seinen Lesern durchaus, Tadel gegen Erkenntnis, Verdikt gegen Interpretation abzuwägen. Gegen das «Heinisieren» polemisierten vor ihm schon andere, Fr. Th. Vischer etwa in seinen «Kritischen Gängen» bei der Kritik an Herweghs frühen Gedichten, wobei er vor allem den Autor des «Buchs der Lieder» im Auge hatte, den frühen, unpolitischen Heine also. Es ist wohl kein Zufall, daß Kraus die «Reisebilder» in seiner Polemik ganz außer acht läßt: hier wäre Gelegenheit, ohne Schabernack und Augenzwinkern das Entstehungsgesetz einer literarischen Form zu bestimmen.

Schon 1826 klagte Heine, daß ein Dichter, der nicht genau wisse, ob er Hildburghausenscher, Meiningischer oder Altenburgischer Untertan sei, schwerlich ein nationales Heldenlied hervorbringen könne. Die «Reisebilder», eine Art literarischen Versuchs, Deutschland zu einigen, sind politische Publizistik – schon die «Briefe aus Berlin» erschienen 1822 als Folge im «Rheinisch-Westfälischen Anzeiger», der Aufsatz «Über Polen» ebenfalls als Zeitungsartikel 1823 in der Berliner Zeitschrift «Der Gesellschafter oder Blätter für Geist und Herz». Und aus Heines Briefen an Karl Immermann und an Moses Moser geht deutlich hervor, daß er bewußt diese literarische Form als Vehikel unbequemer politisch-nationaler Ideen benutzte, als Propagandainstrument für die Gedanken der Französischen Revolution. Heine steht damit in einer spezifischen literarischen Tradition, ob man nun an Herders «Journal meiner Reise im Jahre 1769», an Goethes «Italienische Reise» oder Seumes «Spaziergang nach Syrakus» denkt: in allen diesen Fällen ist die Reisebeschreibung ein politisches Belehrungs- oder Lehrinstrument, eine Möglichkeit, aus Information politische und soziale Kritik zu münzen. Daß sich eben daraus eine spezifische Literatur*form* bildet, ein höchst bemerkenswertes Amalgam aus subjektiven Eindrücken und Befunden objektiver – meist unbequemer – Realitäten, ist Kraus entgangen.

In einer fundierten Untersuchung ist die Münchner Germanistin Mechthild Borries den intellektuellen und ästhetischen Strukturen nachgegangen, die Kraus' Heine-Bild zugrunde liegen. Sie macht deutlich, daß Kraus in seiner ungebrochenen Sehnsucht nach Kindheit, Natur, ewiger Harmonie und zeitloser Verzücktheit nur vorgeprägte literarische Ausdrucksmöglichkeiten akzeptieren konnte – so, wie sie ihm auch selber zur Verfügung standen:

«Wie wird mir zeitlos. Rückwärts hingebannt
weil' ich und stehe fest im Wiesenplan,
wie in dem grünen Spiegel hier der Schwan.
Und dieses war mein Land.
Nicht weiter will ich. Eitler Fuß, mach Halt!
Vor diesem Wunder ende deinen Lauf.
Ein toter Tag schlägt seine Augen auf.
Und alles bleibt so alt.»

Wichtiger aber ist, daß Kraus die Heinesche Attitüde des Gegenpathos weder formal noch ideologisch begriffen hat, jene antiklassische (anti-Weimarsche) Haltung ironischer Subjektivität, die «die Desillusionierung als Distanzierungsmöglichkeit zur pervertierten Realität» sieht. Der Heinesche De-Identifikationsprozeß ist weder – wie Kraus meint – Halbweltschmerz noch Zynismus, er ist ein politischer Vorgang, und dem entspricht die gebrochene Form. Ein Vers wie

«Von Köllen bis Hagen kostet die Post
Fünf Taler sechs Groschen preußisch.
Die Diligence war leider besetzt,
und ich kam in die offene Beichais»

kann von Kraus nur als «Klapperstrophe» verstanden werden, weil er einen extremen Harmonieverlust anzeigt, Kraus aber Vers und Reim und Literatur als Harmonieersatz sieht. Der unreine Reim «preußisch-Beichais» – sagt Mechthild Borries in ihrer Untersuchung – ist eben nicht «verantwortungslose Leichtfertigkeit», sondern ein Versuch, durch die sprachliche Form des Reimbruchs eine differenzierte Bewußtseinslage sowohl zu vermitteln als auch zu erzeugen: «Daß der Reimzwang im Ohr des Lesers das ‹preußisch›-‹Beichais› zu ‹preußäsch›-‹Beißäsch› umfunktioniert, soll einen komischen Effekt auslösen: die witzige Formulierung der ‹Beichais› wirkt auf das ‹preußisch› zurück und macht dieses lächerlich. Heines lebenslanger Spott über Auswüchse der preußischen Zucht und Strenge ist damit auch in der formalen Gestaltung verdeutlicht. Stilmittel wie unechte Reime und fehlende Silben werden angewandt, um die Ironie des Ganzen zu verstärken. Derartige, bewußt eingesetzte ironische Zwischentöne dringen nicht in Kraus' Ohr ein, das Lyrik vornehmlich in den Klängen eines reinen Stils empfängt.»

Karl Kraus hat sich immer wieder, auch seine vordergründige Heine-Demontage zeigt es, der Chance begeben, Ursachen und Zusammenhänge zu erkennen. Kausalität wird bei ihm zierlich verrührt zur ‹cause célèbre›. Die große Heine-Kritik bleibt ein 33 Seiten langer Aphorismus, ein Capriccio. Aber auch Bahr oder Kerr oder Harden mußten «erledigt» werden. Es ist merkwürdig, daß Kraus nie von seinem Widersacher Harden loskam – und ihn nie los wurde, denn genau dessen Polemik-Stil, dessen denunziatorische Gebärde wurden Stil und Gebärde des feindlichen Bruders in Wien.

Das tiefverankerte Status-quo-Denken, der Wunsch nicht nach Veränderung, gar Umsturz, sondern nach dem «besseren König», die bißwütige Kritik am Phänomen neben dem blindwütigen Übersehen, ja Ignorieren der Ursachen, markierten Harden und seine «Zukunft» ebenso wie Kraus und seine «Fackel» (die ja aus gemeinsamer Beratung hervorging). Kraus' Lieblingsfall wurde Maximilian Harden, wie dieser im homosexuellen Fürsten Eulenburg den seinen hatte. Die interessante Überlegung – gleichgültig, ob der Fürst nun die Gärtner den Blumenmädchen vorzog –, welchen Einfluß diese reaktionäre Hofcamarilla zum Beispiel auf den preußischen Staat hatte, kam bei Harden nicht vor; ihn, und außer ihm eigentlich niemanden, interessierte, was nächtens im Bett des Fürsten geschah oder am Tage auf dem Starnberger See. Der Wilhelminismus wurde nicht in Frage gestellt, sondern interessant gemacht. Was dem einen der Phallus, das war dem anderen die Feder: Kraus berauschte sich am Schlachtfest, das er mit dem Stil Hardens anrichten konnte; er erfand nicht nur das Wort «Herr» als Beleidigungstitel, er erfand auch die Übersetzungen aus dem Deutschen ins Deutsche, was, fürwahr, im Fall Harden lohnend und amüsant war, wenn man links den «Zukunfts»-Schwulst und rechts den nüchternen Sinn las:

«Herr Gröber runzelt über dem Bartdickicht die Stirn	Herr Gröber, der einen dichten Bart hat, runzelt die Stirn
Den Sitz Konstantins erklettern	Den byzantinischen Thron besteigen
Der Kongreß der von Bonapartes Tatze zerstückelten Europa	Der Wiener Kongreß
Ein vom deutschen Volk Abgeordneter	Ein deutscher Abgeordneter
Die für den Kaiser gedeckte Tafel wird mit allen Wundern südlichen Lenzes geschmückt	An der Hoftafel wird junges Gemüse serviert
Unterm Wonnemond ein borussisches Sodom bezetern	Im Mai über preußische Sittenverderbtheit klagen
Onans Schatten schleicht durch Schulen und Internate	In Schulen und Internaten gehts zu
In dem rotwangigen Weißkopf zitterts vor verhaltener Erregung	Bernstein ist aufgeregt
Ungefähr dreißigmal haben Polizei und Gericht ihn gepönt	Der Riedel ist leider vorbestraft
Des Sexualtriebes Befriedigung hat die junge Seele schon gekitzelt	Der Riedel war keine Unschuld mehr
Die Herren, die vom Mann heischen, was dem Normalen das Weib gewährt	Die Homosexuellen
Das Ohr läßt von außen her keine Schallwelle durch das ovale Fenster ins knöcherne Labyrinth	Man hört nichts

Die Magennerven langen nach Futter	Man ist hungrig
Das Gefäß, dem ein Kindlein entbunden werden kann, mag Eifersucht bewachen	Auf eine Frau kann man eifersüchtig sein
Die im Pflichtbett lieblos gezeugte Brut	Die Kinder verheirateter Homosexueller
Die weit von der Norm abbiegende Wesenskurve verhüllen	Den homosexuellen Trieb verbergen
Im Hagestolzenheim, das dem Tarifeden einer Luxusdirne ähnelt, neben dem breiten Himmelbett das neueste Buch des just in die Mode gelotsten Sexualmystagogen haben	In seiner eleganten Junggesellenwohnung sich auch geistig beschäftigen (Tarifeden lies Tarif-Eden)
Soll der Schoß deutscher Frauen aus edel gezüchtetem, unerschöpftem Stamm verdorren, weil dem Herrn Gemahl Ephebenfleisch besser schmeckt?	Sollen die deutschen Hausfrauen unbefriedigt ausgehen, weil sie einem kultivierten Geschmack zu langweilig sind?
Der Justizrat fältelt die Wange	Bernstein wird nachdenklich
Der Schänder ehrlich reifender Mannheit	Eulenburg
Die Legender der Grotta Azzurra	Die Gerüchte über Krupp
Ein Thronender	Ein Monarch
Er hat auf einem Bau gefront	Er war Bauarbeiter
Wer dem verführten Mädchen aus voller Kasse des Lebens Notdurft bezahlt	Der Aushälter

Eine, die sich dem Herd verlobt hat	Eine Hausfrau
Über der Löwenbucht verglüht der fünfte Augusttag	Marseille, 5. August
Auf dem Cornicheweg ists leerer als sonst beim Dämmern eines Sommerabends	Ich bin zum erstenmal in Marseille, aber so leer war's noch nie
Das immer hastige Leben der Phokäerstadt scheint in die Herzkammer zurückgedrängt	Marseille ist wie ausgestorben
Zwischen der Rue Honorat und der Cannebière regt sich's	Meine Lokalkenntnis ist verblüffend
Die mit Bouillabaisse und Südwein Genährten	Die Bewohner von Marseille.»

Das ist nicht nur lustig, zänkisch und ein Beutel Zorn vom Zorne Leautauds – es ist auch richtig. Nur, sonderbar: wenn man 60 quälende, keifende, eifervolle Seiten lang das Sausen des Rohrstocks gehört hat, dann tut einem der Schüler leid, und der Lehrer, er mag so viel recht haben wie er will, hat unrecht. Karl Kraus hatte unrecht. Er machte, mit aller Tücke und Bosheit, trotz der Publikation privater Briefe, gar nichts deutlich als dies: Maximilian Harden schreibt schlechtes Deutsch.

Welche Verschleierungsfunktion dieser Entschleierungsjournalismus hatte, beispielsweise, macht Kraus nicht kenntlich; er erkennt sie nämlich nicht. Und wer selber sprachlich so oft danebengreift, wer gleich dreimal – weil er's offenbar so gelungen findet – der jüngeren Dramatik vorwirft, sie «schürze den dramatischen Knoten aus einem Jungfernhäutchen»; wer Harden ein Einkommen von 52 000 Mark jährlich vorrechnet; wer dauernd positive Urteile solcher Autoritäten wie Liliencron, Friedrich Uhl oder Fritz Mauthner über sich zitiert; wer einem Kritiker – R. M. Meyer – die Kastrierung anbietet; wer es offensichtlich geistreich findet, von Bruno Cassirer als dem «Cassirer der

Kunst» zu sprechen oder von Willy Haas als dem «Berliner Annoncenakquisiteur»; wer zum Kronzeugen für die Untaten der «Neuen Freien Presse» Gott und die Welt und Richard Wagner anruft –, dem darf man Karl Kraus zitieren: «Wer einmal lügt, glaubt einem anderen nicht, und wenn der auch die Wahrheit spricht.»

Einmal nur, ein einziges Mal, ist Kraus der wirklich Überlegene – als er sich verbittet, daß Harden auf seine Liebesgeschichte mit der Schauspielerin Annie Kalmar anspielt, sie «einen grotesken Roman nennt»; hier, wo es um Persönliches geht, wo wirklich Verteidigung und Attacke angebracht sind, hat seine Sprache Leidenschaft und Schönheit: «Doch um dieses einen Satzes willen lasse ich ihn nicht mehr los. Hier ist er in der Bahn, auf der er heute in Deutschland mit vollem Dampf fährt – aber durch meine Reiche kommt er nicht unbeschädigt. Hier ist die Gemeinheit am Ende. Und sie zeigt noch einmal, was sie kann. Jetzt erst fühle ich ihre Möglichkeiten, jetzt erst begreife ich den Plan, der ihren Verstößen gegen das privateste Erleben zugrundeliegt: Die Unfähigkeit, vor dem Geist zu bestehen, vergreift sich am Geschlecht. Mein grotesker Roman lag Herrn Harden nicht als Rezensionsexemplar vor, aber er wußte von ihm, weil ich ihn besuchte, wenn ich auf meinen Reisen zu einem Sterbebett in Berlin Station machte. Für die groteske Art dieses Romans leben Zeugen wie Alfred v. Berger, mit dem er so viel über mich gesprochen hat, und Detlev v. Liliencron. Deutschlands großer Dichter weiß, wo der Roman beendet liegt, und hat das Grab in seinen Schutz genommen. Herr Harden in seinen Schmutz. Ich aber sage ihm: Ein Roman, den der andere grotesk findet, kann mehr Macht haben, eine Persönlichkeit auszubilden, als selbst das Erlebnis, von einem Bismarck geladen, von einem Bismarck hinausgeworfen zu sein. Aus den Erkenntnissen dieses grotesken Romans erwuchs mir die Fähigkeit, einen Moralpatron zu verabscheuen, ehe er mir den grotesken Roman beschmutzte. Was weiß er denn von diesen Dingen! Von ihm hätte ich nicht gelernt, die unauslöschliche Schmach dieses Zeitalters zu fühlen, dessen Männer Iris-Beete verunreinigen. Bei dem Gedanken zu erbleichen, welcher Art von Menschheit

Frauenschönheit als Freudengabe in den Schoß gefallen ist! Herr Harden ist tot – der groteske Roman lebt! Er hat die Kraft, immer wieder aufzuleben, und ich glaube, ich verdanke ihm mein Bestes. [...] Für seine Kritik meines grotesken Romans wird er mir Rede stehen. Nicht in seinem Blatte. Denn dies könnte meine Gegenrede bewirken, und er ist von meiner Unerschöpflichkeit überzeugt. Er wird nicht. Aber jetzt ist der Augenblick gekommen, wo sich dem Motiv des Undanks wirklich das der Rachsucht gesellt. Die vertrete ich nicht publizistisch. Doch verspreche ich ihm: Wenn er wieder einmal nach Wien kommen sollte und Frauenvereine durch das Feuerwerk seiner Belesenheit aufregen wird, wenn er sich am Schlusse des Vortrags mit Fragezetteln bewerfen und seine Herzensabwesenheit als Geistesgegenwart bewundern läßt, dann wird ihm diese Frage gestellt werden: Glauben Sie, daß einer schon darum kein Dummkopf ist, weil er es vorzieht, ein Schweinehund zu sein? Halten Sie nicht den für einen Schuften, der ohne Nötigung an das privateste Fühlen eines Anderen greift, und ohne das Bedenken, selbst ein Grab zu beschmutzen? [...] Er ahnt gar nicht, und niemand ahnt es, welcher Gesetzesübertretungen ich fähig bin, wenn es gilt, einen grotesken Roman gegen einen nichtswürdigen Rezensenten zu schützen!»

Keineswegs aber ist Karl Kraus, der heute gern und viel zum Säulenheiligen der Sprache, zu ihrem Hohepriester ausgerufen wird, ein Stilist von hohen Graden. Seine Sätze sind oft berauschend, betäubend, eifervoll und voller Schaum. Er begräbt Meinung und Verständnis unter Halden von Vokabeln. Auch Karl Kraus läßt sich «übersetzen»:

«In dieser großen Zeit, die ich noch gekannt habe, wie sie so klein war;	Am 1. 8. 1914 ist der Krieg ausgebrochen, und ich bin am 28. 4. 1874 geboren
die wieder kleinwerden wird, wenn ihr dazu noch Zeit bleibt;	wir werden den Krieg nicht gewinnen
und die wir, weil im Bereich	es geht uns nicht gut

organischen Wachstums derlei Verwandlung nicht möglich ist, lieber als eine dicke Zeit und wahrlich auch schwere Zeit ansprechen wollen;

in dieser Zeit, in der eben das geschieht, was man sich nicht vorstellen konnte, und in der geschehen muß, was man sich nicht mehr vorstellen kann, und könnte man es, es geschähe nicht –;

ich – und alle andern: ‹man› – hatte vor dem 1. 8. 1914 nichts begriffen

in dieser ernsten Zeit, die sich zu Tod gelacht hat vor der Möglichkeit, daß sie ernst werden könnte;

ich – und alle andern – haben nur Witzchen gemacht

von ihrer Tragik überrascht, nach Zerstreuung langt, und sich selbst auf frischer Tat ertappend, nach Worten sucht; in dieser lauten Zeit, die da dröhnt von der schauerlichen Symphonie der Taten, die Berichte hervorbringen, und der Berichte, welche Taten verschulden: in dieser da mögen Sie von mir kein eigenes Wort erwarten. Keines außer diesem, das eben noch Schweigen vor Mißdeutung bewahrt.

Ich weiß nichts Vernünftiges zu sagen. Ich arbeite nicht bei der NEUEN FREIEN PRESSE

Zu tief sitzt mir die Ehrfurcht vor der Unabänderlichkeit, Subordination der Sprache

Ich weiß nichts zu sagen; ich denke viel

vor dem Unglück. In den Reichen der Phantasiearmut, wo der Mensch an seelischer Hungersnot stirbt, ohne den seelischen Hunger zu spüren, wo Federn in Blut tauchen und Schwerter in Tinte, muß das, was nicht gedacht wird, getan werden, aber ist das, was nur gedacht wird, unaussprechlich

Erwarten Sie von mir kein eigenes Wort. Weder vermöchte ich ein neues zu sagen, denn im Zimmer, wo einer schreibt, ist der Lärm so groß, und ob er von Tieren kommt, von Kindern oder nur von Mörsern, man soll es jetzt nicht entscheiden. Wer Taten zuspricht, schändet Wort und Tat und ist zweimal verächtlich. Der Beruf dazu ist nicht ausgestorben.

Ich bin sprachlos. Es gibt Journalisten (der NEUEN FREIEN PRESSE), die es nicht sind

Die jetzt nichts zu sagen haben, weil die Tat das Wort hat, sprechen weiter. Wer etwas zu sagen hat, trete vor und schweige!

Sprachlos sein ist ehrbar. Ich bin ehrbar.»

Überraschenderweise gerät auch das Mammutspektakel von den letzten Tagen der Menschheit partienweise zum Getöse. Damit ist nicht das Ausbiegen zum «Marstheater» gemeint, sondern die – wenn auch ironisch so benannte – Position des «Nörglers»: das Aufgreifen (und Verwenden) banal-optimistischer Sätze in Negativ-Parolen ist gelegentlich effektvoll, bleibt aber schließlich, was es heißt: Nörgelei. Zahllose Szenen – so die berühmte mit Wilhelm II. und den Generalen, oder die mit Wilhelm II. und Ganghofer – verkommen zum Stammtischzitat («Essen Sie Ganghofer, essen Sie»), zum Kabarett. Aus den Brettern, die die Welt bedeuten, wurden in zäher Laubsägearbeit «Brettl»:

Willichen (weinend):	Muttelchen, Mariechen will nicht dot sein!
Mariechen:	Wir haben Einkreisung jespielt, denn Weltkrieg, und nu –
Willichen (weinend):	Ich wollte doch nur 'nen Platz an der Sonne, da –
Mariechen:	Er lügt!
Willichen:	Ich hab ihren Punkt erfolgreich mit Bomben belegt und nu will se nich dot sein!
Mariechen (weinend):	Nee, is nich, is ne feindliche Lüge, echt Reuter! Zuerst hat er meine Vorstellung genommen, und nu kommt er von der Flanke! Ich habe den Angriff mühelos abjewiesen, und nu sagt er –

Die stetig repetierende Paraphrase, die ohne Nuancierung wiederholten Auftritte von Typen wie der blutrünstigen Kriegsberichterstatterin Schalek, des Monokelleutnants oder jener, die «sich's gerichtet haben», führt zu sprachlicher wie dramaturgischer Monotonie – und damit an den Rand der politischen Neutralität. Ein dramatisches Bewegungsgesetz, das beispielsweise das Tempo des Ereignisses «Krieg» und seiner sozialen wie moralischen Folgen aufnähme, existiert nicht. Die «Reinigung der Leidenschaften» ist ersetzt durch Peristaltik. Ein österreichischer Horror-Bilderbogen entsteht, dessen Figuren denen von Thöny oder Gulbransson ähneln, nicht aber denen von George Grosz. Und etwas den Autor Karl Kraus besonders Kennzeichnendes geschieht hier: Der Dialog, wieviel immer da montiert und zitiert wird, ist nicht sein Medium; auch nicht der Monolog einer geschaffenen Figur, die er sich eigentlich nicht vorstellen kann, der er allenfalls sich vorstellen kann. Nicht in der Rede, im Gespräch, liegt seine Kraft, sondern in der Anrede, in der Ansprache: von großer Schönheit und politischer Deutlichkeit ist der beschwörende Monolog des «Nörglers» am Schreibtisch in der 54. Szene des 5. Aktes. Da ist nichts mehr von der Falschmeldung der metaphysischen Schuld zu spüren, hier spricht jemand mit erhobenen Händen:

«Ich habe eine Tragödie geschrieben, deren untergehender Held die Menschheit ist; deren tragischer Konflikt als der der Welt mit der Natur tödlich endet. [...] Woran aber geht mein tragischer Held zugrunde? War die Ordnung der Welt stärker als seine Persönlichkeit? Nein, die Ordnung der Natur war stärker als die Ordnung der Welt. Er zerbricht an der Lüge; die Wesenlosigkeit, an die er den alten Inhalt seines Menschentums verloren hat, in den alten Lebensformen zu bewähren. Händler und Held zu sein und dieses sein zu müssen, um jenes zu bleiben. Er vergeht an einem Zustand, der als Rausch und Zwang zugleich auf ihn gewirkt hat. Gibt es Schuldige? Nein, sonst gäbe es Rächer, sonst hätte der Held Menschheit sich gegen den Fluch gewehrt, der Knecht seiner Mittel zu sein und der Märtyrer seiner Notwendigkeit. Nun zehrt das Lebensmittel vom Lebenszweck, so verlangt es den Dienst am Todesmittel, um noch die Überlebenden zu vergiften. Gäbe es Schuldige, die Menschheit hätte sich gegen den Zwang gewehrt, Held zu sein und zu solchem Zwecke! [...] So müßt ihr weiter sterben für etwas, was ihr die Ehre nennt oder die Bukowina und wovon ihr nicht wißt, was es ist, was aber wieder nur die Waffe selber ist. Wofür seid ihr gestorben? Hättet ihr alle zusammen Geist genug, um die Kontraste zu spüren, ihr hättet den Leib gewahrt. Was Todesverachtung! Warum solltet ihr verachten, was ihr nicht kennt. Ihr lernt es erst kennen, wenn der Zufall des Schrapnells euch nicht ganz getötet hat oder wenn die kommandierte Bestie, Schaum vor dem Mund, ehedem ein Mensch wie ihr, euch anfällt und ihr die Minute Bewußtsein habt, nun an der Schwelle zu stehn. Und da wagt die kommandierende Bestie euch nachzusagen, ihr hättet den Tod verachtet? Und ihr habt jene Minute nicht genützt, eurem Vorgesetzten zuzuschreien, daß er nicht der Vorgesetzte Gottes sei, der ihm schaffen könne, Geschaffenes ungeschaffen zu machen? Nein, ihr habt euch von ihm, mit Gott, über die Schwelle jagen lassen, wo das Geheimnis beginnt, dessen Verrat kein irdischer Staat verlangen könnte. [...] Denn nie, bis zu dem unentschiedenen Krieg der Maschinen, hat es so gottlosen Kriegsgewinn gegeben und ihr, siegend oder besiegt, verloret den Krieg, der ein Gewinn eurer Mörder ist. Eurer feigen, technisch avancierten Mörder, die nur in der Entfernung vom Schauplatz ihrer Tat töten und leben können. Wie, Du treuer Begleiter meines Worts, mit reinem Glauben zum Himmel der Kunst emporgewandt, mit stiller Wissenschaft das Ohr an ihr Herz legend, du mußtest hinüber? Ich sah Dich an dem Tag, da du auszogst. Regen und der Schmutz dieses Vaterlandes und seine ruchlose Musik waren der Abschied, als man euch in den Viehwagen pferchte! Ich sehe dein blasses Gesicht in dieser Orgie von Kot und Lüge, in diesem furchtbaren Lebewohl eines Frachtenbahnhofs, wo das Menschenmaterial versandt wird durch jenes Machtwort, das die Leiber entfesselt und die Geister gebunden hat und das verurteilte Leben in eine Kinderstube verwandelt, in der Viehknechte spielen! Du sahest nicht aus wie solche. [...] Dies ist mein Manifest. Ich habe alles reiflich erwogen. Ich habe die Tragödie, die in die Szenen der zerfallenen Menschheit zerfällt, auf mich genommen, damit sie der Geist höre, der sich der Opfer erbarmt, und hätte er selbst für alle Zukunft der Verbindung mit einem Menschenohr entsagt. Er empfange den Grundton dieser Zeit, das Echo meines blutigen Wahnsinns, durch den ich mitschuldig bin an diesen Geräuschen. Er lasse es als Erlösung gelten!»

Hier, wo nicht von Bekessy und Benedict gesprochen wird, wo das Ich sich nicht reduziert auf ein Anti-Ich, aus einem Personalpronomen einmal keine Personalpolemik wird, wo dieses Ich ganz absieht von sich selber, da sieht es, begreift, macht sehend. Dies ist, ohne daß er unmittelbar als politischer erscheint, einer der bedeutendsten politischen Texte von Kraus.

Es zeigt sich, daß die Methode, sein eigenes Sonnensystem zu sein, untauglich ist, politische Strukturen oder gesellschaftliche

Substrukturen «aufzudecken», mehr noch: die Realität nur aus zweiter Hand zur Kenntnis nehmen, die Welt als Wollen und Verstellung des Moritz Benedict sehen, heißt schließlich eine Gebrauchtwaren-Weltsicht haben – das Höhnen der Zeitungen und das Gift gegen den falschen Konjunktiv rückten Moral und Vernunft nicht in den Indikativ. Die ausschließlich ad personam exekutierten Polemiken waren in ihrer Übersteigerung gelegentlich banal und wirkungslos – die Freundschaften aber schlossen den Bund des Reaktionären. Es ist wohl doch kein Zufall, daß das letzte Heft der «Fackel», die Nr. 917–922, ein Ausfall gegen links ist – im Februar 1936. Und wenn wir bedenken, wie sehr Karl Kraus Dollfuß bewunderte, daß er bei dessen Tod weinte, dann sind ein paar historische Erinnerungen angebracht, um Zeitverständnis des Zeitungssatirikers zu erkennen.

Am 20. Mai 1932 wurde Engelbert Dollfuß österreichischer Regierungschef. Die Wahlen in Wien vom 24. April 1932 hatten die Sozialdemokraten mit Zwei-Drittel-Mehrheit gewonnen, die Christlich-Sozialen hatten 24 Prozent der Stimmen verloren, die Großdeutschen hatten die beiden letzten Mandate verloren, die Nationalsozialisten hielten 15 %. Am 31. März 1933 löste die Regierung den republikanischen Schutzbund auf, nachdem Dollfuß am 4. März 1933 bereits mit einem Verfahrenstrick das Parlament ausgeschaltet hatte. Am 19. und 20. August traf er sich in Riccione mit Mussolini. Diesem Treffen war eine lange – inzwischen veröffentlichte – Korrespondenz vorangegangen, in der Dollfuß sich Ratschläge für seinen Kampf gegen die Sozialdemokratie holte.

Der Historiker Wilhelm Alff gibt diese Korrespondenz und ihre Folgen in einer Studie «Karl Kraus und die Zeitgeschichte» wieder: «Am 1. Juli 1933 teilte Mussolini Dollfuß seine ‹Idee über die zukünftige Entwicklung der Campagne› mit, die der Bundeskanzler am zweckmäßigsten zu befolgen habe. Er empfahl ihm, ‹ein Programm von effektiven und wesentlichen internen Reformen im entschieden faschistischen Sinn durchzuführen›, und verwies auf die Nützlichkeit einer ‹mehr als zehnjährigen Erfahrung mit dem faschistischen Regime in Italien›. Dollfuß antwortete dem ‹Duce› am 22. Juli 1933, er sei seit der

‹Parlamentskrise› vom März ‹unablässig bemüht, den Boden für die Aufrichtung des meiner Überzeugung nach meinem Lande am besten zusagenden straffen Autoritätsregimes vorzubereiten›. Der Nationalsozialismus sei ihm bei seinem Kampf gegen den Marxismus in den Rücken gefallen. Der Kampf gegen den Marxismus ist ihm – und dies gleitet ihm, auch wenn man den diplomatischen Sprachgebrauch berücksichtigt, allzu leicht in die Feder – somit die Hauptsache. Er freut sich dessen, ‹daß der Marxismus in Österreich so weit zurückgedrängt ist, wie man es sich noch vor einem halben Jahr überhaupt nicht zu erhoffen gewagt hätte›; es sei das Ziel der Regierung, ‹die marxistische Mentalität, marxistische Formen und Organisationen zu überwinden›, und zwar durch ‹Staatspatriotismus und durch berufsständischen Aufbau›. Die im Mai 1933 gegründete ‹Vaterländische Front› werde ‹auf dem Führerprinzip aufgebaut, Führer der Front bin ich selbst›. [...] Die Sozialdemokraten Österreichs wurden immer mehr in die Enge getrieben. Von einer Wiederherstellung des Parlaments war nicht mehr die Rede. Nur die Heimwehren waren vom allgemeinen Aufmarschverbot nicht betroffen. Fürst Starhemberg kündigte vor dem roten Wiener Rathaus dessen nahe Eroberung an. Das Standrecht wurde verhängt. Die Gedenkfeiern der Sozialdemokraten zum Todestag Victor Adlers am 11. November wurden verboten, ebenso die Republikfeier am folgenden Tage. Am 23. Dezember wurden die Betriebsräte in den staatlichen Unternehmungen abgeschafft. Am letzten Tag des Jahres folgte die Auflösung der frei gewählten Vertretung der Arbeiterkammern. Am 5. Januar besetzte die Heimwehr die sozialdemokratische ‹Innsbrucker Volkszeitung›. In den folgenden Tagen geschah dasselbe mit den entsprechenden Blättern in Linz, Graz und Eisenstadt.»

Das Ende der Regierung Dollfuß und die ihm folgenden Ereignisse brauchen hier nicht referiert zu werden. Ein erbärmlicher Brief des Nachfolge-Kanzlers Schuschnigg an Adolf Hitler, sich «zu allen Konzessionen bereit» erklärend, noch nachträglich beteuernd, «für den Charakter des deutschen Bekenntnisses» der letzten Abstimmung vor dem «Anschluß» «wollte ich persönlich Sorge tragen» – dieses Dokument aus dem Juni 1938 ist nicht ohne Vorbereitung und Tradition entstanden. Der schlimme Brief endet: «Persönlich erkläre ich meinen festen und freien Willen, in bedingungs- und vorbehaltloser Loyalität zu Führer, Reich und Volk zu stehen, und wäre froh, der deutschen Sache dienlich sein zu können.»

Dollfuß und seine Regierung hatten die stärkste Akklamation von Karl Kraus, der die Kardinäle Faulhaber und Innitzer Politikern wie Otto Bauer und Rudolf Hilferding vorzog, der 1933 kein Heft der «Fackel» publizierte, bis im Oktober eine 4seitige Ausgabe mit der Grabrede für den Architekten Adolf Loos erschien, der das nächste Heft, Nr. 889, im Juli 1934 erscheinen ließ, in dem er drängende Stimmen zu seinem Schweigen abdruckte. Die darauf folgende Nummer 890/905 war dann 315 Seiten stark: «Warum die ‹Fackel› nicht erscheint.»

Die «Fackel» erschien nicht, das Buch «Die dritte Walpurgisnacht», 1933 verfaßt und als «Fackel»-Heft schon gesetzt, wurde nicht zum Druck gegeben. Karl Kraus schwieg. Der erste Satz des ungedruckten Buches ist das berühmte «Mir fällt zu Hitler nichts ein». Ein Grund, das Buch nicht zu veröffentlichen, wird vom späteren Herausgeber Heinrich Fischer angegeben: Kraus' «Bedenken, es könnte in der Sturzflut des Geschehens nur politisch verstanden, also mißverstanden werden».

Dieses Mißverständnis kann allerdings *nach* Lektüre nicht mehr entstehen. Das Buch schweigt 300 Seiten lang. Es ist ein Appendix zu jenem ersten Satz, den Brecht leider wörtlich nahm, als er respektvoll schrieb:

> «Als das dritte Reich gegründet war
> kam von dem Beredten nur eine kleine Botschaft.
> In einem zehnzeiligen Gedicht
> erhob sich seine Stimme, einzig um zu klagen,
> daß sie nicht ausreiche.»

Nein, dieses Buch ist erschreckend. Was heißt hier eigentlich «Mir fällt zu Hitler nichts ein»? Werner Finck fiel sehr wohl etwas ein: «Heil – wie war doch gleich der Name?» War's das also, was Karl Kraus wollte, der sogar ein solches Buch mit dem

Wörtchen «mir» begann? «Die dritte Walpurgisnacht» des Karl Kraus ist eine intellektuelle Bankrotterklärung: ihm fiel zum Faschismus nichts ein. Dieses Buch steckt voller Koketterie; da bohrt einer – aber der Zahn ist schon weg. Macht nichts – worauf kommt ein Literat? Es gibt immer zwei Lösungen: er schreibt etwas darüber («Ich mach' aus Dir eine Kurzgeschichte»), oder er schreibt nichts darüber. Karl Kraus bringt es fertig, beides in einem zu tun.

Die Waffen, deren er sich in seinem «anti-faschistischen Kampf» bediente, hätte kein Cervantes erfinden können: Er drohte dem Reichsrundfunk, keine Freiexemplare zu schicken. Er stellte fest, daß «Deutscher, lese nur deutsche Zeitungen» und «Hält eure Fäuste bereit» falsches Deutsch ist. Sonst nichts? Inhalt gut, Grammatik fehlerhaft? O nein, Kraus sieht in diesem mangelhaften Gebrauch der deutschen Sprache mehr: «Ich glaube, daß ich viel besser in der Lage wäre, eben aus dieser Erscheinung das Wesen des deutschen Umsturzes zu erklären, als Benn mit geognostischen, ja geomystischen Schmonzes...» Kraus zieht sich hier auf «Erscheinung» und «Wesen» und «Umsturz» zurück, auf «ich glaube». Allein das Wortraster eines solchen Partikelsatzes verrät den Anti-Aufklärer, noch immer. Er sah in der Bücherverbrennung vom 10. Mai 1933 einen «Mummenschanz», eine Art gewaltsamen literarischen Konkurrenzmanövers: «Ich möchte ja nicht um einen Nobelpreis mit dem Tucholsky auf einem Scheiterhaufen brennen; aber wenn es jemals ein Schulbeispiel dafür gegeben hat, daß das Glück die Gaben ohne Wahl und ohne Billigkeit verteilt, so ist es diese schwarze Liste, bei deren Anblick einen der gelbe Neid packt.»

Eigenartig zu sehen, wie ein Schriftsteller, der auf ein großes, eifersüchtig gehütetes Lebenswerk blicken konnte, sich selber zum Harlekin desavouiert; denn wenn er dem Satiriker bescheinigt, daß er nicht nur die «Übel der Gattung» darzustellen bemüht ist, sondern auch immer Gelegenheit haben möchte, weitere Gattungen und Übel zur Verfügung zu haben, dann heißt das, mit anderen Worten, daß er sich mit der Rolle des Narren am Hofe einrichtete: wo kein Hof, da kein Narr. «Ich muß gestehen, daß ich mich dem Einfluß, den ‹Mein Kampf› geübt hat, vorweg entzogen habe...» Das genau ist es: hier wäre die Chance gewesen, in einer Wort- und Denkanalyse die Sprache eines Mannes – und damit sein politisches Programm – unter die Lupe zu nehmen und zu zeigen, was eben nicht lupenrein ist. In der gesamten «Dritten Walpurgisnacht» findet sich nicht das Teilchen eines Ansatzes etwa zu jener berühmten Sprachanalyse des Faschismus, die Victor Klemperer unter dem Titel «Die unbewältigte Sprache. Aus dem Notizbuch eines Philologen ‹LTI›» schrieb.

Walpurgis ist ja auch eine Nacht des Mythos, des Volksglaubens – der irreale Märchenvorabend des 1. Mai. Und auch dieses Abziehbildpanorama dient Karl Kraus nicht dazu zu sagen, was er leidet, sondern nur zu sagen, was er nicht leiden kann. Wer angesichts einer Weltkatastrophe bis in die zweite Instanz um ein Komma prozessieren kann (gegen die Prager Zeitschrift «Der Gegenangriff», die sein Gedicht «Man frage nicht» mit einem Kommafehler nachgedruckt hatte), hätte wohl auch sein Schweigen artikulieren können. Sogar der sonst so freundlich-wohlwollende Hans Weigel verliert hier Humor und Geduld: «Da er schon 1933 seinen großen Text von der ‹Dritten Walpurgisnacht› geschrieben und als Heft 888–907 vorbereitet, dann aber zurückgehalten hatte, und da schon dieser Text im Umfang eines starken Buches die Aussage begründete ‹Mir fällt zu Hitler nichts ein›, spielte er in seinem nicht zurückgehaltenen späteren Text nunmehr auf den zurückgehaltenen früheren Text an und zitierte daraus, erklärte also in einer ‹Fackel›, die erschienen war, um zu erklären, warum die ‹Fackel› nicht erschien, Stücke aus einer ‹Fackel›, die nicht erschienen war, um zu erklären, warum diese nicht erschienen war.»

Es bleibt die – zurückschlagende – Publikumsbeschimpfung. So nimmt es nicht wunder, daß Machtsprecher bundesrepublikanischer Politik wie der Freiherr von Guttenberg sich auf Karl Kraus als «Lieblingsschriftsteller» berufen; von Guttenberg stammt ja der klassische Satz: «Unser Ziel ist die Durchsetzung der Freiheit» – das muß man nur richtig betonen.

Dies sind die Folgen. Karl Kraus, beim Wort genommen, gibt nur Worte. Karl Kraus – wie er es von Heine sagte – lebt nur als eine konservierte Jugendliebe weiter; keine ist revisionsbedürftiger als diese. Man hatte Kraus – man hatte die Masern; doch ein solch großer Satiriker, daß man ihm die Denkmalswürdigkeit absprechen müßte, war er nicht.

Anarchist und Bohemien

Erich Mühsam

Ich bin ein Pilger, der sein Ziel nicht kennt;
der Feuer sieht und weiß nicht, wo es brennt;
vor dem die Welt in fremde Sonnen rennt.
Ich bin ein Träumer, den ein Lichtschein narrt;
der in dem Sonnenstrahl nach Golde scharrt;
der das Erwachen flieht, auf das er harrt.

Wer war Erich Mühsam? Ein Mann offenbar, der in kein Klischee, in keine Kategorie einzuordnen ist. Der am 5. April 1878 geborene Sohn eines Apothekers bekam schon in seiner Schulzeit auf dem bürgerlich-vornehmen Katharineum in Lübeck Ärger: Ein erstes Drama des Sekundaners, «Jugurtha», zeigte bereits einen ungefügigen Geist. Als er dann auch noch Direktor und Lehrer der Anstalt in anonymen Berichten an die sozialdemokratische Zeitung attackierte, wurde er vom Gymnasium unter der Anklage «sozialistischer Umtriebe» verwiesen. Er mußte die Obersekunda in Parchim/Mecklenburg absolvieren, bevor er seine Apothekerlehre beginnen konnte. Ab 1899 hatte er erste Gedichte und Artikel publiziert – in Berlin, wohin ihn die Apothekerlehre schließlich geführt hatte, machte er die Bekanntschaft des einflußreichen «Zukunft»-Herausgebers Maximilian Harden. 1901, mit 23 Jahren, etablierte sich Mühsam als freier Schriftsteller in Berlin, wo er sehr bald zu der Autorengruppe der «Neuen Gemeinschaft» zählte, die sich um Paul Scheerbart, die Brüder Hardt und Peter Hille gebildet hatte. Zur gleichen Zeit geriet er unter den bestimmenden, ein Leben lang anhaltenden Einfluß Gustav Landauers, den er fast ohne Einschränkung bewunderte. Diese disparaten Einflüsse prägten sein Leben und Werk:

Neben hymnisch-pathetischer, geradezu innerlichkeitstrunkener Lyrik steht beziehungslos seine kämpferisch-pamphletistische Prosa. Das gilt nicht nur für die frühen Gedichte, in denen es häufig um Einsamkeit und Suche nach Bindung geht.

> «Verwirrt von dem Erlebnis dieser Tage
> will ich zurück zu meinen Künsten fliehn.»

Diesen Ton verliert Mühsams Lyrik nie ganz. Auch seine politischen Gedichte bewegen sich in einem naturhymnischen Wortmuster. Einerseits wollen sie anklagen, analysieren, andererseits verraten sie durch ihr Vokabular ein Nicht-Begreifen politischer Kausalitäten; sein «Dem Andenken Gustav Landauers» gewidmetes langes Gedicht «1919» zeigt dies sehr deutlich – Licht und Welle und morsche Fugen und berstende Gestelle und eine Weltgeschichte, die «sich begibt»; damit kann kein aktivierendes Geschichtskonzept vermittelt werden:

> «Die das Volk bisher geleitet,
> folgend dem gewohnten Lichte,
> waren nicht drauf vorbereitet:
> es begibt sich Weltgeschichte.
> Wild schlägt der Empörung Welle
> an des Staates morsche Fugen,
> krachend bersten die Gestelle,
> die die alte Ordnung trugen.»

Ein passives Politikverständnis wird hier formuliert. Der Gegenpol ist nicht Aktivität, sondern Aktivismus; nicht Revolution, sondern Revolte – Anarchismus.

In Berlin, vor allem im Kreis der jungen Naturalisten in Friedrichshafen am Müggelsee, wohin Mühsam 1902 zog, war das Revolutionär-Literarische vom Revolutionär-Politischen noch gänzlich ungetrennt. Holz und Schlaf, Wille und Bölsche hießen die Götter, und Mühsams Pseudonym, unter dem er wöchentlich ein aktuell-satirisches Gedicht in der Zeitschrift «Der arme Teufel» veröffentlichte, lautete Nolo. Schon 1902 erschien im

«Armen Teufel» sein Artikel «Tendenz-Kunst», in dem er gegen die «silbernen Saiten» Stefan Zweigs und Camille Hoffmanns «Adagio stiller Abende» agitierte. Grotesk fast mutet es an, wenn man liest, wie Else Lasker-Schüler, Peter Hille und Peter Baum bei den «Kommenden» rezitierten, unter dem Vorsitz des damals noch recht weltlichen Rudolf Steiner; es war denn auch Steiner, der den wilden Vortrag von Erich Mühsams wilden Gedichten unterbrach, der ausdrücklich gebeten hatte, ihn «auf silbernen Saiten zu begleiten», mit Versen, «die den Geschmack der Anwesenden weniger verletzten». Das erste dort vorgetragene Gedicht war gewidmet «Den Wiener Lyrikern» –

«Ich liebe euch nicht, euch halbseidene Waschlappen
mit der wabbligen Weiche glitschiger Kaulquappen.
Eurer Lyrik süßlichen Honigseim
mit Schmerzen im Herzen in jedem Reim –
immer das gleiche –
ich liebe das nicht. –»

Charakteristisch für Mühsam ist der trotzige Kommentar, den er im Februar 1912 zu Georg Heyms frühem Tod gab:

«Hermann Bahr hat einmal das hübsche Wort gefunden: Es ist der Trost der alternden Generation, daß es immer wieder Zwanzigjährige gibt. Unsere Zwanzigjährigen sind senil. Hoffentlich werden die Nobel-Preisrichter bald auf sie aufmerksam. Georg Heym war anders als seine Altersgefährten. In seiner Kunst war Leben, Fühlen, Schwingen, Sehen, Wollen, Werden. Der Trost, den wir Dreißigjährigen der Generation Bahr gegeben haben, ist uns versagt. Eine dünne Stelle auf dem Wannsee-Eis – und wir bleiben die Jüngsten.»

Annie Francé-Harrar schildert Mühsam in ihrem Buch «So war's um 1900» folgendermaßen: «Sein bärtiges Gesicht, seine ungekämmten Haare sahen aus, als seien sie in rote, fanatische Tinte eingetaucht. Ich kannte Erich Mühsam, den Schriftsteller, von Autorenabenden her. Nie hatte ich erlebt, daß jemand ihn ernst genommen hätte. Dagegen war er berüchtigt als Verfertiger fürchterlicher Schüttelreime, die er sozusagen Tag und Nacht aus dem meist schmutzigen Rockärmel schüttelte. Alle Welt wußte, daß er der große Kummer seiner Familie war, die in Berlin lebte und zu der verschiedene Staatsanwälte gehörten. Sie hatten sich schon längst von dem unverbesserlichen Sohn und Bruder Anarchisten losgesagt. Seinen ausgepichten Obszönitäten waren nicht einmal handfeste Schwabinger Malweiber gewachsen.»

Der rote Schopf Mühsams prangt auf mehreren berühmt gewordenen Buchumschlägen, ob Roda-Rodas «Schwabylon» oder auf einem heute vergessenen Roman von Rose Austerlitz, von dem nur der Titel als Code-Wort einer Epoche blieb: «Café Größenwahn». Selbst in einem Überwachungsprotokoll der Polizei werden Mühsams lange Haare als besonderes Kennzeichen aufgeführt.

Die literarischen Cafés, ob in Berlin, München oder Paris, waren seine Heimat, dort wurde gegründet, gesungen, geschnorrt und geliebt. Mühsams Briefe – an Karl Kraus oder Max Halbe, Maximilian Harden oder Julius Bab – sind voll der amüsantesten Schnurren und Klatschgeschichten. Mäusearm und unbestechlich konnte er oft nicht die 10-Pfennig-Marke für eine Postkarte auftreiben; aber als der ewig geifervolle Hasser Karl Kraus, bislang Mühsams Freund und (gelegentlich Geld leihende) Gönner, sich an Maximilian Harden vergriff, schonte Mühsam sich nicht und schrieb seinerseits eine, wie er sie selber nannte, «sackgrobe Polemik»:

«Jedenfalls soll es Leute geben, und zwar solche, denen es um Erleuchtung zu tun ist, die sich lieber eine Vergangenheit von einer Zukunft erhellen lassen, als eine Gegenwart von einer Fakkel, und die an geistvoll betriebener Politik mehr ästhetischen Genuß finden, als an einer durch Jahrzehnte genährten sittlichen Entrüstung über die Korruption der Wiener Tagespresse und an einem vom sicheren Ausland erhobenen Denunziationsgekläff wegen vermeintlicher Verleugnung mißverstandener Wedekindscher Axiome.»

Das ging mit diesem Brief von Berlin nach Wien:

«Lieber K. Kraus,

dieser Brief wird nicht der letzte sein, dem ich die freundschaftliche Überschrift geben kann. Ich habe heute einen sehr heftigen Angriff gegen Sie an die Redaktion des ‹Morgen› geschickt. Der Ärger über Ihr Verhalten gegen Harden verbot mir, länger zu schweigen. Sie werden ja am ersten dafür Verständnis haben, daß man persönliche Rücksichten nicht zum Vorwand publizistischer Unehrlichkeiten machen kann. Ich mache Ihnen von meinem Vorgehen vor Erscheinen des Artikels schriftliche Mitteilung, weil ich keine Zweideutigkeit haben will und weil ich für den Fall, daß der ‹Morgen› meine Zeilen nicht bringen sollte, Ihnen gegenüber doch wahrhaft bleiben möchte. Meine Schätzung Ihrer Person und Ihres Blattes bleibt natürlich die gleiche, und ich würde es mir nach wie vor zur Freude anrechnen, für die ‹Fackel› schreiben zu können. Doch glaube ich Sie soweit zu kennen, daß ich wohl mit einem Verzicht auf diese Freude fortan rechnen muß.

Ich grüße Sie, und bitte Sie, unsre persönlichen Wiener Beziehungen in freundlichem Erinnern zu behalten.

Ihr
Erich Mühsam

Charlottenburg 13. Febr. 1908
Knesebeckstraße 76
Gartenh.(aus) III.»

Der große Gerechte, Karl Kraus, erwähnte sein Leben lang Erich Mühsam nur noch ein einziges Mal – herablassend. Womit nicht zuletzt eine Publikationsmöglichkeit wie eine Einkommensquelle verschüttet war. Mühsam hat sich darum nie bekümmert, noch mit 50 Jahren muß er einem Freund schreiben, «Vorerst habe ich heute, am 25ten, noch keine Ahnung, wovon ich in einer Woche die Miete zahlen werde». Aber vereinnahmen läßt er sich nicht. Eher schreibt er: «Die Kommunistische Partei hat mir, obwohl ich ihr nicht angehöre, noblerweise die Spitzenkandidatur in einem ganz sicheren Wahlkreis (Rheinland) angetragen. Ich habe des Prinzips und der Reinlichkeit wegen verzichtet: ich will und kann keine falschen Farben tragen und möchte meine Freiheit nicht mit der unerträglichen Gewissensbelastung bezahlen müssen, um des Vorteils willen meine Grundsätze verleugnet zu haben.»

Wenig später führt er ein Gespräch mit dem sowjetischen Politiker Lunatscharskij, das er in seinem Tagebuch festhält: «Nachdem mich Lunatscharskij gebeten hatte, ganz frei und offen herauszusagen, was ich auf dem Herzen hätte, sagte ich: ‹Das schlimmste Hemmnis für die Einigung der revolutionären Arbeiterschaft ist die Verfolgung der Anarchisten und andern linken Revolutionäre in Rußland. [...] Wir können doch keine Gemeinschaft haben mit denen, die unsre Genossen verfolgen und einsperren. Dieses Moment vergiftet die Atmosphäre in der ganzen revolutionären internationalen Arbeiterschaft. Wenn sich die russische Regierung zu einer allgemeinen Amnestie für die Linken entschlösse, die natürlich nicht auf einem Ersatz der Einkerkerung durch Emigration beruhen dürfe› – hier stimmte Lunatscharskij bei, indem er sagte: ‹Selbstverständlich, Amnestie ist völlige Freigabe› – ‹so würde das in der revolutionären Welt einen ungeheuren Jubel auslösen und als namenloses Glück für die Weltrevolution empfunden werden.› [...] Lunatscharskij dachte nach und meinte dann: [...] ‹Ich werde drüben Ihre Wünsche mitteilen, und ich werde mich für eine breite Amnestie nach links einsetzen.› Meine Freude dämpfte er ein wenig durch die Einschränkung: ‹Versprechen kann ich natürlich nicht, daß ich durchdringen werde.› [...]

Persönlich hat Lunatscharskij einen ausgezeichneten Eindruck auf mich gemacht: aufrichtig, klug, besonnen und menschlich. Möge der Erfolg diesen Eindrücken entsprechen!»

Doch wir sind der Zeit weit vorausgeeilt, einer Zeit, die Mühsam die bittere Einsicht lehren sollte: «Ich soll aller Welt helfen und kann mir selbst nicht helfen.» Vorerst ist er noch der anarchische Bohemien, der aus seinen gelegentlichen homosexuellen Abenteuern kein Hehl macht und eine schief argumentierende Schrift zum § 175 mit den Worten zurückzieht, «Daß die Broschüre überhaupt von mir geschrieben wurde, bedaure ich und warne vor Ankauf!» und dagegen mutig Stellung bezieht:

«Der § 175 des Reichs-Straf-Gesetzbuches, der den intimen Verkehr zwischen Geschlechtsgleichen mit Gefängnisstrafe bedroht, ist seit längerer Zeit Gegenstand öffentlicher Erörterungen. In der Tat ist ja ein derartiger Gesetzesparagraph, der es erwachsenen Menschen verwehren will, im gegenseitigen Einverständnis und ohne einander oder Dritten Schaden zuzufügen, mit den eigenen Leibern zu tun, was ihnen beliebt, ein Monstrum grotesker Bevormundung. [...] Abgesehen nun davon, daß es im höchsten Grade taktlos ist, andern Leuten sozusagen mit der Laterne unter die Hosentür zu leuchten und daß es pfäffisch, brutal und erpresserisch ist, jemanden mit seinen privatesten Privatangelegenheiten an den Pranger zu stellen, um für noch so wohlgemeinte politische Zwecke einen Gewissenszwang auf ihn auszuüben, während solcher Druck ja doch immer nur die Wirkung hat, daß man den Betreffenden wirtschaftlich und gesellschaftlich ruiniert – abgesehen davon ist es auch höchst unklug, den Kampf um die freie Betätigung seiner Triebe in der Weise zu führen, daß man andre Leute in der Absicht, sie zu schädigen, in ihrer Bewegungsfreiheit kontrolliert und denunziert.»

Das wurde 1904 geschrieben in der Epoche des finstersten Wilhelminismus. Mit derselben Emphase hat Erich Mühsam schon lange vor dem Ersten Weltkrieg klar und scharf für die Emanzipation der Frau argumentiert: «Hier aber wäre nach meiner Ansicht der Wirksamkeit jeder Frauenemanzipation das Betätigungsfeld geboten: in der Erkämpfung der gesellschaftlichen Anerkennung des unbedingten Rechtes auf den eigenen Geschlechtswillen. Die Unterdrückung der Frau im wirtschaftlichen und politischen Leben steht in engstem Zusammenhange mit der Unterdrückung ihrer Willensfreiheit. Die Frauen können keine Selbständigkeit im öffentlichen Konkurrenzkampf beanspruchen, solange sie sich der Selbständigkeit in ihren persönlichen Entschließungen begeben.»

In die frühe Zeit fällt seine Freundschaft mit Scheerbart und der Plan, mit ihm gemeinsam eine Zeitschrift «Das Vaterland» herauszugeben – unter Vaterland wurde aber das Gegenteil verstanden, die weitere, geistige Heimat; so gehörte es auch zum Programm der – nie erschienenen – Zeitschrift, daß sie nur Lügen enthalten sollte, aber «Lügen mit Hintergrund»: Sie sollte Berichte aus allen Ländern und von allen Sternen bringen, und jeder Bericht sollte die politischen, sozialen, gesellschaftlichen, literarischen, künstlerischen und persönlichen Angelegenheiten der nahen Umwelt aus der Perspektive der Erfindung glossieren und brandmarken. Mühsams Vortrag, mit dem er in einem Lokal der Berliner Altstadt im August 1903 vor vierzig durch Inserate neugierig gemachten Zuhörern den Plan erläuterte, hieß prompt «Die Organisation der Lüge». Eine Sammlung für das neue Blatt ergab dreißig Mark – die am nächsten Morgen, nach einer Tour der beiden Unternehmer, ausgegeben waren.

Es war, vorerst, eine Zeit des harmlosen Irrsinns, in der Figuren wie Mühsam oder Scheerbart Platz fanden. Mühsam sucht nach der Identität von Kunst und Leben, nicht nach der von Politik und Leben; die Kunst ist Fluchtpunkt, Zielort für Religion oder Hoffnung, einzige Möglichkeit der Utopie.

«Meine Seele ist so fremd
allem, was als Welt sich preist,
allem, was das Leben heißt.
Meine Seele ist so rein –
keine Scham ist ihr zu eigen. –
Nackend steht sie, ohne Hemd
abseits eurem Lebensreigen. –»

Hymnisch wie jene frühen Gedichte ist auch die Konzeption vom Leben und seinen Möglichkeiten. Noch der emphatische Nachruf auf den Dichterfreund Hille verweigert die konsequente Fortführung der Anklage: «Peter Hille ist verhungert, ganz regelrecht verhungert; nicht, wie mancher andere Bettler, durch ein plötzliches Aufhören der Lebenszufuhr, nicht von heute auf morgen, sondern im jahrzehntelangen bitteren Kampf seines schwachen Leibes gegen die Bedürfnisse des Lebens, deren Befriedigung ihm vorenthalten war. Vorenthalten von der Gesellschaft, die ihn umgab, die ihn nicht bemerkt hatte im Getöse der Weltstadt, aber an seinem Grabe nun plärrte: Seht doch, ein Dichter ist tot, ein Dichter!»

Eine entscheidende Veränderung zeigte sich bei Mühsam erst, nachdem er Berlin verlassen hatte. 1904 war er nach München gegangen, dann aber fünf Jahre durch Italien, die Schweiz, Österreich und Frankreich gewandert, wo er mit acht Francs in der Tasche anlangte, in Paris aber gleich von dem Kreis um Pascin im Café du Dôme aufgenommen wurde. Von ihm stammt das Wort «Paris lebt – Berlin funktioniert». Dieses Boheme- und Wanderleben kann jedoch allenfalls als das Aussteigen aus der Zivilisation verstanden werden, nicht etwa als politischer Klärungsprozeß. Die verschiedenen Ansatzpunkte werden deutlich, wenn man liest, daß Mühsam seine kleine Broschüre über das eben entdeckte Ascona «dem Naturforscher des Individualismus, Herrn Dr. Fritz Brupbacher in Zürich» zueignet. Dr. Brupbacher spielte eine wesentliche Rolle in der sozialistischen Bewegung der Schweiz – der Armenarzt, Verfasser einer damals sensationellen Broschüre über Empfängnisverhütung, war eines der ersten Mitglieder der Sozialdemokratischen Partei, zu deren anarchistischem Flügel er tendierte. Der Verehrer Rilkes, Peter Altenbergs und Maeterlincks war gleichzeitig früher Mentor und geistiger Vater des späteren «Roten Pressezaren» Willi Münzenberg.

Im Vorwort zu Willi Münzenbergs Autobiographie «Die dritte Front» beschreibt Brupbacher die Schweizer Szene: «Auf einem Hintergrund von etwa 200 000 Bürgern und verbürgerlichten Arbeitern tausend Geister aus aller Herren Länder: Russische Menschewiki und Bolschewiki, revolutionäre Syndikalisten und Anarchisten aus Italien, Polen, Deutschland, Rußland, Österreich, Marx-, Bakunin-, Kropotkin-, Stirnerbazillen schwirrten nur so in der Luft herum. Was alles gärte in Europa, sandte auch einen Vertreter zu dem roten Völkerbund nach Zürich.»

Aber Willi Münzenberg trennte sich bald von der Revoluzzer-Boheme; bei ihm hatte die Entwicklung zum konkreten politischen Denken und Handeln eingesetzt.

Auch nachdem Mühsam 1909 seinen festen Wohnsitz in München genommen hatte, bewegte er sich ausschließlich in den Bohemekreisen der Torggel-Stuben, des in vielen Erinnerungen verewigten Cafés der Kathi Kobus und des Max Halbeschen Kegelclubs «Unterströmung». Mühsams amüsante Lebenserinnerungen geben Zeugnis von Namen und Menschen: vorn der mit ihm eng befreundete Wedekind, aber auch Max Halbe und

Alexander Granach und Paul Wegener und Arthur Kutscher und Ludwig Thoma und, natürlich, die Gräfin Reventlow.

«Mit meinen Münchner Freunden verband mich zwar nicht die Einheit der Weltanschauung, wie sie sich aus gedanklicher Kritik entwickelt, wohl aber in weitem Maße ein mindestens eng verwandtes Weltgefühl, das, wenn auch in verschiedener Deutung, von Freiheit und Verbundenheit, von Schönheit und seelischer Kraft weiß. Man konnte am Tag miteinander an kulturellen Gütern arbeiten, daher konnte man am Abend miteinander lustig sein. Wir waren lustig, indem wir uns lustig machten, wohl auch mit Hilfe von viel Getränk, aber vielmehr mit Hilfe unbändiger Freude am Loslassen der Strippen, an denen die gesetzte Logik die Gedanken bewegt, am Freilauf der Phantasie, und wir machten uns lustig über die Kunst, die wir alle mit Inbrunst liebten, über die Ehrpusseligkeit der Künstlergesellschaften, deren Wesensart wir doch selbst bestimmend beeinflußten, über die Persönlichkeiten, deren Wert wir am höchsten schätzten, und über ihr Werk, das wir nicht müde wurden, begeistert zu preisen. Wir machten uns lustig über unser eigenes Dasein und unser eigenes Schaffen und Mühen und Ernstsein und Lustigsein.»

Hier fällt das Wort «Weltanschauung», und zum ersten Mal unterscheidet Mühsam zwischen Leben und Theorie. Im Jahre 1911 hat er das Blatt «Kain» gegründet, im Untertitel «Zeitschrift für Menschlichkeit» benannt, in dessen Impressum es heißt:

«Herausgeber Erich Mühsam
Die Beiträge dieser Zeitschrift sind vom Herausgeber.
Mitarbeiter dankend verbeten.»

Mühsams Konzept des politischen Anarchismus wird bereits im Titel evident: Der Mensch ist der Brudermörder, sein Aufruf zur Anarchie ist gleichzeitig Bitte um Versöhnung. Mühsams Revolte hat die Gebärde des Flehentlichen. Das lange Gedicht, mit dem er die Zeitschrift eröffnet, endet:

«Brudermörder Ihr selbst – und tausendfach schlimmer!
Aus Euerm Scheiterhauf raucht meines Herzblut Dampf.

Trag' ich so gut als ihr nicht Menschengesicht? –
Aufrecht steh' ich vor Euch und fordre mein Teil!
Gebt mir Freiheit und Land! – und als Bruder für immer
kehrt Euch Kain zurück, der Menschheit zum Heil!»

In dem parallel zur Zeitschrift erscheinenden «Kain-Kalender» stellt Mühsam jedem Monat rebellierende Kalender- und Sinnsprüche voran. Der Kalender enthält auch einen Anhang mit Überlegungen, Gedichten, ja sogar einen «Versuch einer Reformation der Sprichwörter»:

«Einigkeit macht nicht glücklich.
Reichtum macht stark.»
«Wissen höhlt den Stein
Steter Tropfen ist Reichtum.»
«Übermut gesellt sich gern.
Gleich und gleich tut selten gut.»
«Wer andern eine Grube gräbt, hat wohlgebaut.
Wer auf Gott vertraut, fällt selber hinein.»
«Müßiggang ist Goldes wert.
Eigner Herd ist aller Laster Anfang.»

Ein kurzer Text «Anarchie» formuliert die Widersprüche seines Konzepts – und hat dabei alle Anzeichen des Programmatischen, ja des Appells. «Anarchie bedeutet Herrschaftslosigkeit. Wer den Begriff mit keinem Gedanken verbinden kann, ehe er ihn nicht zur Zügellosigkeit umgedeutet hat, beweist damit, daß er mit den Empfindungsnerven eines Pferdes ausgerüstet ist.

Anarchie ist Freiheit von Zwang, Gewalt, Knechtung, Gesetz, Zentralisation, Staat. Die anarchische Gesellschaft setzt an deren Stelle: Freiwilligkeit, Verständigung, Vertrag, Konvention, Bündnis, Volk [...] Das Mittel zur Abänderung als schlecht erkannter Zustände heißt immer Aktion. [...]»

In diesem programmatischen Entwurf taucht ein neues Motiv auf, das zuvor allenfalls die Praxis der Münchner Boheme prägte: die sexuelle Emanzipation. Mühsam kommt bei seinen Überlegungen zum Thema Sexualität und Gesellschaft zu erstaunlichen Schlußfolgerungen: «Warum versteht der Bürger – und mithin der Staatsanwalt, der Richter, der Geschworene –

unter Sittlichkeit statt, nach des Wortes natürlichem Sinn, Anständigkeit der Gesamtpersönlichkeit nur noch korrekten Wandel des Geschlechtslebens? – Ich antworte: Weil die staatliche Beschaffenheit der Gesellschaft eine in jedem Betracht reinliche Lebenshaltung nicht zuläßt; weil die Kapitalwirtschaft den rücksichtslosesten Kampf aller gegen alle bedingt (die Gesetze mindern die Rücksichtslosigkeit nicht, sie regulieren sie bloß, z. B. durch die sophistische Unterscheidung zwischen Geschäft und Betrug); weil an den Sexualtrieb der Menschen im Gegensatz zu allen übrigen Kategorien der gesellschaftlichen Beziehungen mit zahlenmäßigen Berechnungen der Nützlichkeit oder Schädlichkeit für das Staatsgeschäft nicht heranzukommen ist, und daher die apodiktische Norm einer Moral eingeschaltet werden muß; und weil schließlich die kongruenten Interessen von Kirche und Staat das Dogma der Geschlechtssünde brauchen, um der Gefahr der Sinnenfreude, freiheitliche Empfindungen zu wecken, durch die systematische Kontrolle der seelischen Erlebnisse des Menschen vorzubeugen.»

Diese Erkenntnis führt Mühsam zu der spektakulären Verteidigung eines Lustmörders, der nach Entlassung aus vierjähriger Zuchthaushaft ein Mädchen umgebracht hatte. Mühsam verteidigt nicht die Tat, aber den Mann und macht in einem Appell an die Geschworenen darauf aufmerksam, «wie leicht die Sittlichkeit, die in den Gefängnissen die Naturbedürfnisse der Menschen hungern läßt, allein verantwortlich wird für kriminelle Unsittlichkeiten». Die Verweigerung der Geschlechtsbetätigung in den Strafanstalten nennt Mühsam – im Jahre 1921! – eine der brutalsten Begleiterscheinungen des herrschenden Systems. Hier ist nicht von irgendeiner Künstlervariante der Libertinage die Rede, sondern von gesellschaftlichen Konflikten. Es ist kein Zufall, daß dies zum neuralgischen Punkt der Beziehungen Mühsams zu Gustav Landauer wurde. Mühsam wendet sich gegen Landauers Auffassung von der Ehe als Voraussetzung zu einer «Ordnung durch Bünde der Freiwilligkeit». Er nämlich sieht in der Ehe die Wurzel persönlichkeitsunterbindenden Zwanges und in der Gleichsetzung eines monogamen Lebens mit Treue die Verfälschung sittlicher Grundbegriffe. Schon sehr früh definiert Mühsam die geschlechtliche Eifersucht als Förderung autoritärer Triebe. Die Gleichsetzung von Liebe und gegenseitiger Überwachung wertet er als Wurzel reaktionärer Interessen.

Die Diskussion über Ehe, Familie, Eifersucht und Promiskuität blieb die einzige Uneinigkeit der beiden Autoren. Vor allem in der Ablehnung eines marxistischen Sozialismus waren sich Mühsam und Landauer einig – Mühsams Angriffe gegen Marx (wobei es fraglich bleibt, ob er wirklich Wesentliches von Marx gelesen hat) sind ideologisiert von Landauer; es ist eine Kritik von links. Ziel ist jener Aktionismus, der seine künstlerischen Vorläufer im Dada und im Surrealismus hat, seine ideologischen in Feuerbachs Kult des Individuums, in Max Stirners «Einzigem» und dessen Eigentum und schließlich wohl in Nietzsche; dieser Aktionismus findet sich im klassischen Anarchismus Bakunins, Sorels und Proudhons. Mühsams Polemik gegen Marx beruft sich auf Proudhon und strapaziert das typische Gegensatzpaar «politisierender Philisophast – freiheitlicher Enthusiast»: «Marxens leblose, ertüftelte und erklügelte Theorien sind an den Tatsachen der Wirklichkeit jammervoll gescheitert. Jede einzelne seiner Aufstellungen ist als falsch erwiesen.»

Im Jahre 1919 verfaßte Mühsam eine kurze autobiographische Skizze, in der er festhält, daß sein Gefühl und sein Aufbegehren erst später von der Reflexion eingeholt wurde: «Im Staat erkannte ich früh das Instrument zur Konservierung all der Kräfte, aus denen die Unbilligkeit der gesellschaftlichen Einrichtungen erwachsen ist. Die Bekämpfung des Staates und seiner wesentlichen Erscheinungsformen, Kapitalismus, Imperialismus, Militarismus, Klassenherrschaft, Zweckjustiz und Unterdrückung in jeder Gestalt war und ist der Impuls meines öffentlichen Wirkens. Ich war Anarchist, ehe ich wußte, was Anarchismus ist; ich war Sozialist und Kommunist, als ich anfing, die Ursprünge der Ungerechtigkeit im sozialen Betriebe zu begreifen.»

Das ist deutlich Gustav Landauers Sozialismuskonzept. In seinen «Dreißig sozialistischen Thesen», die Karl Kraus 1906 für die «Fackel» abgelehnt und Maximilian Harden dann im Januar

1907 in der «Zukunft» publiziert hatte, proklamiert Landauer bereits einen Sozialismus, der sich nur in der Arbeit, nicht im Staat realisieren kann, «außerhalb des Staates, zunächst, solange diese überalterte Albernheit, dieser organisierte Übergriff, dieser Riesentölpel noch besteht, neben dem Staat...»

Gustav Landauer, der sich in seinen Studienjahren vor allem mit Nietzsche, Schopenhauer und Spinoza beschäftigt hatte, absolvierte nahezu vergnügt eine Haftstrafe wegen «Aufforderung zum Ungehorsam gegen die Staatsgewalt»: «Was dem Mittelalter das Kloster, das kann uns Modernen das Gefängnis sein.» Bezeichnend aber, daß er diese erzwungene Muße nicht nur zu intensiver Arbeit nutzte, sondern sich auch in mittelhochdeutsche Predigttexte vertiefte.

Das ist nicht als abwegige Haftlektüre zu begreifen, sondern als Baustein jenes Konzepts aus «Skepsis und Mystik», das spezifisch ist für Landauers individuellen Sozialismus, für seinen außerordentlichen Anarchismus: Da alle «Ordnungen» dazu tendieren, Individualität zu unterdrücken, da Sozialist nicht ist, «wer infolge von Not nötigt, wer infolge von Unterdrückung unterdrückt, wer infolge von Gewalt vergewaltigt», entwirft Landauer eine oligarchie-feindliche Freiheitstheorie – Vorläufer des «menschlichen Sozialismus»: «Der Sozialist will, daß alle nützlich arbeitenden Menschen innerhalb einer bestimmten Gemeinschaft [...] die Möglichkeit zur vollen Teilnahme am Kulturleben haben.»

Ohne Frage, man hat in Landauer Mühsams geistigen Vater zu sehen. Seiner Vorstellung vom Klassenfrieden statt des Klassenkampfes entspricht zutiefst auch die Liebes- und Harmoniesucht Mühsams. Erich Weinerts in der Prager Exil-«Weltbühne» 1934 veröffentlichter Nachruf dagegen nimmt einen Erich Mühsam in Anspruch, den es nicht gab:

«Du bist vor allem ein glühender Revolutionär und konsequenter Klassenkämpfer gewesen. Deine Gedichte gegen Krieg, Kapitalismus, Verlogenheit und Opportunismus waren keine Kabarettfeuerwerke zum Gruseligmachen der Spießer; sie waren Handgranaten, hineingefeuert mitten in die Symposien der herrschenden Klasse... Du warst der rücksichtsloseste und kompromißloseste Revolutionär, allein verbunden und verpflichtet der Klasse, die du liebtest, der Klasse der Unterdrückten, Leidenden, Enterbten. Sie sagen, du hättest das Herz eines guten Jungen besessen, die Schwätzer. Nein, du besaßest die aktive, leidenschaftliche Gültigkeit, die grenzenlos mitzuleiden vermag und daher in unendlichem Haß gegen die Verursacher des sozialen Leidens sich verzehrte.»

Selbst Mühsams akut politische Aktivitäten rechtfertigen kaum diese Einschätzung. Am 7. April 1919 war in München die Bayerische Räterepublik ausgerufen worden. Die politische Unentschiedenheit dieses Unternehmens wird manifest an ihren Protagonisten: Daß Schöngeister wie Toller und Mühsam zu den «Führern» gehörten, charakterisiert die politische wie theoretische Stringenz. Themenkatalog und Aufgabenstellung der Räterepublik wurden nicht dort festgelegt – sondern, bezeichnenderweise, in einem fordernden Grußtelegramm Lenins vom 27. April 1919. Die Verfassung der Räterepublik, die es nie gab, kam als Empfehlung aus Moskau.

«Wir danken für Ihren Gruß und begrüßen unsererseits von ganzem Herzen die Räterepublik in Bayern. Wir bitten Sie sehr, möglichst oft und möglichst konkret mitzuteilen, welche Maßnahmen Sie zum Kampf gegen die bürgerlichen Henker Scheidemann und Co. durchgeführt haben. Haben Sie Arbeiter- und Gemeinderäte in den Stadtteilen geschaffen, die Arbeiter bewaffnet, die Bourgeoisie entwaffnet, die Bestände an Kleidung und anderen Erzeugnissen verwendet, um den Arbeitern und besonders den Landarbeitern und Kleinbauern sofortige und umfassende Hilfe zu leisten, haben Sie die Fabriken und die Reichtümer der Kapitalisten in München wie auch die kapitalistischen landwirtschaftlichen Betriebe in seiner Umgebung enteignet, die Hypotheken und Pachtzahlungen für die Kleinbauern aufgehoben, die Löhne für Landarbeiter und ungelernte Arbeiter verdoppelt oder verdreifacht, alles Papier und alle Druckereien zum Druck populärer Flugblätter und Zeitungen für die Massen beschlagnahmt, den Sechsstundentag bei gleichzeitiger zwei- oder dreistündiger Beschäftigung in der Verwaltung des Staates eingeführt, den Wohnraum der Bourgeoisie in München beschränkt, um sofort Arbeiter in die Wohnungen der Reichen einzuweisen, alle Banken in Ihre Hände genommen, Geiseln aus der Bourgeoisie festgesetzt, für die Arbeiter größere Lebensmittelrationen als für die Bourgeoisie eingeführt und die Arbeiter ausnahmslos sowohl für die Verteidigung als auch für die ideologische Propaganda in den umliegenden Dörfern mobilisiert? Die schnellste und umfassendste Durchführung dieser und ähnlicher Maßnahmen bei eigener Initiative der Arbeiter- und Landarbeiterräte und gesondert von ihnen der Kleinbauernräte wird Ihre Stellung festigen. Es ist notwendig, der Bourgeoisie eine außerordentliche Steuer aufzuerlegen und in der Lage der Arbeiter, Landarbeiter und Kleinbauern sofort und um jeden Preis eine faktische Verbesserung herbeizuführen.»

Das Chaos dieser Revolution ging so sehr in die Stammtischgeste, daß Rainer Maria Rilke sie wie einen Ausflug in einen rustikalen Biergarten genoß: «Unter Tausenden auch war ich Montagabend in den Sälen des Hotel Wagner. Professor Max Weber aus Heidelberg, Nationalökonom, der für einen der besten Köpfe und für einen guten Redner gilt, sprach, nach ihm in der Diskussion der anarchistisch überanstrengte Mühsam und weitere Studenten, Leute, die vier Jahre an der Front gewesen waren – alle so einfach und offen und volkstümlich. Und obwohl man um die Biertische und zwischen den Tischen so saß, daß die Kellnerinnen nur wie Holzwürmer durch die dicke Menschenstruktur sich durchfraßen – wars gar nicht beklemmend, nicht einmal für den Atem; der Dunst aus Bier und Rauch und Volk ging einem nicht unbequem ein, man gewahrte ihn kaum, so wichtig wars und so über alles gegenwärtig klar, [...]»

Anders liest sich das bei Mühsam, der am 9. April ein Flugblatt veröffentlicht hatte, das mit den Worten endet:

«Proletarier! Haltet Frieden miteinander! Es gibt nur einen gemeinsamen Feind: die Reaktion, den Kapitalismus, die Ausbeutung und Bevorrechtung! Gegen diesen Feind müssen alle Kämpfer für Freiheit und Sozialismus geschlossen zusammenstehen. An die Arbeit! Jeder auf seinen Posten! Es lebe die Räterepublik!»

Indes – sie lebte nicht; jedenfalls nur kurz. Nicht nur in Berlin hatte sich die Republik mit dem weißen Terror alliiert. Auch die Münchner Räterepublik ist zum Stigma Weimar geworden, zumal liebenswürdig-illusionäre Literaten und Künstler-Phantasten ihr das Gepräge gaben. Vorneweg ein «Bilderbuchintellektueller», Jude mit Bart, Brille und Bohemeallüren: Kurt Eisner, Sohn eines Berliner «Hoflieferanten», der Unter den Linden einen Laden für Militaria und Orden besaß. Eisner kam erst mit 40 Jahren nach München, war anfangs SPD-Mann des eher rechten Spektrums, unter dem Eindruck des Krieges trat er der USPD bei und war nach kurzer Verhaftung als Streikorganisator der Kopf des Münchner Aufstandes von Soldaten und Arbeitern.

Am Abend des 7. November 1918 waren im Matthäserbräu die Arbeiter-Soldatenräte konstituiert worden, im Landtagsgebäude, während der ersten Sitzung dieser Räte, wurde die Republik ausgerufen und Eisner zum Ministerpräsidenten ernannt. Er begann umgehend mit dem SPD-Führer Erhard Auer (der das Innenministerium übernahm) und dem königlichen Ministerpräsidenten zu verhandeln. Schon am Nachmittag stellte er sein Kabinett vor: «Die Münchener Revolution war komplett durchgeführt in einem rasanten Alleingang und innerhalb von vierundzwanzig Stunden. Kein Schuß war gefallen, kein Tropfen Blut vergossen. Und der Mann, der dieses Kunststück fertiggebracht hatte, gestern noch ein Niemand, hatte alle Fäden in der Hand.»

Kurt Eisner sah den Staat als Kunstwerk: «In der heutigen Zeit und in der Zukunft scheint es mir, als ob diese Flucht in das Reich des Schönen nicht mehr notwendig sein sollte, *daß die Kunst nicht mehr ein Asyl für Verzweifelte am Leben sein soll, sondern daß das Leben selbst ein Kunstwerk sein müßte und der Staat das höchste Kunstwerk.*»

Tatsächlich vereinte Eisner in sich die Fähigkeit des revolutionären Elans mit der zu staatsmännischer Gelassenheit, er war sozusagen Ebert und Liebknecht in einer Person: Er wollte die Revolution, aber in Ruhe. Vorerst gelang das. Die Räte – keine Rätediktatur; sie verlangten sogar die Wahl einer Nationalversammlung – trugen diese neue Demokratie; sie wollten Militärherrschaft und Monarchie abschaffen und sich, Arbeiter und

Bauern, als staatstragende Macht an ihre Stelle setzen. Das neue Parlament – mit 66 Abgeordneten stärkste Partei die Bayerische Volkspartei, mit 61 zweitstärkste die SPD – wollte umgekehrt eine parlamentarische Koalition und keine Räte. Vor dieser Alternative entschied Eisner sich klar für die Räte (an deren Spitze er bleiben wollte) und war bereit, dem zum 21. Februar 1919 einberufenen Landtag seinen Rücktritt zu erklären. Die Rede hatte er in seiner Aktenmappe, als er kurz vor zehn Uhr auf dem Weg vom Promenadenplatz zur Prannerstraße erschossen wurde. Der Mörder, ein Graf Arco-Valley, war aus der Thule-Gesellschaft – die sich als Urzelle der Nazibewegung verstand – ausgeschlossen worden, weil er seine jüdische Mutter verschwiegen hatte; er wollte sich mit dem Attentat «rehabilitieren». Graf Arco wurde von einem Leibwächter Eisners schwer verletzt, operiert, zum Tode verurteilt, einen Tag später zu lebenslänglicher Haft begnadigt, 1924 entlassen und mit einem Posten als Direktor der Lufthansa abgefunden. Er lebte unbehelligt bis 1945.

Eine Stunde später schoß ein Metzgergeselle Lindner den SPD-Führer Auer nieder, annehmend, diese Partei habe den Mord an Eisner angezettelt. Auer wurde schwer verletzt.

In München kam es zu Tumulten – es stellte sich heraus, daß Kurt Eisner die politische Integrationsfigur per se gewesen war. Binnen Stunden gab es keine funktionsfähige Regierung mehr – von acht Ministern war einer tot, einer schwer verletzt, einer untergetaucht, zwei aus München geflohen. Die Anarchie raste: Bewaffnete auf Lastwagen, Schießereien, Schlägereien, wilde Verhaftungen, Plünderungen. Der Landtag hatte sich aufgelöst. Der Generalstreik war ausgerufen. Der Belagerungszustand verhängt. «Zu der Mordstelle am Promenadenplatz, wo man rings um den riesigen Blutfleck auf Bajonetten eine Art Altar mit dem Bilde Eisners errichtet hatte, pilgerten Tausende, und Eisners Begräbnis, das ein paar Tage später mit königlichem Pomp stattfand, wurde zu einer Riesendemonstration zorniger Trauer.»

Einem Staatsstreich ähnlich wurde jetzt – das Vermächtnis Eisners zu wahren – die Räterepublik ausgerufen und kurz darauf, am 13. April 1919, in einer Art zweitem Staatsstreich von den ursprünglich dagegen opponierenden Kommunisten unter

Eugen Leviné übernommen. Dem Aufruhr der Gefühle entsprach es, daß eine Clique hochgesinnter, romantischer Anarchisten einen politischen Flügel bestimmte: Ernst Toller, Gustav Landauer und Erich Mühsam.

Die Konfusion war total. Der erst im März zum Aufbau einer bayerischen KP nach München geschickte Leviné, Sohn deutsch-jüdischer Eltern aus Petersburg, überwarf sich mit der «Räte-Fraktion». Niemand wußte, wer wo wen regierte. Die Banken waren geschlossen. Das von Leviné gedruckte Geld nahm niemand. Lebensmittel wurden knapp. München kämpfte und hungerte. Ein Irrer, namens Dr. Franz Lipp, gerierte sich als Außenminister und telegrafierte im schönsten Dada-Stil an den Papst: «Proletariat Oberbayerns glücklich vereint. Sozialisten plus Unabhängige plus Kommunisten fest als Hammer zusammengeschlossen, mit Bauernbund einig. Klerikat uns wohlgesonnen. Liberales Bürgertum als Preußens Agent völlig entwaffnet. Bamberg Sitz des Flüchtlings Hoffmann, der aus meinem Ministerium den Abtrittsschlüssel mitgenommen hat. Die preußische Politik, deren Handlanger Hoffmann ist, geht dahin, uns von Norden, Berlin, Leipzig, Nürnberg abzuschneiden und uns gleichzeitig als Bluthunde und Plünderer zu verdächtigen, dabei triefen die haarigen Gorillahände Gustav Noskes von Blut. Wir erhalten Kohle und wir erhalten Lebensmittel in reichen Mengen aus der Schweiz und von Italien. Wir wollen den Frieden für immer. Immanuel Kant: Ewiger Frieden 1795 Thesen 2 bis 5. Preußen will den Waffenstillstand zur Vorbereitung des Rachekrieges. Brüderliche Grüße»

Das Ende dieses Satyrspiels hat Ernst Toller aufgeschrieben: «– Sie werden zurücktreten, der Text Ihrer Erklärung ist vorbereitet, seien Sie so freundlich, Ihre Unterschrift darunter zu setzen.

Lipp erhebt sich, zupft an seinem grauen Gehrock, zieht ein Kämmchen aus der Tasche, frisiert mit eleganter Geste seinen Henri-Quatre-Bart, steckt sein Kämmchen wieder in die Tasche, ergreift die Feder, stützt sich einen Moment auf den Schreibtisch und sagt mit trauriger Stimme:

– Was tue ich nicht für die Revolution.

Nachmittags sitzt er wieder im Ministerium, beschenkt die Sekretärinnen und redigiert Telegramme. Samariter entführen ihn von seiner Arbeitsstätte.»

Aber vorläufig rast noch die Tragödie, der Bürgerkrieg. Die Räterepublik reichte im Süden bis Garmisch und Rosenheim, im Norden bis Dachau, das der rote Kommandeur Ernst Toller am 16. April besetzt hatte. Die Regierung Hoffmann, seit 17. März im Amt, wenn auch ohne Mehrheit im Landtag und ohne Rückhalt bei den Räten, tat dasselbe, was Ebert in Berlin getan hatte: sie rief Noske. Während Leviné aus purer Verzweiflung Nahrungsmittel in privaten Haushalten beschlagnahmen ließ, geschah etwas Fürchterliches, «der einzige Akt wirklichen Terrors, der der deutschen Revolution nachzuweisen ist»: Acht Mitglieder der Thule-Gesellschaft und zwei gefangene Offiziere wurden erschossen. 20 000 Mann der preußischen und württembergischen Freikorps rückten auf München – indessen Toller Leviné wegen dieser Gewalttat (für die er nicht verantwortlich war) zum Rücktritt zwang. Einen Tag später, am 30. April 1919, drangen Noske-Truppen in München ein. Was geschah, beschreibt Sebastian Haffner:

«Und nun folgte ein ‹weißer Schrecken›, wie ihn noch keine deutsche Stadt, auch Berlin im März nicht, erlebt hatte. Eine Woche lang hatten die Eroberer Schießfreiheit, und alles, was ‹spartakusverdächtig› war – im Grunde die ganze Münchner Arbeiterbevölkerung – war vogelfrei. Josef Hofmiller, ein deutschnationaler Studienrat und Literaturkritiker, der ein Revolutionstagebuch führte, notierte noch am 10. Mai die Mitteilung des Verlegers Bruckmann, ‹Die Dienstmädchen des ganzen Hauses seien schon ganz aufgeregt, weil täglich dort Leute erschossen würden›. Er erzählt auch, wenig gerührt, von ‹Spartakisten›, die unter seinen Augen einfach aus Weinschenken oder Eisenbahnzügen herausgeholt und auf der Stelle erschossen werden. ‹Wir sind an das ständige Schießen schon ganz gewöhnt.› [...] Gustav Landauer, der hochgebildete Unterrichtsminister der ersten Räteregierung, dessen jüdischer Gelehrtenhabitus irgend etwas in seinen Quälern dazu angereizt haben muß, wurde im Hof des Stadelheimer Gefängnisses buchstäblich zu Tode getrampelt – nicht etwa in einer Stimmung der Wut, sondern in einer Art johlender Siegesfeier. Andere, ausgesprochen sexuell gefärbte Greuelszenen, deren Opfer vielfach Frauen – ‹Spartakistenweiber› – waren, berichtet mit nachschmeckender Genüßlichkeit der damalige Freikorpsführer Manfred von Killinger, der später unter Hitler eine große Karriere machte. [...] Leviné nutzte seine Gerichtsverhandlung zu einem guten Abgang. ‹Wir Kommunisten›, sagte er in seinem Schlußwort, ‹sind alle Tote auf Urlaub. [...]› Zwei Stunden später wurde er erschossen.»

Es gibt einen «Film», der in Zeitlupe das Geschehen in München festhält. Die Rede ist von Thomas Manns Tagebuch. Dort finden wir nicht nur die Eintragung, «Vom Bankguthaben darf man 100 M täglich erheben. Wertsachen, Juwelen u. dgl. dürfen nicht entnommen werden, so daß K.'s Mutter ihrer Perlen wohl verlustig ist. Die Erlasse sind von dem ehem. Studenten Toller aus Ostpreußen gezeichnet, der uns einmal Eier schickte», sondern auch eine exakte Chronologie der Ereignisse: Von den ersten «prächtigen Exemplaren» der Noske-Matrosen, die Bahnhof und Post besetzen, über den «Dummkopf» Heinrich, der auf Eisners Beerdigung sprechen soll, die unpassenden Glokken und die Wagnermusik zu diesem Anlaß bis zur ironischen Wiedergabe der Verwirrung: «Der Hofgarten ist militärisch abgesperrt gewesen, da man einen Spartacisten-Putsch befürchtete. Ich denke, die Spartacisten regieren? Man weiß nicht sehr genau, woran man ist.»

Aber Thomas Mann notiert nicht nur das Verwirrende, es ergreift auch von ihm selber Besitz. Am 17. März 1919 trägt er ein:

«Gestern war Eisner-Gedächtnisfeier im Odeon, wobei H. gesprochen.

Eisner sei der erste geistige Mensch an der Spitze eines deutschen Staates gewesen, er habe in 100 Tagen mehr schöpferische Gedanken gehabt, als die andern in 50 Jahren, er sei gefallen als Märtyrer der Wahrheit. Übelkeit. Die Hauptsache erfuhr ich erst von Bertram: Er habe den Ehrennamen eines Civilisationsliteraten verdient. *Nicht* übel. Im Künstlerzimmer Bilder des Märtyrers und ein Haufen roter Schleifen.»

Doch am 22. März liest man eine ganz konträre Überlegung: «Meine Teilnahme wächst für das, was am Spartacismus, Kommunismus, Bolschewismus gesund, menschlich, national, anti-ententistisch, *anti-politisch* ist. Das Gerücht über meinen ‹Anschluß an die U. S. P.› ist nicht sinnlos.»

Dieser «revolutionäre Anflug» hält nicht lange an. Im Mai wird voller Genugtuung das Ende aller Abenteuer, Unruhen und Unsicherheiten festgehalten: «Ein Aufruf des Kommandos Möhl zur Ausmerzung des lümmelhaften Soldatentyps hat meinen vollen Beifall. Übrigens versicherte Löhr, daß standrechtlich nicht übel ‹aufgeräumt› werde, was gewiß nicht zu beklagen. In der Stadt sind zu meiner Genugthuung die roten Fahnen verschwunden, von der Residenz, dem Kriegsministerium etc. Militärmusik hat am Siegesthor ‹Deutschland, Deutschland über alles› gespielt. Das Epp'sche Corps ist unter großem Jubel in bester Haltung eingezogen. K.'s Mutter geht es schon wieder zu ‹militaristisch› zu, aber ich bin voller Einverständnis und finde, daß es sich unter der Militärdiktatur bedeutend freier atmet, als unter der Herrschaft der Crapule.»

Die Räterepublik ist tot. Toller ist verhaftet, Landauer ist erschlagen, Eisner ist ermordet, Leviné verhaftet, er wird zum Tode verurteilt und noch im selben Jahr, 1919, hingerichtet. Sechstausend Tote, viertausend Strafverfahren sind die Bilanz.

Erich Mühsam – am 18. März 1919 hatte er geschrieben: «Ich schlafe nachts nur noch ausnahmsweise daheim, um dem Vollstrecker des gegen mich gefällten Todesurteils sein Geschäft nicht zu leicht zu machen» – gehört zu den Verhafteten. Er wird zu fünfzehn Jahren Festungshaft verurteilt und erst am 21. Dezember 1924 mit den letzten vier Verurteilten amnestiert – durch dieselbe Amnestie, die Adolf Hitler nach wenigen Monaten Haft, die von der Arbeit an seinem Buch «Mein Kampf», von Besuchen, Autofahrten und Jagdausflügen unterbrochen war, aus der Ehrenhaft in Landsberg am Lech entließ.

Die Jahre der Haft haben bei Mühsam einen Politisierungsprozeß in Gang gesetzt; er hat während der Festungshaft mehrere Stücke, unter anderem das Arbeiterdrama «Judas», geschrieben, von dem er sagt, es solle «Proletkult unter dem

Gesichtspunkt schaffen, der die Schaubühne als revolutionär-agitatorische Anstalt betrachtet wissen will». In der Inszenierung der Piscator-Bühne spielte Ernst Busch die Hauptrolle.

Wenige Tage nach seiner Freilassung im Dezember 1924 spricht er auf einer Berliner Großversammlung zur Befreiung politischer Gefangener. Und vom Oktober 1926 bis September 1931 gibt Mühsam eine neue Zeitschrift unter dem Titel «Fanal» heraus. Ein Flugblatt wendet sich «An die Anarchisten Deutschlands! An die Leser des Fanal!»:

«Solange die Anarchistische Vereinigung nicht in der Lage ist, sich ein wöchentlich erscheinendes, ganz ihren eigenen Zwecken und Tendenzen dienstbares Organ zu schaffen, wird die Monatsschrift FANAL als Organ der Vereinigung anerkannt:

Herausgeber und Verleger der Zeitschrift bleibt ihr Begründer Genosse Erich Mühsam. Er wird das Blatt weiterhin in dem Sinne redigieren, in dem er es in dem nunmehr abgeschlossenen ersten Jahrgang geleitet hat. Eine Änderung tritt insofern ein, als in Zukunft der Raum des FANAL auch andern Federn als der des Herausgebers verfügbar gemacht wird. Prinzipielle Auseinandersetzungen zur Frage der proletarischen Revolution und besonders der Aktivisierung der anarchistischen Bewegung sollen vom 2. Jahrgang ab für alle die Genossen hier eine Stätte finden, die Neues und Wichtiges zu solcher Diskussion beizutragen haben.»

Bezeichnenderweise gilt Mühsams politische Hauptaktivität in jenen Jahren Max Hölz. Dieser ehemalige Kino-Erklärer und Arbeiter aus dem Erzgebirge hatte schon in den Tagen des Kapp-Putsches legendären Ruhm erworben, als er mit Heimarbeitern gegen die reaktionären Freikorps kämpfte, Ortschaften überfiel, Waffen raubte, den Armen half und die Reichen bedrohte. In den mitteldeutschen revolutionären Kämpfen wurde er zu einer Art Schinderhannes-Figur. Nur wenige wußten, daß er seit 1920, seit seinen Kämpfen während des Kapp-Putsches, wegen mangelnder Parteidisziplin aus der KPD ausgeschlossen war. Schon Anfang April 1921 war die März-Aktion des mitteldeutschen Aufstands zerschlagen. Max Hölz wurde in Berlin entdeckt und auf Grund falscher Anschuldigungen verhaftet.

Das Urteil lautete «lebenslänglich» und bewirkte riesenhafte Proteste. Margarete Buber-Neumann, die Frau des später in der sowjetischen Emigration ermordeten KPD-Führers Heinz Neumann, berichtet in ihren Memoiren: «Wie großer Sympathie sich dieser Rebell erfreute, beweist ein Vorfall, den ich im Berliner Großen Schauspielhaus Mitte der zwanziger Jahre erlebte. Es wurden ‹Die Weber› von Gerhart Hauptmann aufgeführt. In der Demonstrationsszene nach der Verhaftung von Moritz Jäger, als die Weber mit der Forderung ‹Jäger raus!› über die Bühne zogen, erhoben sich tausende Zuschauer auf den Rängen und im Parterre des riesigen Theaters und brachen in den Ruf aus: ‹Max Hölz raus! Max Hölz raus!›»

«Gerechtigkeit für Max Hölz» hieß eine Broschüre, die Mühsam 1925 im Verlag Rote Hilfe erscheinen ließ – ein leidenschaftliches politisches Pamphlet. Und mehr: Die Briefe von Hölz aus dem Zuchthaus, 1927 von Egon Erwin Kisch herausgegeben, belegen eine große Nähe zu Mühsam: Sie zeigen einen Menschen, der – wie Mühsam – keine Scheu hat, sein Bedürfnis nach Zärtlichkeit einzugestehen, zuzugeben, daß Kämpfer leiden können, Sehnsucht haben, verzweifelt sind; die winzige Hoffnung eines Vogels am Zellengitter, die wir aus Tollers «Schwalbenbuch» kennen – hier kehrt sie wieder.

Max Hölz, der nach seiner Amnestierung in vielerlei Fehden mit der KPD-Führung geriet und auf ungeklärte Weise in der sowjetischen Emigration umkam, hatte noch 1929 im Malik-Verlag seine Lebenserinnerungen «Vom weißen Kreuz zur roten Fahne» erscheinen lassen. Zum erstenmal hatte ein prominenter Häftling darin freimütig zweierlei beschrieben: die sexuellen Qualen der Gefangenen, der langsame Verfall zu Masturbation und Homosexualität, und die grausamen Quälereien durch die Aufseher, Vorwegnahme der späteren Konzentrationslager. Mühsam sollte, wenig später, erfahren, wovon hier die Rede war.

In den Jahren bis 1933 hatte er sich durch zahlreiche Kabarett-Vorträge, als Sprecher der Syndikalistischen Bewegung, als Mitarbeiter verschiedenster Zeitschriften und durch Publikation vieler Gedichtbände einen Namen gemacht. Eine Neu-

Übersetzung der Internationale, der Rotgardistenmarsch, der Max-Hölz-Marsch, der von Ernst Busch auf vielen Veranstaltungen gesungene «Revoluzzer» waren berühmt geworden. Aber Mühsam war nicht nur berühmt, er war auch berüchtigt: Im Lager der Nationalsozialisten. In der Nacht des Reichstagsbrandes, vier Stunden vor seiner Flucht nach Prag – die sich aus Geldmangel verzögert hatte – wurde er verhaftet und von KZ zu KZ geschleppt. In einem seiner später aufgefundenen Notizbücher steht:

«Freitag, den 31. März:
Transport zum Polizeipräsidium (mit Hodann, Küster, Schneller, Römer) Konfrontierung mit Journalisten.
Donnerstag, den 6. April:
Abtransport über Schlesischen Bahnhof nach Sonnenburg. Ankunft usw. – Nacht mit Ossietzky und Litten.
Sonnabend, den 8. April:
Umzug in Einzelhaft (Keller), Bart etc. Besuch von Zenzl. Erdarbeit (mit Ossietzky).
Sonntag, den 9. April:
Verletzung des Gebisses, des Ohres usw.
Mittwoch, den 12. April:
Schwere Herzattacken durch Überanstrengungen, frühmorgens.
Donnerstag, den 13. April:
Anstrengungen wie gestern. Ohrenausspritzung.
Mittwoch, den 19. April:
Neue große Anstrengungen etc.
Sonnabend, den 22. April:
Beim Arzt (Zurechtweisung wegen unnötiger Konsultation).
Montag, den 24. April:
Überfall in der Zelle. Schläge.
Donnerstag, den 4. Mai:
Beim Arzt (Arbeitsverwendungsfähig).
16./17. Mai:
Überfall in der Zelle. Meldung, etc.»

Kurt Hillers Erinnerung an den kleinen gebückten, schwerhörigen Mann, der fahl über den Zuchthaushof wankt, ein Ohr durch Schläge zu einer dicken, unförmigen Masse aufgeschwollen, findet ihre Ergänzung im Bericht von Mühsams Frau über ihren Besuch im KZ Sonnenburg. «Mühsam war schrecklich zugerichtet. Ich hatte es schwer, mein Entsetzen vor ihm zu verbergen. Er saß auf einem Stuhl, hatte keine Brille auf – man hatte sie ihm zerbrochen –, die Zähne waren ihm eingeschlagen, und sein Bart war von den Unmenschen so zugestutzt, daß der jüdische Typ zur Karikatur gewandelt war.»

Mit einer Art Herzenseinfalt, der rührenden Geduld – mit der er während seiner Festungshaft 1919 bis 1924 Dostojewskij und Voltaire, E. T. A. Hoffmann und Heine liest – schreibt Mühsam noch in einem der allerletzten Briefe: «[...] Angst für meine Person liegt mir außerordentlich fern. Ich glaube, das in den Jahrzehnten kämpferischen Erlebens, die mir wirklich die Gefahr zur Gewohnheit gemacht haben, ausreichend bewiesen zu haben. [...] Wenn es mir gelingt, die unbequeme und entbehrungsvolle Zeit der Einsperrung gesundheitlich ohne Schaden zu überstehen, habe ich für die weitere Gestaltung meines Lebens keine Angst. Man kann auch mit 55 Jahren noch einmal von vorn beginnen und an die irdischen Güter habe ich ja niemals mein Herz gehängt.»

Ein Leidensgefährte aus Oranienburg, dem sein englischer Paß nach einem Jahr Qual die Freiheit brachte, berichtet in einem «Weißbuch», das 1934 in Willi Münzenbergs Pariser Emigrationsverlag Editions Carrefour erschien: «Dieser berüchtigte ‹Anarchist› war einer der besten und edelsten Menschen, die ich je gekannt habe. Schon in Brandenburg wurde er derartig mißhandelt, daß kaum noch ein Knochen heil blieb. Sein Trommelfell ist geborsten, so daß er vollständig taub wurde. Der 55jährige Mann konnte sich nur mit Not schleppend fortbewegen.

Die Weltpresse hat oft seine Befreiung gefordert, doch ohne Resultat. Er selbst wußte, daß er niemals lebend aus dem Konzentrationslager herauskommen wird, und sprach oft davon. Aber mit einer einzigartigen Willenskraft hielt er sich aufrecht und widerstand der Versuchung des Selbstmords.

Noch an einem seiner letzten Abende sagte er: ‹Wenn Ihr hört daß ich Selbstmord begangen habe, so dürft Ihr es nicht glauben!›

Seine Leiden haben sich in Oranienburg fortgesetzt und wurden schlimmer als je, als die SS das Lager übernahm. Wir hatten durchaus den Eindruck, daß sie bewußt darauf hingearbeitet haben, die letzten schwachen Lebenskräfte in ihm auszulöschen.

Täglich wurde er abgeholt zum ‹Verhör› ins Zimmer 16, und auf das Grausamste gefoltert. Am 9. Juli geschah das Folgende – ich wiederhole, daß ich bereit bin, auf jedes Wort meiner Mitteilungen einen Eid zu leisten: Nachmittags wurde Mühsam zum neuen stellvertretenden Lagerkommandanten, Sturmführer Ehrat, gerufen. Als er zurückkam, sagte er: «Sie wollen, daß ich mich selbst aufhängen soll, aber dieses Vergnügen will ich ihnen doch nicht machen!› »

Der heitere Melancholiker, der freche Chansonnier und Boheme-Literat, der liebenswürdige, zärtliche, in seinen roten Bart verliebte Rebell gegen die falsch aufgeteilte Welt, Nachfahr Villons und Vorfahr Biermanns, geächtet, gedemütigt und möglichst mundtot gemacht wie diese, war eines der ersten Opfer der Nationalsozialisten. Sie rächten sich nicht nur für Verse, Reden und Manifeste an einer gehaßten Existenz.

Sie rächten sich auch für eine letzte Geste von Würde und Mut: Bei einem Besuch ausländischer Journalisten im Lager Sonnenburg wollte die Lagerleitung beweisen, wie unbeschadet die Häftlinge dort lebten; sie forderten die versammelt Angetretenen in Gegenwart der Gäste auf, doch zu sagen, ob ihnen irgend etwas «angetan» würde. Niemand wagte sich zu rühren. Da trat Erich Mühsam, auf gespenstische Weise sein frühes Wort «doch ob sie mich erschlügen: sich fügen heißt lügen» einlösend vor, riß sich Rock und Hemd auf und zeigte eine klaffende Wunde – ein sadistischer SS-Mann hatte ihm kurz zuvor mit einer Schere die Brust aufgeschnitten.

Der Arbeiterschriftsteller Karl Grünberg hat aufgezeichnet, was zuletzt mit Mühsam geschah:

«Am Nachmittag des 10. Juli wurde Erich Mühsam, der sich seit Februar im KZ Oranienburg befand, in das dortige Wachlokal bestellt. Dort machte ihm der SS-Sturmführer Ehrat in höhnisch-höflicher Form folgende Eröffnung: ‹Also Sie sind Herr Mühsam? Doch der Mühsam aus der Münchner Räterepublik? Also hören Sie zu, was ich Ihnen jetzt sage. Bis morgen früh haben Sie sich aufzuhängen. ... Sie verstehen doch, was ich meine, so um den Hals rum aufzuhängen. Wenn Sie diesen Befehl nicht ausführen, erledigen wir das selbst!›

Ganz verstört kehrte Mühsam zu seinen Leidensgefährten zurück, denen er den Sachverhalt erzählte. Derartige Befehle gehörten im KZ zur Tagesordnung; auch Mühsam hatte sie schon bei seinem früheren Martyrium in Sonnenburg mehrmals erhalten. Er erklärte, daß er ungeachtet der schon durchlebten Leiden sich auch jetzt keinesfalls selber aufhängen werde. In diesem Beschluß wurde er sowohl von seinen Kameraden wie von einigen SA-Männern bestärkt.

Um 8.15 Uhr abends wurde Mühsam zum Verwaltungsgebäude geholt, von diesem Weg kehrte er nicht mehr zurück. Man sah ihn etwas später in Begleitung des SS-Sturmführers Werner über den Hof gehen. Am nächsten Morgen fand man ihn, an einem Strick hängend, auf dem Abtritt Nummer vier; seine Füße hingen in das Abtrittsloch nieder. Der Knoten war so kunstgerecht geknüpft, wie ihn der halbblinde Mühsam niemals fertigbekommen hätte.»

Sie sagen ich lebe

Christa Reinig

Anna Seghers, so will es das hartnäckige Gerücht, sei die Schützerin und Förderin der jungen Autorin gewesen; allein Christa Reinig berichtet lapidar von der Reaktion der berühmten Kollegin, als sie ihr Texte zu lesen gab: «Sie gefielen ihr nicht. Sie sagte zu mir, Sie sind ein böser Mensch.» Bertolt Brecht soll sie favorisiert haben; jedoch Christa Reinig nennt diese Legende beim Wort: «Die Legende, daß Brecht mich gekannt, meine Gedichte geschätzt und mich zum Weiterdichten ermuntert habe, ist eine Legende. Zu Brechts Lebzeiten waren von mir zwei oder drei Gedichtchen in Anthologien erschienen. Wenn er sie zufällig unter die Augen bekommen hätte, würden sie ihn weder nach Form noch nach Inhalt beeindruckt haben.» Peter Huchel druckte ihre Arbeiten in «Sinn und Form» nicht, mit den Worten «Ich kann sie nicht veröffentlichen», sagte er, «ich werde selbst angegriffen», und Gottfried Benn gab zwar Geld für eine kleine Zeitschrift «Evviva Future», aber seine These von der Traditionslosigkeit, der Künstler komme quasi ohne Vorfahren aus dem Nichts, mochte sie nicht akzeptieren: «Alles, was vorher war, hat für ihn keine Gültigkeit. Du mußt wissen, daß in meinen Anfängen Benn als ein literarischer Richter galt. Benn hat dies gesagt, und Benn hat das gesagt. Und ich hab' gedacht: Das ist doch Spinne.» Heinrich Böll schien ihr schon mit seinem ersten Buch fad und altbacken, als ein Freund ihr aufgeregt den Roman brachte: «Du, es ist ein sehr gutes Buch erschienen. Das war eine Sensation, daß um 1950 herum ein gutes Buch erschien. Ich stürzte mich drauf, und der Titel hieß: ‹Wo warst du Adam?› Na, dieser Adam stank mir ja nicht gerade nach Zukunftssachlichkeit. Ich blätterte es auf und las was über den Zweiten Weltkrieg, der Schnee von vorgestern. Ich sagte: ‹So was wird ja denn auch gedruckt.› » Walter Höllerer schließlich druckte als erster in seiner Anthologie «Transit» ihre «Ballade vom blutigen Bomme», und noch heute erinnert sich Christa Reinig: «Höllerer verdanke ich meinen Durchbruch.»

Ein Kaleidoskop von Hoffnungen und Zurückweisungen, von Hochmut und Verzagtheit. Wer also war, wer ist diese Lyrikerin und Prosaschriftstellerin Christa Reinig, geboren 1926 in Berlin? Sie war Trümmerfrau, sie war Studentin, sie war Museumskustodin in Ostberlin und wurde schließlich eine Schriftstellerin, die über den Beginn ihres Schreibens sagt: «Aus den Knochen meiner Mutter habe ich meine Karriere aufgebaut», und die, als der Kritiker Peter Hamm 1961 Anna Seghers besuchte, in ihrem Land als abwesend galt: «Als ich Anna Seghers nach Christa Reinig fragte, zeigte sie sich überrascht: Sie vermutete Christa Reinig seit Jahren im Westen.» Im übertragenen Sinne stimmte das: Christa Reinig war in der DDR nie gedruckt worden; was sie schrieb, war selbst zehn Jahre nach Stalins Tod noch unakzeptabel. «Hört weg! / kein wort soll mehr von aufbau sein / kein wort mehr von arbeit und altersrente / hört weg – ihr helden – ich rede allein / für asoziale elemente [...] // für huren in häusern mit schwülen ampeln / für selbstmörder aus zerstörungslust / und für die betrunknen die unbewußt / ein stück von einem stern zertrampeln // ich rede wie die irren reden / für mich allein und für die andern blinden / für alle die in diesem leben leben / und nicht mehr nach hause finden.»

Es gilt, zumindest zweierlei auseinanderzuhalten; besser gesagt: zusammenzuhalten. Da war einerseits ein Arbeiterkind, unehelich, Steine klopfend, studierend schließlich – der Idealfall eines sozialistischen Ganges, ein Arbeiterschriftsteller, wie er im Buche steht. Da war andererseits «im Buche» ein Mensch, chaotisch-störrisch, zutiefst anarchisch in seinem Selbstgefühl – der Prototyp dessen, was in der jungen DDR verpönt war. «Wer bin ich? Wer ist Christa Reinig? Das sind zwei verschiedene, voneinander unabhängige Fragen. Davon abgeleitet gibt es eine dritte Frage: ‹Bin ich Christa Reinig?› Das kann ich nicht grundsätzlich verneinen, aber immer, wenn ich versuche, es zu bejahen, muß ich erst einmal albern auflachen. Mit einer gewissen Bestürzung lasse ich das Thema ruhen.» Das steht zwar in dem erst 1984 publizierten Roman «Die Frau im Brunnen» – aber dieser Selbstzweifel, überhöht zu einem Menschenzweifel, ist von Beginn an der Grundakkord von Christa Reinigs Arbeit; eine gleichsam helle Ungläubigkeit trägt und prägt jeden Vers: «ich rufe den menschen / antworte mir / ich rufe – es schweigt / nichts antwortet mir.»

In der DDR nannte man das damals Subjektivismus, eine der gefährlichsten Ketzerverirrungen. Als der Band mit solchen Gedichten, «Die Steine von Finisterre», im Verlag Eremiten-Presse in der Bundesrepublik erschien, war nicht nur die Autorin, sondern auch der rührende Literatur-Narr V. O. Stomps eine Art Agent des Imperialismus. Auf einer Beratung des Politbüros des ZK und des Präsidiums des Ministerrats der DDR mit Schriftstellern wetterte am 25. März 1963 Wilhelm Girnus: «Westdeutsche Verlage wünschen neuerdings, einige jüngere Dichter unserer Republik zu drucken und herauszustellen unter der Bedingung, daß sie so dichten, wie es für Westdeutschland annehmbar ist, Dichtungen voll existentialistischer Lebensangst, voll Pessimismus, voll nihilistischem Zweifel am Leben in jeglicher Gesellschaftsordnung ohne Unterschied. [...] Solche westdeutschen Verleger versuchen gegenwärtig, als literarischer Arm des entsprechenden Ministeriums in Bonn natürlich, unsere Literatur in der DDR auf diese Weise von außen her zu manipulieren, sie ideologisch und materiell zu korrumpieren.»

Der leise Ton einer Dichterin, die sich dem Expressionismus und Else Lasker-Schülers Verzagtheit verpflichtet fühlte, war da unangebracht. «mein tiefstes herz heißt tod / wenn das die mörder wüßten / wären sie es müde.» Solche Verse mußten entweder im Sand verrinnen oder im Aufbau-Getöse untergehen. Radikalität war nur ein Wort. Sie zu leben – jagte denjenigen in eine Art Schizophrenie. Die Härte, mit der Christa Reinig über ihr Leben berichtet, mag damit zusammenhängen. Jahrzehnte später hat sie zwar in einem Gespräch gesagt, «In meinem Wesen bin ich nicht radikal, sondern versöhnlich. Die Radikalität, die in meiner Literatur zum Ausdruck kommt, muß ich mir Satz für Satz abkämpfen», aber ein Element des Nicht-Hoffens ist in ihrem Werk konstant – ob in den frühesten Gedichten, in vielen Selbstaussagen oder in der Prosa. «Der Rächer» heißt eines der ersten Gedichte, das mit dem Vers endet: «ich habe alles aufgegeben / was mir geschieht – ich weiß es nicht / es reißt mich fort aus meinem leben / das langsam auseinander bricht.» Man kann diese Selbstreflexion auch gnadenlos nennen. Große Literatur hat immer etwas Kaltes; freundlich ist der Trivialroman, tröstend der Unterhaltungsfilm und schmeichelnd die Werbung. Literatur ist nicht freundlich, noch tröstet sie, noch darf sie schmeicheln. Dieser Impuls, eine gnadenlose Beobachtung ohne Kommentar, ist die Stärke von Christa Reinigs Kurzprosa.

1964 erhielt Christa Reinig den Bremer Literaturpreis und blieb nach der Verleihung im Westen. Auf dem akkurat aufgeräumten Schreibtisch in Ostberlin ließ sie das Röntgenbild ihrer Wirbelsäule zurück. Sie kam mit einer Handtasche, einem kleinen Koffer, vielen Manuskripten und sagte: «Zwölf Jahre lang habe ich gestanden wie mit dem Gesicht zur Wand. Wenn ich die Augen schloß, konnte ich sie richtig vor mir sehen. Es schien eine rote Ziegelmauer zu sein. Ich mußte mit unendlicher Geduld mit Feilen und Fingernägeln eine Fuge herauskratzen, dann gibt es einen lockeren Stein, dann breche ich den Stein heraus. Meine Mauer dauerte zwölf Jahre, jetzt ist sie reif zu fallen.» Und nun war sie per Bürgerrecht, was sie vorher per Vorstellungskraft gewesen war: «Ich war im Osten ein Bundesbürger. Ich kannte diesen Staat gar nicht, habe mich aber total mit ihm identifiziert, deshalb wollte ich ja hierher. Und deshalb, vermutlich, haben sie mich auch ausreisen lassen. Für mich ist die Bundesrepublik die Arche Noah, deshalb reagiere ich auch empfindlich auf die Leute, die in diese Arche ein Loch schlagen wollen.»

Hat eine da etwas zusammengebissene Zähne, wenn sie ihr Glück des Angekommenseins formuliert? Horst Bienek, mit dem sie vor seiner Verhaftung in der DDR befreundet war, schrieb einmal: «Da werden einem Menschen, der die Zähne zusammenbeißt, Wörter abgetrotzt, herausgerissen. Da war jemand, der leben, lieben und auch leiden wollte. Aber da man ihn nicht leben ließ, schrie er. Mit blutigem Mund.» Das stimmt.

Doch nun geschieht das Sonderbare: Die Finsternis bleibt. Angekommen – oder gestrandet? «Und eines Tages war ich hier zu Hause, so als wäre ich hier geboren. Und genau da hörte mein bundesbürgerlicher Chauvinismus auf, und es war mir auch egal, ob Deutschland Fußballweltmeister wurde oder nicht.»

Man ist Anarchistin, oder man ist es nicht. Christa Reinig ist eine Schriftstellerin, die sich nicht einrichtet. Allenfalls im Schneckenbau ihrer Kunst. Doch die Fühler, berühren sie die Welt, zucken empfindlich zurück. Illusionen findet sie verächtlich – und macht sie verachtenswert: «Die Natur, die in Ordnung ist, gibt es nicht. Leben ist Kannibalismus, denn Leben frißt Leben, anders kann es sich nicht erhalten. Ich sitze hier, mir gehts gut. Ich bin Vegetarierin, ich kille nichts als Kohlköpfe. Ich fühle mich behaglich. Aber im Grunde ist alles Nichts.» Die Frage ist: Macht diese große Dichterin die Welt erfahrbar auch als hassenswert? Es gibt keine klare Antwort. «Wenn es allzu richtig ist, ist es tot», hat sie einmal gesagt. Sie gestattet sich die Bitterkeit des Trostlosen: «Dieses krebsmäßige Verfaulen, das, als ich noch im Osten lebte, mich fast körperlich anrührte, das empfinde ich jetzt auch im Westen. Die Wälder faulen, die Meere faulen, die Gewässer, die Fische in den Flüssen, der Erdboden fault. Es ist das absolute Falschlaufen der Dinge.»

Das ist gültig zum Endgültigen hin. Und ist dennoch nicht alles, wenn Literatur produziert wird. Literatur ist nicht das, was passiert, sondern das, was nicht passiert, und das heißt, sie kann aus dem Elend Schönheit münzen. Vielleicht ist das Gesetz der Kunst mit dem einen Wort *dennoch* benannt – dennoch Funken schlagen, auch wenn der Stein tot zu sein scheint. Dennoch den Stein wälzen, auch wenn er den Berg hinunterrollt. Dennoch den Stein meißeln, auch wenn er zu versinken droht im Nichts. Kunst zeigt nicht das Schöne, sondern das Schreckliche. In diesem Paradoxon – da sie ja «dennoch» das Schöne bannt – liegt ihr Geheimnis, das sich dem Begreifen des Leitartikels entzieht. Die Magie – von den Höhlen in Lascaux bis zu Rilkes Grabspruch – liegt in diesem unauflöslichen Widerspruch. Die Verzagtheit des Künstlers behält stets das Schwebende: nämlich die Verzagtheit zu benennen: «Ein Wort bewegt dies Ahornblatt /

bis in die Wurzel meines Sterns. / Zu wünschen wag ich nicht / noch Sprache einzubaun / in menschliche Belange.»

Exakt dies selbstauferlegte Verdikt setzt Christa Reinig außer Kraft; glücklicherweise. Diesem Bruch der Logik haben wir ihre schönsten Gedichte zu verdanken – lesbische Liebesgedichte von sapphischer Zartheit. Es ist keine magazinlüsterne Indiskretion, wenn von Christa Reinigs lesbischer Liebe gesprochen wird. Es geht um eine wesentliche, tief existentielle Verfaßtheit, die ihr Werk – bis hin zum Haß – grundiert: «Wir sind der neue Mensch / und dieser neue Mensch / ist kein Mann.» Es ist so schade, daß man Worte nicht in Farbe «kleiden» kann; sie können in Musik umgesetzt werden, wie wir zum Beispiel durch Schuberts geniale Heine-Lieder wissen. Ich würde so gerne die Gedichte aus Christa Reinigs lesbischem Zyklus «Müßiggang ist aller Liebe Anfang» «einfärben» – sind sie grünrosa, perlmuttfarben, fahlseiden wie die Unterblätter der Silberpappeln? Welche Farbe hat Glück? Es hat den Ton dieser Gedichte. Mal lächelnd-ängstlich, «Durchsichtig / flaumfederleicht / ein windstoß / trägt dich von mir fort», mal Besitz-ziehend «*Verlaß mich nicht, schwör mir das!* / Ich schwöre: Wenn ich mich je / von dir trennen muß / nehm ich dich mit», mal sinnlich-zärtlich, «Meine Fingerspitzen begreifen: / Ich werde geliebt / dein aufhören ist mein aufhören / du machst mich sterblich.»

Hätte Christa Reinig nur diese Gedichte geschrieben, es wäre genug. Wer hat das erreicht, das zu formulieren – dieses Gefühl, daß etwas immer weniger und zugleich immer mehr werden kann, daß Verschwinden nicht versinkt, sondern sich auftürmt: «Artischocken essen wir / unsere Teller werden immer voller / wir lieben uns / von Tag zu Tag mehr.» «Müßiggang ist aller Liebe Anfang» ist eines der schönsten Gedichtbücher der zeitgenössischen Literatur; voller Makel übrigens. Da gibt es vier gräßliche Zeilen: «Schmeiß / deinen achtjährigen Sohn / vom Balkon / und du bist gerettet.» Das mag man nicht als Metapher entschuldigen und als literarisches Spiel verharmlosen; auch wenn Christa Reinig selber einmal gesagt hat: «Literatur ist ein Zoo mit Tigern hinter Gitter. Du liest es und weißt, der Tiger beißt nicht.» Das ist natürlich Unsinn, zieht der Literatur die

Zähne und deklassiert sie zum Gesellschaftsspiel der Beliebigkeiten. In ihrem großen Gespräch mit Marie-Luise Gansberg hat sie sich dann auch ernsthafter auf diesen «Jungficker»-Rigorismus eingelassen, diese Zeilen als Replik auf einen Leserinnenbrief, der mal in der «Courage» erschienen war, charakterisiert. Da hatte eine Feministin geschrieben: «Wenn ich die Wahl hätte, der Frauenbewegung zum Sieg zu verhelfen oder meinen achtjährigen Sohn vom Balkon zu schmeißen, dann würde ich natürlich meinen Sohn nicht vom Balkon schmeißen.» Daraufhin habe Christa Reinig wieder einmal ihren «Tobsuchtsanfall in Frauenangelegenheiten» bekommen, weil doch klar und offenbar sei, daß der friedlichste Vater seinen allerliebsten Sohn sofort vom Balkon werfen würde, wenn er damit erreichen könnte, zum Bürgermeister von Kleinkleckersdorf gewählt zu werden.

Wir sind an einem ganz heiklen Punkt angelangt. Es geht um Christa Reinigs kompliziert-widersprüchliche feministische Position. Vermutlich sie selber, gewiß aber viele Feministinnen werden sogleich, zu rasch, einwenden, «ein Mann kann dazu überhaupt nicht...», was pseudo-emanzipierte Plattheit ist. Ein Mann konnte «Madame Bovary» oder die Geschichte der Gesine Cresspahl schreiben und eine Frau den «Aufstand der Fischer von St. Barbara»; beiläufig: unter einem männlichen Pseudonym – denn Anna Seghers nahm ja ihren Schriftstellernamen von dem Rembrandt-Zeitgenossen Hercules Seghers. Ein Jude konnte den «so deutschen» «Kaspar Hauser»-Roman schreiben. Die banalste aller Vorstellungen vom Vermögen, Kunst zu verstehen, ist die Ghettoisierung: Rothaarige über Rothaarige, Brillenträger über Brillenträger, Schwule über Schwule. Mit demselben Recht, mit dem Christa Reinig über Genet oder Proust urteilt, urteile ich über diesen Widerspruch in ihrer Literatur.

Er hat nämlich eine außerliterarische Kraßheit. Auch wenn Christa Reinig erklärt, «Die Grundlage meiner Begabung ist das Erzählerische», sind gerade ihre Prosaarbeiten gekennzeichnet von unverhüllt autobiographischen Deklamationen. So ist der Roman benannte Band «Die Frau im Brunnen» in Wahrheit nichts anderes als eine Sammlung von Notaten; mal funkeln sie, mal stechen sie bloß: «Ich würde keine Kinder kriegen. Ich würde sie gar nicht mögen. Menschenkinder sind unappetitliche Kreaturen, und die Affenliebe der Eltern, die so was in die Welt gesetzt haben, würde mich schaudern machen.» Das könnte, im selben Tonfall, auch ohne weiteres in einem ihrer Interviews gesagt sein. Wird auch, im selben Tonfall, dort so gesagt; weder satirisch überhöht noch in jenem nicht-realistischen Erzählstil, den Christa Reinig für sich in Anspruch nimmt, wenn sie über ihre Romane sagt: «Ich bin im Erzählstil nicht realistisch. Sobald ich anfange, irgend etwas zu sehen, sehe ich sofort einen Sinn darin, einen zweiten, einen dritten, einen vierten Sinn. Und ich baue das dann nicht so auf, als ob es eine realistische Erzählung sein soll, sondern ich gehe auf die Parabel raus.»

Das stimmt, wie wir noch sehen werden, nicht. Vorerst aber ist zu fragen, wieweit ihre feministische Einstellung «stimmt». Die Position der Reinig, wo immer sie proklamatorisch geäußert wird – also: nicht im Gedicht –, ist ganz uneinheitlich. Einerseits wird geträumt das «Land ohne Männer»; schon das ein abstrakt unlogischer Entwurf, der binnen zählbarer Frist die Erde entmenschen würde. Denn wie haßvoll immer die Spermienspender und Hodenhalter und Frauenschänder karikiert werden: ohne sie geht es wohl im individuellen Fall; eine Frau *muß* nicht mit einem Mann leben, und Christa Reinig ist Beispiel dafür, wie gut das geht. Aber generell ist das nicht einmal ein Plan, sondern ein albernes Gedankenspiel, auch wenn die Autorin sich verrennt und sagt, daß sie derlei wörtlich meine. Das sind dann nicht einmal Worte, sondern Worthülsen; sie transportieren – ernst genommen – keinen Inhalt. Und das ist durchaus auch als literarisches Urteil zu verstehen. Frappiert nämlich kann man feststellen, daß viele der Prosaarbeiten Christa Reinigs – oft ohne Überzeugung «Roman» genannt – blaß bleiben. Es sind Thesen in kleinen Einheiten, meist ohne jeglichen erzählerischen Impetus, manchmal gar zu Witzchen verkommend: «Die berühmteste Frau der Welt ist nicht Marilyn Monroe, sondern Napoleon Bonaparte. Napoleon Bonaparte wurde auf dem Totenbett entkleidet als Frau vorgefunden.» Man fragt sich, welcher Art Feminismus mit derlei Geistreicheleien gedient sein mag.

Aber schon ihr erster Roman «Die himmlische und die irdische Geometrie» war ein zuchtloses Buch. Das erste Kapitel, «Erwägungen», hält bis in den Titel hinein jenes Schweben, Ausharren, dieses gnomenhafte Zwinkern ein, das groteske Komik mit Bedeutung mischt: «Gleichzeitig erkannte ich, daß ich alles in einem und zugleich sei, alles, was es gibt. Darüber war ich sehr glücklich. [...] Manchmal aber glaube ich, daß es mich gar nicht gibt.» Diese reflektorischen Erzählpassagen, oft märchenversponnen, bis zum Auftritt des Immanuel Kant, und oft Trauer hinter einem Gestus der Lakonie verbergend, sind auf jene sparsame Weise gelungen, die Christa Reinigs Gedichte und frühe Prosa prägte. Anderthalb Zeilen über den Tod der Mutter – und es steckt ein ganzes Buch, ein ganzes Leben darin: «Dann sagte sie: Ich sterbe. Ich sagte: so leicht stirbt sich's nicht. Doch! sagte sie und starb.»

Das Buch erweckt den Eindruck, als sei zuviel Zeit verstrichen zwischen seinem Beginn und der weiteren Arbeit daran. Es hebt an wie eine verschlüsselte Autobiographie, nicht nur Christa Reinig berichtend, wenn «ich» gesagt wird, Zeit, Leben, Schicksal einfangend ohne datenexakt oder überprüfbar im Lokalen zu sein. Eben ein Roman. Dann zerbricht das. Das anfangs Reflektorische *innerhalb* wird herausgefiltert – und es bleiben zwei leere Schalen: beliebig herangekarrtes Bildungsgeröll, Gedankensprengsel über Einstein, Pythagoras oder das chinesische Buch der Wandlungen, und ein um alles Phantasmagorische beraubter, ausgebleichter Erzählstrang, in dem Klein Christa mit Mutti einkaufen geht, Tante Herta die falschen Apfelsinen im Netz hat oder die Kunsthistorikerin Reinig sich in Ostberlin vergeblich um eine Stelle bewirbt. Eine privatistische, pointenlose Geschichte wird kunstlos und unverbunden an die andere gereiht, wird damit nicht zur Begebenheit. Keine der Figuren nimmt Gestalt an, nicht einmal die der Ich-Erzählerin.

Die Haltung des Romans schwankt zwischen Confessio und deren Verweigerung. Gelegentlich blitzt eine Nachdenklichkeit auf: «Ich habe im Verlauf der Jahre die Erfahrung gemacht, daß mein Leben viel mehr von anderen Leuten gelebt worden ist als von mir.» Aber warum sollen solche tagebuchähnlichen Kleinlichkeiten Literatur sein? Christa Reinig muß den losen, beliebigen Bau des Roman getauften Buches selber empfunden haben – sonst könnte man nicht ganze Brocken, willkürlich aus dem Kontext herausgebrochen, in anderen Textbändchen von ihr wiederfinden; wörtlich, nur mit einer anderen Überschrift versehen. So gibt sich die Romanpassage «Die beiden Klos» in einem Buch des Wagenbach Verlags plötzlich als «Erzählung», während die dort expressis verbis als Essay präsentierte Überlegung «Die Kunst des Romans» wörtlich im Roman «Die himmlische und die irdische Geometrie» unter der Überschrift «Die Vollendung der Tugend» steht. Das ist keineswegs ein läßlicher verlegerischer Etikettenschwindel. Die Hin- und Herwendung von Romanfetzen, die anderswo als Essays oder Erzählungen auftauchen, verraten nur eines: Ihre Romane sind ohne stringenten Bau. Ich gehe sogar noch weiter – es sind gar keine Romane. Nie haben sie jenes schillernde Schweben, das bei ihren Meistererzählungen wie «Drei Schiffe» oder «Der Teufel, der stumm bleiben wollte» den Leser in seinen Bann schlägt – den Ton des Märchens, auf den die Reinig zu Recht stolz ist: «Der Panzer, die Rose, der Schwan tranken deinen Tee und rührten deinen Zukker um mit deinem Löffel. Sie redeten dich an mit deinen Worten, und du warst nicht mehr niemand. Du warst du, und sie waren nicht keiner, waren der Panzer, die Rose, der Schwan. Sie saßen und sagten: ‹Wir sind gekommen, auf einen zu warten. Wir warten hier.›»

Viele Steinchen, kein Mosaik. Manfred Hausmann hat einmal den wundersamen Wahnsinn von Christa Reinigs Sprache untersucht, den Irr-Tanz der Worte in ihren Gedichten; er fragte: «Wer von uns ist denn nicht auf dem Grunde seines Wesens ein Heimatloser oder ein Blinder oder ein Stromer oder ein Träumer oder ein Sternzertrampler oder ein Liebestoller oder ein Zigeuner oder ein Irrer oder ein Mörder oder etwas noch Schlimmeres?» Und daran anschließend hat Hausmann sich sehr genau auf die stilistische Kunstfertigkeit der Lyrikerin

Christa Reinig eingelassen: «‹Die Tiefe muß man verstecken. Wo? An der Oberfläche.› Ein Ausspruch von Hugo von Hofmannsthal. Es handelt sich beim Verstecken, beim Verschlüsseln, wie man heute sagt, um einen dialektischen Vorgang. Der Dichter macht etwas offenbar, indem er es versteckt. [...] Und eben auf diese atemberaubende Kunst und Kunstfertigkeit versteht sich Christa Reinig wie wenige.» Doch muß man das auf die Lyrikerin eingrenzen. Christa Reinigs Romanprosa ist nicht irr, sondern schrill. Dieses hier, ausgegeben als Passage ihres Romans «Entmannung», liest sich wie der – übrigens ungerechte – Artikel eines feministischen Kampfpamphlets: «Heute kann der Arzt das Geschlecht des Embryos ab dem 4. Monat bestimmen. Das heißt, die Liebesabwendung und der Brutpflegeentzug beginnt bereits im Mutterleib. Sie weiß, es wird doch nur ein Mädchen werden. Schon hat sie eine Zigarette im Schnabel, trinkt Alkohol, nimmt Tabletten, springt vom Stuhl, tut alles, was sie dem heiligen Sohnes-Embryo nicht antun würde. Wenn das Baby sie zwickt, denkt sie nicht, das ist der Sohn, und ist mit ihren Plagen versöhnt. Sie denkt: Dieses Scheißkind macht mich fertig. Die zukünftige Frau wird bereits schwachsinnig zur Welt kommen.»

In einem fälschlich als «Erzählung» herausgegebenen Text, der tatsächlich die Rezension einer ARD-Fernsehsendung mit dem Titel «Der Wolf und die Frau» war, findet sich eine Art Autopsie: «Ich bin angehörige der lesbischen nation, selbst wenn ich es nicht wollte, ich müßte es sein. Ich bin keine deutsche mehr. [...] Ich bin nicht die gerechtigkeit. Ich bin die parteilichkeit. [...] Mein problem ist nicht, daß die männer hier und heute kein vernunftbegabtes lebewesen sehen. Sie verweisen mich auf die seite des lustprinzips und reduzieren mich auf mein brennbares fleisch. [...] Meine mörder ziehen die anklage zurück. Sie sprechen mich frei und morden mich weiter.» Niemand hat das Recht zu sagen «Das stimmt nicht». Es stimmt, für Christa Reinig, wenn sie ihr Leben so empfindet, sich als Opfer solcher Drohgebärde sieht. Es bleibt einzig das Recht zu sagen: Eine Erzählung ist es damit nicht. Christa Reinig hat weite Strecken ihres Prosawerkes hindurch die Ebene der Prosa – im artistischen Grenzbereich des Wortes – verlassen. Durch das Nach-Außen-Stülpen der Klage zur Anklage hat sie ihrer Sprache den Innenraum genommen. Gerechterweise muß man dies Urteil angesichts des 1989 erschienenen Buches «Nobody und andere Geschichten» einschränken; es sollte nur für ihre Roman-Prosa gelten.

Denn die – sehr kurzen, epigrammatischen – «Geschichten» dieses Bandes haben einen bösen Zauber, den Charme von Kalender- besser: Hexensprüchen. Wäre der Titel nicht vergeben, müßten sie «Lieblose Legenden» heißen, auf dem schmalen Grat zwischen lapidar und lakonisch balanciert die Reinig ihre nie zierliche, stets unheimlich glitzernde Sprache. Diese Prosa-Etüden rasen in die Luft, einer Schaukel gleich – und schwupp: Weg sind die Menschen. Lauter hohnvolle Verwerfungen, erbarmungslos immer – ob von einer heimlichen Geliebten nach Jahren nur das Gerippe gefunden wird oder der Familienkrach mit dieser sonderbaren «Bedrohung» geschlichtet wird: «Die Nachbarin holte die Sandtorte aus dem Kühlschrank, gießt sich auch eine Tasse ein und setzt sich dazu.»

Derlei zu schreiben ist vielleicht schwieriger als einen 700-Seiten-Roman; auch riskanter. Der Gefahr, ins Banale abzurutschen, pointensüchtig zu sein, entgeht Christa Reinig nicht immer. Wobei etwas Seltsames zu beobachten ist: Sind diese Gemmen perfekt geschnitzt – bleiben sie harmlos. Ein «auflösendes» Ende (wie etwa in «Ein unerheblicher Mensch») verflacht den Text zum Realismus. Das absurde, offene Ende, bei dem die Geschichte im Nirgendwo verraucht, macht sie definitiv. Es ist der Unterschied zwischen beiläufig und wesentlich.

Wissend, daß sie unbeschadet dessen eine Künstlerin ist, hat sie in ihrem wunderschönen Text «Der Traum meiner Verkommenheit» zugleich gegen sich und für sich plädiert, indem sie ihren Begriff von künstlerischer Verantwortung definiert: «Nicht einen Augenblick werde ich nachlassen, Zeichen für Zeichen das einzig Verantwortliche zu tun. Und was kümmert es mich, daß das erfüllte Gesetz die Lösung falsch macht und ungültig das Ergebnis. Was kümmert's mich, daß es nur eine Gnade gibt der rechten Lösung: an der Stelle, die nicht gekannt sein wird, vom Gesetz abzuweichen und den Fehler zu machen, der nicht gewollt war. Was kümmert mich die Geistmaschine, die es vermag, durch systematische Abweichung von der Regel richtige Lösungen zu ‹erstreuen›. Ich weihe dir, Gesetz!, die falsche Lösung.»

Herrlicher Hochmut. Da spricht eine, die den Dreck kennt und die Qual, die Gewalt und die Not. Eine, die auf dem Bau Steine klopfte und in einer Schaufensterpuppen-Fabrik arbeitete, angestellt war im Reichsnährstandsverlag und in einer Nähmaschinenreparatur-Werkstatt, die schrieb, als man ihre Stimme ersticken wollte, und die schrieb, als sie zu ersticken drohte, die heute – 62jährig – mit einer speziell für sie konstruierten Spiegelreflexbrille, tief zur Erde gebeugt von der Bechterewschen Krankheit, dennoch ihren Weg zieht, dessen Spuren sie für uns zeichnet. «Für meine Mutter, die dem Lächler das Haupt gehalten hat», schrieb sie eines ihrer eindringlichsten, unauflöslichen Gedichte, «Die Prüfung des Lächlers», von dem Horst Bienek sagt: «Das Gedicht ist wie die Beschreibung eines Bildes, das Francis Bacon gemalt haben könnte.» Es ist lapidar, nicht lakonisch, und wie stets große Lyrik formuliert es der Menschen Qual – und gewinnt seine Schönheit aus ihrem Sieg; der ist Christa Reinigs Triumph:

«als ihm die luft wegblieb, hat er gelächelt
da hat sein feind ihm kühlung zugefächelt
er lächelte, als er zu eis gefror
der feind rückt ihm die bank ans ofenrohr

er lächelte auch, als man ihn bespuckte
und als er brei aus kuhmist schluckte
er lächelte, als man ihn fester schnürte
und er am hals die klinge spürte

doch als man ihm nach einem wuchtigen tritt
die lippen rundum von den zähnen schnitt
sah man ihn an, erst ratlos, dann erstarrt
wie er im lächeln unentwegt verharrt»

Ich schreibe – und ich werde kein Atom verändern

Walter Mehring

Es begann mit der Verwerfung der Welt – und es endete, indem die Welt ihn verwarf: Der Lebensweg des Walter Mehring, 1896 in Berlin geboren und 1981 im Elend – wie das alte Wort für Fremde heißt – gestorben, ist *auch* eine Zeichnung des Weges, den unser Jahrhundert nahm; wenn man die Gedichte, Lieder und Prosaarbeiten Mehrings ein großes Selbstporträt nennen darf, so muß man die Arbeit dieses aufrecht Störrischen zugleich nennen ein Porträt unserer Zeit. Kein Zufall, daß George Grosz einer seiner engsten Freunde war, der noch in der bittersten Zeit des Exils zu ihm hielt. «Mehring, dem ich aus meiner Show 20 Dollar gab, sagte mir, er hätte 'ne Woche nichts gegessen – sah aus wie ein fahrender, verdreckter, verschlan Sänger.»

Das war 1935. Ob die beiden Emigranten sich erinnerten, wie sie sich ziemlich genau 20 Jahre zuvor kennengelernt hatten? «Und am Abend des glorreichen deutschen Sieges bei ... na, der Name tut nichts zur Sache; jedenfalls hingen allen Staatsgebäuden, Mietskasernen und Aborten die Fahnen heraus – und in Herwarth Waldens expressionistischem ‹Sturm›-Salon fand eine Gedächtnisfeier für die gefallenen Künstler, die Maler Franz Marc und August Macke und den Dichter August Stramm statt ... und nach der Tafel, – denn im Hause Walden tafelte man noch, trotz Brot- und Lebensmittelkarten; ja, mitten im Weltkrieg – unter Léger-, Severini-, Kandinsky- und Chagallgemälden und anderen undeutschen, feindlichen Kunstprodukten – zum Nachtisch reichte Theodor Däubler eine Mappe mit heiklen Kostproben eines jungen Karikaturisten herum ... [...]»

Das waren die Anfänge. Walter Mehring, der schon die Schule wegen unpatriotischen Verhaltens hatte verlassen müssen, konnte die Milch der unfrommen Denkungsart früh schlürfen: sein Vater, Herausgeber jenes legendären Satire-Blattes «Ulk», dessen Chefredakteur später Tucholsky wurde, war mehrere Male inhaftiert. Es waren jene Jahre vor dem 1. Weltkrieg, von denen Franz Marc gesagt hatte, «Es handelt sich um eine echte Revolte, um eine völlige Umwälzung unseres Geschmacksbegriffs». Walter Mehring rannte in diese Revolte direkt hinein: «Auf meinem Schulweg ins Wilhelmsgymnasium in der Bellevuestraße hatte ich sie miterlebt, als der glatzköpfige Futuristen-Caesar, F. T. Marinetti, aus einem Autotaxi seine Manifestzettel auf den Bürgersteig schleuderte: ‹Wir stehen auf der Plattform der Jahrhunderte ... Zerstört die Museen! Brennt die Bibliotheken nieder! ... Wir bekämpfen den Moralismus, den Feminismus und alle opportunistischen, nutzbringenden Feigheiten ...!›

Blindlings rannte ich dem Taxi hinterdrein, um die Ecke, in den ‹Sturm› (Tiergartenstraße 34 a), in die turbulenteste Bilderschau, die mir je zu Gesicht gekommen war.

Daß eine Ausstellung so stürmisch verlaufen sollte, das hatte ich nicht geahnt; nicht für möglich gehalten, daß Dispute über Stilprobleme in eine Saalschlacht zwischen geladenem Publikum und ausländischen Ehrengästen ausarten würden [...]»

Es war kein Plan, der die Köpfe erhitzte, und keine Philosophie, die die Gemüter bewegte; es war eine Mischung aus Mystizismus und Tanztee, Weltverbessertum und Bürgerschreckgeste, die die Künste durcheinanderwirbelte.

Man kann sich nicht eindringlich genug klarmachen, daß in dem Jahrzehnt *vor* dem Ersten Weltkrieg die Kunst das Tradierte zerbrochen hatte. Gottfried Benns erster Gedichtband «Morgue» wird 1912 verlegt, im selben Jahr, in dem Sternheims «Die Kassette» und «Bürger Schippel» oder Tucholskys «Rheinsberg» erscheinen. Ein Jahr später: Franz Kafkas «Der Heizer», Else Lasker-Schülers «Hebräische Balladen» und Walter Hasenclevers «Der Jüngling». An was immer wir uns erinnern beim Gedanken an die «Geburt der Moderne» – Max Beckmann oder Franz Marc, Kurt Schwitters oder Marcel Duchamp, Archipenko oder Le Corbusier: Es war schon da. Die Künstlergemeinschaft «Brücke» fand sich 1905 in Dresden zusammen, 1911 die Gruppe «Der Blaue Reiter» in München – Kirchner und Heckel, Nolde und Macke, Beckmann, Kokoschka, Lehmbruck und Barlach haben ihre Formensprache lange vor dem Ersten Weltkrieg entwickelt wie Peter Behrens seine Turbinenhalle oder Hermann Muthesius seine Nauener Telefunkenstation, legitime Vorbilder für Gropius' Architektur.

In diesen Aufruhr der Künste fällt Walter Mehrings Beginn als Schriftsteller. Er wurde Gründungsmitglied der Berliner Dada-Sektion – und der Dada-ismus war zugleich die Geburtsstunde des Lyrikers Mehring – dezidiert antibürgerlich, vage anarchistisch. In einer der berühmt gewordenen Dada-Matineen in Berlin, an denen der wegen Unzuverlässigkeit entlassene Richtkanonier Mehring mit der Parole «Kunst ist Scheiße!» teilnahm und bei der George Grosz und Richard Huelsenbeck das Publikum mit Schimpfkanonaden «Sie alter Haufen Scheiße da vorne» oder «Halt's Maul oder Du kriegst den Arsch voll» attackierten, inszenierte er sein gegen George Grosz ausgetragenes «Wettrennen zwischen Nähmaschine und Schreibmaschine». Mehring, der bisher Gedichte anderer – vor allem des gefallenen August Stramm – vorgetragen hatte, steuerte ein erstes großes Gedicht bei. Und wer Ohren hatte, zu hören, muß sofort bemerkt haben – hier hatte einer den ganz eigenen, einen neuen Ton gefunden:

«IHR
BANANENROHKÖSTLER UND EISBOMBEN-ESKIMOS!
Wetzt eure Löffel und ölt die Posaunen
zum Dreiklang des Jüngsten Gerichts: =
Ernährt euch schlecht und recht
aus den Gulaschkanonen des
Klassenkrieges! Protzt ab! Aber
protzt nicht mit dem Sekret eurer
Adamsäpfel, die ihr vom Baum der
Erkenntnis geklaut!
Mehrwertskult ist das Goldene Kalb
der Mediokrität! Die nackte Bankrott-

erklärung der Geistlichen Impotenz =
Mit dem Feigen-Skandalblatt als
Hosenlatz = = =
Ihr aber –»

Dieses frühe Gedicht enthält schon alle Versatzstücke von Walter Mehrings Dombau zu Babel. Es ist Publikumsbeschimpfung und Klage, Warnung und Menetekel. Es setzt neben das Marx-Wort «Mehrwert» das Bibelwort «Wehe euch» und neben den kommunistischen Begriff «Klassenkrieg» den – schon jetzt! – pessimistischen von der «Zukunftsblechmusik». Hier wob sich ein 22jähriger ein Gespinst, kunstvoll und gefährdet und seinen Opfern elastisch gefährlich wie ein Spinnweb. Zwar hatte Mehring munter an allerlei Festen und Protesten teilgenommen, hatte mit Carl Einstein – «gereizt durch die straflosen Mordtaten der Freikorpsbanden» – die Zeitschrift «Pleite» gegründet und mit George Grosz die nur mit der Nr. 1 erschienene – heute auf Auktionen unerschwingliche – «Jedermann sein eigner Fußball».

Aber Walter Mehring war nicht nur ein revoluzzernder Schreihals. Es ist eigenartig – ein Brief des frühen Weggefährten Hans Richter aus dem Jahre 1959, in dem der seine innere Distanz zu Dada formuliert, könnte von Mehring stammen. Der Dadaismus war allenfalls das Trampolin, von dem sich der Lyriker Mehring abfederte: «Ich kannte sie, die Berliner Dadaisten, alle schon vor dem Krieg: Die vier furchtbaren H, Huelsenbeck, Hausmann, Heartfield, Herzfelde, die sanfte H. H., Hannah Höch, Grosz und Dich. Ich las und liebte Huelsenbecks Gedichte, freute mich über den Überschwang der Bilder und schwang mit der Übermenschlichkeit seiner Behauptungen. Ich las mit Genuß seine geistreichen Analogien, Synthesen und Poesien und ließ mich von ihnen verführen. Ich fand Platz in meiner Zeitschrift ‹G› für Heartfields klassisch klassenkämpferische Collagen und ließ mich von Hausmanns Diktaten: Von der Welteislehre zur Mode und zurück zur Optophonetik, durchaus beeindrucken. Wir alle bewunderten rückhaltlos George Grosz' Höllengenie ... Jeden einzelnen, ja, aber als Kollektiv: nein.

Hausmann brüllte, Heartfield kreischte, Herzfelde berechnete, Huelsenbeck sprang ihnen ohne Hosen ins Gesicht. Nicht das Zuviel, aber der ‹nun erst recht› betonte Mangel an Grazie, die Maß- und Antikunstlosigkeit, die Weltuntergang-Herausforderung stieß mich ab (als ob der Weltuntergang nicht vor der Tür, ja im Zimmer stand)!

Ihr hattet ja recht, zu versuchen, eine sich in Trümmern auflösende Welt mit einem Fußtritt ins Jenseits zu befördern und die Trümmer im Ausverkauf anzubieten. Aber ich hielt noch fest an einem der Trümmer, und ich war bereit, auf diesem letzten Ausflugsort menschlichen Maßes: der Transzendenz der Kunst, eventuell in den Weltraum hinaus explodiert zu werden, ohne diesem letzten Glauben abzuschwören. Deswegen konnte ich in Eure Antischwüre nicht einstimmen.»

Mehring selber hätte es nicht präziser ausdrücken können. Es war nämlich nicht nur ein verkrochen Trauriger, sondern auch ein stets Einsamer, niemandes Weggefährte, Genosse, Bruder je. Walter Mehring blieb das auch in den Jahren seiner großen Erfolge. Die ohnehin eher klein waren – noch 1923, da galt er schon als berühmter Chansondichter, bezahlte Trude Hesterberg ihren literarischen Hausautor mit einem Abendbrot und Freikarten ihres Cabaretts «Wilde Bühne». Dort, und in Rosa Valettis «Größenwahn» feierte Mehring Triumphe, Blandine Ebinger sang seine Chansons in der Vertonung Friedrich Hollaenders.

Doch man täusche sich nicht, ein weiteres Mal, über die angeblich so herrlichen, angeblich so goldenen zwanziger Jahre. Wie der Autor Mehring mit einem Suppentisch honoriert oder der Maler Rudolf Schlichter einmal wöchentlich im Luxus-Restaurant seines Bruders per Freitisch abgefunden wurde (seine an Dix und Grosz erinnernden Blätter sind heute Kostbarkeiten) – so waren auch Glanz und Erfolg der literarischen Kleinkunst eher kläglich. Ein zeitgenössischer Kritiker schrieb «Das Kabarett hat seinen Tiefstand erreicht. Wenn einen ein nahezu tragischer Zufall in eine solche ‹Kleinkunststätte› wirft, verzweifelt man über eine Menschheit, die sich, um Sottisen und Zotisen geschmacklosester Art zu hören, noch überdies neppen läßt.»

Und Mehring selber kannte sein Publikum sehr genau. Seinem 1921 erschienenen Band «Ketzerbrevier» stellte er diese weniger provokanten als tieftraurigen Überlegungen voran:

«Die Literatur ist dem Bourgeois eine Tatsache, die ihm die Tiefe seines eigenen Denkens vorspiegelt. Er will gekitzelt sein, indem er fein angezogene Herren und Damen sich auf dem Podium mänadisch gebärden sieht. Er will satanisch wiehern, weil ‹oben› jemand epileptisch wird, wenn er den ‹Czardas› hört. Die Zote, sonst nur am Stammtisch geflüstert, gellt ihm mit Pauken und Trompeten in die Ohren oder zu den Klängen eines Harmoniums.

Da ist der Fluch der Kulturlosigkeit! Denn der Bourgeois ist in Wirklichkeit der größte Traditionshasser. [...]

Und die Darbietungen sind nicht zu tief im Niveau, sondern niveaulos! Kitsch, Cochonnerie, Patriotismus sind kein Einwand, sie müssen nur nicht in intellektueller Treibhausluft okuliert und beschnitten werden! Denn anstößig wirkt nur der verkrüppelte Sexus!»

Vielleicht liegt hier auch das schwer zu entziffernde Geheimnis von Mehrings Kunst – eine Form von Raffinement, nicht Raffinesse. Kunst muß ja durch ein Härtebad gehen, verlangt vom Autor den bösen Blick, die Distanz. Das Weiche ist der Kitsch. Horst Janssen hat es einmal in das Paradoxon gefaßt: «Daumier ist gut. Kätze Kollwitz ist gut gemeint.»

Diese innere Distanz ließ Tucholsky auch in seiner ersten Kritik verblüfft feststellen, «Ich sehe Berlin etwas anders. Noch kann ich es nicht so hartmäulig finden.» Aber auch diese Kritik, die man die «Entdeckung» Walter Mehrings nennen kann, begann mit einer Scheußlichkeitsbeschreibung vom Zustand der deutschen Kabarett-Kunst; der das schrieb, wußte, wovon er sprach: «Wir sind kein liedersingendes Volk, und aus dem schauerlichen Gemisch von gestorbenen Wandervogelliedern und künstlich gemachten Operettenschlagern ragt nichts hervor, was dieses Volkes Seele erfüllte. Wenn dem Deutschen so recht wohl ums Herz ist, dann singt er nicht. Dann spielt er Skat.»

Mehring antwortete auf diesen ersten großen Hinweis zu seiner Arbeit mit einem «Dankgebet» – das genau diese Distanz formuliert, dieses Sichhüten vor Gefühligkeit:

«'ck lebe wie'n Veilchen ohne Vabreitung
janz vasteckt...
Aba neilich hat ma' Eener in de Zeitung
doch entdeckt!
Und 'ck dachte, wie's een'm so stillos
koddrig geht!
Und wie mieß ma zumut is
Und wie der Mensch jut is...
Und 'ck bin jefiellos
'ck bin Poet!»

Und während Tucholsky summierte «Die Papas sind ganz unverkennbar: amerikanische Affichen und die Franzosen der Montmartre-Cabarets. Aber das legitime Kind ist ein ganzer Kerl», gibt Mehring ein einziges Mal Einblick in seine Werkstatt: «Wie bemerkt, leitet das Chanson seinen Ursprung von den altchristlichen Gebeten her. Bei der Andacht standen ein oder mehrere Sänger auf dem *ambo,* dem erhöhten Lesepult, und sangen Psalmen, während das Volk in gewissen Zwischenräumen refrainartig antwortete. Das war das sogenannte Responsorium (psalmus responsorius). Das Alleluja der Messe hat z. B. auch den Charakter eines Responsoriums (Refrains) für bestimmte Psalmen. Die kultiviertere Form: der Hymnus ersetzte später das textlose Alleluja.

Im folgenden kommt das Chanson in angenähert ursprünglicher Form wieder zur Geltung.»

Das zeigt nun einen sehr ernsthaft arbeitenden Lyriker, mehr, als man sich gemeinhin unter einem Café-Haus-Chansonnier vorstellt. Viele von Mehring zum Vortrag geschriebene Verse sind Gedichte per se. Die Kunstfertigkeit dieses Autors aber besteht darin, daß er den leichten Bänkelton ebenso perfekt beherrscht. Er hat gleichsam das absolute Gehör – zumindest für die Melodie der Großstadt Berlin. Wie kaum ein anderer hat er ihr Stimme gegeben; der mit Lob eher sparsame Alfred Kerr schwärmte geradezu: «Diese Chansons sind mit dem alten Klischee ‹Mokante Galligkeit› nicht mehr zu erledigen, sondern sie geben eine Poesie der Außenseitigkeit und Abwegigkeit, der diffizilen Orte des Lebenswahnsinns, Wachsfiguren-Relationen, die echte Sentimentalität des Verlorenseins, ... das unhold Umflügelte des Grauenmonstrum Berlin, Dämonie von Stadtbahnfahrt und Alltagsspuk, ohne Rührsal genommene Gespenstigkeit der Destillensphäre, Infernalische Schnuppigkeit, zu der das Geldhetztempo der Stadt schon die Gassenkinder erzieht... mit einem Schlag unmittelbarer Hingefegtheit!»

Als das, 1921, erschien, lebte Walter Mehring schon seit zwei Jahren in Paris – ein «Frühemigrant», wie er sich spöttisch selber nannte. Er bewohnte eines jener winzigen Hotelchen im Quartier Latin, deren abblätternde Spuren ehemaliger Vornehmheit von den Dessous der Damen verhängt wurden und in dessen aus den Fugen gehendem Treppenhaus die Wirtin, die darauf bestand, Mademoiselle angeredet zu werden, dem deutschen Dichter auf die Frage nach seinen Kollegen Rimbaud und Verlaine, die einmal hier gewohnt hatten, antwortete: «Mein Gott, man hat mit so vielen Mietern zu tun, daß man sich gar nicht auskennt.» Mehring «kannte sich aus» mit den Bewohnern seiner Verse. Er lebte in Paris – aber er beschrieb «Heimat Berlin».

Aus Paris berichtete Mehring regelmäßig für das von Leopold Schwarzschild herausgegebene «Tagebuch»; damit war er einer der wenigen Autoren, der für beide – gelegentlich einander bitter bekämpfende – Konkurrenzblätter «Weltbühne» *und* «Tagebuch» schrieb. Sei es der Abstand, sei es die angeborene kühl diagnostizierende Distanz: Walter Mehring sah früher als fast jeder andere, auf welchen Abgrund die Weimarer Republik zugaloppierte.

Bald schon hört man ein «Börsenlied» und eines von den «Kriegsnöten»:

«Man
schmiedet Waffen nicht zum Spaß
– zum Morden – denn der Krieg braucht Fraß/
Das ist so Brauch – im Frieden auch –

Das alte Lied – der eine flieht –
Der andere kriegt den Reingewinn.»

Mehrings Lieder verlieren den Appellcharakter. Er hält *die* Menschen – wie den einzelnen Menschen – für nicht mehr belehrbar; sein Credo heißt jetzt «Ich weiß, der Mensch tut anders als er denkt / Er unterdrückt noch, wenn er etwas schenkt.» Es klingt weniger munter als bitter:

«Ich weiß, daß an den Trust-Herrn
Die Minderwertigkeit nagt;
Es sind, die die Gottheit lästern,
Von ihren Portiers geplagt.
Ich weiß, an kanadischen Fischseen
Begehrt man Laubsägekram;
Ich weiß, sobald sie zu Tisch gehn,
Sind selbst Anarchisten zahm.
Und die in Kneipen hocken,
Freibeuter der Moral,
Schickt Mutter ihnen Socken,
Dann werden sie sentimental.
Ich weiß, der Mensch tut andres, als er denkt.»

Mehring diagnostiziert kaum noch – weil das ja den Gedanken an eine Therapie mit einschlösse. Er bilanziert. Mit der Mitleidlosigkeit eines Schmetterlingssammlers spießt er sie alle auf – die Schlotbarone und Krautjunker, die blutbeschmierten Generale und feigen Fürsten, die Richter mit den gezinkten Karten und die Volksbeglücker mit den Fähnlein aller Farben. Sein schreckliches Gedicht «Hoppla! Wir leben!» ist gnadenlos präziser Grundriß des «Hotels zum Abgrund», in dem die Mörder es sich bequem gemacht hatten:

«In diesem *Hôtel zur Erde*
vom Donnerhall umbraust –
da hat die Schlachthof-Herde
im Heldenkeller gehaust.

Sie mußte ihre Zechen
mit blanken Knochen blechen –
Dann machte die Bande schlapp!
Da kamen
die Herren Generaldirektorn
und forderten Vergeben!
Wir gaben euch ein Notquartier
– und was zum Überleben.
Ihr seid Halbtote!
aber WIR –
Hoppla!
wir leben –
WIR leben!
Jetzt rechnen WIR ab!»

Doch selbst sein «Wir rechnen ab» nimmt Mehring, wohl als zu hoffnungsvoll, bald zurück. Kurze Zeit später schreibt er «Ich schreibe – und ich werde kein Atom verändern.» Walter Mehring wußte, daß die Gefahr für diese Republik von rechts kam.

1929 war bei S. Fischer ein Sammelband mit Mehrings Arbeiten erschienen, neue Gedichte waren in den letzten Jahren kaum mehr entstanden. Aus seinem Satz «Man schreibt für Blinde, debattiert vor Tauben» hatte Mehring die Konsequenz gezogen. Die Quittung für seine Arbeit hatte er ohnehin erhalten; in Will Vespers Zeitschrift «Die schöne Literatur» wurde das S. Fischer-Buch abgetan als «Band schnoddriger Verse voll tobender, speichelspritzender Wut auf alles Deutsche, Seelische, Verwurzelte, Heilige ... ein verfaultes Gehirn, das nach allen Gossen dieser Zeit stinkt.»

Mehring versuchte, mit eigenen Revuen sich das Theater zu erobern, neben den Buchverlagen die letzte Nische künstlerischer Freiheit. Er kehrte deshalb 1928 nach Berlin zurück. In großen Matinees, die Willi Münzenberg in der «Neuen Welt» veranstaltete, interpretierten Rosa Valetti und Paul Graetz und Ernst Busch seine Chansons. Doch sein erstes eigenes Theaterstück, von Erwin Piscator auf seiner Werkstättenbühne inszeniert, entfesselte einen solchen Skandal, daß das Stück «Der

Kaufmann von Berlin» nach wenigen Aufführungen abgesetzt werden mußte. Von randalierender SA bis Paul Fechter, Kritiker der «Deutschen Allgemeinen Zeitung», war man sich einig, daß Mehrings «Lied der drei Straßenkehrer» unzumutbar war.

LIED DER DREI STRASSENKEHRER
[...]

«*Der erste Straßenkehrer (stößt mit dem Besen an einen Leichnam):*
– Mensch! Das war mal Mensch gewesen!
Das hat mal einen Stahlhelm besessen!
Das lebte mal – das hat ausgefressen!
– Kommt alles untern Besen! Kommt alles untern Besen!
– Das hat mal
Erschießen dürfen,
Weil es mal den
Stahlhelm getragen,
Weil das mal Geld war,
Weil man dafür stritt!
– Dreck!
– Weg damit!»

Das war zuviel. Wieder einmal war die berühmte «Ehre des deutschen Soldaten» beleidigt. Der mutige S. Fischer-Verlag ließ in der Buchausgabe prompt diese inkriminierte 3. Strophe weg. Es sollte nicht lange dauern, daß man den ganzen Autor wegließ. Im November 1932 plante Max Reinhardt eine Silvester-Revue mit Dialogen von Ödön von Horvath und Songs von Walter Mehring; der erinnert sich an das makabre Endspiel: «... bis es höchste Zeit wurde, uns im Audienzsalon des Deutschen Theaters anmelden zu lassen, wo Max Reinhardt hofhielt und mit der ihm eigenen Improvisationsgabe seine Silvesterrevue-Pläne entwarf.

‹Was meinen Sie dazu, Herr von Horvath?›

‹Superb!› meinte Horvath.

‹Und Sie, Herr Mehring? Sie haben sich noch gar nicht geäußert?›

‹Großartig›, sagte ich. ‹Vorzüglich! ... falls es noch›, murmelte ich, ‹falls es noch zu einer Aufführung kommen sollte ... mit einem Führer ante portas.›

‹Einem Reinhardt wird man nichts tun!› sprach in das betretene Schweigen seiner Getreuen Deutschlands souveräner Regisseur.»

Wie es dann weiterging – daran erinnert sich ein anderer deutscher Schriftsteller. Hans Sahl notierte in seinen «Memoiren eines Moralisten»: «Der Zug war fast leer, ein Zug fast ohne Menschen, ein Geisterzug. Ich ging den Korridor entlang, es roch nach Ordnung, deutscher Ordnung, desinfizierter Ordnung. In einem Abteil saß ein Herr, der anscheinend nicht erkannt werden wollte. Er hatte die Vorhänge zugezogen und saß, den Hut tief ins Gesicht gedrückt hinter einer Zeitung, die er viel zu aufmerksam las. ‹Verzeihung›, sagte ich und ging wieder hinaus. Ich hatte ihn sofort erkannt. Es war gut zu wissen, daß man mit Max Reinhardt ins Exil fuhr. Man befand sich in guter Gesellschaft.»

Das Exil hatte begonnen. Es existieren zwei beklemmende Dokumente über Walter Mehrings letzte Tage in Berlin, gleichsam literarische Wochenschauaufnahmen. Das eine hält die historisch gewordene letzte Sitzung des Schutzverbandes deutscher Schriftsteller fest:

> «Die letzte Sitzung
> ‹Wir, die wir jetzt auf die Schafotte gehen,
> in die Zuchthäuser oder in die Verbannung ...›

Es waren die Schlußworte Erich Mühsams, des Bänkelsängers, des ‹Individualanarchisten der Humanität› – gruselig prophetisch verhallend in dem Vereinssaal einer Berliner Mietskaserne, der sonst dem geselligen Beisammensein von Kriegsveteranen und Kegelbrüdern oder der religiösen Einkehr und Polterabenden diente, diesmal aber der letzten Sitzung des Schutzverbandes deutscher Schriftsteller, den Beisetzungsfeierlichkeiten einer

Literatur, in der alles Pathos zu Makulatur geworden war und jede Metapher zu einem Schreckensverdikt ohnegleichen.

Nach Mühsams Abtreten hatte es keine Abstimmung gegeben, keine Resolutionen, keine Wortmeldungen mehr. Vor ihm hatte Carl von Ossietzky gesprochen, nicht ahnend, wie bald er, im Märtyrertode vereint, Mühsam nachfolgen sollte. [...]

‹Ich fürchte, wir werden auf vieles verzichten müssen, was uns – mehr als uns lieb gewesen und teurer – als ein Vaterland gekommen ist: auf so manchen Luxus, einen Schutzverband deutscher Schriftsteller, eine Villa mit Aussicht auf einen prächtigen Weltuntergang, auf das letzte bißchen Meinungsfreiheit, das uns die selige Weimarer Republik noch ...›

Noch hatte Ossietzky den Satz nicht vollendet, als ein Schutzverbandsmitglied mit seiner Braunhemden-SA vormarschierte, siegfriedblond vom Scheitel bis zur Kreppsohle; gehürnt und monokelt: [...] ‹Die Sitzung ist beendet! Die Versammlung aufgelöst ...›

Und dann brannte der Reichstag.»

Doch ganz knapp vor dem Reichstagsbrand, davon erzählte Mehring einem Gesprächspartner 1975, konnte er entwischen:

«Am 26. Februar 1933, also am Sonntag vor dem Reichstagsbrand, telefonierte mir ein Herr des Auswärtigen Amtes: ‹Ich komme also wie verabredet zum Abendessen!› Da es nicht verabredet war, habe ich mir gesagt: ‹Das ist eine Warnung!› Der Herr kam und sagte zu meiner Mutter: ‹Ihr Sohn fühlt sich doch am wohlsten in Paris. Er sollte wieder nach Paris gehen.› Als mich die Mutter fragte, wie lange ich dort bleiben wolle, da warf der Herr ein: ‹Ich würde sagen: fünfzehn Jahre.› Da wußte ich Bescheid! Das galt uns allen! ‹Was ist›, fragte ich dann, ‹mit Carl von Ossietzky?› Da sagte er: ‹Wenn ich Ihnen das schon gesagt habe, so können Sie sich vorstellen, was es für Ossietzky bedeutet!› Montag früh fuhr ich dann zu Ossietzky und habe ihm das mitgeteilt. ‹Wir müssen weg!› Und Herr von Gerlach, der gerade vorbeigekommen war, sagte ganz knapp: ‹Bange machen gilt nicht. Gute Reise nach Paris!› Von da fuhr ich – weil ich wußte, daß Brecht kurz vor einer Nierenoperation in einer Klinik in der Augsburger Straße lag – zu Brecht hin. Und zu Helene Weigel.

‹Helli›, sagte ich, ‹wir müssen weg!› Sie fragte: ‹Ist das nicht gefährlich?› Darauf ich: ‹Gefährlich? Gefährlicher ist, wenn wir bleiben. Ihr müßt sofort weg!› Und er hat sich dann, Gott sei Dank, erst in Wien operieren lassen. [...]

Am selben Nachmittag hatte ich im Schutzverband deutscher Schriftsteller einen sogenannten Werk-Abend. Als ich da hinkam, warnte mich Mascha Kaléko: ‹Mehring, Sie müssen sofort verschwinden! Da oben ist die Hakenkreuz-Hilfspolizei mit einem Haftbefehl für Sie!› [...] Und so bin ich gleich abgereist. Ich saß im Zug... Vom Reichstagsbrand – ich hielt ihn zuerst für einen schlechten Scherz der Rosenmontags-Zeitungen – erfuhr ich erst in Köln.»

Was nun begann, waren nicht nur das Elend der Fremde und ihr bitteres Brot, es war wohl auch eine vollkommene Konfusion der Gefühle; denn kaum einer der Verjagten, dessen Kummer und Zorn nicht die Kehrseite Heimweh hatte: ob Johannes R. Becher in Moskau oder Thomas Mann in Kalifornien oder Anna Seghers in Mexiko oder Tucholsky in Schweden. Sie träumten von einem Deutschland, das jeder auf seine Weise das «Seine» nannte. Man hatte es ihnen geraubt, sie vertrieben, ihnen Haus und Habe und Paß und oft die Familie gestohlen. Aber sie blieben deutsche Schriftsteller. Auch Walter Mehring nützte sein Achselzucken nichts, mit dem er auf die Ausbürgerung reagierte

«Es ist und bleibt
die höchste, einzige Ehrung,
die mir aus meinem
Ex-Vaterland über alles
zuteil geworden ist.»

Man hatte ihm ja nicht nur den Paß genommen, sondern auch die Sprache; zumindest das Publikum seiner Sprache. Am gleichen Tage entstand auch ein Gedicht, das er «Ode an Berlin» nannte:

«Manchmal berliner ick aus'm Traume –
Und soo'ne Träne kullert mir auf't Schemisett.

Ick höre ümmassu:
‹Nu sind wa frei im deutschen Raume!›
Ne, Emil; nich, det ick Dir flaume,
Aber Emil, angter nanu (entre nous):
Jloobst'n det? Jloobst'n det?

1.
Ihr Spreeathener,
rauh, mit defter Plauze:
Wir kenn'n uns doch – mir kommt ihr doch nich doof.
Der helle Deez – die wunderkesse Schnauze –
Der vierte Hinterhof mit Feez und Schwoof –
die ‹jriene Minna› – und die Mutta Jrien –
Und sonntachs nach de Müggelberje peesen –
Mir wollt a was assähl'n von fremden Wesen?
Mir nich, Berlin!
Mir nich, Berlin!
Ick war doch imma mang eich mang mit Herz und Breejen!
Det is der Dank – is das der Dank?
Von wejen!

2.
Ihr duften Pankejöhr'n – Ihr frechen Bollen!
Wir jing'n uns doch ins jleiche Freibad aal'n.
– Een Kissken, Schatz! – Herr Oba, noch swee Mollen!
Der Mond, da drob'n – der konnte uns wat mal'n!
Det war doch soo! – wir hatten doch wat los,
Wenn wir zwei in de Lausekiste pennten.
Jetzt quatschste wat von fremden Elementen?
Ne, sach ma bloß!
Ne, sach ma bloß!
War ick nich ümma mang dir mang mit Seele, Leib und Breej'n?
Det is der Dank – is das dein Dank?
Von wejen!

3.
Ihr Bowkes – und ihr blauen Abführmittel:
Jetzt bin ick Neese, wenn's nach Treptow jeht?
Nu brillt Ihr: Heil? und looft im braunen Kittel?
Wat denn! Da hat woll eener dran jedreht?
Ick weeß doch, wo de Ferdeäppel bliehn –
Ick stand doch du und du mit jedem Zossen.
Mir habt ihr aus de Innung ausjeschlossen?
  Sach ma, Berlin,
  Schämste dir nich?
Ick bleibe mang dir mang mit Schnauze, Herz und Bree-
jen!
Wat is dein Dank – das is dein Dank?
Von wejen!»

Deutlich ein Ruf-Gedicht. Täuscht man sich, wenn man einen Ton des Flehentlichen, eine Gebärde des Bittens herauszuhören meint? «Ick stand doch du und du ... ick bleibe mang dir mang»: einer ist da nicht nur aus-, sondern abgewiesen worden, der es weder ganz versteht noch akzeptieren kann. Mehrings Härte ist hier nicht zu hören; und wenn er je sentimental war, dann in diesem Gedicht. Es dauert fast zwei Jahre, bis der Schriftsteller Mehring sozusagen «geschluckt» hat, ein «Euch zum Trotz» singen und schreiben kann:

«Wir wolln uns lieber mit Hyänen duzen
Als drüben mit den Volksgenossen heuln!»

Vielleicht kann man sagen, daß die deutschen Exilschriftsteller die Situation des Ausgespien-Seins überhaupt nur überstanden, indem sie sich ihre eigene Tradition bewußt machten, sich energischer, kräftiger als Teil dessen begriffen, was europäische – ja: auch deutsche – Kultur geschaffen hatte. Wie um sich der eigenen Identität zu versichern, schrieb der eine «Lotte in Weimar» und der andere «Deutschland, o bleiche Mutter». Mehring schrieb «Die verlorene Bibliothek» – es war seine Art, ein Zeitalter zu besichtigen. Wohl selten hat jemand es geschafft, seine Autobiographie und quasi die Biographie eines Jahrhunderts zu schreiben, indem er nicht Lebenshunger, sondern Lesehunger vorführt. Mehrings Wandern durch die aus Wien ins amerikanische Exil gerettete Bibliothek des Vaters, erster Urwald des Jünglings und immer Orientierungsschule des heranwachsenden Literaten, ist eine Kulturmorphologie par excellence. Seine Letternsucht ist Weltsucht auf eine ganz andere Weise, ist nicht etwa kokettes Vorzeigen irgendeiner Vielbelesenheit, sondern ständige Reflexion von Leben; das kann sich wie im Brennglas zu einem Satz zusammenziehen: «Man greift zum Buche wie zum Glase.» Das kann sich zu mehr als anekdotischer Erinnerung aufzwirnen: «‹Morgen›, hörte ich einen der Burschen sagen, ‹morgen hängen wir sie alle auf: die Schwarzen und die Roten und die Herren Juden; und die, wo die vielen Bücher haben, zuerst . . .!› »

Walter Mehring hat mit diesem Buch geleistet, was am besten mit dem Wort «undeutsch» zu fassen ist: Grazie trotz einer nahezu lexikographischen Bildung, amüsante Leichtigkeit, die nie nur zum Geschnatter und Geplauder verkommt, die immer den Mut hat zur Analyse wie zur eleganten Formulierung. Die Trauer des Mannes, den schon als Knaben der Vater ins Zimmer mit den Büchern bat, um zu sagen: «Ich möchte, daß Du mit Herrn Ernst Toller bekannt wirst, der auf mich den Eindruck von etwas sehr ungewöhnlichem gemacht hat», findet sich, im Exil, in einem einzigen Satz: «Wären die Bücher doch wieder um mich und wärmten sie doch meine Seele an.»

In diesem gar nicht so umfangreichen Buch ist alles auf einmal enthalten, Leidenschaft und Bildung, politische Bitterkeit und Stil, Kultursoziologie und Skepsis. Es funkelt von Anekdoten, die viel mehr sind als bloß Klatschgeschichten; wenn etwa die bekannte Geschichte erzählt wird, wie Marcel Proust im Sterben lag und noch einmal nach seinen Manuskripten verlangt, um eine darin beschriebene Agonie an Hand der seinen nun zu revidieren, dann ist das der Beginn einer gloriosen Proust-Analyse; wenn an anderer Stelle vom unrettbar darmkranken Oscar Wilde erzählt wird, der, als man ihm ein letztes Glas Champagner einflößte, sagte: «Ich sterbe über meine Verhältnisse», dann ist das das Anheben zu einem großen De profundis. Walter Mehring, der sein Leben lang nie eine Wohnung besaß, ähnlich Joseph Roth nur in Hotels lebte und seine schönsten Texte in Caféhäusern schrieb, hat hier eine köstliche Studie der Eitelkeit geliefert – etwa der einzig möglichen Literatenreaktion nach der Nachricht von Prousts Tod: «Jeder der Anwesenden schien von zwei Gedanken absorbiert: der Formulierung des Nekrologs – und welcher Zeitschrift er diesen anbieten sollte.»

Dieser Spaziergang durch die Jahrhunderte der Literatur, für die, wie Mehring sagt, jeder Europäer nun einmal eine unselige Schwäche hat, glänzt und funkelt von brillanten Formulierungen, von ästhetischen Geistesblitzen. Der ganze Céline ist zusammengefaßt in einem Satz: «Romanmonolog der Selbstverzweiflung an der Menschlichkeit.» Das Werk von Marx wie Freud ist immerhin charakterisiert, wenn Mehring sagt, sie «vergten Künsten den Spiel-Trieb». Um aber kein Mißverständnis walten zu lassen, muß man sagen, daß Mehring immer wieder seine Fähigkeit zur Analyse großer Zusammenhänge, großer Bücher, großer Autoren zeigt, keineswegs sich beschränkt auf das geistvolle Aperçu. Seine Interpretation etwa von Stendhal ist meisterhaft, genauer und aus der Kenntnis des Produzierenden sensibler geschrieben als so vieles, das man aus der Feder beamteter Kulturkritiker kennt.

Das verschollene Buch, das bei seinem ersten Erscheinen kurz nach dem Krieg bei Rowohlt übersehen wurde, gleicht einer Wiederentdeckung des Autors Mehring, zeigt es doch, daß er nicht nur der Autor charmanter Chansons und literarischer Frivolitäten ist, sondern ein Schriftsteller von gebildeter Sensibilität, und das heißt in Deutschland notwendigerweise ein Melancholiker. War der es, der seine «Selbstanzeige» mit den Worten begann

«Hier steht ein Mann und singt ein Lied
  Am Rand der Zeit,
Die außer Rand und Band geriet –
Macht Rast! Ihr habt's noch weit...»

Ihr habt's noch weit. Es gilt, ein weiteres Mal, sich den endlosen, entsetzlichen Weg deutlich zu machen, den die Emigranten entlang hetzten, gehetzt wurden.

Walter Mehring lebte nach seiner Flucht aus Deutschland in Paris. Übrigens zeitweise in jenem Hotel, in dem Ödön von Horvath kurz vor seinem Tode wohnte; dessen Biograph Franz Theodor Csokor erinnert sich: «Mit Walter Mehring saß Horvath am 1. Juni 1938 vor einem Café des Boulevard St. Michel und sah ein Gewitter aufziehen, dessen Blitz in die Kuppel des Pantheons schlug. Es war ein Kugelblitz. ‹Das gilt mir›, sagte der abergläubische Horvath.»

Tatsächlich war an jenem Abend, an dem der emigrierte Dramatiker von einem Baumstamm auf den Champs-Elysées erschlagen wurde, im Hôtel de l'Univers der Tisch für Horvath gedeckt, die Rotweingläser standen auf dem Tisch. Als Mehrings Freundin, die Schauspielerin Hertha Pauli, die Nachricht «Ödön ist tot» überbracht hatte, fanden sie in seinem Zimmer das Manuskript des soeben begonnenen Romans «Adieu Europa»; die Anfangszeile lautete: «Ein Sturm kommt auf über dem Meer. Er wirft eine Barke um, übers Jahr kehrt sie vielleicht zurück mit schwarzen Segeln und unbemannt.»

Adieu Europa sollte es bald auch für Walter Mehring heißen. Doch vorerst glich seine Existenz einem schaurigen Zickzack: bei Kriegsausbruch im September 1939 im Camp de Falaise in der Normandie als «feindlicher Staatenloser» eingesperrt; das einzige in diesem Jahr geschriebene Gedicht gibt darüber Auskunft:

«Sie stempeln siegeln kritzeln schmiern,
Mehrn rattenhaft sich aus Papiern –
Und Haus um Haus wird, gottverdammt,
Zu ihrer Brutstatt – wird ein Amt.
Ausweis! Ausweisung! Stempel drauf!
Fingerabdruck: ein Lebenslauf!
  So legen sie in staubverpackten
  Bündeln die Menschheit zu den Akten.
[...]

Wir: eingekäfigt, vogelfrei,
Ein Unheilsschwarm der Barbarei,
Bestimmt, um der zerstörungsgeiln
Annahenden Plage vorzueiln,
Dem Grauen, das uns überkam,
Bis es uns selbst die Sprache nahm –
    Wir: ausgesandt als Warnungszeichen
    Hörn ungenützt die Zeit verstreichen.»

Im Februar 1940 wird Mehring entlassen, arbeitet als Übersetzer im «Ministère de l'Information de la Presse». Am 13. Juni stehen die deutschen Truppen vor Paris. Mehring flieht mit Hertha Pauli, meist zu Fuß, über Orléans, Bayonne und Toulouse nach Marseille. Dort schreibt er jene «12 Briefe aus der Mitternacht» genannten Gedichte weiter, zu denen ihn noch Horvath in Paris ermuntert hatte mit den Worten «Setzen Sie das fort, immer wenn Sie in arger Bedrängnis sind. Sie werden es noch oft vonnöten haben», und deren zehnter – datiert «Marseille, Silvester 1940/41» – die schaurige Aufzählung des Schicksals seiner einstigen Gefährten ist.

Doch Marseille war nach dem Fall von Paris eine Mausefalle, der Angst, von Gestapoagenten denunziert und verschleppt zu werden, entsprach die Panik, sich ein Visum – irgendeines, egal ob Transit, Ein- oder Ausreise – zu besorgen. Vor den diversen Konsulaten standen schwarze Schlangen der hoffnungsvoll Hoffnungslosen. Mal hing vor dem Portugiesischen ein Schild «Bis auf weiteres geschlossen», mal vor dem Amerikanischen «Keine Einreisevisa», mal gab es bei den Spaniern kein Durchreisevisum ohne gültigen Paß – aber die Emigranten hatten ja keine Pässe, meist keine Staatsangehörigkeit mehr.

Man kennt das Elend der Flüchtlinge aus Anna Seghers' Roman «Transit» oder Lion Feuchtwangers «Exil» oder Heinrich Manns Memoiren «Ein Zeitalter wird besichtigt». Würdige, einst hochberühmte und geehrte, jetzt zumeist schon ältere Künstler mußten lügen, stehlen, Urkunden fälschen oder – wie Max Ernst – einen Bahnhof ausmalen, um sich zu retten. Walter Mehring mißlang der erste Versuch, zu dem ihm das amerikanische Emergency Rescue Committee verholfen hatte, dessen Leiter Varian Fry das in seinen Erinnerungen berichtet hat:

«Alles verlief ganz glatt bis Anfang September, bis Mehring sich zur [spanischen] Grenze aufmachte... mit einem tschechischen Paß, den ich ihm verschafft hatte, unter anderm Namen. In seinen schmuddeligen, ungepreßten Kleidern, die er noch trug, nach haarsträubenden Abenteuern unterwegs, sah er mehr aus wie ein Tramp als wie ein Poet. In Perpignan mußte er in einen anderen [Güter]zug umsteigen. Zu seiner Überraschung und Freude war keine Bahnhofskontrolle anwesend. Unbehelligt ging er hinaus und setzte sich in ein Café, um sein nun nahendes Entkommen zu feiern. Fünf Minuten später wurde er von einem Geheimpolizisten dingfest gemacht. Ich vermute, daß dieser armselige flic sich eingebildet hatte, die Aufklärung für sämtliche Taschendiebstähle und Spitzbübereien der letzten sechs Monate aus Perpignans Kriminalgeschichte gefunden zu haben. Als aber der Polizeifahndungsdienst ermittelte, daß Mehring Ausländer war ohne Reisegenehmigung, ließ man ihn in das nächstgelegene Konzentrationslager schaffen, nach St. Cyprien, the pesthole of France...»

Fry war es auch, der Mehring nach zwei Monaten aus dem Lager rettete, falsche Papiere mit echtem Namen besorgte. Walter Mehring durfte anstelle des an die Nazis ausgelieferten und später ermordeten sozialdemokratischen Politikers Rudolf Hilferding auf dem Frachtschiff «Wyoming» Marseille verlassen und traf via Martinique am 26. Februar 1941 in Miami ein. Wie Alfred Döblin oder Heinrich Mann oder Bertolt Brecht bekam er einen «Charity»-Vertrag bei Metro-Goldwyn-Mayer: 70 Dollar die Woche für den Auftrag, auf keinen Fall ein Drehbuch abzuliefern. Da saßen sie, in jämmerliche Schreibkämmerchen gepfercht, ohne Geld, ohne Paß, ohne Beruf, ohne Sprache, ohne Publikum. Das, inzwischen, jubelte auf Reichsparteitagen, ging zu Leni-Riefenstahl-Premieren, sonnte sich in Sondermeldungen, die davon kündeten, wie Hitlers Soldaten in Kiew oder Tobruk «die Heimat verteidigten», ansonsten entspannte man sich bei Furtwängler, der Blaufuchs aus Norwegen gehörte dazu. Die ehemaligen Kollegen hatten sich arrangiert, Gerhart Hauptmann ließ sich von Goebbels feiern, Gustaf Gründgens gab in seinem schloßartigen Anwesen an einem See bei Berlin rauschende Feste für Göring, und die Damen vom Film drängten sich bei Herrn Hitler zum Tee. Walter Mehring hungerte.

Der Hollywood-Vertrag war ausgelaufen. Mehring ging nach New York, wo er sechs Jahre lang keine Verszeile zu Papier brachte; er hätte nicht einmal das Papier dafür gehabt. «Walter kam total verhungert hier an», schreibt George Grosz, der den Freund unterstützte, nach 1947, «wohnte acht Tage erst mal bei uns, ist vollkommen mittellos.» Sein 1935 in Wien erschienener Roman «Müller. Chronik einer deutschen Sippe» war dort sofort von dem deutschen Gesandten, Herrn von Papen, verboten worden; der ordnete die «Vernichtung des Machwerkes an, das eine vorsätzliche Kränkung des arischen Rasse-Empfindens und eine grobe Entstellung der germanischen Geschichte darstelle». In seinen zwölf amerikanischen Jahren schrieb Walter Mehring knapp dreißig Gedichte. Wundert es, daß er sich als «Getier-Gemensch» empfand?

«Und das Getier ging außer Lands
– ging immer paarweis an Bord /
Immer rein mit euch!
immer gleich! immerfort:
der Orang-Utan – und der Schimpans'
der Galgenvogel – der Rattenschwanz
Alle gleich – in den Reihen zu zwein
Männchen und Weibchen
verschifft und vertäut
kopuliert – verheizt –
immer rein mit euch
in die Sintflut – als Asche verstreut –
Und noch ein Jordan
und noch so ein Fluß
über den – ob Mensch oder Jude – muß
drunter und drüber muß

ins Gehenna –
Hosianna! das Wort /
[...]
Getier-Gemensch
ohn' Unterschied
– ohne Aufenthalt – ohne Ziel –
Rein oder raus?
Ihr seid immer zuviel!»

Und danach? Danach war gar nichts. Das Land, das sie bei Gefahr, ermordet zu werden, verlassen hatten, wollte von ihnen – den Emigranten – nichts wissen. Sie hatten es dennoch so geliebt. Eine gräßliche Anekdote hält das fest: Jeden Nachmittag stieg der emigrierte Leonhard Frank auf den kalifornischen Carmel, blickte über das Meer und sagte «da drüben liegt Deutschland»; und keiner seiner Freunde wagte ihm zu sagen, daß dort Japan lag.

Wo lag Deutschland? Als Walter Mehring 1953 zurückkehrte, war er halb unbekannt, halb unerwünscht. Ein erster Rowohlt-Band seiner Gedichte, 1951, blieb unverkauft. Erst sieben Jahre später erschien ein zweites Buch – ohne Erfolg und Echo. Friedrich Dürrenmatt hatte die Situation in seinem Glückwunsch zum 60. Geburtstag exakt beschrieben: «Dieser Mehring ist nicht mehr populär, die Menschen wollen ihre Untergänge entweder besungen haben oder vergessen. [...] Odysseus hat entweder heimzukommen oder umzukommen, beides ist für den Ruhm gleich dankbar, gleich verwendbar, Mehring ist nur davongekommen. Damit läßt er es bewenden. Sein Ithaka ist untergegangen. Es gibt keine Heimkehr mehr, auch wenn er nun in Europa haust.»

Walter Mehring, verbittert, verarmt, verkannt, lebte in der Schweiz, oft in dem durch zahlreiche Memoiren verewigten winzigen «Hotel Urban». Wer ihn dort besuchte, fragte sich, woher er auch nur das Geld für die Zigarette hatte, die nie ausging zwischen den immer dünner und skeptischer werdenden Lippen. In den Jahren von 1951–1962 schrieb er kein einziges Gedicht. Sein wohl letztes endet:

«Aber der Appetit / – jedes Gelüst war mir
vergangen / – wie ins Loch verkrochen
vor der Schande / ... ein Mensch gewesen
zu sein ... /
    Und als Trinkgeld verworfen /
blieb nichts übrig /
    als ein Vers /
auf den sich nichts sonst reimte /
    als
        pervers / / /»

Es kam dann, spät, zu spät, allerlei Dekoratives: das große Bundesverdienstkreuz, ein Wiedergutmachungsbetrag, der Glückwunsch zum 85. Geburtstag von einem Bundespräsidenten, der NSDAP-Mitglied gewesen war und nun per Brief «den tapferen Gegner des Nationalsozialismus» lobte. Was nicht kam, war die Einlösung des eigenen Wunsches «in deutscher Sprache wieder zu Worte zu kommen»; das hatte er in einem Fragebogen als Grund der Rückkehr genannt. Aber schon vorher hatte Walter Mehring gleichsam den eigenen Grabspruch formuliert – kühl, präzise, so illusions- wie gnadenlos. In einem Brief an Hans Sahl schrieb er 1948:

«Man wird es uns nie verzeihen, daß wir uns nicht
haben erschlagen oder ein bißchen vergasen lassen.»

ANHANG

Auswahlbibliographie

Die hier zusammengestellte Auswahlbibliographie erhebt keinen Anspruch auf Vollständigkeit, sondern gibt lediglich Auskunft über Bücher, die zum Erarbeiten der vorliegenden Essays benutzt wurden. Da im Gang der Analyse oft chronologisch verfahren wird, Bücher eines Autors also oft zu einem Zeitpunkt erwähnt werden, zu dem sie in einer deutschen Ausgabe noch gar nicht vorlagen, werden generell bei allen fremdsprachigen Autoren im Text der Essays die Originaltitel verwendet; soweit die Bücher in Übersetzung vorliegen, gibt die Bibliographie diese Übersetzungen zusätzlich an. Eine Ausnahme bildet das Kapitel zu Gombrowicz, da die Aufnahme polnischer Originaltitel dem Verständnis des Textes eher hinderlich als hilfreich schien.

Für redaktionelle Mitarbeit an diesem Band und dem Essayband «Revolte und Melancholie» dankt der Autor Regine Stützner und Wilhelm Busch.

James Baldwin

Primär

Go Tell It on the Mountain. New York 1953 (Gehe hin und verkünde es vom Berge. Reinbek 1966)

Notes of a Native Son. Boston 1955 (Schwarz und Weiß. Auswahl aus Notes of a Native Son und Nobody Knows My Name. Reinbek 1963)

Giovanni's Room. New York 1956 (Giovannis Zimmer. Reinbek 1963)

Another Country. New York 1960 (Eine andere Welt. Reinbek 1965)

Nobody Knows My Name. New York 1961 (Schwarz und Weiß. Auswahl aus Notes of a Native Son und Nobody Knows My Name. Reinbek 1963

Inhalt: Autobiographische Notizen – Autobiographical Notes, 1955

Aufzeichnungen eines Eingeborenen – Notes of a Native Son, 1955
Eine Frage der Identität – A Question of Identity, 1954
Ein Fremder im Dorf – Stranger in the Village, 1953
Notizen zu einem hypothetischen Roman – Notes for a Hypothetical Novel, 1960
Das Gefängnis der Männlichkeit – The Male Prison, 1954
Jedermanns Protest-Roman – Everybody's Protest Novel, 1949
Faulkner und die Aufhebung der Rassentrennung – Faulkner and Desegregation, 1956
Ach, armer Richard – Alas, Poor Richard, 1961
Der Negerjunge betrachtet den weißen Jungen – The Black Boy Looks at The White Boy, 1961
Die Entdeckung, was es heißt, ein Amerikaner zu sein – The Discovery of What It Means to Be an American, 1959)

The Fire Next Time. New York 1963 (Hundert Jahre Freiheit ohne Gleichberechtigung. Reinbek 1964)

Nothing Personal. Mit Richard Avedon. New York 1964

Blues for Mister Charlie. New York 1964 (Blues für Mr. Charlie. Amen Corner. Reinbek 1971)

Going to Meet the Man. New York 1965 (Gesammelte Erzählungen. Reinbek 1968 – später unter dem Titel: Des Menschen nackte Haut. Reinbek 1974)

The Amen Corner. New York 1968 (Blues für Mr. Charlie. Amen Corner. Reinbek 1971)

Tell Me How Long the Train's Been Gone. New York 1968 (Sag mir, wie lange ist der Zug schon fort. Reinbek 1969)

A Rap on Race. Zusammen mit Margaret Mead. Philadelphia und New York 1971 (Rassenkampf – Klassenkampf. Ein Streitgespräch. Reinbek 1973)

One Day, When I Was Lost. New York 1972 (Sie nannten ihn Malcolm X. Ein Drehbuch. Reinbek 1974)

No Name in the Street. London 1972 (Eine Straße und kein Name. Reinbek 1973)

If Beale Street Could Talk. New York 1974 (Beale Street Blues. Reinbek 1974)

The Devil Finds Work. London 1976 (Teufelswerk. Betrachtungen zur Rolle der Farbigen im Film. Reinbek 1977)

Just Above My Head. New York 1978

Sekundär
Gerhard Amendt (Hrsg.): Black Power – Dokumente und Analysen. Frankfurt/M. 1970
Claude Brown: Manchild in the Promised Land. New York 1965 (Im gelobten Land. München 1966)
Rap Brown: Die Nigger Die. New York 1969 (Nigger verrecke. Frankfurt/M. 1970)
Eldridge Cleaver: Soul on Ice. New York 1968 (Seele auf Eis. München 1969)
Sammy Davis, Jr., Jane und Burt Boyar: Yes I Can – The Story of Sammy Davis, Jr. New York 1965
Rudi Dutschke u. a. (Hrsg.): Black Power – Dokumentation Stokely Carmichael, Rap Brown, Malcolm X. Berlin o. J.
Fern Marja Eckman: The Furious Passage of James Baldwin. New York 1966
Seymour L. Gross, John Edward Hardy (Hrsg.): Images of the Negro in American Literature. Chicago und London 1966 (Dieser Band enthält eine sehr ausführliche Bibliographie «The Negro in American Literature. A Checklist of Criticism and Scholarship»)
Billie Holiday: Lady Sings the Blues. New York 1956 (Schwarze Lady. Hamburg 1957)
George Jackson: Soledad Brother – The Prison Letters of George Jackson. New York 1970
David Littlejohn: Black on White – A Critical Survey of Writings by American Negros. New York 1966
Norman Mailer: Advertisements for Myself. New York o. J. (Reklame für mich selber. Berlin 1959. Darin: Der weiße Neger, S. 363 ff)
Edward Margolies: Native Sons – A Critical Study of Twentieth-Century Negro American Authors. Philadelphia und New York 1968
Charles Newman: The Lesson of the Master: Henry James and James Baldwin. In: *Yale Review,* Autumn 1966, P. 45–59
Darryl Pinkney: Blues for Mr. Baldwin. In: *The New York Review of Books,* 6. Dezember 1979, P. 32f
Report of the National Advisory Commission on Civil Disorders (U. S. Riot Commission Report). New York 1968

Jean Genet

Primär

Le Condamné à mort. Fresnes 1942 (Der zum Tode Verurteilte. Hamburg 1969)

Notre-Dame des Fleurs. Monte Carlo 1944 (Notre-Dame-des Fleurs. Hamburg 1960)

Miracle de la Rose. Lyon 1946 (Miracle de la Rose – Wunder der Rose. Hamburg 1963)

Haute Surveillance. Paris 1947 (Unter Aufsicht. Zusammen mit Die Zofen und Der Balkon. Frankfurt/M. und Hamburg 1960)

Les Bonnes. Lyon 1947

Pompes Funèbres. o. O. o. J. [1947] (Pompes Funebres – Das Totenfest. Hamburg 1966)

Querelle de Brest. «Mailand» 1947. (Querelle. Reinbek 1955. Die deutsche Übertragung dieser Ausgabe folgt der im dritten Band der Œuvres Complètes bei Gallimard, Paris, unter dem Titel Querelle de Brest erschienenen Fassung)

Le Pêcheur de Suquet. Paris o. J. (Der Fischer von Suquet. Hamburg 1970)

Journal du voleur. o. O. o. J. [1948?] (Tagebuch eines Diebes. Hamburg 1961)

Fragments. In: *Les Temps Modernes,* August 1954, P. 193–217

Le Balcon. Décines 1956 (Zusammen mit Unter Aufsicht und Die Zofen. Frankfurt/M. und Hamburg 1960)

L'Atelier d'Alberto Giacometti. In: *Les Lettres Nouvelles,* September 1957, P. 199–218
(Alberto Giacometti. Zürich 1962)

Le Funambule. In: Les Bonnes et l'Atelier d'Alberto Giacometti. Décines 1958 (Deutsch in: Briefe an Roger Blin / Der Seiltänzer. Hamburg 1967)

Les Nègres. Décines 1958 (Die Neger. Hamburg 1965)

Les Paravents. Décines 1961 (Wände überall. Hamburg 1960)

Lettres à Roger Blin. Paris 1966

The Members of the Assembly. In: *Esquire,* November 1968, P. 86–89

A Salute to 100 000 Stars. In: *Evergreen,* Dezember 1968, S. 51 ff

Jean Genet and the Black Panthers. Interview mit Michèle Manceaux. In: *Evergreen,* September 1970, S. 35 ff

Sekundär

Jean Genet Querelle – Marginalien. Reinbek 1965

Claude Bonnefoy: Jean Genet. Hamburg 1966

Richard Coe: The Vision of Jean Genet. London 1968 (Mit ausführlicher Bibliographie)

Marie Luise Fleißer: Findelkind und Rebell. Über Jean Genet. In: *Autonomie*, Nr. 14, Oktober 1979, S. 32–35

Hans Giese: Das obszöne Buch. *Beiträge zur Sexualforschung*, Heft 35, Stuttgart 1965

Walter Heist: Genet und andere. Exkurse über eine faschistische Literatur von Rang. Hamburg 1965

Marion Luckow: Die Homosexualität in der literarischen Tradition. Studien zu den Romanen von Jean Genet. *Beiträge zur Sexualforschung*, Heft 26, Stuttgart 1962

Jean-Marie Magnan: Essai sur Jean Genet. Paris 1966

Jean-Paul Sartre: Saint Genet – Comédien et martyr. Paris 1952

Philip Thody: Genet's Success Story. In: *Encounter*, Mai 1968, P. 67–71

Jean-Paul Sartre

Primär

La Nausée. Paris 1938 (Der Ekel. Hamburg 1949)

Baudelaire. Paris 1946 (Baudelaire. Hamburg 1953)

Qu'est-ce que la littérature? In: Situations II, Paris 1948 (Was ist Literatur? Reinbek 1958)

Question de méthode. In: Critique de la raison dialectique. Paris 1960 (Marxismus und Existentialismus. Reinbek 1964)

Préface zu Frantz Fanon: Les Damnés de la terre. Paris 1961 (Frantz Fanon: Die Verdammten dieser Erde. Vorwort von Jean-Paul Sartre. Frankfurt/M. 1966)

Les Mots. Paris 1963 (Die Wörter. Reinbek 1965)

Mallarmé. Préface. In: Editions Gallimard, collection Poésie. Paris 1966

L'Idiot de la famille, I-III. Paris 1971/72. (Der Idiot der Familie. Reinbek 1977–1979)

On a raison de se révolter. Discussions par Philippe Gavi, Jean-Paul Sartre et Pierre Victor. Paris 1974 (Sartre, Gavi, Victor: Der Intellektuelle als Revolutionär. Reinbek 1976)

Sartre. Un film realisé par Alexandre Astruc et Michel Contat. Paris

1977 (Sartre. Ein Film. Autobiographische Schriften Band 3. Reinbek 1978)
L'engagement de Mallarmé. In: Sondernummer Sartre der Zeitschrift *obliques*, Nr. 18/19, 1979, P. 169–194
Sartre über Sartre. Autobiographische Schriften Band 2. Reinbek 1977
Der Mensch und die Dinge. Aufsätze zur Literatur 1938–1946. Reinbek 1978
Was kann Literatur? Interviews, Reden, Texte 1960–1976. Reinbek 1979
Mythos und Realität des Theaters. Schriften zu Theater und Film 1931–1970. Reinbek 1979
Man muß für sich selbst und für die anderen leben. Interview mit Rupert Neudeck. In: *Merkur*, Dezember 1979, S. 1208–1222

Sekundär

Wolfgang Fritz Haug: Jean-Paul Sartre und die Konstruktion des Absurden. Frankfurt/M. 1966
Francis Jeanson: Le problème moral et la pensée de Sartre. Paris 1965
Traugott König (Hrsg.): Sartres Flaubert lesen. Essays zu Der Idiot der Familie. Reinbek 1980
Erika Mann, Johannes Ehrhardt: Sartre zur Einführung. Hannover 1979
Gabriele Merks-Leinen: Literaturbegriff und Bewußtseinstheorie. Zur Bestimmung der Literatur bei Jean-Paul Sartre. Bonn 1976
Sartre-Sondernummer der Zeitschrift *obliques*, Nr. 18/19, Paris 1979 (Dieser Band enthält eine sehr umfangreiche Bibliographie der Schriften Sartres und von Veröffentlichungen über Sartre)
Sartre aujourd'hui. *La Collection de l'Arc* Nr. 30, Aix-en-Provence 1966

Louis Aragon

Primär

Anicet ou le panorama. Paris 1921 (Anicet oder das Panorama. Stuttgart 1972)
Le Libertinage. Paris 1924 (Libertinage, die Ausschweifung. Stuttgart 1973)
Le Mouvement perpétuel. Paris 1925
Le Paysan de Paris. Paris 1926 (Pariser Landleben. München 1969)

Le Con d'Irène. Paris 1928 – veröffentlicht unter dem Pseudonym Albert de Routisie. (Irène. Frankfurt/M. und Berlin 1969)
La Grande Gaîté. Paris 1929
La Peinture au défi. Paris 1930
Pour un réalisme socialiste. Paris 1934
Les Cloches de Bâle. Paris 1934 – Band I von Le Monde réel (Die Glocken von Basel. München 1964)
Les Beaux Quartiers. Paris 1936 – Band II von Le Monde réel (Die Viertel der Reichen. München 1963)
Le Crève-coeur. Paris 1941
Les Yeux d'Elsa. Neuchâtel 1942
Les Voyageurs de l'impériale. Paris 1943 – zensierte vom Autor nicht anerkannte Fassung, endgültige Ausgabe Paris 1947 – Band III von Le Monde réel (Die Reisenden der Oberklasse. München 1962)
Aurélien. Paris 1944 – Band IV von Le Monde réel (Aurélien. München 1962)
La Diane française. Paris 1945
L'Enseigne de Gersaint. Neuchâtel 1946
Les Communistes. Paris 1949–1951 (Die Kommunisten. Berlin-DDR 1953–1957)
Le Neveu de M. Duval. Paris 1953 (Herrn Duvals Neffe. Berlin-DDR 1955)
Mes Caravanes et autres poèmes. Paris 1954
Le Roman inachevé. Paris 1956
Introduction aux littératures soviétiques. Paris 1956
La Semaine Sainte. Paris 1958 (Die Karwoche. München 1961)
J'abats mon jeu. Paris 1959
Poésies. Anthologie 1917–1960. Paris 1960
Le Fou d'Elsa. Paris 1963
La Mise à mort. Paris 1965 (Spiegelbilder. Berlin-DDR 1968)
Les Collages. Paris 1965
Élégie à Pablo Neruda. Paris 1966
Blanche ou l'oubli. Paris 1967 (Blanche oder das Vergessen. Berlin-DDR 1972)
Henri Matisse, roman. Paris 1971 (Henri Matisse, Roman. Stuttgart 1974)
Théâtre-Roman. Paris 1974 (Theater/Roman. Stuttgart 1977)
Zu lieben bis Vernunft verbrennt. Ausgewählte Gedichte. Berlin-DDR 1968

Sekundär
André Breton: Manifestes du Surréalisme. Paris 1962
Roger Garaudy: L'Itinéraire d'Aragon. Paris 1961
André Gavillet: Aragon surréaliste. Neuchâtel 1957
Raoul Hausmann: Courrier Dada. Paris 1958
Richard Huelsenbeck (Hrsg.) Dada Almanach. New York 1966 (Reprint der Ausgabe von 1920)
Richard Huelsenbeck (Hrsg.): Dada – Eine literarische Dokumentation. Reinbek 1964
Hubert Juin: Aragon. Paris 1960
Bernard Lecherbonnier (Hrsg.): Les Critiques de notre temps et Aragon. Paris 1976 (Dieser Band enthält eine umfassende Bibliographie und Diskographie)
Pierre de Lescure: Aragon romancier. Paris 1960
Georges Sadoul: Aragon. Paris 1967
Jean Sur: Aragon – le réalisme de l'amour. Paris 1966
Tristan Tzara: Sept manifestes dada/lampisteries. Paris 1963

Louis-Ferdinand Céline

Primär
La Vie et l'œuvre de Philippe-Ignace Semmelweis. Paris 1924
Voyage au bout de la nuit. Paris 1932 (Reise ans Ende der Nacht. Hamburg 1958)
L'Église. Paris 1933 (Die Kirche. Hamburg 1970)
Mort à crédit. Paris 1936 (Tod auf Kredit. Reinbek 1963)
Guignol's Band. Paris 1944
Féerie pour une autre fois. Paris 1952
D'un château l'autre. Paris 1957 (Von einem Schloß zum andern. Reinbek 1960)
Nord. Paris 1960
Nord. Edition définitive. Paris 1960 (Norden. Reinbek 1969)
Rigodon. Paris 1969 (Rigodon. Reinbek 1974)
Casse-pipe. Paris 1975 (Kanonenfutter. Reinbek 1977)

Sekundär
Claude Dubois: Vailland contre Céline. In: *La Quinzaine littéraire,* 15. April 1969, P. 22
Marc Hanrez: Céline. Paris 1961

Marc Hanrez: Céline «récupéré»? In: *La Quinzaine littéraire*, 16. bis 30. Juni 1973, P. 7
Milton Hindus: Louis-Ferdinand Céline tel que je l'ai vu. Paris 1969
Erika Ostrowsky: Céline and his Vision. New York und London 1967
Dominique de Roux: La Mort de Louis-Ferdinand Céline. Paris 1966
Louis-Ferdinand Céline und Louis-Ferdinand Céline II. *Les Cahiers de l'Herne* 3 und 5 (hrsg. von Dominique de Roux und Michel Thelia bzw. Michel Beaujour). Paris 1963 und 1965. (In Heft 3 ein umfassendes Literaturverzeichnis «Essai de bibliographie complète»)
George Steiner: Louis-Ferdinand Céline. In: *The New Yorker* vom 20. Januar 1968, P. 106

Witold Gombrowicz

Die Anordnung der Titel gibt die zeitliche Folge der Publikationen in polnischer Sprache wieder. Das Jahr der Erstveröffentlichung ist jeweils in runden Klammern angegeben. Die Bibliographie stützt sich dabei auf Angaben im Band über Witold Gombrowicz aus den *Cahiers de l'Herne*.

Primär

Yvonne, Prinzessin von Burgund (1935). Frankfurt/M. 1964 (zusammen mit Die Trauung)
Ferdydurke (1937). Pfullingen 1960
Trans-Atlantik (1953). Pfullingen 1964
Die Trauung (1953). Frankfurt/M. 1964 (zusammen mit Yvonne)
Das Tagebuch des Witold Gombrowicz [1953–1956] (1957). Pfullingen 1961
Verführung (1960). Pfullingen 1963
Die Tagebücher. Zweiter Band 1957–1961 (1962). Pfullingen 1970
Indizien (1965). Pfullingen 1966
Berliner Notizen. Pfullingen 1965
Die Tagebücher. Dritter Band 1962–1969 (original nur 1961–1966, erschienen 1966). Pfullingen 1970
Gespräche mit Dominique de Roux (1969). Pfullingen 1969
Operette. Frankfurt/M. 1970
Die Ratte (fünf Erzählungen aus dem Band Bakakaj – 1957). Frankfurt/M. 1966

Jungfräulichkeit (sechs Texte aus Ferdydurke und Bakakaj). Reinbek 1966
Die Begebenheiten auf der Brigg Banbury. Pfullingen 1963

Sekundär
François Bondy: Fisch mit Messer – Tagebücher von Witold Gombrowicz. In: *Die Zeit* vom 6. November 1970
Rudolf Hartung: Demontage der Wirklichkeit. In: *Merkur,* Heft 7, Juli 1962, S. 685–689
Rudolf Hartung: Ist Berlin eine Idylle? In: *Süddeutsche Zeitung* vom 29./30. Januar 1966
Konstantin Jelenski: Witold Gombrowicz – Drama und Antidrama. In: *Der Monat,* September 1970, S. 71–74
Konstantin Jelenski: Gombrowicz et la Pologne. In: *La Quinzaine littéraire,* 1. bis 15. Juli 1976, P. 8
Dossier Witold Gombrowicz. In: *La Quinzaine littéraire,* 1. bis 15. Juli 1976, P. 4–8
Le Cas Gombrowicz. In: *Magazin littéraire,* No. 9, Juli/August 1967, P. 44–47
Gombrowicz (hrsg. von Konstantin Jelenski und Dominique de Roux). *Les Cahiers de l'Herne* 14. Paris 1971

Joseph Roth

Primär
Werke in 4 Bänden (Hrsg. und eingeleitet von Hermann Kesten). Köln 1975
Perlefter – Die Geschichte eines Bürgers –. Fragment eines Romans aus dem Berliner Nachlaß (Hrsg. und mit einem Nachwort von Friedemann Berger). Köln 1978
Briefe 1911–1939 (Hrsg. und eingeleitet von Hermann Kesten). Köln/Berlin 1970

Sekundär
David Bronsen: Joseph Roth. Eine Biographie. Köln 1974
Thorsten Juergens: Gesellschaftskritische Aspekte in Joseph Roths Romanen. Leiden 1977
Ingeborg Sültemeyer: Das Frühwerk Joseph Roths 1915–1926. Studien und Texte. Wien/Freiburg/Basel 1976

Peter Wapnewski: Hiob. Leben und Werk Joseph Roths. In: Peter Wapnewski: Zumutungen. Essays zur Literatur des 20. Jahrhunderts. Düsseldorf 1979

Ezra Pound

Primär

Personae of Ezra Pound. London 1909 (Personae. Masken. Zürich 1959)
ABC of Reading. London 1934 (ABC des Lesens. Zürich 1957)
Guide to Kulchur. London 1938
The Pisan Cantos. New York 1948 (Pisaner Cantos. Zweisprachige Ausgabe. Zürich 1969)
Literary Essays of Ezra Pound. London 1954
Sophokles: Women of Trachis. London 1956 (Die Frauen von Trachis. Zürich 1960)
Cantos I–XXX (zweisprachige Ausgabe). Zürich 1964
Fisch und Schatten. Gedichte (zweisprachige Ausgabe). Zürich o. J.
Letzte Texte. (Cantos CX–CXX) Entwürfe & Fragmente (zweisprachige Ausgabe). Zürich 1975
Pound/Joyce. The Letters of Ezra Pound to James Joyce, with Pound's Essays on Joyce. New York 1967

Sekundär

Julien Cornell: The Trial of Ezra Pound. New York 1966
Lawrence Ferlinghetti: Pound in Spoleto. In: *Akzente* 6/1978, S. 557f
Walther L. Fischer: Ezra Pound in der Sicht der modernen Texttheorie I und II. In: *Sprache im technischen Zeitalter,* 16/1965, S. 1336–1350 und 19/1966, S. 224–233
Eva Hesse: Ezra Pound. München 1978
Eva Hesse: Von der Spaltbarkeit des Menschen – zum Fall Ezra Pound. In: *Akzente* 6/1978, S. 559–583
Michael Reck: A Conversation Between Ezra Pound and Allen Ginsberg. In: *Evergreen Review,* Juni 1968, P. 27ff
Ezra Pound I und Ezra Pound II. *Les Cahiers de l'Herne* 6 und 7 (hrsg. von Michel Beaujour). Paris 1965 (mit ausführlicher Bibliographie)
Sonderheft Ezra Pound. *Text und Kritik* 10/11, Aachen 1965

Bertolt Brecht

Primär

Arbeitsjournal. Erster Band 1938 bis 1942. Zweiter Band 1942 bis 1955. Hg. von Werner Hecht. Frankfurt am Main 1973

Tagebücher 1920–1922. Autobiographische Aufzeichnungen 1920–1954. Hg. von Herta Ramthun. Frankfurt am Main 1975

Briefe. Hg. und kommentiert von Günter Glaeser. Frankfurt am Main 1981

Gedichte über die Liebe. Ausgewählt von Werner Hecht. Frankfurt am Main 1982

Brechts Lai-Tu. Erinnerungen und Notate von Ruth Berlau. Hg. und mit einem Nachwort von Hans Bunge. Darmstadt und Neuwied 1985

Sekundär

Marieluise Fleißer: Werke. Zweiter Band: Roman. Erzählende Prosa. Aufsätze. Dritter Band: Gesammelte Erzählungen. Frankfurt am Main 1972

Klaus Völker: Bertolt Brecht. Eine Biographie. München Wien 1976

Paula Banholzer: So viel wie eine Liebe. Der unbekannte Brecht. Erinnerungen und Gespräche hg. von Axel Poldner und Willibald Eser. München 1981

James K. Lyon: Bertolt Brecht in Amerika. Frankfurt am Main 1984

Werner Mittenzwei: Das Leben des Bertolt Brecht oder Der Umgang mit den Welträtseln. Frankfurt am Main 1987

Carl Pietzcker: «Ich kommandiere mein Herz.» Brechts Herzneurose – ein Schlüssel zu seinem Leben und Schreiben. Würzburg 1988

Gottfried Benn

Primär

Gesammelte Werke in vier Bänden, hg. von Dieter Wellershoff.
Bd. 1: Essays, Reden, Vorträge. Wiesbaden 1959, 1962, 1965
Bd. 2: Prosa und Szenen. Wiesbaden 1959, 1962, 1965
Bd. 3: Gedichte. Wiesbaden, 1960, 1963, 1966
Bd. 4: Autobiographische und vermischte Schriften. Wiesbaden 1961, 1966

Briefe an F. W. Oelze 1932–1945. Wiesbaden und München 1977

Briefe an F. W. Oelze 1945–1949. Wiesbaden und München 1979
Briefe an F. W. Oelze 1950–1956. Wiesbaden und München 1980

Sekundär

Gottfried Benn in Selbstzeugnissen und Bilddokumenten. Dargestellt von Walter Lennig. Reinbek bei Hamburg 1962
Beda Allemann: Gottfried Benn. Das Problem der Geschichte. Pfullingen 1963
Nele Poul Soerensen: Mein Vater Gottfried Benn. München 1975
Positionen des Erzählens. Analysen und Theorien zur Literatur der Bundesrepublik. Hg. von Heinz Ludwig Arnold und Theo Buck. München 1976
Jürgen Schröder: Gottfried Benn. Poesie und Sozialisation. Stuttgart, Berlin, Köln, Mainz 1978
Gottfried Benn. Eine Bilddokumentation. Texte und Zusammenstellung des Bildmaterials: E. Bluhm, U. Wolff. München 1981
Hans-Jürgen Heise: Vermessungsstäbe bilden den Gottesbegriff. Über Gottfried Benn, Günter Eich, Ernst Meister und Paul Celan. Schloß Scheer 1985
Gottfried Benn 1886–1956. Eine Ausstellung des Deutschen Literaturarchivs Marbach am Neckar. Katalog. Marbach 1986
Paul Raabe: Gottfried Benn in Hannover 1935–1937. Seelze-Velber 1986
Edgar Lohner: Passion und Intellekt. Die Lyrik Gottfried Benns. Frankfurt am Main 1986
Hans Egon Holthusen: Gottfried Benn. Leben Werk Widerspruch. 1886–1922. Stuttgart 1986

Franz Jung

Primär

Zweck und Mittel im Klassenkampf. In: *Die Erde,* 12. Heft, 1. Jg., vom 15. Juni 1919
Das geistige Rußland von heute. Berlin 1924
Der Torpedokäfer. Unveränderte Neuausgabe von «Der Weg nach unten». Neuwied und Berlin 1972
Joe Frank illustriert die Welt. Die roten Jahre 1. Hg. von Walter Fähnders, Helga Karrenbock und Martin Rector. Darmstadt und Neuwied 1972

Die Eroberung der Maschinen. Die roten Jahre 2. Hg. von Walter Fähnders, Helga Karrenbock und Martin Rector. Darmstadt und Neuwied 1973

Gott verschläft die Zeit. Frühe Prosa. Hg. von Klaus Ramm. München 1976

Der tolle Nikolaus. Prosa, Briefe. Frankfurt am Main 1981

Schriften und Briefe in zwei Bänden. Salzhausen 1977, 1978, 1979 und 1981

Feinde Ringsum. Prosa und Aufsätze 1912 bis 1963. Werke 1 / Erster Halbband. Hamburg 1981

Werke 1 / Zweiter Halbband. Hamburg 1982

Revolte gegen die Lebensangst. Anmerkungen zu einer Studie über die parasitäre Lebenshaltung. – Die Albigenser. Essay. Berlin 1983

Chronik einer Revolution in Deutschland (1). Joe Frank illustriert die Welt. Die Rote Woche. Arbeitsfriede. Drei Romane. Werke 2. Hamburg 1984

Der Weg nach unten. Aufzeichnungen aus einer großen Zeit. Hamburg o. J.

Spandauer Tagebuch. April–Juni 1915. Festungsgefängnis/Irrenhaus/Garnison. Supplement Band. Hamburg 1984

Expressionistische Prosa. Das Trottelbuch. Kameraden...! Sophie – Der Kreuzweg der Demut. Opferung. Der Sprung aus der Welt. Gott verschläft die Zeit. Werke 8. Hamburg 1986

Die Technik des Glücks. Mehr Tempo! Mehr Glück! Mehr Macht! Werke 6. Hamburg 1987

Gequältes Volk. Ein oberschlesischer Industrieroman. Werke 10. Hamburg 1987

Briefe und Prospekte. Dokumente eines Lebenskonzeptes. Zusammengestellt und kommentiert von Sieglinde und Fritz Mierau. Werke 11. Hamburg 1988

Sekundär

Cläre M. Jung: Bilder meines Lebens. In: *Neue Deutsche Literatur.* Heft 11 / November 1971

Cläre M. Jung: Bilder meines Lebens. In: *Neue Deutsche Literatur.* Heft 4 / April 1972

Cläre M. Jung: Jahre meines Lebens. In: *Neue Deutsche Literatur.* Heft 1 / Januar 1975

Grosz / Jung / Grosz. Herausgegeben von Günter Bose und Erich Brinkmann unter Mitarbeit von Peter Ludewig. Berlin 1980

Allein gegen eine Welt von Feinden. Horst Laube über die Wiederentdeckung des Schriftstellers Franz Jung. In: *Der Spiegel* Nr. 29/1983
Christiane Krause: Die Kameradin. Die Erinnerungen von Cläre Jung. In: *taz* vom 29. 1. 1988
Geld regiert die Welt. Günter Kunert über Franz Jungs Roman «Hausierer». In: *Frankfurter Allgemeine Zeitung* vom 25. 2. 1988
Cläre Jung: Paradiesvögel. Erinnerungen. Hamburg o. J.
Der Torpedokäfer. Hommage à Franz Jung. Herausgegeben von Lutz Schulenburg. Hamburg 1988

Karl Kraus

Primär

Die letzten Tage der Menschheit. Tragödie. Zürich 1945
Die Sprache. München 1954
Literatur und Lüge. München 1958
Untergang der Welt durch schwarze Magie. München 1960
Beim Wort genommen. München 1965
Die dritte Walpurgisnacht. München 1967

Sekundär

Die Fackel, Band II, Juli bis September 1899
Berthold Viertel: Karl Kraus. In: *Die Schaubühne,* Nummer 11, 13, 14, 15, 16, 18, 22, 23, 24, 26, Jahrgang XIII/1917
Leopold Liegler: Karl Kraus und die Sprache. Wien 1918
Albert Ehrenstein: Karl Kraus. Wien, Leipzig 1920
Max Rychner: Karl Kraus. Wien 1924
Leopold Liegler: Karl Kraus und sein Werk. Wien 1933
Stimmen über Karl Kraus zum 60. Geburtstag. Wien 1934
Petra Kipphoff: Der Aphorismus im Werk von Karl Kraus. München 1961 (Dissertation)
Joachim Stephan: Satire und Sprache. Zu dem Werk von Karl Kraus. München 1964
Paul Schick: Karl Kraus. Reinbek bei Hamburg 1965
Hans Wolffheim zum sechzigsten Geburtstag. Festschrift. Frankfurt am Main 1965. Darin: Peter Rühmkorf, Die soziale Stellung des Reims – Karl Kraus oder die Grenzen der Wesensbeschwörung
Hans Weigel: Karl Kraus oder Die Macht der Ohnmacht. Wien/Frankfurt/Zürich 1968

Helmut Arntzen: Karl Kraus und Hugo von Hofmannsthal. In: *Sprache im technischen Zeitalter.* April–Juni, 26/1968
Friedrich Jenaczek: Just dieses Milieu. Ideologie, Nationalismus und Ressentiment in der westdeutschen Literaturkritik. In: *wh Werkhefte.* Januar 1968
Josef Konrads: Der blinde Leser. Überlegungen zum Karl-Kraus-Unverständnis der Fritz J. Raddatz und Genossen. In: *wh Werkhefte.* Dezember 1968
Literatur und Kritik. Oktober 1970
Mechthild Borries: Ein Angriff auf Heinrich Heine. Kritische Betrachtungen zu Karl Kraus. Stuttgart, Berlin, Köln, Mainz 1971
Jens Malte Fischer: Karl Kraus. Studien zum «Theater der Dichtung» und Kulturkonservatismus. Kronberg/Taunus 1973
Heinz Politzer: Die letzten Tage der Schwierigen. Hofmannsthal, Karl Kraus und Schnitzler. In: *Merkur,* März 1974
Werner Kraft. Das Ja des Neinsagers. Karl Kraus und seine geistige Welt. München 1974

Erich Mühsam

Primär

Brennende Erde. Verse eines Kämpfers. München 1920
Unpolitische Erinnerungen. Berlin (DDR) 1958
Gedichte. Berlin (DDR) 1958
War einmal ein Revoluzzer. Bänkellieder und Gedichte. Berlin (DDR) 1970
Bilder und Verse für Zenzl. Düsseldorf 1975
Fanal. Aufsätze und Gedichte von 1905–1932. Hg. von Kurt Kreiler. Berlin 1977
Gesamtausgabe. Band 1: Gedichte. Hg. von Günther Emig. Berlin 1983
Band 2: Dramen. Hg. und mit Anmerkungen von Günther Emig. Berlin 1977
Band 3: Prosaschriften I. Hg. von Günther Emig. Berlin 1978
Band 4: Prosaschriften II. Hg. und mit Anmerkungen von Günther Emig. Berlin 1978
Scheinwerfer oder Färbt ein weißes Blütenblatt sich schwarz. Politische Essays, Gedichte, Briefe, Flugblätter. Hg. von Fidus. Berlin 1978

Ich bin verdammt zu warten in einem Bürgergarten. Bd. 1: Gedichte, Stücke, Prosa. Hg. von Wolfgang Haug, Darmstadt und Neuwied 1983. Bd. 2: Literarische und politische Aufsätze, Hg. von Wolfgang Haug. Darmstadt und Neuwied 1983

In meiner Posaune muß ein Sandkorn sein. Briefe 1900–1934 in zwei Bänden. Hg. von Gerd W. Jungblut. Vaduz 1984

Streitschriften. Literarischer Nachlaß. Berlin (DDR) 1984

Trotz allem Mensch sein. Gedichte und Aufsätze. Stuttgart 1984

Sekundär

F. C. Weißkopf: «Kamerad Mühsam». In: *Über Literatur und Sprache,* o. J.

Der Anarchismus Mühsam. In: *Berliner Salon,* Wochenschrift für Gesellschaft, Theater und Börse vom 30. 6. 1910

«Wer ist Mühsam?». In: *Rumpelstilzchen,* «Haste Worte?», 1924/25

Erich Wollenberg: Als Rotgardist vor München, Reportage aus der Münchener Räterepublik. Internationaler Arbeiter-Verlag GmbH, Berlin 1929

N. Pawlowa: Die Dichtung Erich Mühsams. In: *Kunst und Literatur* 9/1959

Max Hoelz: Proletarische Gewalt gegen bürgerliches Gesetz. Rede gegen das bürgerliche Gericht. Kleine Bibliothek des Marxismus-Leninismus, Heft 2, o. J.

Die Münchner Räterepublik. Zeugnisse und Kommentar. Hg. von Tankred Dorst. Frankfurt am Main 1966

Roland Lewin: Erich Mühsam 1878–1934. Supplément au n° 143 – juin 1968 – du «monde libertaire», Paris 11°

Briefe nach der Schweiz. Gustav Landauer, Erich Mühsam, Max Hoelz, Peter Kropotkin. Hg. von Theo Pinkus. Zürich 1972

Heinz Hug. Erich Mühsam. Untersuchungen zu Leben und Werk. Glashütten im Taunus 1974

Erich Mühsam zum 40. Todestag. In: *europäische ideen.* Heft 5/6, 1974

Erich Mühsam Nachträge. In: *europäische ideen,* Heft 34–36, 1977

Erich Mühsam Blätter. 3. Folge. Verlag europäische ideen, Berlin 1978

Rolf Kauffeldt: Erich Mühsam. Literatur und Anarchie. München 1983

Christa Reinig

Primär

Drei Schiffe. Erzählungen, Dialoge, Berichte. Frankfurt am Main 1965
Das Aquarium. Hörspiel. Stierstadt im Taunus 1969
Erfahrungen mit Kleinverlagen. In: *Frankfurter Rundschau* vom 5. 12. 1970
Die himmlische und die irdische Geometrie. Roman. Düsseldorf 1975
Entmannung. Roman. Düsseldorf 1976
Sämtliche Gedichte. Mit einem Vorwort von Horst Bienek. Düsseldorf 1984
Die Frau im Brunnen. Roman. München 1984
Feuergefährlich. Gedichte und Erzählungen über Frauen und Männer. Berlin 1985
Gesammelte Erzählungen. Darmstadt und Neuwied 1986
Nobody und andere Geschichten. Düsseldorf 1989

Sekundär

Mein Herz ist eine gelbe Blume. Christa Reinig im Gespräch mit Ekkehart Rudolph. Düsseldorf 1978
Erkennen, was die Rettung ist. Christa Reinig im Gespräch mit Marie-Luise Gansberg und Mechthild Beerlage. München 1986
Peter Hamm: Mein tiefstes Herz heißt Tod. Die Ostberliner Lyrikerin Christa Reinig. In: *Die Zeit* vom 7. 6. 1963
Manfred Hausmann: Christa Reinig oder Die Poesie der Nüchternheit. In: *Jahrbuch 1965*, Akademie der Wissenschaften und der Literatur, Mainz/Wiesbaden 1965
Horst Bienek: Lächeln über die Welt und über sich selbst. In: *Frankfurter Allgemeine Zeitung* vom 17. 8. 1974
Volker Hage: Die erste Frage lautet: Muß es Männer geben? Christa Reinigs zweiter Roman probt die «Entmannung». In: *Frankfurter Allgemeine Zeitung* vom 16. 10. 1976

Walter Mehring

Primär

Die verlorene Bibliothek. Autobiographie einer Kultur. Düsseldorf 1978
Müller. Chronik einer deutschen Sippe. Düsseldorf 1978

Die höllische Komödie. Drei Dramen. Die Frühe der Städte. Die höllische Komödie. Der Kaufmann von Berlin. Düsseldorf 1979
Wir müssen weiter. Fragmente aus dem Exil. Düsseldorf 1979
Paris in Brand. Düsseldorf 1980
Algier oder Die 13 Oasenwunder. Westnordwestviertelwest oder Über die Technik des Seereisens. Düsseldorf 1980
Chronik der Lustbarkeiten. Die Gedichte, Lieder und Chansons 1918–1933. Düsseldorf 1981
Staatenlos im Nirgendwo. Die Gedichte, Lieder und Chansons 1933–1974. Düsseldorf 1981
Verrufene Malerei. Berlin DADA. Erinnerungen eines Zeitgenossen. Düsseldorf 1983

Sekundär
Hans Sahl. Memoiren eines Moralisten. Zürich 1983

Namenregister

C

D

E

F

G

H

S

Fritz J. Raddatz

Kuhauge
Erzählung
128 Seiten. Gebunden und als
rororo Band 12550

Pyrenäenreise im Herbst
Auf den Spuren Kurt Tucholskys.
Mit Zeichnungen von Hans-Georg Rauch.
128 Seiten. Gebunden

Lügner als Beruf
Auf den Spuren William Faulkners.
Mit Zeichnungen von Hans-Georg Rauch.
128 Seiten. Gebunden

Der Wolkentrinker
Roman
240 Seiten. Gebunden

Die Wirklichkeit der tropischen Mythen
Auf den Spuren von Gabriel García
Márquez in Kolumbien.
Mit Illustrationen von Hans-Georg Rauch.
160 Seiten. Gebunden

Tucholsky – ein Pseudonym
Essay
160 Seiten. Gebunden

SACHBUCH rororo

C 2317/2

Fritz J. Raddatz

Zur deutschen Literatur der Zeit
3 Bände
rororo sachbuch 8450

Band 1: Tradition und Tendenzen
rororo sachbuch 8447

Band 2: Die Nachgeborenen
rororo sachbuch 8448

Band 3: Eine dritte deutsche Literatur
rororo sachbuch 8449

Geist und Macht
Essays 1
Polemiken, Glossen und Profile
rororo sachbuch 8551

Karl Marx
Der Mensch und seine Lehre
rororo sachbuch 8324

Mohr an General
Marx und Engels in ihren Briefen
rororo sachbuch 8325

Heine
Ein deutsches Märchen
rororo sachbuch 8353

C 2317/2 a

Kurt Tucholsky

Gesammelte Werke
In 10 Bänden
Herausgegeben von Mary Gerold-Tucholsky
und Fritz J. Raddatz
(Kassette 29011)

Ausgewählte Werke I und II
Ausgewählt und zusammengestellt von
Fritz J. Raddatz
Band 1: 512 Seiten. Gebunden
Band 2: 532 Seiten. Gebunden

Deutsches Tempo
Gesammelte Werke, Ergänzungsband
1911 - 1932
Herausgegeben von Mary Gerold-Tucholsky
und Fritz J. Raddatz
960 Seiten. Gebunden

Republik wider Willen
Gesammelte Werke
Ergänzungsband
Herausgegeben von Fritz J. Raddatz
608 Seiten. Gebunden

Gedichte
Herausgegeben von Mary Gerold-Tucholsky
832 Seiten. Gebunden

Unser ungelebtes Leben
Briefe von Mary
Herausgegeben von Fritz J. Raddatz
624 Seiten. Gebunden

Briefe an eine Katholikin 1929-1931
Mit 1 Kunstdruck-Tafel und 1 Faksimile
90 Seiten. Broschiert

ro ro ro

C 143/34 a

Kurt Tucholsky

Briefe aus dem Schweigen 1932-1935
Briefe an Nuuna
Herausgegeben von Mary Gerold-Tucholsky
und Gustav Huonker.
320 Seiten. Gebunden und als
rororo 5410

Die Q-Tagebücher 1934-1935
Herausgegeben von Mary Gerold-Tucholsky
und Gustav Huonker.
448 Seiten. Gebunden und als
rororo 5604

Zwischen Gestern und Morgen
Eine Auswahl aus seinen Schriften und
Gedichten. rororo 50

Panter, Tiger & Co.
Eine neue Auswahl aus seinen Schriften
und Gedichten. rororo 131

Ein Pyrenäenbuch
Bericht einer Reise
rororo 474

Politische Briefe
zusammengestellt von Fritz J. Raddatz
rororo 1183

Politische Justiz
Vorwort: Franz Josef Degenhardt
Zusammengestellt von Martin Swatzenski
rororo 1336

Politische Texte
Herausgegeben von Fritz J. Raddatz
rororo 1444

C 143/34 b

Kurt Tucholsky

Schnipsel
Aphorismen
rororo 1669

Literaturkritik
Mit einer Vorbemerkung von
Fritz J. Raddatz
rororo 5548

Sprache ist eine Waffe
Herausgegeben von Wolfgang Hering
Sprachglossen
rororo 12490

Schloß Gripsholm
Literatur für Kopfhörer
Uwe Friedrichsen liest.
4 Toncassetten im Schuber mit je
90 Minuten Spieldauer (66006)

Kurt Tucholsky
dargestellt von Klaus-Peter Schulz
rororo bildmonographie 31